Ihr **Bonusmaterial** im Download-Bereich!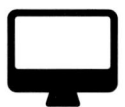

Zu Ihrem Buch **„Was gibt es Neues in der Chirurgie?"** stellen wir Ihnen den gesamten Inhalt als E-Book zum Download zur Verfügung.

Ihr Bonusmaterial können Sie auf www.ecomed-storck.de/mein-konto herunterladen.

Wichtig: Sie müssen das E-Book dort zunächst **einmalig** mit Ihrem persönlichen Download-Code freischalten (siehe unten „So geht's"). Danach steht es Ihnen im Bereich **„Mein Konto"** bis zur nächsten Auflage des Buches zur Verfügung.

> Ihr **persönlicher Download-Code** lautet: p19-wnc-57m

So geht's:

1. Haben Sie bereits **Zugangsdaten** für die Website www.ecomed-storck.de?
   Wenn **nein**: Bitte weiter mit **Schritt 2**.
   Wenn **ja**: Bitte weiter mit **Schritt 3**.
2. Bitte legen Sie sich ein **Konto** an unter: www.ecomed-storck.de/konto-eroeffnen
3. Loggen Sie sich mit Ihren Zugangsdaten im Bereich „**Mein Konto**" ein:
   www.ecomed-storck.de/mein-konto
4. Klicken Sie dort bitte auf den Punkt „**Download-Code einlösen**". Tragen Sie nun **Ihren persönlichen Download-Code** ein, bestätigen Sie die AGB und Datenschutzhinweise und klicken Sie auf „**Einlösen**".
5. Unter „**Online-Produkte & Downloads**" steht Ihnen jetzt Ihr E-Book zur Verfügung.

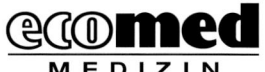

Jähne • Königsrainer • Südkamp • Schröder

Was gibt es Neues in der Chirurgie?

Berichte zur chirurgischen Weiter- und Fortbildung

In Zusammenarbeit mit

der DEUTSCHEN GESELLSCHAFT FÜR CHIRURGIE, den in ihr vertretenen Fachgesellschaften

und dem BERUFSVERBAND DER DEUTSCHEN CHIRURGEN

Jahresband 2019

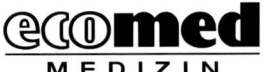

Bibliografische Informationen der Deutschen Nationalbibliothek

Die Deutsche Nationalbibliothek verzeichnet diese Publikation in der Deutschen Nationalbibliografie; detaillierte bibliografische Daten sind im Internet über <http://www.dnb.de> abrufbar.

Bei der Herstellung des Werkes haben wir uns zukunftsbewusst für umweltverträgliche und wiederverwertbare Materialien entschieden.

Auch wenn der einfacheren Lesbarkeit halber die männliche Form gewählt wird, sind stets weibliche und männliche Personen gemeint.

ISBN 978-3-609-76940-0

E-Mail: kundenservice@ecomed-storck.de
Telefon: 089/2183-7922
Telefax: 089/2183-7620

Jähne · Königsrainer · Südkamp · Schröder
Was gibt es Neues in der Chirurgie? Jahresband 2019
© 2019 ecomed MEDIZIN, eine Marke der ecomed-Storck GmbH, Landsberg am Lech

www.ecomed-storck.de

Dieses Werk, einschließlich aller seiner Teile, ist urheberrechtlich geschützt. Jede Verwertung außerhalb der engen Grenzen des Urheberrechtsgesetzes ist ohne Zustimmung des Verlages unzulässig und strafbar. Dies gilt insbesondere für Vervielfältigungen, Übersetzungen, Mikroverfilmungen und die Einspeicherung und Verarbeitung in elektronischen Systemen.

Satz: Fotosatz H. Buck, 84036 Kumhausen
Druck: Westermann Druck Zwickau, 08058 Zwickau

Vorwort

Sehr geehrte Kolleginnen und Kollegen,

liebe Leserinnen und Leser,

mit großer Freude überreichen wir Ihnen an dieser Stelle den aktuellen Jahresband aus der Reihe „Was gibt es Neues in der Chirurgie?". Dank des großen Engagements der Autoren ist es uns erfreulicherweise wieder gelungen, auch diesen Jahresband pünktlich zur Jahresmitte zur Verfügung zu stellen.

Als Herausgeber ist es uns in jedem Jahr ein sehr großes Anliegen, aus der Fülle der zur Verfügung stehenden Themen und aus den jeweiligen chirurgischen Subspezialitäten zum einen die wirklich relevanten Themen zu identifizieren, zum anderen aber auch die zu diesen Themen passenden Autoren zu finden. Aufgrund dieser Ziele ergibt sich dann der Kontext des Buches, sodass eine Reihe von Themen in jedem Jahr wiederholt aufgegriffen werden, während andere Inhalte durch nach unserer Ansicht relevantere Aspekte ersetzt werden. So haben wir zum Beispiel in diesem Jahr aus der Viszeralchirurgie die endoskopische Therapie der Anastomoseninsuffizienzen neu aufgenommen, aus dem Gebiet der Thoraxchirurgie die Roboter-assistierten Operationen und aus dem Gebiet der Orthopädie und Unfallchirurgie die Korrektur der Beinachse. Wir hoffen, dass unsere Themenauswahl auch in diesem Jahr wieder auf Ihr Interesse stößt. Gleichzeitig zeigt unsere Auswahl allerdings auch, dass es immer wieder Bereiche gibt, bei denen es trotz vermeintlicher Weiterentwicklungen eigentlich keine wirklichen Neuerungen gibt. Als Beispiel sei das OP-Management aufgeführt. Bei der Durchsicht dieses Beitrages, der von einem anerkannten Kenner der Materie verfasst worden ist, wird deutlich, dass sich eigentlich auf diesem für jedes Krankenhaus sehr wichtige Feld in den letzten 5 Jahren vergleichsweise wenig getan hat. Selbst auf Nachfrage war es dem Autor nicht möglich, hier aktuelle Literatur, ein Markenzeichen unseres Periodikums, zu zitieren. Dieser Beitrag mag daher als pars pro toto dafür stehen, dass letztlich im Laufe eines Jahres oder aber auch von einigen Jahren vergleichsweise wenige Neuerungen Einzug in den klinischen Alltag halten. Dies bestärkt uns darin, auch in den nächsten Jahren immer wieder nach Themengebieten zu suchen, die wirklich etwas Neues zu liefern haben.

Wie bereits oben ausgeführt, könnte dieses Buch nicht ohne die Autorinnen und Autoren sowie die zahlreichen Ko-Autoren gelingen. Wir möchten uns daher als Herausgeber und im Namen des Verlages ganz herzlich für das große Engagement bedanken! Gleichermaßen danken wir als Herausgeber dem ecomed Verlag und insbesondere Frau Dr. Aleksandra Herold und Frau Kerstin Weigel für die fortwährende Unterstützung bei der Zusammenstellung der Themen, bei der Betreuung der Beiträge und letztlich bei der Gesamtgestaltung des Buches. Wir hoffen sehr, dass Sie Gefallen an „Was gibt es Neues in der Chirurgie 2019?" finden werden und freuen uns auf Ihre Rückmeldungen unter kundenservice@ecomed-storck.de

Mit freundlichen kollegialen Grüßen

Joachim Jähne, Hannover

Alfred Königsrainer, Tübingen

Norbert Südkamp, Freiburg

Wolfgang Schröder, Köln

Vorwort

Herausgeber- und Autorenverzeichnis

Herausgeber

Prof. Dr. med. Joachim Jähne
DIAKOVERE Henriettenstift
Klinik für Allgemein- und Viszeralchirurgie
Schwerpunkt für endokrine und onkologische Chirurgie
Marienstr. 72–90
30171 Hannover

Prof. Dr. med. Alfred Königsrainer
Klinik für Allgemeine, Viszeral- und Transplantationschirurgie
Universitätsklinikum Tübingen
Hoppe-Seyler-Str. 3
72076 Tübingen

Prof. Dr. med. Norbert Südkamp
Klinik für Orthopädie und Unfallchirurgie
Universitätsklinikum Freiburg
Hugstetter Str. 55
79106 Freiburg i. Br.

Prof. Dr. med. Wolfgang Schröder
Klinik und Poliklinik für Allgemein-, Viszeral- und Tumorchirurgie der Universität zu Köln
Kerpener Str. 62
50937 Köln

Autoren

Univ.-Prof. Dr. Clemens Aigner
Klinik für Thoraxchirurgie
Universitätsmedizin Essen – Ruhrlandklinik
Universität Duisburg-Essen
Tüschener Weg 40
45239 Essen

Prof. Dr. med. Andreas Arkudas
Plastisch- und Handchirurgische Klinik
Universitätsklinikum Erlangen
Krankenhausstr. 12
91054 Erlangen

Dr. med. Natalie Baldes, MSc
Kliniken Essen-Mitte
Klinik für Thoraxchirurgie
Henricistr. 92
45136 Essen

Dr. Franz Bartmann
Liliencronweg 10
24939 Flensburg

Dr. med. Fabian Bartsch
Klinik für Allgemein-, Viszeral- und Transplantationschirurgie
Universitätsmedizin Mainz
Langenbeckstr. 1
55131 Mainz

Univ.-Prof. Dr. med. Justus P. Beier
Klinik für Plastische Chirurgie, Hand- und Verbrennungschirurgie
Universitätsklinikum RWTH Aachen
Pauwelsstr. 30
52074 Aachen

Priv.-Doz. Dr. med. habil. Servet Bölükbas
Kliniken Essen-Mitte
Klinik für Thoraxchirurgie
Henricistr. 92
45136 Essen

Univ.-Prof. Dr. med. Christiane J. Bruns
Klinik und Poliklinik für Allgemein-, Viszeral- und Tumorchirurgie der Universität zu Köln
Kerpener Str. 62
50937 Köln

Herausgeber- und Autorenverzeichnis

Dr. med. Maria Ines Cartes Febrero, MHM, MBA, HRM
Stabsstelle Medizinische Prozess- und Patientensicherheit
Medizinische Hochschule Hannover
OE9060, Carl-Neuberg-Str. 1
30625 Hannover

PD Dr. med. Jan G. D'Haese
Klinik für Allgemein-, Viszeral- und Transplantationschirurgie
Klinikum der Universität München
Marchioninistr. 15
81377 München

Matthias Diemer
OP-Management
Charité –Universitätsmedizin Berlin
Augustenburger Platz 1
13353 Berlin

PD Dr. Jens Dingemann
Zentrum für Kinderchirurgie Hannover
Medizinische Hochschule Hannover und „Auf der Bult"
Carl-Neuberg-Str. 1
30625 Hannover

Dr. med. Aschraf El-Essawi
Klinik für Herz-, Thorax- und Gefäßchirurgie
Klinikum Braunschweig
Salzdahlumerstr. 90
38126 Braunschweig

Prof. Dr. med. Stephan M. Freys
DIAKO Ev. Diakonie-Krankenhaus gemeinnützige GmbH
Akademisches Lehrkrankenhaus der Christian-Albrechts-Universität zu Kiel
Gröpelinger Heerstr. 406–408
28239 Bremen

Priv.-Doz. Dr. Hans F. Fuchs
Klinik und Poliklinik für Allgemein-, Viszeral- und Tumorchirurgie der Universität zu Köln
Kerpener Str. 62
50937 Köln

Dr. med. Thomas Galetin
Lungenklinik Köln Merheim
Kliniken der Stadt Köln gGmbH
Lehrstuhl Thoraxchirurgie
Private Universität Witten/Herdecke
Ostmerheimerstr. 200
51109 Köln

Prof. Dr. med. Christoph-Thomas Germer
Klinik für Allgemein-, Viszeral-, Gefäß- und Kinderchirurgie
Oberdürrbacher Str. 6
97080 Würzburg

Prof. Dr. med. Reinhart T. Grundmann
Deutsches Institut für Gefäßmedizinische Gesundheitsforschung (DIGG)
der Deutschen Gesellschaft für Gefäßchirurgie und Gefäßmedizin Berlin
In den Grüben 144
84489 Burghausen

Prof. Dr. med. Jan F. Gummert
Klinik für Thorax- und Kardiovaskularchirurgie
Herz- und Diabeteszentrum Nordrhein-Westfalen
Universitätsklinikum der Ruhr-Universität-Bochum
Georgstr. 11
32503 Bad Oeynhausen

PD Dr. Wolfgang Harringer
Klinik für Herz-, Thorax- und Gefäßchirurgie
Klinikum Braunschweig
Salzdahlumerstr. 90
38126 Braunschweig

Dr. med. Ludger Hillejan
Krankenhaus St. Raphael Ostercappeln
Niels-Stensen-Kliniken
Bremerstr. 31
49179 Ostercappeln

Univ.-Prof. Dr. med. Dr. h.c. Raymund E. Horch
Plastisch- und Handchirurgische Klinik
Universitätsklinikum Erlangen
Krankenhausstr. 12
91054 Erlangen

Dr. Andreas Hupperich
Universitätsklinikum Freiburg
Klinik für Orthopädie und Unfallchirurgie
Hugstetterstr. 55
79106 Freiburg

Dr. med. Peter Illing
Klinik für Kinderchirurgie
Klinikum Kassel
Mönchebergstr. 41–43
34125 Kassel

PD Dr. med. K. Izadpanah
Klinik für Orthopädie und Unfallchirurgie
Universitätsklinikum Freiburg
Hugstetter Str. 55
79106 Freiburg i. Br.

Dr. Martin Jaeger
Universitätsklinikum Freiburg
Klinik für Orthopädie und Unfallchirurgie
Hugstetterstr. 55
79106 Freiburg

Dr. med. Johannes Jongen
Proktologische Praxis Kiel
Abteilung Proktologische Chirurgie
Park-Klinik-Kiel
Beselerallee 67
24105 Kiel

Prof. Dr. med. Volker Kahlke
Proktologische Praxis Kiel
Abteilung Proktologische Chirurgie
Park-Klinik-Kiel
Beselerallee 67
24105 Kiel

Prof. Dr. Georg Kähler
Zentrale Interdisziplinäre Endoskopie
Universitätsklinikum Mannheim
Medizinische Fakultät der Universität Heidelberg
Theodor-Kutzer-Ufer 1–3
68167 Mannheim

Dr. med. Marcus Kantowski
Universitätsklinikum Hamburg-Eppendorf
Klinik für Interdisziplinäre Endoskopie
Martinistr. 52
Gebäude O10
20246 Hamburg

Priv.-Doz. Dr. med. Bong-Sung Kim
Klinik für Plastische Chirurgie, Hand- und
Verbrennungschirurgie
Universitätsklinikum RWTH Aachen
Pauwelsstr. 30
52074 Aachen

Laura Knepper
Klinik und Poliklinik für Allgemein-, Viszeral-
und Tumorchirurgie der Universität zu Köln
Kerpener Str. 62
50937 Köln

Prof. Dr. med. Heiko Koller
Neurochirurgische Klinik und Poliklinik
Technische Universität München
Ismaninger Str. 22
81675 München

Prof. Dr. med. Hauke Lang
Klinik für Allgemein-, Viszeral- und
Transplantationschirurgie
Universitätsmedizin Mainz
Langenbeckstr. 1
55131 Mainz

Hubert Leebmann
Klinik für Allgemein- und Viszeralchirurgie
Krankenhaus Barmherzige Brüder Regensburg
Prüfeninger Str. 86
93049 Regensburg

Prof. Dr. med. Jessica Leers
Klinik und Poliklinik für Allgemein-, Viszeral- und
Tumorchirurgie der Universität zu Köln
Kerpener Str. 62
50937 Köln

Dr. med. Ralph Lorenz
Hernienzentrum 3+CHIRURGEN
Klosterstr. 34/35
13581 Berlin

Dr. med. Gunnar Loske
Klinik für Allgemein,- Viszeral-, Thorax- und
Gefäßchirurgie
Katholisches Marienkrankenhaus Hamburg
gGmbH
Alfredstr. 9
22087 Hamburg

Dr. med. Ingo Ludolph
Plastisch- und Handchirurgische Klinik
Universitätsklinikum Erlangen
Krankenhausstr. 12
91054 Erlangen

PD Dr. Stefanie Märzheuser
Klinik für Kinderchirurgie
Carhité – Universitätsmedizin Berlin
Augustenburger Platz 1
13353 Berlin

PD Dr. Dirk Maier
Universitätsklinikum Freiburg
Klinik für Orthopädie und Unfallchirurgie
Hugstetterstr. 55
79106 Freiburg

Khaled Mardanzai
Klinik für Thoraxchirurgie
Universitätsmedizin Essen – Ruhrlandklinik
Universität Duisburg-Essen
Tüschener Weg 40
45239 Essen

Univ.-Prof. Dr. med. Martin L. Metzelder, FEAPU
Klinische Abteilung für Kinderchirurgie
Medizinische Universität Wien
Währinger-Gürtel 18–20
A-1090 Wien

Univ.-Prof. Dr. med. Roman P. Metzger
Universitätsklinik für Kinder- und
Jugendchirurgie
Paracelsus Medizinische Privatuniversität (PMU)
Salzburger Landeskliniken (SALK)
Müllner-Hauptstr. 48
A-5020 Salzburg

Prof. Dr. Bernhard Meyer
Neurochirurgische Klinik und Poliklinik
Technische Universität München
Ismaninger Str. 22
81675 München

Dr. Simone Müller
Abteilung für Anästhesiologie und operative
Intensivmedizin
DIAKOVERE Henriettenstift
Marienstr. 72–90
30171 Hannover

Dr. med. Florian Neubrech
Abteilung für Plastische, Hand- und
Rekonstruktive Chirurgie
Hand-Trauma-Zentrum
Berufsgenossenschaftliche Unfallklinik
Frankfurt am Main
Akademisches Lehrkrankenhaus der Johann
Wolfgang-Goethe-Universität
Frankfurt am Main
Friedberger Landstr. 430
60389 Frankfurt am Main

Prof. Dr. med. Stefan Piatek
Universitätsmedizin Magdeburg
Klinik für Unfallchirurgie
Leipziger Str. 44
39120 Magdeburg

Prof. Dr. Dr. h.c. Pompiliu Piso
Klinik für Allgemein- und Viszeralchirurgie
Krankenhaus Barmherzige Brüder Regensburg
Prüfeninger Str. 86
93049 Regensburg

PD Dr. med. Bernhard W. Renz
Klinik für Allgemein-, Viszeral- und
Transplantationschirurgie
Klinikum der Universität München
Marchioninistr. 15
81377 München

Prof. Dr. med. Dr. med. habil. Michael Sauerbier
Abteilung für Plastische, Hand- und
Rekonstruktive Chirurgie
Hand-Trauma-Zentrum
Berufsgenossenschaftliche Unfallklinik Frankfurt
am Main
Akademisches Lehrkrankenhaus der Johann
Wolfgang-Goethe-Universität
Frankfurt am Main
Friedberger Landstr. 430
60389 Frankfurt am Main

Dr. med. Benedikt Schäfer
Klinik für Plastische Chirurgie, Hand- und
Verbrennungschirurgie
Universitätsklinikum RWTH Aachen
Pauwelsstr. 30
52074 Aachen

Dr. med. Marweh Schmitz
Plastisch- und Handchirurgische Klinik
Universitätsklinikum Erlangen
Krankenhausstr. 12
91054 Erlangen

Prof. Dr. med. Thomas Schmitz-Rixen
Klinik für Gefäßchirurgie und
Endovascularchirurgie
und des Universitären Wundzentrums
Klinikum der Goethe-Universität
Theodor-Stern-Kai 7
60590 Frankfurt am Main

Dr. med. Franz G. Schnekenburger
Klinik für Kinderchirurgie
Klinikum Kassel
Möncheberstr. 41–43
34125 Kassel

Prof. Dr. med. René Schramm, PhD
Klinik für Thorax- und Kardiovaskularchirurgie
Herz- und Diabeteszentrum Nordrhein-Westfalen
Universitätsklinikum der Ruhr-Universität-Bochum
Georgstr. 11
32503 Bad Oeynhausen

Dr. med. Jan Philipp Schüttrumpf
Universitätsmedizin Magdeburg
Klinik für Unfallchirurgie
Leipziger Str. 44
39120 Magdeburg

Prof. Dr. med. Wolfgang Schwenk, FACS
Klinik für Allgemein-, Viszeral- und
Gefäßchirurgie
Städtisches Klinikum Solingen gGmbH
Gotenstr. 1
42653 Solingen

Dr. med. univ. Jessica Seegmüller
Abteilung für Plastische, Hand- und
Rekonstruktive Chirurgie
Hand-Trauma-Zentrum
Berufsgenossenschaftliche Unfallklinik
Frankfurt am Main
Akademisches Lehrkrankenhaus der
Johann Wolfgang-Goethe-Universität
Frankfurt am Main
Friedberger Landstr. 430
60389 Frankfurt am Main

PD Dr. med. Ehab Shiban
Klinik für Neurochirurgie
Universitätsklinikum Augsburg
Stenglinstr. 2
86156 Augsburg

Assoc.-Prof. Dr. Alexander Springer
Klinische Abteilung für Kinderchirurgie
Medizinische Universität Wien
Währinger-Gürtel 18–20
A-1090 Wien

Dr. med. Bernd Stechemesser
Hernienzentrum Köln
PAN-Klinik
Zeppelinstr. 1
50667 Köln

Prof. Dr. med. Erich Stoelben
Lehrstuhl für Thoraxchirurgie der Universität Witten/Herdecke
Lungenklinik Köln Merheim
Klinikum der Privaten Universität Witten/Herdecke
Ostmerheimer Str. 200
51109 Köln

Dr. med. Andreas Strack
Klinik für Kinderchirurgie
Klinikum Kassel
Mönchebergstr. 41–43
34125 Kassel

Dr. Daniel Valdivia
Klinik für Thoraxchirurgie
Universitätsmedizin Essen – Ruhrlandklinik
Universität Duisburg-Essen
Tüschener Weg 40
45239 Essen

Prof. Dr. med. Jens Werner
Klinik für Allgemein-, Viszeral- und Transplantationschirurgie
Klinikum der Universität München
Marchioninistr. 15
81377 München

Inhaltsverzeichnis

Vorwort 5
Herausgeber- und Autorenverzeichnis 7
Inhaltsverzeichnis 13

1	**Allgemeine und Viszeralchirurgie**	17
1.1	Was gibt es Neues in der Ösophagus- und Magenchirurgie?	17
	J. Leers, L. Knepper, H. Fuchs, C. J. Bruns, W. Schröder	
1.2	Was gibt es Neues in der Chirurgie des Dickdarms und des Rektums?	32
	Ch.-Th. Germer	
1.3	Was gibt es Neues in der Proktologie?	49
	J. Jongen, V. Kahlke	
1.4	Was gibt es Neues in der Leberchirurgie?	57
	F. Bartsch, H. Lang	
1.5	Was gibt es Neues in der Pankreaschirurgie?	66
	B. W. Renz, J. G. D'Haese, J. Werner	
1.6	Was gibt es Neues in der Chirurgie der Leistenhernien?	81
	R. Lorenz, B. Stechemesser	
1.7	Was gibt es Neues bei der endoskopischen Therapie der Anastomoseninsuffizienz?	95
	G. Loske, M. Kantowski	
1.8	Was gibt es Neues in der interventionellen chirurgischen Endoskopie?	108
	G. Kähler	
1.9	Was gibt es Neues zur chirurgischen Behandlung der Peritonealkarzinose gastrointestinaler und gynäkologischer Tumoren?	114
	H. Leebmann, P. Piso	
2	**Thoraxchirurgie**	125
2.1	Was gibt es Neues in der Roboter-assistierten Thoraxchirurgie?	125
	C. Aigner, D. Valdivia, K. Mardanzai	
2.2	Was gibt es Neues zur Osteosynthese von Rippenfrakturen?	133
	L. Hillejan	
2.3	Was gibt es Neues in der Thoraxchirurgie ohne Intubationsnarkose?	142
	T. Galetin, E. Stoelben	
2.4	Was gibt es Neues zur Therapie des Pleuramesothelioms?	152
	N. Baldes, S. Bölükbas	
3	**Gefäßchirurgie**	161
3.1	Was gibt es Neues zur thorakalen Aortendissektion Stanford B?	161
	Th. Schmitz-Rixen, R. T. Grundmann	
3.2	Was gibt es Neues zur akuten Extremitätenischämie?	172
	Th. Schmitz-Rixen, R. T. Grundmann	

4 Herzchirurgie ... 183

4.1 Was gibt es Neues in der extrakorporalen Zirkulation? ... 183
A. El-Essawi, I. Breitenbach, W. Harringer

4.2 Was gibt es Neues in der thorakalen Organtransplantation? ... 192
R. Schramm, J. F. Gummert

5 Kinderchirurgie ... 197

5.1 Was gibt es Neues in der MIC-Kinderurologie? ... 197
A. Springer, M. L. Metzelder

5.2 Was gibt es Neues in der MIC bei angeborenen Fehlbildungen des Ösophagus? ... 205
R. Metzger

5.3 Was gibt es Neues in der Versorgung kongenitaler Bauchwanddefekte? ... 215
F. G. Schnekenburger, A. Strack, P. Illing

5.4 Was gibt es Neues zur Transition von der Kinderchirurgie in die Erwachsenenmedizin? ... 224
J. Dingemann, St. Märzheuser

6 Orthopädie und Unfallchirurgie ... 235

6.1 Was gibt es Neues in der Skoliosechirurgie? ... 235
H. Koller, E. Shiban, B. Meyer

6.2 Was gibt es Neues in der kniegelenksnahen Beinachsenkorrektur? ... 258
K. Izadpanah, N. P. Südkamp

6.3 Was gibt es Neues bei Patellafrakturen? ... 263
J. P. Schüttrumpf, S. Piatek

6.4 Was gibt es Neues bei der Behandlung der Akromioklavikulargelenkverletzung? ... 271
A. Hupperich, M. Jaeger, N. P. Südkamp, D. Maier

7 Plastische, Rekonstruktive und Ästhetische Chirurgie ... 279

7.1 Was gibt es Neues in der Indikationserweiterung der rekonstruktiven Mikrochirurgie beim älteren Patienten? ... 279
I. Ludolph, M. Schmitz, A. Arkudas, R. E. Horch

7.2 Was gibt es Neues in der Verbrennungschirurgie? ... 284
B.-S. Kim, B. Schäfer, J. P. Beier

7.3 Was gibt es Neues in der Handchirurgie? ... 292
J. Seegmüller, F. Neubrech, M. Sauerbier

8 Übergreifende Themen ... 301

8.1 Was gibt es Neues beim Schmerzmanagement? ... 301
S. Müller

8.2 Was gibt es Neues in der Weiterbildungsordnung? ... 308
F. Bartmann

8.3 Was gibt es Neues in der perioperativen Medizin? ... 317
W. Schwenk

8.4 Was gibt es Neues in der Akutschmerztherapie? ... 327
S. M. Freys

8.5	Was gibt es Neues beim Risikomanagement?...	332
	M. I. Cartes Febrero	
8.6	Was gibt es Neues im OP-Management?..	339
	M. Diemer	

CME-Punkte online erhalten: Fortbildung im eCME-Center 347

Fragen zur CME-Zertifizierung zu den Kapiteln 1.1–8.4 348

Stichwortverzeichnis 395

Inhaltsverzeichnis

1 Allgemeine und Viszeralchirurgie

1.1 Was gibt es Neues in der Ösophagus- und Magenchirurgie?

J. Leers, L. Knepper, H. Fuchs, C. J. Bruns, W. Schröder

1 Onkologische Erkrankungen

1.1 Diagnostik

Nach der S3-Leitlinie „Ösophaguskarzinom" wird für Tumoren, die nach klinischem Staging als cT2N0 klassifiziert werden, eine primäre Operation empfohlen, für Adenokarzinome ist aber eine perioperative Chemotherapie und für Plattenepithelkarzinome eine neoadjuvante Radiochemotherapie in diesem Stadium ebenfalls möglich („Kann"-Empfehlung). Eine aktuelle Publikation zu dieser kontrovers diskutierten Frage untersucht klinische Variablen, welche möglicherweise die Entscheidung für eine primäre Operation oder ein multimodales Konzept beeinflussen. In einer großen retrospektiven Analyse aus 26 internationalen „High-volume"-Zentren wurden 767 Patienten aus dem Zeitraum 2002–2012 eingeschlossen, die nach onkologischem Staging eines Adeno- oder Plattenepithelkarzinoms ein cT2N0-Stadium aufwiesen [11]. 499 Patienten (65 %) wurden primär operiert und 268 Patienten (35 %) multimodal therapiert (195 Patienten mit Radiochemo- und 73 Patienten mit alleiniger Chemotherapie). Neben Überlebensanalysen aller 3 Gruppen wurden zusätzlich für die Patienten nach alleiniger Ösophagektomie hinsichtlich der präoperativen Diagnosegenauigkeit ausgewertet. Die 5-Jahres-Überlebensrate war für alle 3 Untersuchungsgruppen vergleichbar und lag für das Gesamtkollektiv bei 57 % (medianes Überleben: 83 Monate). Die präoperative diagnostische Genauigkeit eines pT2N0-Stadiums betrug für das Kollektiv der 499 primär operierten Patienten 14 % (70 von 499 Patienten). Bezogen auf das T-Stadium war bei diesen Patienten die Wahrscheinlichkeit eines „Under-" bzw. „Overstagings" gleich groß. 216/499 Patienten hatten nach histopathologischer Aufarbeitung ein pT1-Stadium und 153/499 Patienten ein pT3-Stadium. Bei 45 % der Patienten lag ein pN-Stadium ≥ 1 vor. Die Länge des Tumors ≥ 3,25 cm war in der multivariaten Analyse der primär operierten Patienten ein prädiktiver Faktor für einen positiven Nodalstatus, als postoperativer Faktor konnte die histopathologische Lymphgefäßinvasion identifiziert werden. Entsprechend den Empfehlungen der S3-Leitlinie wird weiterhin in den meisten Zentren bei klinischer Diagnose eines cT2N0-Stadiums eine primäre Ösophagektomie durchgeführt. Das „klassische" Staging mittels Endoskopie/endoluminalem Ultraschall und (PET)/CT erscheint ungeeignet, ein cT2N0-Stadium zu diagnostizieren. Bei einer hohen Rate von Frühkarzinomen in diesem Kollektiv sollte bei Patienten mit einer Tumorlänge < 3,25 cm und einer negativen bioptischen Lymphgefäßinvasion zunächst die endoskopische Resektion als diagnostisches Verfahren erwogen werden. Die vorliegenden Daten zeigen aber auch, dass es bei Patienten im cT2N0-Stadium weiterhin keinen gesicherten Nachweis für die Durchführung einer multimodalen Therapie gibt.

Nach neoadjuvanter Radiochemotherapie des Ösophaguskarzinoms ist nach der CROSS-Studie bei 49 % der Plattenepithelkarzinome und 23 %

1.1 Ösophagus und Magen

der Adenokarzinome kein Residualtumor in der histopathologischen Aufarbeitung mehr nachzuweisen. Diese Patienten mit histopathologischem „Complete Response" (pCR) können mit den gegenwärtigen diagnostischen Methoden im Restaging nicht sicher identifiziert werden, sodass in den Leitlinien allen vorbehandelten Patienten weiterhin die transthorakale Ösophagektomie empfohlen wird. Ungeklärt bleibt deswegen auch die Frage, ob Patienten mit pCR von einer onkologischen Resektion überhaupt profitieren. Zu dieser Fragestellung ist von einer holländischen Arbeitsgruppe im letzten Jahr ein Studienprotokoll *(SANO-Trial)* publiziert worden [22]. In dieser prospektiv-randomisierten Studie wird bei Patienten mit klinischem „Complete Response" (cCR) die Standardtherapie (CROSS plus transthorakale Ösophagektomie) mit einer aktiven Überwachung verglichen. Endpunkt dieser Studie ist das Gesamtüberleben. Von der gleichen Arbeitsgruppe wurden jetzt die Ergebnisse einer prospektiven multizentrischen Kohorten-Studie *(preSANO-Trial)* zur Detektion eines pCR nach Vorbehandlung mittels CROSS vorgestellt [21]. In dieser Untersuchung kamen insgesamt 207 Patienten mit Ösophaguskarzinom und neoadjuvanter Radiochemotherapie nach dem CROSS-Protokoll zur Auswertung. Bei allen Patienten erfolgte 4–6 Wochen nach CROSS ein Restaging (Ösophagogastroduodenoskopie mit Biopsien, ÖGD; endoluminaler Ultraschall, EUS). Patienten mit nachgewiesenem Residualtumor und/oder Stenose wurden unmittelbar operiert. Bei den verbliebenen Patienten wurde ein zweites Restaging (ÖGD mit tiefer Biopsie, EUS, PET-CT, „fine needle aspiration" von suspekten Lymphknoten (FNA)) und anschließend 10–12 Wochen nach CROSS die Ösophagektomie durchgeführt. Primärer Endpunkt war die Korrelation des klinischen mit dem finalen histopathologischen Staging im Resektat (modifiziertes Tumorregressions-Grading nach Chirieac, TRG 3 und 4 definiert als > 10 % Residualtumor). 31 % der Tumoren mit TRG 3 und 4 wurden mit der regulären Biopsie nach ÖGD und FNA nicht diagnostiziert. Bei dem Einsatz der ÖGD mit tiefen Biopsien *(„bite-on-bite"-Biopsie)* wurden lediglich 10 % der TRG-3- und 4-Tumoren (4 von 41 Patienten) im Restaging histologisch nicht gesichert. Der Einsatz des EUS mit Messung der maximalen Tumordicke konnte in 11 von 39 Patienten (28 %) den Residualtumor nicht nachweisen. Das PET-CT konnte zwar bei 9 % der untersuchten Patienten distante Metastasen nachweisen, in Bezug auf den Residualtumor des Primärtumors wurden bei 15 % der Patienten (6 von 41 TRG-3- und -4-Tumoren) falsch negative Diagnosen gestellt. 123 Patienten dieser Serie hatten eine Endoskopie mit „bite-on-bite"-Biopsie. In Kombination mit der FNA betrug für diese diagnostische Methode die Sensitivität und Spezifität 74 % und 77 %, der positive Vorhersagewert für das Vorliegen eine Residualtumors TRG 2–4 bzw. eine pCR wurde mit 92 % berechnet (CI 85–99 %). In dieser Untersuchung wurden alle zur Verfügung stehenden diagnostischen Methoden eingesetzt, um nach neoadjuvanter Radiochemotherapie des Ösophaguskarzinoms einen Residualtumor nachzuweisen. Die Rate nicht-diagnostizierter Residualtumoren lässt sich durch die endoskopische Entnahme tiefer Biopsien gegenüber regulären Biopsien in Kombination mit der FNA deutlich reduzieren, sodass die Autoren diese endoskopische Technik für das Restaging nach CROSS-Therapie empfehlen. Die Studie bestätigt auch, dass das PET-CT zur Beurteilung des lokoregionären Tumors nach neoadjuvanter Therapie nicht geeignet ist, aber seinen Stellenwert bei den Patienten hat, die einen Progress mit distanten Metastasen zeigen. Die Autoren sehen in diesen Ergebnissen die diagnostische Grundlage zur Durchführung des bereits initiierten SANO-Trials.

1.2 Multimodale Therapiekonzepte

Multimodale Therapiekonzepte haben sich für lokal fortgeschrittene Ösophagus- und Magenkarzinome etabliert und sind als Standardtherapien in den Leitlinien festgelegt. Beim Magenkarzinom wird eine perioperative Chemotherapie und beim Plattenepithelkarzinom des Ösophagus eine neoadjuvante Radiochemotherapie empfohlen. Beim Adenokarzinom des Ösophagus ist gegenwärtig nicht geklärt, ob eine perioperative Chemotherapie oder eine neoadjuvante Radiochemotherapie zu bevorzugen ist. Die aktuelle Datenlage zur multimodalen Therapie des Magenkarzinoms wird in einem kürzlich publizierten Review gut zusammengefasst [13].

Im letzten Jahr wurde eine europäische Multicenterstudie mit 56 beteiligten Krankenhäusern publiziert (CRITICS-Trial), in welcher bei insgesamt 788 Patienten mit einem Adenokarzinom des Magens oder des gastroösophagealen Übergangs im Stadium IB–IVA die postoperative Chemotherapie (Epirubicin, Cisplatin/Oxaliplatin, Capecitabin) mit einer Radiochemotherapie (45 Gy in 25 Einzelfraktionen mit Cisplatin und Capecitabin) verglichen wurde [7]. In diesem prospektiven randomisierten Studiendesign mit der Rekrutierung von 2007–2017 erhielten alle Patienten eine präoperative Chemotherapie nach dem gleichen Schema wie postoperativ. In der Intention-to-treat-Analyse wurde als primärer Endpunkt das Gesamtüberleben gewählt. Nach Beendigung der präoperativen Chemotherapie und chirurgischer Resektion wurde bei 233 von 393 Patienten (59 %) die postoperative Chemotherapie und bei 255 von 395 Patienten (62 %) die postoperative Radiochemotherapie durchgeführt. Bei einem Follow-up von 61,4 Monaten zeigte die mediane Überlebenszeit bei Patienten nach alleiniger Chemotherapie mit 43 Monaten und nach kombinierter Radiochemotherapie mit 37 Monaten keinen signifikanten Unterschied. Die Grad 3 und 4 „adverse events" waren nach postoperativer Chemotherapie häufiger, wenn auch nicht statistisch signifikant (57 vs. 45 %). Kein Patient verstarb an den Folgen der adjuvanten Therapie. Die Autoren dieser Arbeit kommen zu dem Schluss, dass es keinen Vorteil für die postoperative kombinierte Radiochemotherapie gibt. In Anbetracht der Tatsache, dass in einer Studie von 2017 ein besseres Ansprechen auf die perioperative FLOT-Therapie gegenüber dem hier modifiziert eingesetzten ECX-Schema nachgewiesen wurde (FLOT4-AIO-Trial), muss die perioperative Chemotherapie bei lokal fortgeschrittenem Magenkarzinom weiterhin als Standard betrachtet werden. Wie auch schon in anderen Studien bestätigt, ist die insgesamt geringe Patienten-Compliance für eine adjuvante Therapie auffällig.

Bei lokal fortgeschrittenen Plattenepithelkarzinomen des Ösophagus wird aufgrund der unzureichenden Datenlage immer noch kontrovers diskutiert, ob ein multimodales Therapiekonzept (neoadjuvante Radiochemotherapie und Ösophagektomie, CRT-S) oder eine definitive Radiochemotherapie (dCRT) zu bevorzugen ist. Zu dieser Frage wurde aus Taiwan eine große Registeranalyse mit 5 832 Patienten im klinischen Stadium II und III vorgestellt [31]. In diese Analyse wurden nach „propensity score matching" jeweils 1 661 Patienten nach CRT-S und dCRT eingeschlossen. Die 3-Jahres-Überlebensrate war nach CRT-S mit 41,1 % signifikant besser verglichen mit der dCRT mit 17,9 % (p < 0,001). In der multivariaten Analyse war die Behandlungsmodalität ein unabhängiger Prognosefaktor für das Gesamtüberleben. Dieses bessere Gesamtüberleben ist letztendlich die Rationale dafür, dass Patienten mit lokal fortgeschrittenen Plattenepithelkarzinomen, die funktionell operabel sind, von einem multimodalen Therapiekonzept mit chirurgischer Resektion profitieren.

In einer weiteren großen Registeranalyse der National Cancer Data Base (2004–2015) wurden 8 881 Patienten mit Ösophaguskarzinom hinsichtlich der applizierten Strahlendosis im Rahmen der multimodalen Therapie vergleichend untersucht [15]. 439 Patienten (4,9 %) erhielten eine „low-dose"- (41,4 Gy), 2 194 Patienten (24,7 %) eine „moderate-dose"- (45 Gy) und 6 248 Patienten (70,4 %) eine „high-dose"-Strahlentherapie (50,4 Gy). Verglichen mit der „high-dose"-Therapie war in der „low-dose"-Gruppe das mediane Überleben (52,6 vs. 40,7 Monate) und das 5-Jahres-Überleben (48,3 vs. 40,2 %) besser, am schlechtesten waren die Überlebensdaten bei den Patienten mit mittlerer Strahlendosis. Neben dem Langzeitüberleben fiel auch auf, dass die 90-Tage-Mortalität (2,3 %) bei Patienten mit „low-dose"-Strahlentherapie signifikant geringer war. Die in dieser Arbeit favorisierte Bestrahlungsdosis entspricht der applizierten Dosis des CROSS-Protokolls. Die Daten sollten dazu Anlass geben, sich im Rahmen des multimodalen Konzeptes strikt an die vorgegebene Dosierung von 41,4 Gy zu halten.

1.3 Endoskopische Techniken

Mit der Weiterentwicklung der endoskopischen Techniken hat sich auch das Spektrum der endoskopischen Therapie zunehmend verlagert. Von einer chinesischen Arbeitsgruppe wurde eine prospektiv-randomisierte Studie vorgestellt, in welcher die Entfernung von submukosalen Ösophagustumoren mittels Video-assistierter thorakoskopischer Enukleation (VATE) mit der endoskopischen Resektion (STER, „submucosal tunneling endoscopic resection") über den Zeitraum von Juli 2014 bis Dezember 2015 verglichen wurde [8]. In der chirurgischen Gruppe kamen 28 Patienten (medianer Tumordurchmesser 19,1 mm), in der endoskopischen Gruppe 30 Patienten (medianer Tumordurchmesser 16,4 mm) in die Auswertung. Die histologische Aufarbeitung zeigte 54 ösophageale Leiomyome, 3 GIST und 1 Fibrom. Für Submukosa-Tumoren < 20 mm konnte für alle Patienten der STER-Gruppe eine en-bloc-Resektion durchgeführt werden, für Tumoren > 20 mm war dies nur in 71,4 % der Fälle möglich. Bei keinem der eingeschlossenen Patienten wurde ein Residual- oder Rezidivtumor im Follow-up nachgewiesen. Alle untersuchten Outcome-Parameter, insbesondere die postoperativen Schmerzen und Komplikationen („adverse events"), sprachen für die Durchführung der STER. Auch die Operationszeit war in der VATE-Gruppe mit durchschnittlich 107 Minuten doppelt so lange wie in der STER-Gruppe. Die Autoren kommen zu dem Schluss, dass für Submukosa-Tumoren des Ösophagus < 20 mm die endoskopische Resektion klare Vorteile bietet, dass aber bei einer Tumorgröße > 35 mm aufgrund der niedrigen en-bloc-Resektionsrate das chirurgische Vorgehen zu bevorzugen ist. Dies gilt insbesondere für Tumoren, bei denen endosonographisch ein GIST nicht sicher ausgeschlossen werden kann.

1.4 Chirurgische Techniken

Zum Thema der minimal-invasiven Ösophagektomie sind 2 prospektiv-randomisierte Studien publiziert worden, die hier vorgestellt werden sollen.

In der ersten Studie eines holländischen Zentrums wurden als „Intention-to-treat-Analyse" insgesamt 112 Patienten über einen Zeitraum von mehr als 4 Jahren untersucht (56 Patienten nach offener transthorakaler Ösophagektomie (OTE) und 55 Patienten nach robotisch-assistierter minimal-invasiver Ösophagektomie (RAMIE) [29]. In beiden Gruppen wurde zervikal mit einer handgenähten Ösophagogastrostomie rekonstruiert (McKeown Ösophagektomie). Primärer Endpunkt war die Gesamtrate chirurgisch bedingter Komplikationen, klassifiziert nach Clavien-Dindo. Die Gesamtkomplikationsrate war in der RAMIE-Gruppe mit 59 % signifikant niedriger, verglichen mit der OTE-Gruppe mit 80 % (Risiko Ratio mit RAMIE 0,74, 95 % Konfidenzintervall: 0,57–0,96, p = 0,02). Ebenso wurden pulmonale und kardiovaskuläre Komplikationen signifikant seltener in der Gruppe der robotisch-assistierten Ösophagektomien beobachtet (32 vs. 58 %, p = 0,005 und 22 vs. 47 %, p = 0,006). Postoperative Schmerzen waren geringer in der RAMIE-Gruppe (visuelle Analog-Skala: 1,86 vs. 2,62, p < 0,001). Die funktionelle Rehabilitation innerhalb der ersten 2 Wochen und die Lebensqualität (EORTC QLQ-C30) bei Entlassung und nach 6 Wochen favorisierten ebenfalls das robotisch-assistierte Vorgehen. Die Krankenhausmortalität war für beide Operationsverfahren vergleichbar niedrig (insgesamt 3 von 109 Patienten, 2,8 %).

In der zweiten publizierten Studie der französischen „FREGAT Working Group" (MIRO-Trial) wurden in einem prospektiv-randomisierten Studiendesign 103 Patienten nach Hybrid-Ivor-Lewis(IL)-Ösophagektomie (laparoskopische Mobilisation des Magens und offene Ösophagektomie) mit 104 Patienten nach offener Ösophagektomie mit intrathorakaler Rekonstruktion verglichen [18]. Primärer Endpunkt der „Intention-to-treat-Analyse" waren die intra- und postoperativen Komplikationen nach Clavien-Dindo mit einem Schweregrad ≥ 2. In der Gruppe der Hybrid-IL-Ösophagektomie wurden signifikant weniger schwere Komplikationen beobachtet als in der Gruppe der offen operierten Patienten (36 vs. 67 %, OR 0,31, 95 %-Konfidenzintervall 0,18–0,55; p < 0,001). Diese unterschiedliche Komplikationsrate war insbesondere auf eine geringe Anzahl pulmonaler Komplikationen zurückzuführen (18 vs. 31 %). In dieser Studie aus dem Untersuchungszeitraum 2009–2012 konnten neben den kurzfristigen Ergebnissen auch das onkologische Langzeitüberleben präsentiert werden. Hier zeigte sich im 3-Jahres-Gesamtüberleben das Hybridverfahren mit 67 % gegenüber dem offenen Vorgehen mit 57 % überlegen.

Die holländische Studie bestätigt die Machbarkeit des robotisch-assistierten Vorgehens für den thorakalen Teil als technische Weiterentwicklung der minimal-invasiven Ösophagektomie. Die Wertigkeit dieser Studie wird nicht nur durch die kleine Fallzahl eingeschränkt, sondern auch dadurch, dass die Komplikationsrate für das primär offene Vorgehen im Vergleich zu internationalen Registeranalysen aber auch der französischen Studien bei gleichem Endpunkt überdurchschnittlich hoch ist. Der französische MIRO-Trial zeigt mit den früh-postoperativen Komplikationen aber auch den onkologischen Langzeitergebnissen einen eindeutigen Vorteil für das Hybridverfahren und hat damit das Potenzial, als Standardverfahren für Ösophaguskarzinome des mittleren und unteren Drittels, die offene Ösophagektomie abzulösen. Trotz zunehmender Verbreitung der minimal-invasiven Ösophagektomie bleibt aber die wissenschaftliche Evidenz nicht zuletzt wegen der vielen technischen Varianten und den langen Lernkurven mit jetzt insgesamt nur 3 publizierten prospektiv-randomisierten Studien gering.

Ergänzend zu diesen beiden prospektiv-randomisierten Studien ist im letzten Jahr eine amerikanische Registeranalyse der National Cancer Data Base (NCDB) publiziert worden, welche die offene Ösophagektomie (OE, 3 542 Patienten) mit der minimal-invasiven Ösophagektomie (MIE, 1 578 Patienten) und der robotisch-assistierten minimal-invasiven Ösophagektomie (RAMIE, 433 Patienten) vergleicht [12]. Die Untersuchung analysiert den Zeitraum von 2010–2015 und zeigte einen eindeutigen Trend zu den minimal-invasiven Verfahren, die in den letzten 3 Jahren der Analyse bereits häufiger als die offene Ösophagektomie zum Einsatz kamen. Die 30- und 90-Tage-Mortalität waren in den 3 Gruppen vergleichbar (OE: 3,7 %/7,4 %, MIE: 3,2 %/7,3 %, RAMIE: 4,2 %/8,2 %). Auch das mediane Überleben zeigte nach „Propensity Score Matching" für die verschiedenen Verfahren keinen signifikanten Unterschied (OE: 43,6 Monate, MIE: 47,5 Monate, RAMIE: 58,8 Monate). Die Autoren kommen zu dem Schluss, dass die minimal-invasiven Verfahren hinsichtlich der Kurz- und Langzeitergebnisse vergleichbar sind. Einschränkend muss jedoch gesagt werden, dass in dieser retrospektiven Registeranalyse der NCDB viele Variablen wie initiales onkologisches Staging, präoperativer Allgemeinzustand des Patienten und chirurgische Technik (transhiatal vs. transthorakal, Ivor-Lewis vs. McKeown) nicht dokumentiert sind, die erheblichen Einfluss auf Komplikationsraten und onkologisches Outcome haben.

Für die gastrale Rekonstruktion nach Ösophagektomie stehen 2 technische Varianten zur Verfügung, die intrathorakale (Ivor-Lewis) und die zervikale Ösophagogastrostomie (McKeown). Hierbei zeichnet sich in den letzten Jahren ein deutlicher Trend zur intrathorakalen Rekonstruktion ab, nicht zuletzt wegen der besseren postoperativen Schluckfunktion. Trotz aller technischen Weiterentwicklungen bleibt die Anastomoseninsuffizienz die führende chirurgische Komplikation. Zu diesem Thema ist im letzten Jahr eine große Registeranalyse aus den Niederlanden publiziert worden, welche diese beiden technischen Varianten hinsichtlich der Insuffizienzrate und der assoziierten Morbidität vergleicht [14]. Insgesamt wurden in dieser Analyse 3 348 Patienten aus dem Zeitraum von 2011–2015 eingeschlossen. Mittels Propensity Score Matching wurden jeweils 654 Patienten mit intrathorakaler und zervikaler Rekonstruktion verglichen. Die intrathorakale Anastomose hatte eine signifikant niedrigere Insuffizienzrate vergleichen mit der zervikalen Rekonstruktion (17,0 vs. 21.9 %, p = 0,025), der Krankenhausaufenthalt war in dieser Gruppe 2 Tage kürzer (12 vs. 14 Tage, p = 0,001). In der multivariaten Analyse war der Grad der Komorbidität (ASA, COPD, Diabetes mellitus, Herzrhythmusstörungen) ein unabhängiger Prognosefaktor für das Auftreten einer Insuffizienz. Die vorgestellten Zahlen einer nationalen Datenbank spiegeln die Versorgungsrealität dieses komplexen Eingriffs wider. Die Insuffizienzrate ist insbesondere für die intrathorakale Rekonstruktion auffallend hoch. Wenn man berücksichtigt, dass die postoperativen Komplikationen nachweislich das onkologische Langzeitergebnis negativ beeinflussen, muss die Standardisierung der gastralen Rekonstruktion ein Schwerpunkt klinischer Forschung sein.

Die Analysen zu den Komplikationsraten nach Ösophagektomie veranschaulichen deutlich die Komplexität dieser Eingriffe und es ist unstrittig, dass insbesondere die minimal-invasiven Tech-

1.1 Ösophagus und Magen

niken mit einer langen Lernkurve assoziiert sind und somit einem strukturierten chirurgischen Training eine besondere Bedeutung zukommt. Von einer Arbeitsgruppe aus Newcastle, UK, wurden die postoperativen Ergebnisse nach offener Ivor-Lewis-Ösophagektomie der chirurgischen Consultants mit den in Ausbildung befindlichen Registrars, die unter Anleitung eines Consultants operieren, verglichen [24]. Hierzu wurden 4 Gruppen gebildet (*Gruppe 1* mit 82 Patienten: Consultant operiert abdominellen und thorakalen Teil; *Gruppe 2* mit 101 Patienten: Consultant operiert abdominellen, Registrar thorakalen Teil; *Gruppe 3* mit 121 Patienten: Consultant operiert thorakalen, Registrar den abdominellen Teil, *Gruppe 4* mit 19 Patienten: Registrar operiert thorakalen und abdominellen Teil). Im gesamten Patientenkollektiv wurde bei 75 % mindestens ein Teil der Ösophagektomie von einem Chirurgen in Weiterbildung operiert. Bei vergleichbaren demographischen und onkologischen Daten der untersuchten Patienten konnte kein Unterschied hinsichtlich intraoperativen Blutverlust, Morbidität („Accordion Severity Score"), Krankenhausmortalität, Krankenhausverweildauer und Anzahl der resezierten Lymphknoten nachgewiesen werden. Lediglich die Operationsdauer des thorakalen Teils war bei den Consultants im Mittel um 25 Minuten kürzer (p < 0,001). Die Daten belegen eindrücklich, dass die Sicherheit des Patienten nicht kompromittiert wird, wenn ein auszubildender Chirurg unter Supervision auch komplexe Eingriffe operiert. Inwieweit die Ergebnisse auf die minimal-invasive Ösophagektomie zu übertragen sind, ist schwierig zu bewerten.

In einer weiteren Publikation zu diesem Thema wurde von einer europäischen Arbeitsgruppe, bestehend aus 18 spezialisierten Ösophaguschirurgen, mittels eines Delphi-Konsensus-Prozess ein strukturiertes Trainingsprogramm für die minimal-invasive Ösophagektomie erarbeitet [30]. Der initiale Fragebogen bestehend aus 107 Fragen gliederte sich in 3 Bereiche: Voraussetzungen der chirurgischen Klinik für ein strukturiertes Ausbildungsprogramm, Supervision durch einen erfahrenen Ösophaguschirurgen („proctorship") und das Grundgerüst des Trainingsprogramms. Insgesamt wurde 50 Variablen der 3 verschiedenen Bereiche im Konsensus nach 2 Delphi-Runden als wichtig erachtet und damit ein Leitfaden allen Kliniken an die Hand gegeben, die die minimal-invasive Ösophagektomie in das Repertoire der chirurgischen Eingriffe aufnehmen möchte.

Mit der zunehmenden Verbreitung der minimalinvasiven Techniken wird auch immer wieder die Frage nach der Wirtschaftlichkeit der Ösophagektomie gestellt. In eine ökonomische Analyse aus einem deutschen Zentrum wurden 161 konsekutive Patienten mit einem Ösophaguskarzinom eingeschlossen, die entsprechend der aktuellen S3-Leitlinie durch eine transthorakale Hybrid-Ivor-Lewis-Ösophagektomie behandelt wurden und bei denen eine standardisierte Dokumentation der postoperativen Komplikationen nach den Definitionen der „Esophagectomy Complication Consensus Group" (ECCG) und nach Clavien-Dindo I–V erfolgte [4]. Für jeden einzelnen Patienten wurden die jeweiligen Ist-Kosten unter Vollkostenansatz, basierend auf der InEK-Kostenmatrix, sowie die DRG-Gesamterlöse (DRG G03A) inklusive aller Zusatzentgelte analysiert. Nicht berücksichtigt wurden zusätzliche Erlöse durch privat versicherte Patienten. Die durchschnittlichen Fallkosten aller 161 untersuchten Patienten lagen bei 24 338 € (Range: 12 149–127 376 €), der durchschnittliche Erlös pro Patient lag bei 22 591 €. Somit war der Deckungsbeitrag (DB) für das Gesamtkollektiv negativ (−281 330 €). Lediglich bei Patienten mit einem unkomplizierten Verlauf (Clavien-Dindo 0) konnte ein geringfügig positiver DB erzielt werden. In der Kostenmatrix waren der Ärztliche Dienst (22,3 %) und die nicht-medizinische Infrastruktur (18,7 %) die wesentlichen Kostengruppen. Die Autoren kommen zu dem Schluss, dass sich die leitliniengerechte chirurgische Behandlung von Patienten mit Ösophaguskarzinom auch in High-Volumen-Zentren nicht aus den alleinigen DRG-Erlösen finanzieren lässt.

Die Rekonstruktion der Passage nach Ösophagektomie durch ein Koloninterponat ist aufgrund der Komplexität des Eingriffs Therapie der zweiten Wahl und kommt dann zum Einsatz, wenn der Magen aufgrund von Voroperationen bei mangelnder Vaskularisation nicht zur Verfügung steht oder durch die Magenschlauchbildung nicht ausreichend Länge für die Rekonstruktion generiert werden kann. Für die Koloninterposition selbst sind verschiedene Techniken beschrieben. Zu diesem Thema wurde von einer britischen Arbeitsgruppe ein systematischer Review der vorhandenen Literatur und eine Metaanalyse vorgestellt, welche die Publikationen der Jahre 1985–2012 berücksichtigt [6]. In diese Analyse wurden insgesamt 27 Beobachtungsstudien mit 1 849 Patienten eingeschlossen. Im Gegensatz zur gastralen Rekonstruktion wurde ein Koloninterposition in 62,3 % bei benignen und in 37,7 % bei malignen Erkrankungen durchgeführt. Das am häufigsten verwendete Kolonsegment war das linke Hemikolon mit 54,2 %, gefolgt vom rechten Hemikolon mit 38,7 % und dem Kolon transversum mit 6,9 %. Bei 478 Patienten (25,9 %) erfolgte die Rekonstruktion im hinteren Mediastinum, bei 1 156 Patienten (62,5 %) retrosternal und 162 Patienten (8,8 %) subkutan. Die Verwendung des linken im Vergleich zum rechten Hemikolon war mit einer niedrigeren Gesamtmortalität (6,5 vs. 10,1 %, p < 0,001), Morbidität (15,7 vs. 18,7 %, p < 0,001) und Anastomoseninsuffizienzrate (13,0 vs. 15,2 %, p < 0,001) assoziiert. Für die retrosternale Rekonstruktion wurden signifikant niedrigere Komplikations- und Sterblichkeitsraten im Vergleich zur posterioren Hochführung des Kolons berechnet (Morbidität: 9,2 vs. 18,9 %, p < 0,001; Mortalität: 4,8 vs. 7,0 %, p < 0,001). Die vorgestellte Metaanalyse von ausschließlich retrospektiven Untersuchungen ist trotz aller statistischen Limitationen die gegenwärtig beste Evidenz zu dieser klinisch relevanten Problematik. Die Autoren kommen hier zu dem Schluss, dass für die Rekonstruktion das linke Kolon retrosternal hochgeführt die Therapie der Wahl ist. Die vorliegende Analyse kann jedoch nicht die Frage nach der Lokalisation der Anastomose (thorakal vs. zervikal) beantworten.

1.5 Postoperatives Outcome

2015 wurde von einer internationalen Expertengruppe („Esophageal Complication Consensus Group", ECCG) ein Vorschlag zur standardisierten Klassifikation von Komplikationen nach Ösophagektomie publiziert [16] und gleichzeitig von dieser Arbeitsgruppe eine Online-Datenbank (ESODATA-Bench) zur Dokumentation implementiert. Analog zu diesem erfolgreichen internationalen Projekt wurde jetzt im letzten Jahr eine Klassifikation zur systematischen Dokumentation von postoperativen Komplikationen nach Gastrektomie vorgestellt [3]. Die Gruppe bestehend aus 34 europäischen Experten erarbeitete mittels standardisierten Delphi-Umfragen eine Liste von 27 Komplikationen unterteilt in 3 Gruppen: 3 intraoperative, 14 postoperative allgemeine und 10 postoperative chirurgische Komplikationen. Diese Klassifikation soll als Grundlage einer standardisierten Dokumentation dienen, um postoperative Ergebnisse einzelner Zentren vergleichbar zu machen, aber auch um Benchmarking-Daten für die Gastektomie in einem prospektiven Studiendesign zu erheben.

In einer Metaanalyse einer japanischen Arbeitsgruppe wurde noch einmal untersucht, welchen Einfluss die postoperativen Komplikationen nach Ösophagektomie auf das onkologische Outcome haben [5]. 21 Studien aus dem Zeitraum von 1995–2016 mit insgesamt 11 368 Patienten wurden in die Analyse eingeschlossen. Die Autoren konnten nachdrücklich zeigen, dass die postoperative Komplikationsrate mit einer signifikant schlechteren Gesamtüberlebensrate (Hazard Ratio 1,16, 95 % CI 1,06–1,26, p = 0,002) und Karzinomspezifischem Überleben (Hazard Ratio 1,27, 95 % CI 1,09–1,47, p < 0,002) assoziiert war. Die gleiche Beobachtung wurde gemacht, wenn die beiden häufigsten Komplikationen, Anastomoseninsuffizienz und Pneumonie, separat betrachtet wurden. Aus dieser umfangreichen Analyse wird der Stellenwert des postoperativen Verlaufs für den Patienten deutlich und dass es eine wesentliche Aufgabe klinisch-chirurgischer Forschung ist, Konzepte zu entwickeln, welche die postoperative Morbidität reduzieren.

1.6 Perioperatives Management

Wie oben beschrieben, verfolgt das perioperative Management als wesentliches Ziel, postoperative Morbidität zu reduzieren und damit die Lebensqualität und das onkologische Outcome nachweislich zu verbessern. Präoperativ werden innovative

1.1 Ösophagus und Magen

Konzepte zur Prehabilitation mit Konditionierung einzelner Organfunktionen diskutiert, in der postoperativen Phase etablieren sich zunehmend „fast-track"-Protokolle (Synonym: „enhanced recovery after surgery", ERAS-Protokolle).

Unter Sarkopenie wird der mit zunehmendem Alter einhergehender Abbau von Muskelmasse und Muskelkraft verstanden, der sich bei mangelernährten Patienten im Rahmen von onkologischen Erkrankungen verstärkt. Aus diesem Grund ist die Sarkopenie als relevanter Risikofaktor für das postoperative Outcome erkannt worden und der Ausgleich des Eiweißverlustes in den Fokus der Prehabilitationskonzepte gerückt. Von einer Arbeitsgruppe aus Irland wurde in einer prospektiven Beobachtungsstudie bei 252 Patienten mit Ösophaguskarzinom vor Behandlungsbeginn und 1 Jahr nach Ösophagektomie der „Body Mass Index" (BMI), der Skelettmuskel-Index (SMI) und die Fettmasse (FM) gemessen [10]. Sarkopenie wurde mittels Computertomographie über den SMI definiert (Männer: SMI < 52,4 cm^2/m^2, Frauen: SMI < 38,5 cm^2/m^2). Zielparameter waren postoperative Komplikationen, gemessen mit dem Clavien-Dindo-Score (CD) und dem „Comprehensive complication Index" (CCI). Vor Therapiebeginn wurde bei 19 % der untersuchten Patienten eine Sarkopenie diagnostiziert, die Rate stieg nach Ende der neoadjuvanten Therapie auf 31 % an. In der multivariablen Analyse war die präoperative Sarkopenie mit einem erhöhten CCI (p = 0,043) und einem CD ≥ IIIb (p = 0,003) assoziiert. Auch die Rate pulmonaler Komplikationen war bei Patienten mit präoperative Sarkopenie erhöht (55 vs. 36 %, p = 0,01). Die präoperative Diagnose einer Sarkopenie hatte keinen Einfluss auf das krankheitsspezifische Überleben. Die Daten zeigen eindrücklich, welchen Auswirkungen die Sarkopenie auf das frühe postoperative Outcome hat und dass der präoperative Ausgleich einer Mangelernährung, insbesondere während der neoadjuvanten Therapie, fester Bestandteil der Vorbereitung auf die Ösophagektomie sein muss. Aufgrund dieser Daten erscheint eine ernährungsspezifische Betreuung in der präoperativen Phase zwingend notwendig.

In einem systematischen Review und einer Metaanalyse einer chinesischen Arbeitsgruppe werden diese Beobachtungen für die Gastrektomie bei Magenkarzinom bestätigt [34]. 13 Studien mit insgesamt 4 262 Patienten wurden ausgewertet. Patienten mit präoperativer Sarkopenie, insbesondere ältere Pateinten > 65 Jahre, hatten eine insgesamt höhere postoperative Komplikationsrate (Odds Ratio 2,17, 95 % CI 1,53–3,08, p < 0,01) und auch schwere Komplikationen wurden in dieser Gruppe häufiger beobachtet (Odds Ration 1,65, 95 % CI 1,09–2,50, p = 0,02). Des Weiteren war das Gesamtüberleben in der Patientengruppe mit Sarkopenie signifikant schlechter (Hazard Ratio 1,70, CI 1,45–1,99, p < 0,01). Die Autoren kommen zu dem Schluss, dass die Sarkopenie ein neuer Indikator für das postoperative Outcome darstellt und empfehlen ebenfalls eine sorgfältige präoperative Abklärung.

Im Gegensatz zur kolorektalen Chirurgie ist die stringente und vollständige Umsetzung von ERAS-Protokollen in der Ösophaguschirurgie deutlich schwieriger und die gegenwärtige Studienlage zeigt widersprüchliche Ergebnisse hinsichtlich einer Reduktion der postoperativen Morbidität. Zu diesem Thema wurde von einer italienischen Arbeitsgruppe eine Studie mit dem Ziel initiiert, ein Scoring-System zu entwickeln, welches anhand definierter Variablen die inkomplette Umsetzung eines ERAS-Protokolls und damit verzögerte Entlassung vorhersagen kann [23]. In diese prospektive Beobachtungsstudie wurden insgesamt 286 Patienten mit Karzinom des Ösophagus oder des gastroösophagealen Übergangs eingeschlossen (Zeitraum April 2012 bis März 2014). 86,3 % der Patienten wurden transthorakal ösophagektomiert, 13,0 % der Patienten transhiatal erweitert gastrektomiert. Bei 25,5 % der Patienten wurde der Eingriff primär offen durchgeführt, bei 30,5 % total-minimal-invasiv und bei 39,5 % als Hybridverfahren (Laparoskopie und Thorakotomie). Alle Patienten wurden entsprechend einem standardisierten perioperativen ERAS-Protokoll geführt, die Entlassung aus der stationären Behandlung war für den 8. postoperativen Tag geplant. 22 Variablen mit möglichem Einfluss auf den postoperativen Verlauf wurden analysiert und ein Score zur Vorhersage des Zielparameters Entlassung ≤ 8. postoperativer Tag berechnet. In der multivariaten Regressionsanalyse war ein ASA-Score ≥ 3, eine Operationsdauer > 255 Minuten, eine „Nicht-Hybrid"-Ösophagektomie und eine protrahierte Mobilisation des Patienten > 24 Stunden mit einer statistisch signifikant verzögerten Entlassung nach dem 8. postoperativen Tag assoziiert. Das Regressionsmodell, bezogen auf die Entlassung nach dem 8. postoperativen Tag, hatte einen positiven Vorhersagewert von 81,9 %, die Sensitivität betrug 96,6 % und die Spezifität 17,6 %. Der aus diesen 4 Variablen berechnete „Enhanced Recovery Predicting Score" wurde bei 23 Patienten prospektiv untersucht und konnte bei allen Patienten den Entlassungstag (≤ vs. > 8. postoperativer Tag) korrekt identifizieren. Die Studie zeigt, wie schwierig die frühzeitige Entlassung nach Ösophagektomie auch in einem ERAS-Protokoll umzusetzen ist. Von Bedeutung ist aber, dass 3 von 4 Variablen (Mobilisation, Operationsverfahren und -dauer) durch Anpassungen des peri- und intraoperativen Managements zu beeinflussen sind und damit die Liegedauer zumindest bei gesunden Patienten (ASA 1 und 2) verkürzt werden kann, dass aber alle weiteren Variablen eines ERAS-Protokolls mit einem standardisierten „Clinical Pathway" keinen Einfluss auf die Liegedauer haben. Insbesondere die frühzeitige und intensive Mobilisation nach Ösophagektomie ist aber von entsprechenden Personalressourcen abhängig. Wichtig erscheint auch, dass alle Patienten dieser Studie frühzeitig über eine Katheterjejunostomie enteral ernährt wurden. In diesen beiden Aspekten, Ernährung und Mobilisation, ist eine Anpassung des postoperativen Managements für alle Patienten nach Ösophagektomie zu diskutieren.

Von einer internationalen Arbeitsgruppe wurde eine Studie publiziert, in welcher die Frage der frühen enteralen Ernährung nach Ösophagektomie untersucht wurde [27]. In einem prospektiv-randomisierten Studiendesign wurden 280 Patienten mit total-minimal-invasiver Ösophagektomie (McKeown) eingeschlossen, die in 2 Gruppen eingeteilt wurden. 140 Patienten erhielten eine orale flüssige Ernährung ab dem 1. postoperativen Tag („early oral feeding", EOF-Gruppe). In der zweiten Gruppe von 140 Patienten wurde mit dem flüssigen oralen Kostaufbau ab dem 7. postoperativen Tag begonnen („late oral feeding", LOF-Gruppe), die enterale Kost wurde bis dahin über eine nasogastrale Sonde appliziert. Primärer Endpunkt war das Auftreten von gastrointestinalen, pulmonalen und kardialen Komplikationen. Das wesentliche Ergebnis dieser Untersuchung ist, dass die postoperativen Komplikationsraten in beiden Gruppen vergleichbar waren (EOF 30,0 % vs. LOF 32,9 %), dass aber bei Patienten mit früher oralenteraler Belastung 2 Wochen nach der Operation eine signifikant bessere globale Lebensqualität nachweisbar war. Die Autoren schlussfolgern, dass die frühe enterale Belastung des hochgezogenen Magens sicher durchführbar ist. Die Daten dieser überwiegend asiatischen Patienten mit einem durchschnittlichen BMI von unter 25 sind nur bedingt auf ein westliches Patientengut übertragbar. Auffällig ist auch, dass in dem untersuchten Krankengut bei nur einem von 280 Patienten eine verzögerte Entleerung des Magens dokumentiert wurde, während das „delayed gastric emptying" eines der führenden funktionellen Probleme nach Magenhochzug in westlichen Benchmarking-Arbeiten ist.

Aus diesem Grund wird auch in vielen europäischen Zentren während des abdominellen Teils der Ösophagektomie eine Katheterjejunostomie eingebracht, um über diesen Zugang die frühe enterale Ernährung zu beginnen und nach Entlassung auch im häuslichen Bereich fortzusetzen. Mit dieser Maßnahme soll dem Gewichtsverlust – insbesondere bei unterernährten Patienten – entgegengewirkt werden. In einer retrospektiven Untersuchung einer holländischen Arbeitsgruppe wurde der Gewichtsverlauf von 236 Patienten mit intraoperativ eingebrachter Katheterjejunostomie im Verlauf dokumentiert [32]. Die routinemäßige Anlage dieser enteralen Ernährungssonde führte bei insgesamt 31 % der Patienten zu Komplikationen (11 % Sondenokklusion, 11 %, Dislokation), in 2 % der Patienten erfolgte eine operative Revision. Weiterhin konnte durch die Katheterjejunostomie weder die Dauer des Krankenhausaufenthaltes noch die Rate der Krankenhauswiederaufnahme reduziert werden. Bemerkenswert ist weiterhin, dass das postoperative Gewicht unter der enteralen Sondenkost zwar stabil blieb, aber nach Absetzen bereits 30 Tage später signifikant abgenommen hatte (medianer Gewichtsverlust von 3 kg, Bereich: 1,0–5,3 kg; 3,9 %, Bereich 1,5–6,3 %).

Dieser Gewichtsverlust war unabhängig davon, wie lange die enterale Sondenkost postoperativ appliziert wurde. Die Autoren kommen zu dem Schluss, dass das Konzept der routinemäßigen Anlage einer Katheterjejunostomie auch in Anbetracht der assoziierten Komplikationen überdacht werden muss.

Ergänzend zu diesem Thema wurden in einer weiteren Arbeit von einer internationalen Expertengruppe die aktuelle Literatur zu ERAS-Protokollen nach Ösophagektomie zusammengestellt und basierend auf dieser Evidenz Richtlinien zur Umsetzung von ERAS-Protokollen erarbeitet [17]. Insgesamt wurden 39 Bereiche identifiziert, die für die vollständige Implementierung eines ERAS-Protokolls relevant sind. Die Richtlinien sind auch deshalb so umfänglich, da sie die ersten sind, die mit der Ösophagektomie einen thorakalen Eingriff einschließen. Bereiche von führender klinischer Relevanz in den „fast track"-Protokollen sind eine frühzeitige postoperative Mobilisation, eine adäquate perioperative Ernährung, atraumatische chirurgischen Techniken und eine suffizientes postoperatives Schmerzmanagement.

2 Funktionelle Erkrankungen

Auf der Basis der nationalen amerikanischen Datenbank ist eine Registeranalyse zu den Komplikationen und der Morbidität bei der chirurgischen Behandlung von benignen Ösophaguserkrankungen erschienen [26]. Zusammengefasst wurden hier die Ergebnisse der chirurgischen Therapie der 3 häufigsten benignen Erkrankungen: gastroösophageale Refluxerkrankung, paraösophageale Hernie und Achalasie. Neben den Komplikationen wurden auch Trends hinsichtlich der Morbidität im Verlauf der Zeit identifiziert.

Eingeschlossen wurden alle erwachsenen Patienten (n = 79 622), die im Zeitraum von 2000–2013 aufgrund einer der 3 obengenannten Diagnosen behandelt wurden mit einer Fundoplicatio (48,6 %), einer Hernienversorgung (48,6 %) oder einer Heller-Myotomie (2,8 %). Für die Versorgung der paraösophagealen Hernie und der Achalasie ist das Risiko der Komplikationen im Laufe der Jahre von 26,5 auf 10 % bzw. von 16,1 auf 12,2 % gesunken. Nur bei der Behandlung der GERD mit einer Fundoplikatio ist das Risiko von Komplikationen von 5,7 auf 12,7 % im selben Zeitraum angestiegen (p < 0,0001). Die Tatsache, dass die paraösophageale Hernie mittlerweile zu 91,4 % laparoskopisch durchgeführt wird (im Vergleich zu 4,9 % zu Beginn der Analyse), die Fundoplicatio aber nur zu 78,3 % (im Vergleich zu 24,2 % zu Beginn), lässt darauf schließen, dass die Versorgung der paraösophagealen Hernie eher in Zentren durchgeführt wird. Dabei war die offene Versorgung ein unabhängiger Risikofaktor für postoperative Komplikationen. Dieser Trend sollte dringend aufgehalten werden mit einer richtigen Patientenselektion und weiterer Verbreitung von laparoskopischen Verfahren.

2.1 Gastroösophageale Refluxerkrankung (GERD)

In diesem Jahr sind 2 große Analysen zur chirurgischen Therapie der gastroösophagealen Refluxerkrankung (GERD) erschienen. Eine Netzwerk-Metaanalyse [2] fasst die prospektiv-randomisierten Studien zur chirurgischen Behandlung der GERD zusammen und eine britische Registeranalyse untersucht die Zusammenhänge von Antirefluxchirurgie zur Entwicklung eines Adenokarzinoms des Ösophagus [19].

Aufgrund der hohen Prävalenz von GERD ist die Behandlung dieser weitverbreiteten Erkrankung mit etwa 20 % in der westlichen Welt von hohem Interesse. Seit 20 Jahren ist die medikamentöse Therapie mit Protonenpumpeninhibitoren (PPI) der Goldstandard in der GERD-Therapie und die chirurgische Antirefluxchirurgie bleibt den Patienten vorbehalten, die eine therapieresistente Refluxerkrankung aufweisen. Allerdings hat sich gerade in den letzten Jahren gezeigt, dass die langfristige Einnahme und die potenziellen Nebenwirkungen der PPIs vermehrt Patienten an eine chirurgische Therapie denken lässt. Amer et al. initiierten eine Netzwerk-Metaanalyse, um alle chirurgischen Therapien einschließlich Nissen-Fundoplicatio und Hemifundoplicatio nach Toupet mit der medikamentösen Therapie zu vergleichen. Die erste prospektiv-randomisierte Studie (RCT) zu diesem Thema ist vor 40 Jahren veröffentlicht und mittlerweile sind mehr als 50 RCTs durchgeführt worden. In diese Netzwerk-Metaanalyse sind 51 Studien eingeschlossen, die als Studienendpunkt die Lebensqualität, Dysphagie, Refluxsymptome, postoperative ph-Metrie-Werte, Re-Operationen, Komplikationen oder Gas-bloat-Phänomene beschrieben. Insgesamt konnten 51 Studien mit 5 357 Patienten eingeschlossen werden. Ein Vor- aber auch gleichzeitig ein Nachteil der Netzwerk-Metaanalyse ist, dass alle möglichen Therapien hier eingeschlossen wurden. Es fasst also ein chirurgisches Potpourri von Standardeingriffen wie Nissen-Fundoplicatio und die posteriore Hemifundoplicatio (Toupet) zusammen, aber auch seltene Eingriffe für die GERD, wie die anteriore Hemifundoplicatio (Dor) und mittlerweile nicht mehr angewandte Eingriffe wie das Angelchick-Verfahren, das aufgrund zu hoher Komplikationen vom Markt genommen wurde und damit nur noch einen historischen Aspekt einfließen lässt. Das Ergebnis dieser Arbeit zeigt, dass die posteriore Hemifundoplicatio und die Nissen-Fundoplicatio die chirurgischen Eingriffe sind, die die oben genannten Endpunkte am besten positiv beeinflussen. Interessant ist, dass die Refluxkontrolle bei beiden Verfahren nach spätestens 5 Jahren besser ist im Vergleich zur medikamentösen Therapie mit PPIs. Die Autoren kommen auch zu dem Schluss, dass die posteriore Hemifundoplicatio weniger Dysphagie hervorruft und trotzdem im Langzeitverlauf eine bessere Refluxkontrolle erzielt. Allerdings bemerken die Autoren selbst, dass diese Erkenntnisse auf lediglich 3 Studien basieren. Daher gilt bislang in den europäischen und amerikanischen Leitlinien, dass die Wahl des Antirefluxverfahrens in den Händen des Chirurgen liegt und auf der Erfahrung basiert. Bei geringerer chirurgischer Erfahrung wird die Durchführung einer posterioren Hemifundoplicatio empfohlen.

In einer großen Kohortenstudie aus England mit insgesamt 838 755 Refluxpatienten wurde der Einfluss der Antirefluxchirurgie auf die Entwicklung eines Ösophaguskarzinoms bei Patienten mit GERD und Barrett-Ösophagus untersuchten. Eingeschlossen wurden alle Patienten über 18 Jahre, die in der Zeit von 2000–2012 die Diagnose GERD erhielten. Verglichen wurde das Risiko der Karzinomentwicklung im Vergleich zur medikamentösen Therapie. Es wurden insgesamt 22 231 Patienten (2,7 %) operiert. Diese Patienten waren vorzugsweise männlich, jünger und eher adipös im Vergleich zur Gesamtpopulation. Das mediane Follow-up war in beiden Gruppen mehr als 5 Jahre und die Gruppe mit Antirefluxchirurgie wies ein geringeres Risiko für die Entwicklung eines Adenokarzinoms auf (HR 0,64; 95 % CI 0,52–0,78). Ähnliche Ergebnisse erzielte die Gruppe der Patienten mit Barrett-Ösophagus, wo insgesamt 2,6 % operiert wurden. Auch hier konnte statistisch ein vermindertes Karzinomrisiko identifiziert werden (HR 0,47; 95 % CI 0,12–0,90). So folgern die Autoren, dass die Antirefluxchirurgie möglicherweise einen protektiven Effekt auf die Karzinomentwicklung hat. Allerdings ist bei einem medianen Follow-up von 5–6 Jahren die Inzidenz der Ösophaguskarzinome so gering, dass die statistische Power relativ niedrig ist. Es wird interessant sein, diese Kohorte im weiteren Verlauf und einem deutlich längerem Follow-up erneut zu untersuchen.

Mit der Einführung des GERDx-Systems wurde die endoskopische Ära der Refluxbehandlung wieder neu belebt. In einer prospektiven Beobachtungsstudie an 40 Patienten mit einer milden Refluxerkrankung (PPI > 6 Monate, pathologische Säureexposition, Hiatushernie < 2 cm) wurde die endoskopische Plicatio (GERDx) durchgeführt. Bei 4 Patienten (10 %) musste eine Re-Intervention durchgeführt werden und 7 Patienten (17,5 %) erhielten innerhalb der ersten 3 Monate eine laparoskopische Fundoplicatio wegen persistierender Symptome (n = 6) bzw. einer Fundusnekrose (n = 1). Nur 30 Patienten (75 %) konnten nach 3 Monaten erneut evaluiert werden mittels Symptom-Scores, Lebensqualität, Manometrie und 24-h-pH-Metrie. Es zeigte sich eine Reduzierung der Symptome, eine Verbesserung der Lebensqualität und eine Reduzierung des DeMeester-Scores von 41 auf 13 im Median. Diese Reduktion heißt jedoch mit anderen Worten, dass ca. 50 % Patienten noch weiterhin eine pathologische Säureexposition haben (definiert als DeMeester-Score > 14,72). Zusammengefasst sind das 22 Patienten (7 mit Operation, 15 noch mit pathologischer Säureexposition) von 37 Patienten, also 59 % der Patienten, die schon nach 3 Monaten nicht wirklich von der Intervention profitierten. Dabei kam es bei mindestens einem Patienten (2,5 %) zu einer Leckage. Im Vergleich zur üblichen laparoskopischen Fundoplicatio sind das schlechte Ergebnisse und unterstützen nicht die Aussage der Autoren, dass GERDx eine sichere Alternative zur Behandlung der GERD sein kann [33].

In diesem Jahr wurde zum Magnet-Antireflux-Device-LINX die erste Serie der Ösophaguserosionen veröffentlicht. Seit der komplikationsträchtigen Implantation des Angelchick in den 80er Jahren war das LINX der erste Fremdkörper, der im Bereich des gastroösophagealen Überganges wieder implantiert wurde. Die Sorge einer Implantatmigration in den Ösophagus wurde immer wieder geäußert. Nun haben Alicuben et al. anhand einer prospektiven Datenbank aller 9 453 Patienten nach LINX Implantation der Firma Torax Medical 29 Patienten (0,3 %) mit Ösophaguserosionen identifiziert. Das Risiko der Erosion lag im ersten Jahr bei 0,05 % und wuchs auf 0,3 % nach 4 Jahren an. Klinisch symptomatisch wurden die Patienten zu 90 % mit Dysphagie, weniger mit retrosternalen Schmerzen oder Refluxsymptomen. Allen Patienten konnte das LINX-Device mittels endoskopischer oder laparoskopischer Intervention ohne weitere Komplikationen entfernt werden. Interessanterweise war die Gefahr der Erosion bei kleineren Magnetbändern (12 beats) höher im Vergleich zu weiteren Bändern (bis zu 16 beats), obwohl die Weite mithilfe eines Sizers intraoperativ ermittelt und individuell angepasst wird [1]. Die gleiche Arbeitsgruppe hat die eigenen Patientendaten von 435 Patienten nach LINX-Implantation zur Explantation des Magnetbandes retrospektiv aufgearbeitet. Die Explantationsrate lag bei 5,5 % (insgesamt 24 Patienten) wegen Dysphagie (n = 8), persistierender Refluxsymptome (n = 13) und Erosion (n = 2). Auch hier konnten alle Implantate endoskopisch oder laparoskopisch entfernt werden nach einer mittleren postoperativen Zeit von 863 Tagen [28].

2.2 Achalasie

Zunächst erwähnt werden sollte die Veröffentlichung der internationalen ISDE-Leitlinien zur Diagnostik und Behandlung der Achalasie. Ein internationales Expertenteam hat Evidenz-basierte Empfehlungen zur Diagnostik der Achalasie und verschiedener Therapieformen veröffentlicht [35].

In einer in Annals of Surgery publizierten Metaanalyse auf Basis einer Medline-Recherche wurde knapp 6 000 Achalasie-Patienten nach laparoskopischer Heller-Myotomie (LHM) mit knapp 2 000 Patienten nach peroraler endoskopischer Myotomie (POEM) verglichen. Beide Therapieformen wiesen eine exzellente Besserung der Dysphagie in mindestens 90 % der Fälle auf, bei einem erheblich längeren Follow-up in der LHM-Gruppe. Es zeigte sich ein statistisch signifikanter aber klinisch marginaler Unterschied von 3 % zu Gunsten von POEM nach 12 und 24 Monaten (93,5 vs. 91,0 % bzw. 92,7 vs. 90,0 %). Erheblich waren hingegen die Unterschiede in der Rate der neu aufgetretenen GERD-Symptome. So bestand für Patienten nach POEM eine 70 % höhere Wahrscheinlichkeit eine GERD zu entwickeln, ein 9-fach erhöhtes Risiko einer erosiven Ösophagitis und ein 4,3-fach erhöhtes Risiko einer pathologischen pH-Metrie postoperativ. Mit diesen Daten lässt sich das Fazit der Autoren, dass das POEM effektiver als die Heller-Myotomie ist, nicht wirklich belegen. Zumal die deutlich höhere Inzidenz von gastroösophagealem Reflux ein Problem hinsichtlich der Entwicklung eines Barrett-Ösophagus und einer Karzinomentwicklung möglicherweise in Zukunft sein kann [25].

2018 wurde einer der bislang größten Serien eines einzelnen Zentrums zur Heller-Myotomie (fast ausschließlich laparoskopisch) veröffentlicht. Costantini et al. [9] berichten über 1 001 Patienten aus einem Zeitraum von 25 Jahren und zeigten eine Langzeitheilung selbst nach 20 Jahren von über 80 %. Eine Besserung trat in 89,5 % der Fälle auf. Auch unter den 182 Patienten mit vorangegangener Therapie lag die Versagerrate bei lediglich 13,7 %. Bei allen Therapieversagern erfolgte konsekutiv eine endoskopische pneumatische Dilatation mit einer Erfolgsrate von 98,4 %. Prädiktoren eines negativen Outcomes waren Manometriebefund, Vorliegen eines sigmoiden Megaösophagus und Thoraxschmerz.

In einer nationalen Registerstudie aus Großbritannien wurden die Ergebnisse der chirurgischen Myotomie (n = 1 742) mit einer bis zu 3-maligen pneumatischen Dilatation (n = 4 534) von 2002–2012 verglichen. Die Komplikationsrate der Therapien war nicht verschieden, insbesondere im Hinblick auf Ösophagusperforationen (1,3 bzw. 1,4 %). Die Versagerrate und Notwendigkeit der Re-Interventionen waren in der Gruppe nach Dilatation erheblich höher (59,6 vs. 13,8 %). Die Autoren empfehlen die Myotomie für alle Patienten, die für eine chirurgische Therapie in Frage kommen [20].

Literatur

[1] Alicuben ET, Bell RCW, Jobe BA et al.: Worldwide Experience with Erosion of the Magnetic Sphincter Augmentation Device. J Gastrointest Surg 2018; 22: 1442–1447. [EBM Grad III]

[2] Amer MA, Smith MD, Khoo CH et al.: Network meta-analysis of surgical management of gastro-oesophageal reflux disease in adults. Br J Surg 2018; 105: 1398–1407. [EBM Grad I]

[3] Baiocchi GL, Giacopuzzi S, Marrelli D et al.: International consensus on a complications list after gastrectomy for cancer. Gastric Cancer 2018; 22: 1–18.

[4] Baltin CT, Bludau M, Kron F et al.: Profit-Center-Analyse der Ösophagektomie. Der Chir 2018; 89: 229–236. [EBM Grad III]

[5] Booka E, Takeuchi H, Suda K et al.: Meta-analysis of the impact of postoperative complications on survival after oesophagectomy for cancer. BJS Open 2018; 2: 276–284. [EBM Grad I]

[6] Brown J, Lewis WG, Foliaki A et al.: Colonic Interposition After Adult Oesophagectomy: Systematic Review and Meta-analysis of Conduit Choice and Outcome. J Gastrointest Surg 2018; 22: 1104–1111. [EBM Grad I]

[7] Cats A, Jansen EPM, van Grieken NCT et al.: Chemotherapy versus chemoradiotherapy after surgery and preoperative chemotherapy for resectable gastric cancer (CRITICS): an international, open-label, randomised phase 3 trial. Lancet Oncol 2018; 19: 616–628. [EBM Grad IB]

[8] Chai N, Du C, Gao Y, Niu X et al.: Correction to: Comparison between submucosal tunneling endoscopic resection and video-assisted thoracoscopic enucleation for esophageal submucosal tumors originating from the muscularis propria layer: a randomized controlled trial. Surg Endosc 2018; 32: 3373. [EBM Grad IB]

[9] Costantini M, Salvador R, Capovilla G et al.: A Thousand and One Laparoscopic Heller Myotomies for Esophageal Achalasia: a 25-Year Experience at a Single Tertiary Center. J Gastrointest Surg 2018; 23: 23–35. [EBM Grad IIb]

[10] Elliott JA, Doyle SL, Murphy CF et al.: Sarcopenia: Prevalence, and Impact on Operative and Oncologic Outcomes in the Multimodal Management of Locally Advanced Esophageal Cancer. Ann Surg. 2017; 266: 822–830. [EBM Grad IIb]

[11] Esophageal Cancer Study Group Participating Centers: Predictors of staging accuracy, pathologic nodal involvement, and overall survival for cT2N0 carcinoma of the esophagus. J Thorac Cardiovasc Surg 2018; Epub ahead of print. [EBM Grad II]

[12] Espinoza-Mercado F, Imai TA, Borgella JD et al.: Does the Approach Matter? Comparing Survival in Robotic, Minimally Invasive and Open Esophagectomies. Ann Thorac Surg 2018; 107: 378–385. [EBM Grad II]

[13] Goetze OT, Al-Batran SE, Chevallay M, Mönig SP: Multimodal treatment in locally advanced gastric cancer. Updates Surg 2018; 70: 173–179.

[14] Gooszen JAH, Goense L, Gisbertz SS et al.: Intrathoracic versus cervical anastomosis and predictors of anastomotic leakage after oesophagectomy for cancer. Br J Surg 2018; 105: 552–560. [EBM Grad II]

[15] Ji KSY, Thomas SM, Roman SA et al.: Low- vs. High-Dose Neoadjuvant Radiation in Trimodality Treatment of Locally Advanced Esophageal Cancer. J Gastrointest Surg 2018; Epub ahead of print. [EBM Grad II]

[16] Low DE, Alderson D, Cecconello I et al.: International consensus on standardization of data collection for complications associated with esophagectomy: Esophagectomy Complications Consensus Group (ECCG). Ann Surg 2015; 262: 286–294.

[17] Low DE, Allum W, De Manzoni G et al.: Guidelines for Perioperative Care in Esophagectomy: Enhanced Recovery After Surgery (ERAS®) Society Recommendations. World J Surg 2018; Epub ahead of print. [EBM Grad III]

[18] Mariette C, Markar SR, Dabakuyo-Yonli TS et al.: Hybrid Minimally Invasive Esophagectomy for Esophageal Cancer. N Engl J Med 2019; 380: 152–162. [EBM Grad IB]

[19] Markar SR, Arhi C, Leusink A et al.: The Influence of Antireflux Surgery on Esophageal Cancer Risk in England: National Population-based Cohort Study. Ann Surg 2018; 268: 861–867. [EBM Grad III]

[20] Markar SR, Mackenzie H, Askari A et al.: Population-based cohort study of surgical myotomy and pneumatic dilatation as primary interventions for oesophageal achalasia. Br J Surg 2018; 105: 1028–1035. [EBM Grad III]

[21] Noordman BJ, Spaander MCW, Valkema R et al.: Detection of residual disease after neoadjuvant chemoradiotherapy for oesophageal cancer (preSANO): a prospective multicentre, diagnostic cohort study. Lancet Oncol 2018; 19: 965–974. [EBM Grad IIA]

[22] Noordman BJ, Wijnhoven BPL, Lagarde SM et al.: Neoadjuvant chemoradiotherapy plus surgery versus active surveillance for oesophageal cancer: A stepped-wedge cluster randomised trial. BMC Cancer 2018; 18: 142.

[23] Parise P, Ferrari C, Cossu A et al.: Enhanced Recovery After Surgery (ERAS) Pathway in Esophagectomy. Is a reasonable prediction of hospital stay possible? Ann Surg 2018; Epub ahead of print. [EBM Grad II]

[24] Phillips A, Dent B, Navidi M et al.: Trainee Involvement in Ivor Lewis Esophagectomy Does Not Negatively Impact Outcomes. Ann Surg 2018; 267: 94–98. [EBM Grad III]

[25] Schlottmann F, Luckett DJ, Fine J et al.: Laparoscopic Heller Myotomy Versus Peroral Endoscopic Myotomy (POEM) for Achalasia: A Systematic Review and Meta-analysis. Ann Surg 2018; 267: 451–460. [EBM Grad III]

[26] Schlottmann F, Strassle PD, Patti MG: Surgery for benign esophageal disorders in the US: risk factors for complications and trends of morbidity. Surg Endosc 2018; 32: 3675–3682. [EBM Grad III]

[27] Sun HB, Li Y, Liu X Ben et al.: Early Oral Feeding Following McKeown Minimally Invasive Esophagectomy: An Open-label, Randomized, Controlled, Noninferiority Trial. Ann Surg 2018; 267: 435–442. [EBM Grad IB]

[28] Tatum JM, Alicuben E, Bildzukewicz N et al.: Removing the magnetic sphincter augmentation device: operative management and outcomes. Surg Endosc 2018; Epub ahead of print. [EBM Grad III]

[29] van der Sluis PC, van der Horst S, May AM et al.: Robot-assisted Minimally Invasive Thoracolaparoscopic Esophagectomy Versus Open Transthoracic Esophagectomy for Resectable Esophageal Cancer. Ann Surg 2018; Epub ahead of print. [EBM Grad IB]

[30] Visser E, van Rossum PSN, van Veer H et al.: A structured training program for minimally invasive esophagectomy for esophageal cancer – a Delphi consensus study in Europe. Dis Esophagus 2018; 31: 1–9.

[31] Wang BY, Wu SC, Chen HC et al.: Survival after neoadjuvant chemoradiotherapy and oesophagectomy versus definitive chemoradiotherapy for patients with oesophageal squamous cell carcinoma. Br J Surg 2018; 106: 255–262. [EBM Grad II]

[32] Weijs TJ, van Eden HWJ, Ruurda JP et al.: Routine jejunostomy tube feeding follow-

ing esophagectomy. J Thorac Dis 2017; 9: S851–S860. [EBM Grad III]

[33] Weitzendorfer M, Spaun GO, Antoniou SA et al.: Clinical feasibility of a new full-thickness endoscopic plication device (GERDxTM) for patients with GERD: results of a prospective trial. Surg Endosc 2018; 32: 2541–2549. [EBM Grad IIA]

[34] Yang Z, Zhou X, Ma B et al.: Predictive Value of Preoperative Sarcopenia in Patients with Gastric Cancer: a Meta-analysis and Systematic Review. J Gastrointest Surg 2018; 22: 1890–1902. [EBM Grad I]

[35] Zaninotto G, Bennett C, Boeckxstaens G et al.: The 2018 ISDE achalasia guidelines. Dis Esophagus 2018; Epub ahead of print.

1.2 Was gibt es Neues in der Chirurgie des Dickdarms und des Rektums?

Ch.-Th. Germer

1 Sigmadivertikulitis

1.1 Die laparoskopische Lavage bei perforierter Divertikulitis

Das operative Management von Patienten mit perforierter Sigmadivertikulitis mit generalisierter Peritonitis (Hinchey-Stadien-III und IV) wurde in den vergangenen 50 Jahren kontrovers diskutiert. Nach wie vor gibt es – trotz publizierter Leitlinien – für dieses Szenario keinen allgemeingültigen operativen Ansatz. Während in der Vergangenheit die Hartmann-Resektion (Sigmaresektion mit endständigem Descendostoma und Wiederherstellung der enteralen Kontinuität in einem zweiten Eingriff) in dieser Situation die weit verbreitete Vorgehensweise darstellte, konnte sich in den letzten Jahren die Kolonresektion mit primärer Anastomose mit oder ohne protektives Ileostoma als bevorzugte Alternative im Hinchey-Stadium-III (und gegebenenfalls auch IV) etablieren. Als vergleichsweise wenig invasive Methode wurde jüngst die laparoskopische Lavage und Drainage der Hinchey-III-Peritonitis (entweder als Stand-alone-Verfahren oder zweizeitig mit Kolonresektion) vorgeschlagen und in der Literatur ausführlich diskutiert. Aufgrund der Vielfalt der existierenden operativen Methoden (Hartmann-Resektion, Kontinuitätsresektion, laparoskopische Lavage) war es Ziel einer aktuellen Metaanalyse, die diesbezüglich bisher publizierte Literatur auf hohem Evidenzniveau zu bewerten [1]. Hierzu wurden mittels Literaturrecherche alle relevanten Originalpublikationen bis Januar 2018 ausgewertet, die 2 (oder mehr) operative Strategien miteinander verglichen, also entweder Hartmann-Resektion versus Kontinuitätsresektion oder resezierende Verfahren versus laparoskopische Lavage. Primärer Endpunkt der Metaanalyse war die Gesamtmortalität. Darüber hinaus fokussierte die Auswertung auf die Morbidität, die Rate an rückverlagerten Stomata sowie die Krankenhausverweildauer. Insgesamt konnten 16 Studien aus den Jahren 1990–2017 mit über 1 200 Patienten für die Metaanalyse identifiziert werden. Hiervon verglichen 9 Studien die Hartmann-Resektion mit der Kontinuitätsresektion, die übrigen 7 Studien verglichen die Kolonresektion (primäre Anastomose oder Hartmann-Resektion) mit der laparoskopischen Lavage.

Beim Vergleich der Hartmann-Resektion mit der Kontinuitätsresektion zeigte sich hinsichtlich des Endpunktes *Gesamtmortalität* kein Unterschied zwischen beiden Operationsverfahren. Dies betraf sowohl die separate Auswertung der randomisiert-kontrollierten Studien als auch der Beobachtungsstudien. Darüber hinaus war in den eingeschlossenen randomisiert-kontrollierten Studien die Major-Morbidität für Hartmann-resezierte und primär anastomosierte Patienten vergleichbar. Hinsichtlich der Rate an zurückverlagerten Stomata zeigte sich jedoch ein klarer Vorteil zugunsten der Kontinuitätsresektion mit primärer Anastomose (p = 0,008).

Beim Vergleich der resezierenden Verfahren (Hartmann-Resektion oder Kontinuitätsresektion) mit der laparoskopischen Lavage zeigte die Metaanalyse der eingeschlossenen randomisiert-kontrollierten Studien keinen signifikanten Unterschied zwischen beiden Verfahren in Bezug auf Gesamtmortalität oder Major-Morbidität. 2 Beobachtungsstudien fanden eine niedrigere Major-

Morbidität für die laparoskopische Lavage verglichen mit der Kolonresektion, wohingegen eine weitere Studie den gegensätzlichen Effekt zeigte.

Insgesamt schlussfolgert damit die aktuelle Metaanalyse, dass das perioperative Mortalitäts- und Morbiditätsrisiko für die Kolonresektion mit primärer Anastomose und die Hartmann-Resektion bei Hinchey-III(und IV)-Divertikulitis vergleichbar ist, letztere jedoch mit einer signifikant niedrigeren Stoma-Rückverlagerungsrate assoziiert ist. Darüber hinaus erscheinen die Ergebnisse für die laparoskopische Lavage (bei Hinchey III) der Kolonresektion nicht überlegen [1]. Diese Studie steht damit insgesamt gut im Einklang mit einer weiteren Metaanalyse [2]. Auch diese Autoren konnten eine vergleichbare 30- bzw. 90-Tage-Letalität für die laparoskopische Lavage und Kolonresektion zeigen, bei allerdings signifikant erhöhten Raten an notwendigen (frühen) Re-Interventionen nach laparoskopischer Lavage. Hingegen war die Rate an noch vorhandenen Stomata 12 Monate nach durchgeführtem Primäreingriff in der Lavage-Gruppe nur halb so hoch wie bei resezierten Patienten.

Eine Bewertung der Verfahrenswahl (laparoskopischen Lavage oder Kolonresektion) bei perforierter Sigmadivertikulitis scheint damit auch unter Einbezug der aktuellen Metaanalysen nicht abschließend möglich. Die Daten zeigen jedoch abermals, dass die Indikation zur Hartmann-Resektion zurückhaltend gestellt werden sollte: Während der Verzicht auf eine primäre Anastomose keinen Vorteil im Hinblick auf die perioperative Morbidität bietet, ist ein solches Vorgehen auf der anderen Seite mit einer deutlich reduzierten Rate an Stoma-Rückverlagerungen assoziiert. Darüber hinaus ist der Hartmann-Wiederanschluss verglichen mit der (gegebenenfalls notwendigen) Rückverlagerung eines protektiven Stomas ein deutlich invasiverer und morbiditätsträchtigerer Eingriff.

Zur Frage der laparoskopischen Lavage bei perforierter Divertikulitis wurden im vergangenen Jahr auch die 2-Jahres-Ergebnisse der Diverticulitis Laparoscopic Lavage vs. Resektion (DILALA)-Studie publiziert [3], die die laparoskopische Lavage mit der Hartmann-Resektion vergleicht. In diese Studie wurden zwischen Februar 2010 und Februar 2014 multizentrisch insgesamt 43 Patienten in die Laparoskopie-Gruppe und 40 Patienten in die Hartmanngruppe randomisiert. Die bereits publizierten 1-Jahres-Ergebnisse dieser Studie konnten die Sicherheit und Machbarkeit der laparoskopischen Lavage belegen und deuteten auf eine signifikant reduzierte Rate an notwendigen Re-Operationen nach Lavage (im Vergleich zur Hartmann-Resektion) hin [4]. Für die aktuelle 2-Jahres-Auswertung standen die Daten von noch 63 Patienten (75,9 %) zur Verfügung. Insgesamt zeigte sich, dass in diesem Zeitraum weniger Patienten der Laparoskopie-Gruppe (18/43, 41,9 %) als in der Hartmann-Gruppe (27/43, 67,5 %) einer erneuten Operation bedurften. Auch die Gesamtzahl an notwendigen Re-Operationen war in der Lavage-Gruppe signifikant reduziert. Die 2-Jahres-Ergebnisse der DILALA-Studie zeigen damit, dass die laparoskopische Lavage bei Hinchey-III-Divertikulitis sowohl den Anteil an Patienten, die mehr als einer Operation bedurften, als auch die durchschnittliche Gesamtzahl an Operationen gegenüber der Hartmann-Resektion signifikant zu reduzieren vermag. Die Notwendigkeit der stationären Wiederaufnahme und die Gesamt-Verweildauer im Krankenhaus waren dagegen für beide Behandlungsarme vergleichbar, ebenso wie die Notwendigkeit einer Re-Operation aufgrund einer Narbenhernie oder von Ileus-Beschwerden. Damit wird die laparoskopische Lavage durch die Autoren der Studie als eine der Hartmann-Resektion überlegene Methode beurteilt [3].

Kritisch am Studiendesign der DILALA-Studie anzumerken ist jedoch die Wahl des primären Endpunktes. Ein Vergleich der laparoskopischen Lavage mit der Hartmann-Resektion mit Blick auf den Anteil an Patienten mit Notwendigkeit von mehr als einer Operation (= primärer Endpunkt) ist „ungleich" zu Ungunsten des resezierenden Verfahrens, da die Hartmann-Resektion definitionsgemäß ein zweizeitiges Verfahren mit geplanter Re-Operation darstellt. Entsprechend entfielen während des 24-monatigen Beobachtungszeitraums der Studie 85 % der Re-Operationen in der Hartmann-Gruppe auf die geplante Wiederanschluss-Operation. Ein sich hierauf begründender Unterschied zwischen beiden Behandlungsarmen darf daher nicht zwangsläufig als Überlegenheit der laparoskopischen Lavage interpretiert werden. Darüber hinaus ist die Hartmann-Resektion als ein nicht mehr zeitgemäßes OP-Verfahren für die perforierte Sigmadivertikulitis anzusehen. Es ist zu vermuten, dass der Gruppenunterschied mit Blick auf die Anzahl notwendiger Re-Operationen nicht so groß gewesen wäre, wenn primär als resezierendes Verfahren eine heutzutage bevorzugte Kontinuitätsresektion Anwendung gefunden hätte [3].

1.2 Fragen zur Operationsindikation bei Sigmadivertikulitis

Die Verfahrenswahl (operativ vs. konservativ) bei Patienten mit rezidivierender Divertikulitis oder persistierenden Beschwerden nach einer akuten Divertikulitis wird in der Literatur kontrovers diskutiert. Im vergangenen Jahr konnten wir an dieser Stelle die Ergebnisse des DIRECT-Trial diskutieren [5]. Ziel dieser Studie war der Vergleich zwischen elektiver Sigmaresektion versus konservativem Management bei Patienten mit rezidivierender Divertikulitis oder anhaltenden abdominellen Beschwerden nach einer akuten Divertikulitis. Die bereits publizierten Ergebnisse zum Kurzzeit-Follow-up von 6 Monaten zeigten hierbei eine Überlegenheit der elektiven Sigmaresektion gegenüber dem langfristig konservativen Management dieser Patienten [5]. Aktuell werden die 5-Jahres-Ergebnisse dieser multizentrisch-randomisierten Studie vorgestellt [6]. In die Studie eingeschlossen waren Patienten mit rezidivierender Divertikulitis (≥ 2 Ereignisse innerhalb von 2 Jahren) oder persistierenden abdominellen Beschwerden (linksseitige Unterbauchschmerzen über ≥ 3 Monate) nach vorangegangener Divertikulitis (jeweils bestätigt durch Ultraschall, CT oder Endoskopie), die in die jeweiligen Behandlungsarme (konservativ vs. elektive Sigmaresektion) randomisiert wurden. Primärer Endpunkt der aktuellen Auswertung war die krankheitsbezogene Lebensqualität (gemessen am Gastrointestinal Quality of Life Index (GIQLI)) 5 Jahre nach der jeweiligen Intervention, um zu analysieren, ob die günstigen 6-Monats-Ergebnisse der elektiven Sigmaresektion (im Vergleich zum konservativen Management) auch langfristig

Bestand haben. Von initial 109 eingeschlossenen Patienten standen die Daten von 88 Patienten (elektive Sigmaresektion: n = 40, konservativ: n = 48) zur Auswertung der 5-Jahres-Ergebnisse zur Verfügung. Der mittlere GIQLI-Score 5 Jahre nach Intervention war signifikant höher bei den operierten, als bei den konservativ behandelten Patienten (118,2±21,0 vs. 108,5±20,0; p = 0,018). Auch hinsichtlich der übrigen Endpunkte (EQ-5D (p = 0,016), VAS-Score (p < 0,011), SF-36 physical score (p = 0,03) und SF-36 mental score (p = 0,01)) zeigten sich die operierten Patienten signifikant überlegen. Darüber hinaus mussten bis zum Zeitpunkt 5 Jahre nach Intervention im initial konservativen Behandlungsarm fast die Hälfte der Patienten aufgrund schwerer, anhaltender Abdominalbeschwerden doch operiert werden. Von allen operierten Patienten aus beiden Armen (N = 74) hatte im Langzeit-Follow-up ein Patient (ehemals operative Gruppe) noch ein Stoma. Insgesamt bedurften N = 8 Patienten der operativen Gruppe (17 %) und 2 Patienten (8 %) der konservativen Gruppe im Verlauf der Narbenhernien-Versorgung.

In Übereinstimmung mit den bereits publizierten Kurzzeit-Ergebnissen des DIRECT-Trial scheint die elektive Sigmaresektion damit auch langfristig die effektivere Behandlungsmethode für Patienten mit sowohl rezidivierenden als auch persistierenden Abdominalbeschwerden nach vorangegangener Sigmadivertikulitis zu sein. Einerseits ist die Sigmaresektion zwar mit einer gewissen Morbidität assoziiert (in der vorliegenden Studie 11 % Anastomoseninsuffizienz, 15 % chirurgische Re-Interventionsrate), andererseits kann die Operation effektiv das Divertikulitisrezidiv (in der vorliegenden Studie 30 % der konservativ therapierten Patienten) und die damit einhergehenden Probleme behandeln. Der Chirurg ist daher gefordert, Patienten mit rezidivierender Divertikulitis oder anhaltenden Abdominalbeschwerden nach stattgehabter Divertikulitis bezüglich einer möglichen elektiven Sigmaresektion zu beraten. Hierbei muss die langfristig bessere Lebensqualität, die Beseitigung der Divertikulitis-assoziierten Beschwerden und das sehr niedrige Risiko eines erneuten Rezidivs einerseits gegenüber den möglichen operativen Komplikationen einer durchgeführten Sigmaresektion andererseits abgewogen werden.

Die Lebensqualität in Zusammenhang mit der Therapie der Sigmadivertikulitis war Thema einer weiteren 2018 publizierten Studie [7]. Verglichen wurde die Langzeit-Lebensqualität von operativ und konservativ behandelten Patienten mit initial entweder phlegmonöser oder komplizierter Sigmadivertikulitis mit Mikro- oder Makroperforation. Die Schweregradeinteilung der Erkrankung (basierend auf der retrospektiven Beurteilung der Computertomografie bei initialer Krankheitspräsentation) erfolgte entsprechend der Hansen & Stock-Klassifikation, der modifizierten Hinchey-Klassifikation und der CDD-Klassifikation nach der deutschen Leitlinie. Die Lebensqualität wurde mittels validierter Fragebögen des Cleveland Global Quality of Life (CGQL), dem Short-Form 36 (SF-36) und dem Gastrointestinal Quality of Life Index (GIQLI) erhoben. Unter Einschluss von 138 Patienten (mittleres Alter 66 Jahre) aus dem Zeitraum 2000–2010 zeigte sich, dass Patienten mit unkomplizierten Formen der Divertikulitis ohne Phlegmone oder Perforation im GIQLI- bzw. CGQL-Score eine tendenziell bzw. signifikant bessere Lebensqualität zeigten, wenn sie nicht operiert werden. Patienten mit phlegmonöser Sigmadivertikulitis zeigten langfristig lediglich im GIQLI-Score höhere Werte (und damit eine bessere Lebensqualität), wenn sie operiert wurden, im CGQL-Score fanden sich in diesem Erkrankungsstadium dagegen keine signifikanten Unterschiede zwischen operierten und konservativ therapierten Patienten. Patienten mit komplizierter Divertikulitis und Mikroabszess (Typ 2a nach CDD) hatten tendenziell höhere Werte im GIQLI- und im CGQL-Score und signifikant höhere Werte im SF-36 (role physical), wenn sie operiert wurden. Patienten mit komplizierter Divertikulitis und Makroabszess (Typ 2b nach CDD) hatten dagegen in allen QoL-Fragebögen signifikant höhere Werte (und damit eine bessere Lebensqualität), wenn sie operiert wurden. Die vorgestellten Daten belegen damit zusammenfassend, dass Patienten mit unkomplizierter Divertikulitis ohne Phlegmone oder Perforation (entsprechend Stadium 1 nach Hansen & Stock, Grad 0 nach Hinchey, Typ 1a nach CDD) keine Indikation zur Sigmaresektion haben, da ihre Lebensqualität bei langfristig konservativer Therapie besser ist. Auch die phlegmonöse Sigmadivertikulitis (entsprechend Stadium 2a nach Hansen & Stock, Grad Ia nach Hinchey, Typ 1b nach CDD) sollte weiterhin als unkompliziertes Stadium angesehen werden, denn auch bei diesen Patienten kann unter Lebensqualitätsaspekten eine Operation umgangen werden. Hingegen kann bei Patienten mit komplizierter Divertikulitis und gedeckter Perforation die Größe des Abszesses als Entscheidungskriterium für eine etwaige elektive Sigmaresektion herangezogen werden: Patienten mit Makroabszessen > 1 cm (Typ 2b nach CDD) profitieren demnach von einer Resektion, um langfristige Einschränkungen ihrer Lebensqualität zu vermeiden.

Die vorgestellte Arbeit hat aufgrund ihres retrospektiven Designs sicherlich Einschränkungen. Sie arbeitet auf der anderen Seite aber verschieden komplizierte Stadien der Divertikulitis sehr genau anhand verschiedener Klassifikationssysteme auf und das mit Bezug zur resultierenden Lebensqualität in Abhängigkeit der gewählten Therapie. Dies lässt die hier präsentierten Ergebnisse zu einer wichtigen Entscheidungsgrundlage in der konservativen und operativen Therapie der Sigmadivertikulitis werden [7].

In diesem Zusammenhang ist auch eine weitere 2018 publizierte randomisierte Studie interessant, die die Frage klären sollte, ob die elektive Sigmaresektion nach initial erfolgreicher (antibiotischer) Therapie einer komplizierten Sigmadivertikulitis der langfristig konservativen Behandlung überlegen ist [8]. Hierzu wurden Patienten mit dem Erstereignis einer komplizierten Sigmadivertikulitis in die Behandlungsarme „elektive Sigmaresektion versus langfristige Beobachtung" (= konservatives Management) randomisiert. Primärer Endpunkt der Studie war die Rate an Rezidiv-Divertikulitiden innerhalb von 24 Monaten, definiert als CT-graphisch bestätigtes Erkrankungsrezidiv mit Indikation zur stationären Aufnahme und antibiotischen Therapie. Als weitere sekundäre Endpunkte wurden u. a. ein Versagen der initial konservativen Therapie, die Dauer des stationären Aufenthaltes, Komplikations- und Stomaraten analysiert. Innerhalb eines knapp 4-jährigen Zeitraums konnten insgesamt 107 Patienten mit initial erfolgreicher konservativer Therapie einer komplizierten Sigmadivertikulitis in die beiden Behandlungsarme randomisiert werden: N = 26 Patienten in die Gruppe der elektiven Sigmaresektion und N = 81 Patienten in den Beobachtungsarm. Beide Kollektive unterschieden sich nicht in der Schwere der Sigmadivertikulitis entsprechend des initialen CT-Befundes. Alle Patienten zeigten im initialen CT extraluminale Luft, 58 % der Patienten der Sigmaresektionsgruppe und 42 % der Patienten der Beobachtungsgruppe zeigten zudem einen Abszess, der jeweils in einem Drittel der Fälle einer radiologischen Intervention bedurfte. Nach einem medianen Follow-up von etwa 36 Monaten war die Rate an Rezidiv-Divertikulitiden in der Beobachtungsgruppe gegenüber Patienten mit elektiver Sigmaresektion signifikant erhöht (32 vs. 8 %, p = 0,019). Auch die Zeitdauer bis zum Rezidiv war in der Beobachtungsgruppe in etwa 4 Monate kürzer (p = 0,015). Insgesamt 28 Patienten mit Divertikulitisrezidiv zeigten ein kompliziertes Divertikulitisrezidiv mit erneut extraluminaler Luft oder Abszedierung. Dieses konnte in allen Fällen konservativ behandelt werden.

Interessant ist die vorliegende Studie vor allem aufgrund zweier Beobachtungen: Zum einen ist die Schwere eines möglichen Divertikulitisrezidivs zwischen operierten und konservativ behandelten Patienten nicht unterschiedlich und auch in komplizierten Rezidivfällen war in allen Fällen eine konservative Behandlung erfolgreich. Darüber hinaus gab es im Beobachtungsarm im Rezidivereignis keinen Fall von Peritonitis. Zum anderen zeigten nur etwa 1/3 der initial erfolgreich konservativ behandelten und nachbeobachteten Patienten ein Divertikulitisrezidiv, d. h. 2/3 dieser Patienten (und damit die überwiegende Mehrheit) blieb bei einem Follow-up von knapp 36 Monaten rezidivfrei [8]. Eine Indikationsstellung zur elektiven Intervall-Sigmaresektion einer initial erfolgreich behandelten komplizierten Sigmadivertikulitis (gemeint: Sigmadivertikulitis mit extraluminaler Luft oder parakolischem Abszess) en principe scheint damit nicht gerechtfertigt.

2 Kolorektales Karzinom

2.1 Funktionelle Langzeitergebnisse nach kompletter mesokolischer Exzision

Vorangegangene Studien konnten zeigen, dass die komplette mesokolische Exzision (CME) [9], verglichen mit der konventionellen Operation beim Kolonkarzinom, in einem signifikant verbesserten onkologischen Outcome resultiert [10]. Trotz dieser Fortschritte besteht teilweise gegenüber dieser Methode eine gewisse Skepsis, u. a. aufgrund einer berichteten erhöhten intraoperativen Morbidität der CME [11]. Darüber hinaus können durch die zentrale Dissektion der Arteria und Vena mesenterica superior potenziell die hier lokalisierten mesenterialen Nervenplexus geschädigt werden, verbunden mit einer postoperativ beeinträchtigten gastrointestinalen Funktion und reduzierten Lebensqualität. Da insgesamt wenig über die gastrointestinale Funktion nach onkologischer Kolonchirurgie bekannt ist, war es das Ziel der aktuellen dänischen Studie, die langfristige gastrointestinale Funktion und die damit einhergehende Lebensqualität zwischen CME-Chirurgie und konventioneller Kolonresektion zu vergleichen [12]. Hierzu wurden mittels Datenbankanalyse der Danish Colorectal Cancer Group die Daten von Patienten ausgewertet, die zwischen 2008–2014 elektiv an einem Kolonkarzinom im Stadium I–III operiert wurden. Die CME-Gruppe bestand aus Patienten, die in einem in dieser Technik validierten Zentrum operiert wurden. Diese wurden verglichen mit Patienten aus 3 weiteren Zentren, in denen ausschließlich konventionelle onkologische Resektionen erfolgten (Kontrollgruppe). Die Datenerhebung für die aktuelle Studie erfolgte mittels Fragebogen (Bristol Stool Scale Score, EORTC QLQ-C30). Primäre Endpunkte waren das Risiko für eine Diarrhoe (definiert als ein Bristol Stool Scale Score 6–7), 4 oder mehr Stuhlgänge pro Tag sowie der Einfluss des Stuhlverhaltens auf die Lebensqualität. Insgesamt 465 Patienten (141 nach CME und 324 nach konventioneller Kolonresektion) beantworteten die Fragebögen nach im Median etwa 4 Jahre nach durchgeführtem Primäreingriff. Hierbei zeigten sich nach CME-Chirurgie kein erhöhtes Risiko für Diarrhoe und nicht häufiger ≥ 4 Stuhlgänge pro Tag. Auch hatte das Stuhlverhalten bei CME-Patienten nicht häufiger negativen Einfluss auf die Lebensqualität als bei Patienten nach konventioneller Kolonresektion. Darüber hinaus bedurften CME-Patienten nicht häufiger einer antidiarrhoischen Medikation (4,3 vs. 5,3 %), hatten nicht häufiger Vorlagengebrauch (15,0 vs. 17,9 %), litten nicht häufiger an Schmerzen (24,8 vs. 27,8 %) oder an einer wechselnden Stuhlkonsistenz (44,6 vs. 43,8 %). Lediglich die Rate an nächtlichen Stuhlgängen (6,4 vs. 3,1 %) war nach durchgeführter CME tendenziell höher als nach konventioneller Kolonresektion. Unterschiede in der Lebensqualität zeigten sich zwischen beiden Kollektiven nicht, weder in der Erhebung der allgemeinen Lebensqualität noch im EORTC QOL-C30-Fragebogen.

Die aktuell vorgestellten Daten zeigen damit, dass die CME im Bereich des rechten Hemikolons im Vergleich zur konventionellen onkologischen Kolonresektion nicht in einer erhöhten Rate an gastrointestinalen Funktionsstörungen, geändertem Stuhlverhalten, Schmerzen oder einer reduzierten Lebensqualität resultiert. Die Autoren der oben genannten Studie haben ebenfalls im Jahr 2018 ihr Krankengut mit Tumoren im linken Hemikolon mit vergleichbarem Studiendesign ausgewertet [13]. Unter Einschluss von 127 Patienten nach CME bzw. 289 Patienten nach konventioneller onkologischer Hemikolektomie links zeigte sich auch hierbei keine erhöhte Rate an ≥ 4 Stuhlgänge pro Tag, nächtlichen Stuhlgängen, frustranen Stuhlentleerungen oder obstruktiver Defäkationsstörung für CME-operierte Patienten. Zwar zeigte einer von 5 Patienten (in beiden Gruppen) einen moderaten bis ausgeprägten negativen Einfluss der postoperativen gastrointestinalen Funktion auf die Lebensqualität, ein Unterschied zwischen CME-operierten und konventionell operierten Patienten fand sich diesbezüglich jedoch nicht.

Ob die (offene) Hemikolektomie rechts mit CME über eine Oberbauchquer- oder Medianlaparotomie durchgeführt werden sollte, wurde in einer weiteren 2018 publizierten Studie analysiert [14]. Als Datengrundlage für diese Arbeit wurden das Studien-, Dokumentations- und Qualitätszentrum | Kolonkarzinom-Register (StuDoQ | Kolon) der Deutschen Gesellschaft für Allgemein- und Viszeralchirurgie (DGAV) herangezogen. Hierbei handelt es sich um eine prospektiv geführte Datenbank mit dem Ziel, die Erhebung und Bewertung von Qualitäts- und Risikofaktoren unter dem Gesichtspunkt der Qualitätssicherung bei Darmkrebsoperationen in Deutschland zu verbessern. Für die aktuelle Studie wurden alle Fälle an offener Hemikolektomie rechts und erweiterter Hemikolektomie rechts aus diesem Register extrahiert und Outcome-relevante Daten (demographische Daten, Komorbidität, perioperativer Verlauf) analysiert. Nicht eingeschlossen waren notfallmäßige Resektionen, laparoskopische Eingriffe, simultane Leberresektionen oder Eingriffe mit Stomaanlage. Primärer Endpunkt der Studie war die allgemeine perioperative Komplikationsrate (entsprechend Clavien-Dindo [15]), sekundäre Endpunkte beinhalteten weitere spezifische Komplikationen (z. B. Ileus, Re-Operationsraten), die Dauer des stationären Aufenthaltes, die Operationszeit und den MTL30-Status. Bei letzterem Parameter handelt es sich um ein Komposit aus den Einzelparametern „Mortalität, Transfer und Liegedauer" (MTL), gemessen zum Zeitpunkt 30 Tage postoperativ, was als ein Hinweis für das Auftreten einer relevanten postoperativen Komplikation angenommen werden kann. Der MTL30 gilt als eingetreten, wenn ein Patient am 30. Tag nach dem Indexeingriff entweder verstorben ist, in ein anderes Akutkrankenhaus verlegt wurde oder sich noch in stationärer Behandlung befindet [16]. Insgesamt erfüllten 3 700 Patienten (von 16 151 im StuDoQ | Kolonkarzinom-Register eingeschlossenen Patienten, Stand: August 2017) die Einschlusskriterien für die aktuelle Studie. Von diesen Patienten waren 2 389 Patienten (64,6 %) über eine Medianlaparotomie und 1 311 Patienten (35,4 %) über eine Oberbauch-Querlaparotomie operiert worden. Im Hinblick auf den primären Endpunkt „allgemeine Komplikationsrate" zeigten sich keine Unterschiede zwischen beiden Patientenkollektiven (Clavien-Dindo ≥ IIIa: 13,1 vs. 12,6 %; p = 0,9). Hingegen war die Operationsdauer (132±48,9 Minuten vs. 125±47,5 Minuten; p < 0,000005), die Rate an Platzbäuchen (4,7 vs. 2,8 %; p = 0,004), die stationäre Verweildauer (14,1 vs. 12,5 Tage; p = 0,001) und der MTL-30-Status (10,1 vs. 7,9; p = 0,026) signi-

1.2 Dickdarm und Rektum

fikant ungünstiger in der Gruppe der Patienten nach Medianlaparotomie. Umgekehrt zeigte sich ein postoperativer Ileus (5,8 vs. 2,9 %; p < 0,001) häufiger bei Patienten mit einer Oberbauch-Querlaparotomie. Hinsichtlich früh-postoperativer Komplikationen waren ein höheres Patientenalter, ein höherer ASA-Score und ein größerer Body Mass Index, nicht jedoch der operative Zugang, signifikante Einflussfaktoren. Zusammenfassend darf man also festhalten: Wenn auch die Art des offen-chirurgischen Zugangswegs (Median- vs. Oberbauchquerlaparotomie) im Rahmen der onkologischen Hemikolektomie rechts mit CME im klinischen Alltag keinen Einfluss auf die perioperative Gesamtkomplikationsrate zu haben scheint, sind trotzdem spezifische chirurgische Komplikationen (Platzbauch, postoperativer Ileus, MTL30-Status) zwischen beiden Patientenkollektiven ungleich verteilt.

Der optimale Zugang zur Abdominalhöhle wurde auch bereits in einer 2013 publizierten Metaanalyse adressiert [17]. Unter Einschluss von 24 randomisiert-kontrollierten Studien konnten die Autoren für die Querlaparotomie einen signifikant geringeren Schmerzmittelbedarf und eine postoperativ bessere Lungenfunktion nachweisen. Darüber hinaus resultierte die Medianlaparotomie gegenüber der Querlaparotomie in einem 1,8-fach höheren und gegenüber der paramedianen Inzision in einem 3,4-fach höheren Hernienrisiko. Die Autoren schlussfolgern, dass – sofern die Exposition der zu behandelnden intraabdominellen Pathologie es erlaubt – dem queren gegenüber dem medianen Zugang der Vorzug gegeben werden sollte.

2.2 Laparoskopische versus offene Rektumkarzinomchirurgie

In den vergangenen 2 Jahrzehnten konnte sich die laparoskopische kolorektale Chirurgie als ein Standardvorgehen bei benignen und auch malignen Erkrankungen etablieren. Die laparoskopisch-assistierte tiefe Rektumresektion bei Rektumkarzinom stellt einen komplexen und technisch sehr anspruchsvollen Eingriff dar, dessen Vor- und Nachteile in der Literatur heftig diskutiert werden. Aufgrund teilweise schwieriger anatomischer

Verhältnisse und der Komplexität einer Präparation tief im kleinen Becken könnte die laparoskopische Rektumchirurgie u. U. mit einer reduzierten Präparatequalität einhergehen [18, 19]. Ziel einer aktuellen Metaanalyse war daher der Vergleich histopathologischer Parameter und der Präparatequalität nach offener versus laparoskopischer Rektumkarzinomchirurgie [20]. Eingeschlossen wurden ausschließlich randomisiert-kontrollierte Studien (RCT), denen mindestens einer der folgenden Outcome-Parametern zu entnehmen war: Höhe des Tumors im Rektum, Komplettheit der total-mesorektalen Exzision (TME), Lymphknotenausbeute, zirkumferenzieller Resektionsrand (CRM), aborale Tumorfreiheit u. v. m. Insgesamt konnten 14 Studien (publiziert zwischen 2003–2015) mit 3 843 Patienten für die Metaanalyse identifiziert werden, von denen 2 096 Patienten laparoskopisch und 1 747 Patienten offen operiert worden waren. Hinsichtlich des Endpunktes „Komplettheit der TME" zeigte sich kein Unterschied zwischen laparoskopischer und offener Rektumchirurgie. Auch bezüglich eines positiven CRM, eines positiven aboralen Resektatrandes, der Länge des Resektates oder der Lymphknotenausbeute waren die Ergebnisse für beide operative Verfahren vergleichbar. Als einziger Unterschied fand sich eine höhere Rate an intraoperativer Präparate-/Tumorperforation im Rahmen der laparoskopischen Chirurgie (OR = 1,70; 95 % KI: 1,01–2,88; p = 0,05). Letzterer Punkt ist aus chirurgischer Sicht besorgniserregend, da er die onkologische Sicherheit eines solchen Eingriffs infrage stellen könnte. Es ist daher – auch in Einklang mit der S3-Leitlinie kolorektales Karzinom – eine entsprechende laparoskopische Expertise zu fordern [21].

Eine weitere 2018 publizierte Studie beschäftigt sich in ihrem Langzeit-Follow-up mit dem onkologischen Outcome von laparoskopisch und offen Rektum-resezierten Patienten [22]. Während die bereits 2015 publizierten Kurzzeitergebnisse dieser ACOSOG Z6051-Studie die Nichtunterlegenheit der laparoskopischen gegenüber der offenen Rektumresektion in Bezug auf die gewählten patho-anatomischen Endpunkte nicht bestätigen konnte [19], werden nun die onkologischen Langzeitdaten dieser Studie publiziert [22]. In der ursprünglich zwischen 2008–2013 durchgeführten

Studie waren Patienten mit neoadjuvant vorbehandeltem Rektumkarzinom < 12 cm ab ano im UICC-Stadium II und III eingeschlossen und in die Behandlungsarme laparoskopische TME (lap. TME) versus offene TME randomisiert worden. Ziel der hier vorgestellten Outcome-Analyse war nun der Vergleich zwischen beiden Verfahren in Bezug auf das 2-Jahres-krankheitsfreie Überleben (DFS) sowie der Lokalrezidivrate. Von den initial 486 eingeschlossen Patienten standen aktuell noch die Daten von 462 Patienten zur Auswertung zur Verfügung: 240 Patienten nach lap. TME und 222 Patienten nach offener TME. Bei einem medianen Follow-up von 47,9 Monaten (31,2–59,4 Monate) unterschied sich das 2-Jahres-DFS nicht zwischen Patienten nach lap. TME oder offener TME (79,5 vs. 83,2 %). Darüber hinaus erhöhte die Anwendung der lap. TME nicht das Risiko eines Lokalrezidivs (2,1 vs. 1,8 %), eines loko-regionären Rezidivs (2,5 vs. 2,7 %) oder der Rate an Fernmetastasen (14,6 vs. 16,2 %). Insgesamt wurde das DFS durch eine „unsuccessful resection" entsprechend der ursprünglichen Studiendefinition („erfolgreiche Resektion" definiert als ein CRM > 1 mm, tumorfreier aboraler Resektatrand, Komplettheit der TME) signifikant negativ beeinflusst (HR = 1,87, 95 % KI: 1,21–2,91). Die vorliegende sekundäre Endpunkteanalyse der ACOSOG Z6051-Studie bestätigt damit, dass onkologische Zielkriterien gegenüber patho-anatomischen Aspekten der Tumorresektate die robusteren Outcome-Parameter darstellen. Während die initiale Auswertung der ACOSOG Z6051-Studie zeigte, dass eine „erfolgreiche Resektion" (definiert als negativer aboraler und zirkumferenzieller Resektionsrand, Komplettheit der TME) mit 86,9 versus 81,7 % häufiger bei offen operierten als bei laparoskopisch operierten Patienten erzielt wird [19], schlussfolgern die aktuell vorgelegten Daten eine Vergleichbarkeit der laparoskopischen Rektumresektion mit dem offenen Zugang hinsichtlich der Endpunkte DFS und der loco-regionären Rezidivrate. Nachvollziehbare negative Einflussfaktoren auf das DFS sind laut aktueller Auswertung der ACOSOG Z6051-Studie die Notwendigkeit einer abdomino-perinealen Rektumexstirpation, ein tiefsitzender Tumor, eine intraoperative Darmperforation sowie eine „unsuccessful resection" im Sinne eines positiven CRM.

Ebenfalls im Jahr 2015 hatte parallel zur ACOSOG Z6051-Studie die AlaCaRT-Studie ihre Ergebnisse zur histopathologischen Outcome-Qualität nach laparoskopischer versus offener Rektumchirurgie publiziert [18]. Auch diese Studie zeigte, dass die laparoskopische Rektumkarzinomchirurgie seltener als die offene Rektumkarzinomchirurgie in einer guten TME-Qualität resultiert. Nun hat auch die AlaCaRT-Studie 2018 als sekundäre Endpunkteanalyse onkologische Verlaufsdaten (Lokalrezidivrisiko und krankheitsfreies Überleben nach 2 Jahren) publiziert [23]. Unter Einschluss von 450 Patienten nach laparoskopischer (N = 225) oder offener (N = 225) Rektumresektion zeigen auch die aktuellen AlaCaRT-Daten nach einem medianen Follow-up von 3,2 Jahren zwischen laparoskopischer und offener Chirurgie keinen signifikanten Unterschied hinsichtlich der Lokalrezidivrate (5,4 vs. 3,1 %), dem krankheitsfreien Überleben (80 vs. 82 %) oder dem Gesamtüberleben (94 vs. 93 %).

Welchen Einfluss die gute chirurgische TME-Qualität auch im Zeitalter der multimodalen Therapie auf das onkologische Outcome von Patienten mit Rektumkarzinom hat, wurde jüngst in einer sekundären Endpunktanalyse mit den Patientendaten der CAO/ARO/AIO-04-Studie aufgearbeitet [24]. Bei dieser Studie handelte es sich ursprünglich um eine zwischen 2006–2010 durchgeführte multizentrische, 2-armig-randomisierte Phase-III-Studie zum Einfluss der intensivierten neoadjuvanten Radiochemotherapie (5-FU+Oxaliplatin) im Rahmen der perioperativen Therapie des lokal fortgeschrittenen Rektumkarzinoms [25]. Die aktuelle Fragestellung war der prognostische Einfluss der TME-Qualität auf das onkologische Outcome dieser multimodal therapierten Patienten. Hierzu wurde die Qualität der TME-Präparate der CAO/ARO/AIO-04-Studie prospektiv entsprechend Quirke et al. [26] graduiert und mit dem klinisch-onkologischen Outcome korreliert. Auf diese Weise konnten N = 1 152 TME-Präparate der ursprünglichen Studie evaluiert werden. Insgesamt 930 Präparate (80,7 %) hatten eine mesorektale Präparationsqualität (Grad 1), 169 Präparate (14,7 %) eine intra-mesorektale Präparationsqualität und 53 Präparate (4,6 %) eine Präparatequalität mit Freilegung der Muscularis propria (Grad 3). Dabei zeigte die tiefe anteriore Rektumresektion insgesamt eine signifikant bessere Präparatequalität als die intersphinktäre Resektion oder die abdominoperineale Exstirpation. In der univarianten Analyse zeigte sich ein signifikanter Zusammenhang zwischen der durch den Pathologen beurteilten Qualität der TME und dem 3-Jahres-krankheitsfreien Überleben (mesorektal vs. intra-mesorektal vs. Muscularis propria, 75,9 vs. 68,4 vs. 67,2 %), der 3-Jahres-Metastasierungsrate (mesorektal vs. intra-mesorektal vs. Muscularis propria, 19,7 vs. 25,5 vs. 27,6 %), der Lokalrezidivrate bei R0/R1-resezierten Patienten (mesorektal vs. intra-mesorektal vs. Muscularis propria, 3,2 vs. 4,8 vs. 12,0 %) und dem Gesamtüberleben (mesorektal vs. intra-mesorektal vs. Muscularis propria, 90,3 vs. 85,1 vs. 89,7 %). Und auch in der multivariaten Analyse bestätigte sich die Präparationsebene als unabhängiger prognostischer Faktor für das Auftreten von Lokalrezidiven (mesorektal vs. Muscularis propria; HR 3,72, 95 % KI: 1,59–8,71). Somit zeigt die aktuelle Auswertung der CAO/ARO/AIO-04-Studie eindeutig, dass auch im Zeitalter der (intensivierten) neoadjuvanten Radiochemotherapie die chirurgischen Leistung in Form einer guten Präparatequalität sowie mesorektaler Präparationsebene ein entscheidenden Faktor hinsichtlich des onkologischen Outcomes ist [24].

Eine weitere aktuelle Studie beschäftigt sich mit dem Risiko für Adhäsionsbeschwerden, inzisionale und parastomale Hernien nach offener und laparoskopischer Rektumkarzinomchirurgie [27] als sekundäre Outcome-Analyse des COLOR-II-Trial. Diese Studie wurde ursprünglich als multizentrische 1 : 2-randomisierte Studie zum Vergleich der offenen mit der laparoskopischen Rektumkarzinomchirurgie hinsichtlich der Frage der 3-Jahres-Lokalrezidivrate durchgeführt [28]. Eingeschlossen waren Patienten aus den Jahren 2004–2010 (insgesamt 30 Zentren aus 8 Nationen) mit nichtmetastasierten Rektumkarzinomen im Stadium cT1–cT3. Als sekundäre Endpunkte wurde nun über die 5-Jahres-Rate an Adhäsionsbeschwerden/(Sub-)Ileuszuständen, Narben- und parastomalen Hernien dieser Studie berichtet. Dabei waren (Sub-)Ileus oder Adhäsionsbeschwerden definiert als mindestens ein dokumentiertes Ereignis während des Follow-up-Zeitraums, Narbenhernie beinhalteten alle inzisionalen Hernien inkl. Hernien im Bereich eines ehemals protektiv angelegten (und inzwischen zurückverlagerten) Stomas, parastomale Hernien und alle Hernien im Bereich eines noch bestehenden Stomas. Im o. g. Zeitraum konnten in COLOR-II insgesamt 1 044 Patienten randomisiert werden, N = 345 Patienten in den offenen und N = 699 Patienten in den laparoskopischen Arm. Innerhalb des COLOR-II-Patientenkollektivs entwickelten insg. 123 Patienten (12,3 %) mindestens 1 Episode eines (Sub-)Ileus, ohne signifikanten Unterschied zwischen laparoskopisch und offen operierten Patienten (12,5 ves. 11,9 %). Auch die Raten an (Sub-)Ileuszuständen, die eine stationäre Behandlung (10,1 vs. 9,2 %) bzw. eine Re-Operation (7,9 vs. 6,1 %) erforderten, waren für beide Kollektive vergleichbar. Eine Narbenhernie trat bei insgesamt 170 Patienten (17,5 %) auf, ebenfalls ohne signifikante Unterschiede zwischen laparoskopisch und offen operierten Patienten (17,0 vs. 18,7 %) und auch die Rate an operationsbedürftigen Narbenhernien war vergleichbar (7,9 vs. 8,6 %). Insgesamt 727 Patienten des COLOR-II-Patientenkollektivs hatten ein Stoma und hiervon entwickelten 108 Patienten (14,9 %) eine parastomale Hernie. Unterschiede zwischen laparoskopisch und offen operierten Patienten zeigten sich weder in der Gesamtrate an parastomalen Hernien (17,4 vs. 9,3 %), noch in der Rate operationspflichtiger parastomaler Hernien (6,8 vs. 4,9 %). Zusammenfassend kann man die Ergebnisse dieser Studie in Bezug auf die Anwendung der laparoskopischen Rektumkarzinomchirurgie durchaus positiv interpretieren: es fand sich in der sekundären Outcome-Analyse von COLOR II kein Unterschied zwischen laparoskopischer und offener Chirurgie hinsichtlich der Rate an (Sub-)Ileuszuständen, inzisionalen oder parastomalen Hernien. In der vorliegenden Arbeit war hierfür lediglich ein BMI > 30 kg/m² ein signifikanter Risikofaktor. Somit kann, unter Einbeziehung aller bis dato publizierten Kurzzeitergebnisse, onkologischen Langzeitdaten und der mittelfristigen Morbidität, die laparoskopischen Rektum(karzinom)chirurgie beim non-T4-Karzinom als eine dem offenen Zugang ebenbürtige Alternative angesehen werden. In puncto „Risiko für Adhäsionen und Narbenhernien" hätte man jedoch eine deutliche Überlegenheit des laparoskopischen gegenüber dem offenen Zugang erwarten dürfen. Zumindest legen aktuelle Metaanalysen und Registerdaten eine solche Vermutung nahe [29–31]. Dass entgegen dieser Beobachtungen in COLOR II augenscheinlich die Laparoskopie nicht zu einer reduzierten Rate an Verwachsungen und Narbenhernien führt, mag sich evtl. mit einer Konversionsrate von 16 % erklären lassen. So stellt die Konversion laut aktuellen Metaanalysen einen signifikanten Risikofaktor für Adhäsionen und Narbenhernien dar [32]. Darüber hinaus schlossen bisherigen Analysen zu dieser Fragestellung i. d. R. neben malignen immer auch benigne kolorektale Erkrankungen mit ein (maligne Grunderkrankung als Risikofaktor für Narbenhernien per se).

Die wahrscheinlich plausibelste Erklärung dafür, warum die Laparoskopie im Vergleich mit dem offenen Zugang nicht zu einer reduzierten Rate an zumindest (sub-)ileusabhängigen Beschwerden führt, scheint jedoch die Tatsache, dass die onkologische Rektumchirurgie (als quasi Hauptrisikofaktor für postoperative Adhäsionen) ein „leeres" und partiell deperitonealisiertes Becken hinterlässt. Dies ist unabhängig vom chirurgischen Zugangsweg ein Wegbereiter für eine Adhäsion von Dünndarmschlingen im kleinen Becken mit konsekutivem Ileus.

3 Akute Appendizitis

3.1 Laparoskopische versus offene Appendektomie bei akuter Appendizitis

Seit ihrer Erstbeschreibung durch McBurney im Jahre 1894 [33] hat sich bis heute die Appendektomie als die Therapie der Wahl bei akuter Appendizitis etabliert und ist einer der am häufigsten durchgeführten operativen Eingriffe. Die Operationstechnik der Appendektomie hat sich im vergangenen Jahrhundert praktisch nicht verändert, nicht zuletzt, da sie Effektivität in der Behandlung der Grunderkrankungen mit einer niedrigen Morbidität und Mortalität kombiniert. Die Entwicklung der laparoskopischen Chirurgie führte erwartungsgemäß schnell zur Idee, auch die Appendektomie laparoskopisch durchzuführen, ein Eingriff der erstmals durch den Gynäkologen K. Semm 1983 beschrieben wurde [34]. Die laparoskopische Appendektomie bietet dabei gegenüber der offenen Appendektomie mehrere theoretische Vorteile: Neben der Möglichkeit der diagnostischen Laparoskopie zur Abklärung etwaiger Differenzialdiagnosen sind hier vor allem kosmetische Aspekte zu nennen, ebenso wie reduzierte postoperative Schmerzen und eine geringere Wundinfektionsrate. Da sich mittlerweile die laparoskopische Appendektomie (LA) in der Versorgungsmedizin als „Therapie der Wahl" einer breiten Akzeptanz erfreut, sollte ihre tatsächliche Überlegenheit gegenüber der offenen Appendektomie (OA) auf Grundlage randomisiert-kontrollierter Studien systematisch überprüft werden [35]. Hierzu wurden aus den bekannten medizinischen Datenbanken alle relevanten Originalpublikationen bis Februar 2018 extrahiert. Eingeschlossen waren ausschließlich randomisiert-kontrollierte Studien zum Vergleich der laparoskopischen (sowohl Stapler-Appendektomie als auch Roeder-Schlinge) mit der offenen Appendektomie bei akuter Appendizitis im Kindes- und Erwachsenenalter. Primäre Endpunkte waren postoperative Schmerzen an Tag 1, Wundinfektionsrate sowie Rate an intraabdominellen Abszessen (jeweils bis 14 Tage postoperativ). Sekundäre Endpunkte beinhalteten die Dauer des stationären Aufenthaltes, die Dauer bis zur Rückkehr zur normalen körperlichen Aktivität und die Lebensqualität bis 1 Jahr postoperativ. Insgesamt konnten 85 randomisiert-kontrollierte Studien mit 9 765 Patienten für die Metaanalyse identifiziert werden: 75 Studien mit 8 520 Patienten zur Appendizitis im Erwachsenenalter und 10 Studien mit 1 245 Patienten zur kindlichen Appendizitis.

3.1.1 Appendektomie bei Appendizitis im Erwachsenenalter

Postoperative Schmerzen an Tag 1 waren nach LA um 0,75 cm auf der 10 cm VAS-Skala reduziert. Darüber hinaus waren Wundinfektionen nach LA, nur knapp halb so häufig wie nach OA, wohingegen die Rate an intraabdominellen nach LA um den Faktor 1,65 erhöht war. Zudem war die Länge des stationären Aufenthaltes nach LA um 1 Tag kürzer. Auch die Dauer bis zur Rückkehr der normalen körperlichen Aktivität war nach LA 5 Tage gegenüber der OA verkürzt.

3.1.2 Appendektomie bei kindlicher Appendizitis

Bei pädiatrischen Patienten zeigten sich zwischen LA und OA keine Unterschiede im postoperativen Schmerz an Tag 1, in der Rate an intraabdominellen Abszessen oder der Zeitdauer bis zur Wiedererlangung der normalen körperlichen Aktivität. Dagegen war nach LA die Wundinfektionsrate geringer (OR = 0,25; 95 % KI: 0,15–0,42) und der stationäre Aufenthalt um 0,8 Tage kürzer als nach OA.

Die vorliegende Cochrane-Metaanalyse sieht damit auf hohem Evidenzniveau Vorteile für die laparoskopische gegenüber der offenen Appendektomie im Erwachsenenalter hinsichtlich des postoperativen Schmerzes an Tag 1, der Rate an Wundinfektionen, der stationären Verweildauer und der Dauer bis zur Wiedererlangung der normalen körperlichen Aktivität. Darüber hinaus berichteten 2 der eingeschlossenen Studien über eine bessere Lebensqualität 2 Wochen, 6 Wochen und 6 Monate nach laparoskopischer Appendektomie im Vergleich zur offenen Operation. Demgegenüber steht nach laparoskopischer Appendektomie eine (bekanntermaßen) höhere Rate an intraabdominellen Abszessen.

Im pädiatrischen Patientenkollektiv reduzieren sich die Vorteile der laparoskopischen Appendektomie auf eine geringere Wundinfektionsrate und eine um knapp 1 Tag kürzere stationäre Aufenthaltsdauer. Unterschiede hinsichtlich Schmerzen, der intraabdominellen Abszessrate und dem Wiedererlangen der normalen körperlichen Aktivität zeigten sich bei diesem Patienten nicht.

Neben den oben genannten Vorteilen spricht zweifelsohne die Möglichkeit der diagnostischen Laparoskopie zum Ausschluss etwaiger Differenzialdiagnosen für die laparoskopische Appendektomie. Auf der anderen Seite handelt es sich bei der nach laparoskopischer Appendektomie erhöhten Rate an intraabdominellen Abszessen um eine vergleichsweise schwerwiegende Komplikation, die im Falle ihres Eintretens aufgrund der damit einhergehenden Morbidität die Vorteile der Laparoskopie sehr schnell zunichtemachen kann. Der absolute „Vorteil" der laparoskopischen gegenüber der offenen Appendektomie ist daher schwer zu quantifizieren.

3.2 Aufschub der Operation als Risikofaktor für postoperative Komplikationen bei akuter Appendizitis

Die Sorge, dass eine unbehandelte akute Appendizitis rasch zur Perforation voranschreiten kann, unterstützt die seit Jahrzehnten geübte Praxis einer notfallmäßigen Appendektomie mit geringst möglicher Zeitverzögerung. Jedoch kann eine notfallmäßig durchgeführte Appendektomie auch mit Nachteilen in der Patientenversorgung verbunden sein (z. B. logistische Umstände bei Eingriffen während der Dienstzeit oder in der Nacht). Ziel der aktuellen Metaanalyse war daher die Evaluation einer verzögert durchgeführten Appendektomie als möglicher Risikofaktor für einen komplizierten Krankheitsverlauf bzw. für postoperative Morbidität bei Patienten mit akuter Blinddarmentzündung [36]. Hierzu wurden in Form einer Metaanalyse alle relevanten Originalpublikationen zwischen 1990–2016 aufgearbeitet. Eingeschlossen waren prospektive und retrospektive Studien die (mindestens) 2 präoperative Zeitintervalle in Bezug auf die Dringlichkeit der operativen Versorgung von Patienten mit akuter Appendizitis verglichen. Primärer Endpunkt der Studie war das Auftreten einer komplizierten Appendizitis (Perforation oder Gangrän) nach Appendektomie, sekundäre Endpunkte beinhalteten die Rate an Surgical Side Infecions (SSI, inkl. Wundinfektionen) sowie die postoperative Morbidität. Insgesamt konnten 45 Studien mit über 150 000 Patienten für die Metaanalyse identifiziert werden. Dreiviertel der Studien wurden nach 2010 publiziert. Im Ergebnis zeigte sich, dass verglichen mit dem 0–6-h-Intervall ein Operationsaufschub bis 7–12 h ab Diagnosestellung der Appendizitis nicht mit einem erhöhten Risiko für eine komplizierte Appendizitis einhergeht. Gleiches galt für den Operationsaufschub bis 13–24 h (vergl. mit 0–12 h), auch dies führte nicht zu einer Zunahme an komplizierten Appendizitiden. Und auch hinsichtlich der Endpunkte SSI, Wundinfektionen und postoperative Morbidität zeigte sich in den eingeschlossenen Studien keine signifikante Erhöhung des Risikos während des gesamten 0–24 h-Intervalls bis zur Operation. Die vorliegende Metaanalyse zeigt damit, dass ein Aufschub der Appendektomie bei (vermuteter) unkomplizierter Appendizitis für bis zu 24 Stunden keinen signifikanten Risikofaktor für eine Progression zur komplizierten Appendizitis, einer erhöhten Rate an SSI oder einer erhöhten Morbidität darstellt. Die frühestmögliche Operation sollte jedoch angestrebt werden, um die Beschwerden des Patienten zeitnah zu lindern, eine zusätzliche Morbidität zu vermeiden, eine schnellere Genesung zu ermöglichen und die Kosten der Behandlung zu senken.

Die traditionelle chirurgische Annahme einer im zeitlichen Verlauf der Appendizitis zunehmenden Perforationsrate scheint jedoch einer kritischen Re-Evaluation zu bedürfen. Die meisten letztlich perforierten Appendizitiden perforieren wahrscheinlich zu einem sehr frühen Zeitpunkt. Daher können durch eine besonders frühzeitige operative Intervention (ab initialem Beschwerdebeginn oder Vorstellung des Patienten in der Klinik) nur wenige Perforationen tatsächlich verhindert werden. Eine entsprechend der klinischen und radiologischen Zeichen vermutete komplizierte Appendizitis bedarf jedoch zweifelsohne der notfallmäßigen Operation. Darüber hinaus sollte die Appendektomie allein aufgrund der mit der Appendizitis einhergehenden Beschwerden (Schmerzen, Krankheitsgefühl, Fieber …) keinesfalls unnötig protrahiert werden.

Zur selben Fragestellung wurde aktuell eine weitere Metaanalyse publiziert [37]. Unter Einschluss von 21 Studien kommen die Autoren zu folgender Beobachtung: Eine prästationäre Verzögerung bis zur ärztlichen Konsultation von 24–48 h nach Symptombeginn erhöht das Risiko für das Vorliegen einer komplizierten Appendizitis um den Faktor 2. Dagegen führte ein in-hospital-delay der Appendektomie bis zu 12 h nach Indikationsstellung nicht zu einem erhöhten Risiko für das Vorliegen einer komplizierten Appendizitis, jenseits dieses Zeitpunktes zeigte sich eine geringe, aber signifikante Zunahme des Risikos einer komplizierten Appendizitis. Einige der eingeschlossenen Studien zeigten zudem im Falle einer in-hospital-delay der Appendektomie > 6 h eine 1,4-fach erhöhte Rate an postoperativen Infektionen im OP-Gebiet (Surgical Side Infections, SSI).

4 Chronisch-entzündliche Darmerkrankungen

4.1 Vergleich unterschiedlicher Anastomosentechniken im Rahmen der Crohn-Chirurgie

Die Anastomosierung stellt einen entscheidenden Schritt im Rahmen der Darmresektionen bei Patienten mit Morbus Crohn dar. Aus chirurgischer Sicht erscheint plausibel, dass die Anastomosentechnik (maschinell oder Handnaht) sowie deren Konfiguration (End-zu-End, Seit-zu-Seit …) Einfluss auf das postoperative Outcome haben kann. Zu dieser Frage wurde aktuell eine Metaanalyse vorgestellt [38]. Eingeschlossen waren Studien zum Vergleich unterschiedlicher Anastomosentechniken (End-zu-End, Seit-zu-Seit, Seit-zu-End …) bei Patienten mit Morbus Crohn, die auf mindestens einen der folgenden Endpunkte fokussierten: Komplikationen, Mortalität, Rezidiv oder Re-Operationsraten. Insgesamt konnten 11 Studien mit 1 113 Patienten für die Metaanalyse identifiziert werden. Hinsichtlich der perioperativen Gesamt-Komplikationsrate zeigte sich die maschinelle Seit-zu-Seit-Anastomose (SSSA) der Handnaht-End-zu-End-Anastomose (HEEA) signifikant überlegen. Gleiches galt auch für die Rate an Anastomoseninsuffizienzen, die nach SSSA nur etwa halb so häufig auftraten. Hinsichtlich anderer chirurgischer Komplikationen (außer Anastomoseninsuffizienz) und der Wundinfektionsrate waren beide Techniken vergleichbar. Darüber hinaus ging die SSSA gegenüber der HEEA mit einer um Faktor 3 reduzierten Rate an klinischem Crohn-Rezidiv bzw. Re-Operationsrate einher. In Bezug auf die postoperative stationäre Verweildauer und die Mortalität zeigten sich keine Unterschiede zwischen den beiden Anastomosen.

Die SSSA scheint damit insgesamt die bestmögliche und zu bevorzugende Anastomose nach intestinaler Resektion bei Morbus Crohn zu sein. Diese Anastomose vermag laut vorliegender Metaanalyse das Gesamt-Komplikationsrisiko, das Krankheitsrezidiv und die Re-Operationsrate signifikant zu reduzieren. Gerade Letzteres – eine niedrige Rezidiv- und Re-Operationsrate – stellen entscheidende Charakteristika einer erfolgreichen Crohn-Chirurgie dar.

Auch weitere Übersichtsarbeiten zu dieser Fragestellung sehen Vorteile für die SSSA. Eine 2014 publizierte Metaanalyse konnte unter Einschluss von 8 Studien und 821 Patienten aus den Jahren 1998–2012 zeigen, dass die SSSA gegenüber der HEEA in einer signifikant reduzierten Rate an früh-postoperativen Komplikationen, mit weniger Anastomoseninsuffizienzen und einer niedrigeren Rezidiv- und Re-Operationsrate einhergeht. Hinsichtlich Krankenhausverweildauer und Letalität waren beide Anastomosentechniken vergleichbar [39].

Die Datenlage zur Frage der Anastomosentechnik bei Morbus Crohn ist jedoch nicht einheitlich. So beschreiben Simillis et al. 2007 für die Seit-zu-Seit-Anastomose eine niedrigere Rate an Gesamtkomplikationen, Anastomoseninsuffizienzen und einen kürzeren stationären Aufenthalt, jedoch einer der End-zu-End-Anastomose vergleichbaren Crohn-Rezidivrate [40]. Demgegenüber zeigt die Metaanalyse von Guo et al. 2013 keinen Unterschied zwischen Seit-zu-Seit- und End-zu-End-Anastomosen hinsichtlich der Rate an Anastomoseninsuffizienzen, anderer postoperativer Komplikationen, Re-Operationen wg. Komplikationen und stationärer Aufenthaltsdauer [41]. Eine deutsche Studie zu dieser Fragestellung wurde wegen schlechter Rekrutierung frühzeitig abgebrochen, konnte aber ebenfalls keine Unterschiede im früh-postoperativen Outcome zwischen beiden Anastomosen nachweisen [42].

4.2. Komplikationsraten und funktionelle Ergebnisse von verschiedenen Pouch-Designs nach restaurativer Proktokolektomie

Die restaurative Proktokolektomie wurde erstmals 1978 durch Parks und Nicholls beschrieben, die zur Passagerekonstruktion einen S-förmigen Pouch, bestehend aus 3 Ileumschlingen, konstruierten [43]. In den Folgejahren wurden mit dem ileoanalen J-Pouch [44], dem W-Pouch [45], dem H-Pouch [46] und K-Pouch [47] weitere Pouch-Formen publiziert, die sich entweder durch ein besonders technisch einfaches Pouch-Design (J-Pouch) oder ein besonders großes Pouch-Volumen (W-Pouch) auszeichnen. Im klinischen Alltag wird sicherlich der ileoanale J-Pouch aufgrund der vergleichsweise einfacheren Konstruktionsweise bei vergleichbaren Komplikationsraten gegenüber dem S-, W- oder K-Pouch präferiert. Während der J-Pouch schnell und einfach durch 2 Klammernahtmagazine angelegt werden kann, sind die übrigen Pouche in ihrer Konstruktion deutlich zeitaufwendiger und benötigen in der Regel komplex angelegte Handnähte. Da jedoch bisher kein Konsens hinsichtlich eines „idealen" Pouches existiert, sollte die aktuelle Metaanalyse die Evidenz hinsichtlich Komplikationsraten und langfristigen funktionellen Ergebnissen der einzelnen Pouch-Formen aufarbeiten [48]. Eingeschlossen wurden alle randomisiert-kontrollierten sowie prospektive und retrospektive Vergleichsstudien, die verschiedene Pouch-Designs hinsichtlich der folgenden Endpunkte verglichen: Pouch-assoziierte Komplikationen (z. B. Anastomoseninsuffizienz, Strikturen, pelvine Sepsis etc.), Re-Operationsrate, Pouch-Versagen (definiert als permanente Stomaanlage oder Entfernung des Pouches) sowie funktionelle Endpunkte (z. B. Stuhlfrequenz/Tag, nächtliche Stuhlgänge, Vorlagengebrauch etc.). Insgesamt konnten 30 Studien mit 4 098 Patienten für die Metaanalyse identifiziert werden. Das mittlere Alter der Patienten zum Zeitpunkt der Pouch-Operation lag zwischen 30 und 43 Jahren, das mittlere postoperative Follow-up schwankte in den eingeschlossenen Studien zwischen 4,5 und 132 Monaten. Die Gesamtrate an Anastomoseninsuffizienzen/Leckagen betrug 5,1 %, die Rate an pelviner Sepsis 9,7 %. Insgesamt zeigten sich zwischen den einzelnen Pouch-Designs keine signifikanten Unterschiede hinsichtlich der Rate an Anastomoseninsuffizienzen oder pelviner Sepsis, Pouch-Strikturen, Wundinfektionen, Pouch-Fisteln oder Sexualfunktionsstörungen. Die Pouchitisrate lag bei 25,8 %, ebenfalls ohne signifikante Unterschiede zwischen den einzelnen Pouch-Designs. Die langfristige Rate an Pouch-Versagen betrug im Gesamtkollektiv 9,4 %, und trat insgesamt beim W-Pouch und beim K-Pouch seltener als beim J-Pouch oder S-Pouch auf. Der J-Pouch resultierte in einem signifikant geringeren maximalen Pouch-Volumen verglichen mit dem W- und dem K-Pouch. Konsekutiv war die Stuhlfrequenz/24 h tagsüber beim J-Pouch signifikant höher als bei allen anderen Pouch-Formen. Die nächtliche Stuhlfrequenz war beim K-Pouch am geringsten. Auch Urgency und Stuhlschmieren war beim J-Pouch häufiger als beim K-Pouch, ebenso war Vorlagengebrauch tagsüber und nachts häufiger beim J-Pouch als beim S- oder K-Pouch. Fasst man die Daten zusammen, so scheint der offensichtliche Vorteil des J-Pouches als einfach zu konstruierender Pouch zu Lasten der langfristigen Funktion zu gehen. Da das Pouch-Volumen in direktem Zusammenhang mit der Länge der verwendeten Ileum-Schenkel zur Pouch-Konstruktion steht, sollte bei der Anlage eines J-Pouches daher unbedingt auf eine ausreichende Schenkellänge (ca. 16 cm) geachtet werden. Wie weitere Studien vermuten lassen, scheinen die in der aktuellen Metaanalyse dargestellten funktionellen Vorteile des großen Pouch-Volumens (z. B. des W-Pouches) gegenüber dem J-Pouch auch nur früh postoperativ zum Tragen zu kommen, wohingegen auf die langfristige Lebensqualität das eigentliche Pouch-Design wenig Einfluss hat [49].

Literatur

[1] Schmidt S, Ismail T, Puhan MA et al.: Meta-analysis of surgical strategies in perforated left colonic diverticulitis with generalized peritonitis. Langenbecks Arch Surg 2018; 403: 425–433. [EBM Ia]

[2] Marshall JR, Buchwald PL, Gandhi J et al.: Laparoscopic Lavage in the Management of Hinchey Grade III Diverticulitis: A Systematic Review. Annals of surgery 2017; 265: 670–676. [EBM Ia]

[3] Kohl A, Rosenberg J, Bock D et al.: Two-year results of the randomized clinical trial DILALA comparing laparoscopic lavage with resection as treatment for perforated diverticulitis. Brit J Surg 2018; 105: 1128–1134. [EBM Ib]

[4] Thornell A, Angenete E, Bisgaard T et al.: Laparoscopic Lavage for Perforated Diverticulitis With Purulent Peritonitis: A Randomized Trial. Annals of internal medicine 2016; 164: 137–145. [EBM Ib]

[5] van de Wall BJM, Stam MAW, Draaisma WA et al.: Surgery versus conservative management for recurrent and ongoing left-sided diverticulitis (DIRECT trial): an open-label, multicentre, randomised controlled trial. The lancet Gastroenterology & hepatology 2017; 2: 13–22. [EBM Ib]

[6] Bolkenstein HE, Consten ECJ, van der Palen J et al.: Long-term Outcome of Surgery Versus Conservative Management for Recurrent and Ongoing Complaints After an Episode of Diverticulitis: 5-year Follow-up Results of a Multicenter Randomized Controlled Trial (DIRECT-Trial). Ann Surg 2018; 269: 612–620. [EBM Ib]

[7] Brandlhuber M, Genzinger C, Brandlhuber B et al.: Long-term quality of life after conservative treatment versus surgery for different stages of acute sigmoid diverticulitis. International journal of colorectal disease 2018; 33: 317–326 [EBM IIa]

[8] You K, Bendl R, Taut C et al.: Randomized clinical trial of elective resection versus observation in diverticulitis with extraluminal air or abscess initially managed conservatively. Br J Surg 2018; 105: 971–979. [EBM Ib]

[9] Hohenberger W, Weber K, Matzel K et al.: Standardized surgery for colonic cancer: complete mesocolic excision and central ligation – technical notes and outcome. Colorectal disease 2009; 11: 354–364; discussion 364–355. [EBM III]

[10] Bertelsen CA, Neuenschwander AU, Jansen JE et al.: Disease-free survival after complete mesocolic excision compared with conventional colon cancer surgery: a retrospective, population-based study. The Lancet Oncology 2015; 16: 161–168. [EBM III]

[11] Bertelsen CA, Neuenschwander AU, Jansen JE et al.: Short-term outcomes after complete mesocolic excision compared with 'conventional' colonic cancer surgery. The British journal of surgery 2016; 103: 581–589. [EBM III]

[12] Bertelsen CA, Larsen HM, Neuenschwander AU et al.: Long-term Functional Outcome After Right-Sided Complete Mesocolic Excision Compared With Conventional Colon Cancer Surgery: A Population-Based Questionnaire Study. Diseases of the colon and rectum 2018; 61: 1063–1072. [EBM III]

[13] Bertelsen CA, Elfeki H: The risk of long-term bowel dysfunction after resection for sigmoid adenocarcinoma: a cross-sectional survey comparing complete mesocolic excision with conventional surgery. Colorectal Dis 2018; 20: O256–o266. [EBM III]

[14] Jurowich C, Lichthardt S, Matthes N et al.: Comparison of conventional access routes for right hemicolectomy in colon cancer-data from the DGAV StuDoQ registry. Int J Colorectal Dis 2019; 34: 161–167. [EBM III]

[15] Dindo D, Demartines N, Clavien PA: Classification of surgical complications: a new proposal with evaluation in a cohort of 6336 patients and results of a survey. Annals of surgery 2004; 240: 205–213. [EBM III]

[16] Wiegering A, Wellner U, Seyfried F et al.: MTL30 as surrogate parameter for quality of surgically treated diseases: Establishment based on the StuDoQ register of the German Society for General and Visceral Surgery. Der Chirurg 2017; 88: 977–982. [EBM III]

[17] Bickenbach KA, Karanicolas PJ, Ammori JB et al.: Up and down or side to side? A systematic review and meta-analysis examining the impact of incision on outcomes after abdominal surgery. American journal of surgery 2013; 206: 400–409. [EBM IIa]

[18] Stevenson AR, Solomon MJ, Lumley JW et al.: Effect of Laparoscopic-Assisted Resection vs Open Resection on Pathological Outcomes in Rectal Cancer: The ALaCaRT Randomized Clinical Trial. Jama 2015; 314: 1356–1363. [EBM Ib]

[19] Fleshman J, Branda M, Sargent DJ et al.: Effect of Laparoscopic-Assisted Resection vs Open Resection of Stage II or III Rectal Cancer on Pathologic Outcomes: The ACOSOG Z6051 Randomized Clinical Trial. Jama 2015; 314: 1346–1355. [EBM Ib]

[20] Memon MA, Awaiz A, Yunus RM et al.: Meta-analysis of histopathological outcomes of laparoscopic assisted rectal resection (LARR) vs. open rectal resection (ORR) for carcinoma. American journal of surgery 2018; 216: 1004–1015. [EBM IIa]

[21] Schmiegel W, Buchberger B, Follmann M et al.: S3-Leitlinie – Kolorektales Karzinom. Zeitschrift für Gastroenterologie 2017; 55: 1344–1498. [EBM IV]

[22] Fleshman J, Branda ME, Sargent DJ et al.: Disease-free Survival and Local Recurrence for Laparoscopic Resection Compared With Open Resection of Stage II to III Rectal Cancer: Follow-up Results of the ACOSOG Z6051 Randomized Controlled Trial. Ann Surg 2018; 269 (4): 589–595. [EBM Ib]

[23] Stevenson ARL, Solomon MJ, Brown CSB et al.: Disease-free Survival and Local Recurrence After Laparoscopic-assisted Resection or Open Resection for Rectal Cancer: The Australasian Laparoscopic Cancer of the Rectum Randomized Clinical Trial. Ann Surg 2018; 269: 596–602. [EBM Ib]

[24] Kitz J, Fokas E, Beissbarth T et al.: Association of Plane of Total Mesorectal Excision With Prognosis of Rectal Cancer: Secondary Analysis of the CAO/ARO/AIO-04 Phase 3 Randomized Clinical Trial. JAMA surgery 2018; 153: e181607. [EBM Ib]

[25] Rodel C, Graeven U, Fietkau R et al.: Oxaliplatin added to fluorouracil-based preoperative chemoradiotherapy and postoperative chemotherapy of locally advanced rectal cancer (the German CAO/ARO/AIO-04

[25] study): final results of the multicentre, open-label, randomised, phase 3 trial. The Lancet Oncology 2015; 16: 979–989. [EBM Ib]

[26] Quirke P, Steele R, Monson J et al.: Effect of the plane of surgery achieved on local recurrence in patients with operable rectal cancer: a prospective study using data from the MRC CR07 and NCIC-CTG CO16 randomised clinical trial. Lancet (London, England) 2009; 373: 821–828. [EBM Ib]

[27] Petersson J, Koedam TW, Bonjer HJ et al.: Bowel Obstruction and Ventral Hernia After Laparoscopic Versus Open Surgery for Rectal Cancer in A Randomized Trial (COLOR II). Annals of surgery 2019; 269: 53–57. [EBM Ib]

[28] van der Pas MH, Haglind E, Cuesta MA et al.: Laparoscopic versus open surgery for rectal cancer (COLOR II): short-term outcomes of a randomised, phase 3 trial. The Lancet Oncology 2013; 14: 210–218. [EBM Ib]

[29] Angenete E, Jacobsson A, Gellerstedt M, Haglind E: Effect of laparoscopy on the risk of small-bowel obstruction: a population-based register study. Archives of surgery (Chicago, Ill: 1960) 2012; 147: 359–365. [EBM III]

[30] Bartels SA, Vlug MS, Hollmann MW et al.: Small bowel obstruction, incisional hernia and survival after laparoscopic and open colonic resection (LAFA study). The British journal of surgery 2014; 101: 1153–1159. [EBM Ib]

[31] Burns EM, Currie A, Bottle A et al.: Minimal-access colorectal surgery is associated with fewer adhesion-related admissions than open surgery. The British journal of surgery 2013; 100: 152–159. [EBM III]

[32] Pecorelli N, Greco M, Amodeo S, Braga M: Small bowel obstruction and incisional hernia after laparoscopic and open colorectal surgery: a meta-analysis of comparative trials. Surgical endoscopy 2017; 31: 85–99. [EBM IIa]

[33] McBurney C: IV. The Incision Made in the Abdominal Wall in Cases of Appendicitis, with a Description of a New Method of Operating. Annals of surgery 1984; 20: 38–43. [EBM IV]

[34] Semm K: Endoscopic appendectomy. Endoscopy 1983; 15: 59–64. [EBM IV]

[35] Jaschinski T, Mosch CG, Eikermann M et al.: Laparoscopic versus open surgery for suspected appendicitis. The Cochrane database of systematic reviews 2018; 11: Cd001546. [EBM Ia]

[36] van Dijk ST, van Dijk AH, Dijkgraaf MG, Boermeester MA: Meta-analysis of in-hospital delay before surgery as a risk factor for complications in patients with acute appendicitis. The British journal of surgery 2018; 105: 933–945. [EBM IIa]

[37] Li J, Xu R, Hu DM et al.: Effect of Delay to Operation on Outcomes in Patients with Acute Appendicitis: a Systematic Review and Meta-analysis. Journal of gastrointestinal surgery 2019; 23: 210–223. [EBM IIa]

[38] Feng JS, Li JY, Yang Z et al.: Stapled side-to-side anastomosis might be benefit in intestinal resection for Crohn's disease: A systematic review and network meta-analysis. Medicine 2018; 97: e0315. [EBM IIa]

[39] He X, Chen Z, Huang J et al.: Stapled side-to-side anastomosis might be better than handsewn end-to-end anastomosis in ileocolic resection for Crohn's disease: a meta-analysis. Digestive diseases and sciences 2014; 59: 1544–1551. [EBM IIa]

[40] Simillis C, Purkayastha S, Yamamoto T et al.: A meta-analysis comparing conventional end-to-end anastomosis vs. other anastomotic configurations after resection in Crohn's disease. Diseases of the colon and rectum 2007; 50: 1674–1687. [EBM IIa]

[41] Guo Z, Li Y, Zhu W, Gong J et al.: Comparing outcomes between side-to-side anastomosis and other anastomotic configurations after intestinal resection for patients with Crohn's disease: a meta-analysis. World journal of surgery 2013; 37: 893–901. [EBM IIa]

[42] Zurbuchen U, Kroesen AJ, Knebel P et al.: Complications after end-to-end vs. side-to-side anastomosis in ileocecal Crohn's disease – early postoperative results from a randomized controlled multi-center trial (ISRCTN-45665492). Langenbeck's archives

of surgery/Deutsche Gesellschaft für Chirurgie 2013; 398: 467–474. [EBM Ib]

[43] Parks AG, Nicholls RJ: Proctocolectomy without ileostomy for ulcerative colitis. British medical journal 1978; 2: 85–88. [EBM IV]

[44] Utsunomiya J, Iwama T, Imajo M et al.: Total colectomy, mucosal proctectomy, and ileoanal anastomosis. Diseases of the colon and rectum 1980; 23: 459–466. [EBM IV]

[45] Nicholls RJ, Moskowitz RL, Shepherd NA: Restorative proctocolectomy with ileal reservoir. The British journal of surgery 1985; 72 Suppl: S76–79. [EBM IV]

[46] Fonkalsrud EW: Endorectal ileal pullthrough with lateral ileal reservoir for benign colorectal disease. Annals of surgery 1981; 194: 761–766. [EBM IV]

[47] Hallgren T, Fasth S, Nordgren S et al.: Manovolumetric characteristics and functional results in three different pelvic pouch designs. International journal of colorectal disease 1989; 4: 156–160. [EBM IIb]

[48] Simillis C, Afxentiou T, Pellino G et al.: A systematic review and meta-analysis comparing adverse events and functional outcomes of different pouch designs after restorative proctocolectomy. Colorectal disease 2018; 20: 664–675. [EBM IIa]

[49] McCormick PH, Guest GD, Clark AJ et al.: The ideal ileal-pouch design: a long-term randomized control trial of J- vs. W-pouch construction. Diseases of the colon and rectum 2012; 55: 1251–1257. [EBM Ib]

1.3 Was gibt es Neues in der Proktologie?

J. Jongen, V. Kahlke

1 Hämorrhoiden und Hämorrhoidalleiden

Nachdem in 2016 und 2017 2 große Studien publiziert wurden ((HubBLe-Studie (Haemorrhoidal artery ligation versus rubber band ligation for the management of symptomatic second-degree and third-degree haemorrhoids), eTHoS-Studie (Comparison of stapled haemorrhoidopexy with traditional excisional surgery for haemorrhoidal disease)), die einen Einfluss auf die Therapieentscheidungen bei der Therapie des Hämorrhoidalleidens haben können, ist im Jahre 2018 relativ wenig Neues im Bereich der Hämorrhoidaltherapie publiziert worden.

Die American Society of Colon and Rectal Surgeons hat ihre Leitlinie für die Hämorrhoidaltherapie ohne wesentliche Neuerungen erneuert [1].

Die Systematik ist unangetastet, ebenso die Basis der konservativen Therapie (Ernährung, Trinkmenge, Sklerotherapie, Infrarotkoagulation).

Erwähnung finden die Gummiligaturtherapie, die HAL (Hämorrhoidalarterienligatur) und RAR HAL (Recto-anal-repair-Hämorrhoidalarterienligatur). Neben den exzidierenden Verfahren hat die Hämorrhoidopexie (Staplerhämorrhoidopexie (SH) ein eigenes Kapitel. Nicht erwähnt werden die LASER-Hämorrhoidoplastie oder Hemorrhoidal Laser Procedure (HeLP) [1].

Roervik et al. [2] entwickelten einen Fragebogen zur Symptomatik (HDSS: Hemorrhoidal Disease Symptom Score) und Lebensqualität bei Hämorrhoidalleiden (SHS HD: Short Health Scale Hemorrhoidal Disease). Es werden 5 Fragen zur Hämorrhoidalsymptomatik gestellt (mit 5 Antwortgradierungen; maximal 20 Punkte). In dem Fragebogen beziehen sich die Antworten auf die letzten 3 Monate. Dieser HSDD wäre ein Fragebogen, der sich auch in der proktologischen Praxis schnell ausfüllen lässt. In Zeiten qualitätsorientierter Medizin (und in Zukunft ggf. Bezahlung) sind solche Scores notwendig, um die verschiedene Hämorrhoidaltherapien vergleichen zu können. Der Fragebogen muss sich jetzt in der Anwendung beweisen.

2018 wurden 2 Studien mit der HeLP-Methode (HAL aber nicht durch Fadenligatur, sondern Okklusion der Hämorrhoidalarterie durch Laser) publiziert (n = 284 mit II° Hämorrhoiden und n = 62 II–III° Hämorrhoiden), Follow-up von 12 bzw. 6 Monaten, jeweils ambulant durchgeführt. In der kleineren Studie wurde an 8–12 Stellen der Laser angewandt. Die Patienten mit III° Hämorrhoiden hatten insgesamt mehr Komplikationen. Aufgrund der guten Ergebnisse sehen die Autoren der größeren Studie (nur II° Hämorrhoiden) ein Potenzial der HeLP-Methode als „first line treatment", wenn konservative („medical") Therapie keinen Erfolg hat. Beachtet werden muss, dass damit die Konkurrenz zur Gummibandligatur angestrebt wird, die 2017 in ihrer Stellung durch die HubBle-Studie (HAL vs. Gummiligatur) gestärkt wurde [3, 4]. Die Gummiligaturtherapie ist einfacher durchzuführen, kostengünstiger und braucht keine Sedoanalgesie. Sie kann in der Praxis durchgeführt werden, die Patienten können nach dem Setzen der Gummiligatur ihren normalen Tätigkeiten/Arbeit nachgehen.

Beachtenswert sind 2 Studien zum Einsatz von topischem Diltiazem im Management der postoperativen Phase: Einmal als Metaanalyse (2005–2016, 5 Studien, Patienten n = 227) und einmal als prospektiv-randomisierte Placebo-kontrollierte Studie (n = 60). Beide kommen zu dem Ergebnis, dass die topische Anwendung von Diltiazem-Salbe die Schmerzen nach einer Operation nach Milligan-Morgan reduziert [5, 6].

In Bezug auf die Technik erschienen 2 Studien zum Vergleich HAL+RAR vs. Hämorrhoidopexie: Beide als Metaanalyse (9 Studien, Patienten n = 1 077 bzw. 6 Studien, Patienten n = 554). Beide unterstreichen, dass die Hämorrhoidopexie bessere Ergebnisse in Bezug auf die Symptomatik hat, ohne Unterschiede im Hinblick auf Komplikationen, Dauer des Krankenhausaufenthaltes, Zeit der Arbeitsunfähigkeit und Patientenzufriedenheit [7, 8].

Fazit

- Hämorrhoiden II° sollten mittels Gummibandbehandlung therapiert werden.
- Die Exzisionshämorrhoidektomie (offen oder geschlossen) hat weniger Rezidive (6 vs. 42 % bei der Gummiligaturtherapie [9] bzw. 25 vs. 42 % bei der Klammernahthämorrhoidopexie [10]), geht aber mit mehr Komplikationen und längerer Rekonvaleszenz einher.
- HAL+RAR und Klammernahthämorrhoidopexie haben mehr Rezidive, gehen aber mit weniger Schmerzen und kürzerer Rekonvaleszenz einher, wobei die Klammernahthämorrhoidopexie bessere Langzeitergebnisse abzuliefern scheint.
- Eine Therapie mit topischem Diltiazem kann zu verringerten Schmerzen nach Exzisionhämorrhoidektomie führen.

2 Analfistel/Analabszess

2018 gab es eine aktualisierte Leitlinie der Association of Coloproctology of Great Britain and Ireland (ACPGBI) zur Analfistel [11].

Bezüglich der Therapie komplexer Analfisteln wird die Fistulektomie mit primärer Sphinkterrekonstruktion, die in der deutschen Leitlinie als Therapieoption (Evidenzlevel 1b; Empfehlungsgrad A) empfohlen wird, überhaupt nicht erwähnt.

Das LIFT-Verfahren wird als Option beschrieben. Es wurden 3 randomisierte Studien und 18 Fallstudien mit dem LIFT-Verfahren beschrieben. Das LIFT-Verfahren wird mit Empfehlungsgrad B versehen. Zu den anderen neueren Verfahren (z. B. Laserverfahren, s. u.) schreiben die Autoren, dass diese noch nicht als Routineeingriff bei Analfisteln empfohlen werden können.

Terzi et al. [12] berichteten über 103 Patienten, die mit der FiLaC-Methode (Fistula Laser Closure) therapiert wurden. Die Nachbeobachtungszeit betrug median 28 Monate (2–50). Die Heilungsrate betrug insgesamt 40 %. Die Autoren schlussfolgern selbst, dass die Ergebnisse schlechter sind als in vorherigen Publikationen. Sie schlagen das Verfahren vor als Option, die Erwartungen sollten aber „bescheiden" (moderate) sein.

Als neues Verfahren zur Therapie von Analfisteln wurde das in der Anastomoseninsuffizienz eingesetzte Vacuum-Verfahren publiziert [13]. Die innere Fistelöffnung wird abradiert. Ein Polyurethan-Schwamm wird dann über die äußere Fistelöffnung bis zur inneren Fistelöffnung in den Fistelkanal eingezogen. Überstehende Schwammanteile werden entfernt. Die innere Fistelöffnung wird verschlossen. Die äußere Fistelöffnung wird ebenfalls verschlossen, mit dieser Naht wird auch der Katheter, der in den Schwamm eingeführt wird, an der Haut fixiert. Anschließend wird die Vakuumpumpe angeschlossen. Der Schwamm wird alle 2–3 Tage gewechselt, der neue Schwamm wird dann lediglich über die äußere Fistelöffnung hineingeschoben. Nach 3–5 Schwammwechseln zeigte sich nach einer Nachbeobachtungszeit von 8 (3–14) Monaten bei 1 von 7 Patienten (3 mit M. Crohn) ein Rezidiv.

Fazit

- Nach wie vor fehlen gute randomisierte Studien zur Therapie der hohen Analfistel.
- Gute Ergebnisse mit dem Laser-Verfahren (FiLaC) konnten in einer Studie mit längerer Nachbeobachtungszeit nicht bestätigt werden.

3 Analfissur

Bezüglich der Analfissur gab es in den letzten Jahren keine Publikationen zur Pathogenese oder

Therapie, die erwähnenswert sind. Nach wie vor ist die laterale Internussphinkterotomie (LIS) in den angelsächsischen Ländern die Methode der Wahl bei der chirurgischen Therapie der Fissur. Die Fissurektomie, wie sie in Deutschland favorisiert wird, wird nicht empfohlen, weil die Ursache der Fissur (die Hypertonie des Internus) nicht adressiert würde [14]. Aufgrund der Kontinenzstörungen nach Internussphinkterotomie wird in Deutschland und in Europa die LIS eher kritisch angesehen. 2019 wird voraussichtlich die neue deutsche S3-Leitlinie zur Analfissur bei der AWMF publiziert. In Hinblick auf die steigende Zahl von Syphilisinfektionen sollte noch mal darauf hingewiesen werden, dass bei untypische Analfissuren auch der luetische Primäraffekt in der Differenzialdiagnose aufgenommen wird [15].

Fazit

In angelsächsischen Ländern gilt die laterale Internussphinkterotomie (LIS) als Therapie der Wahl, insbesondere in Deutschland wird sie wegen der Inkontinenzgefahr nach LIS nicht empfohlen, sondern die Exzision der Fissur samt Begleiterscheinungen (wie Papillen, Vorpostenfalte usw.).

4 HPV-assoziierte Krankheiten: Condylomata acuminata, Anale Intraepitheliale Neoplasie (AIN) und Analkarzinom

4.1 Condylomata acuminata

Bezüglich Condylomata acuminata und deren Behandlung fanden sich 2018 bei der Literatursuche keine Publikationen, die Neues oder Bahnbrechendes berichteten.

4.2. Anale Intraepitheliale Neoplasie (AIN)

Lee et al. [16] fanden in einer Gruppe von 2 074 Patienten mit HGAIN (HIV-Status unbekannt) bei 171 Patienten (8,2 %) ein Analkarzinom. Sowohl in der univariaten als auch in der multivariaten Analyse wurde festgestellt, dass Patienten, deren AIN durch Exzision behandelt wurde, signifikant häufiger (!) ein Analkarzinom im weiteren Verlauf entwickelten als Patienten, bei denen die AIN durch Ablation therapiert wurde. Cajas-Monson et al. [17] fanden in ihrer Studie bei 341 HIV-positiven Patienten, die wegen HGAIN (in den meisten Fällen (> 80 %) nicht therapiert) unter Kontrolle (Surveillance) standen, in 24 Fällen ein Analkarzinom (7 %).

4.3 Analkarzinom

2018 wurde die Leitlinie zum Analkarzinom der American Society of Colon and Rectal Surgeons (ASCRS) aktualisiert [18]. Nach wie vor ist die Therapie des Analkarzinoms multimodal: Mit Ausnahme von T1-Analrandkarzinomen sollen alle Analkarzinome mit einer kombinierte Radiochemotherapie (RCT) behandelt werden. Unterbrechungen der Therapie zeigen einen schlechteren Verlauf und sollten vermieden werden. Nach wie vor ist die Kombination von Mitomycin C und 5-Fluorouracil die Chemotherapie der ersten Wahl.

Buckstein et al. [19] untersuchten ein älteres (> 55 Jahren) Patientengut mit Stadium-I-Analkarzinom. 200 Patienten erhielten eine kombinierte RCT und 99 nur eine Radiotherapie. Obwohl das allgemeine Überleben nach RCT besser war im Vergleich zu der alleinigen RT, wurden nach Justierung aber keine signifikanten Unterschiede festgestellt. RCT war aber mit früher und später Toxizität assoziiert.

Bei Tumorpersistenz bzw. -rezidiv nach RCT/RT ist nach wie vor die abdominoperineale Rektumexstirpation als Salvageoperation indiziert. Bei Metastasen bzw. nicht resezierbaren, lokalen Rezidiven eines Analkarzinoms zeigte die Studie von Kim et al. [20], dass eine Kombination von Docetaxel, Cisplatin und 5-FU ermutigende Ergebnisse bezüglich eines progressionsfreien Überlebens hatte. Bei 97 % (57 von 66 Patienten) konnte eine Krankheitskontrolle erreicht werden: komplettes oder partielles Ansprechen bzw. stabiler Krankheitsverlauf. Die Nachbeobachtungszeit betrug 19,8 Monate.

Bezüglich Studien zur RCT von Analkarzinomen berichteten Fish et al. [21] in einem Review, dass Ergebnisse nicht in allen Publikationen homogen berichtet oder sogar definiert wurden. Sie entwickelten ein Core Outcome Set (COS) für Studien zur RCT des Analkarzinoms, was u. a. zur Standardisierung und besseren Vergleichbarkeit der Studien führen sollte [22]. 19 Parameter in 4 Domänen wurden entwickelt: Krankheitsaktivität, Überleben, Toxizität und Life Impact.

Bezüglich der Lebensqualität entwickelten Sodergren et al. [23] einen für Patienten nach der Therapie eines Analkarzinoms spezifischen Lebensqualitätsbogen. In der Vergangenheit wurde häufig der EORTC-QLQ-CR38/CR29-Fragebogen benutzt, obwohl dieser für Patienten mit kolorektalen Karzinomen entwickelt wurde. In den EORTC-QLQ-ANL27-Fragebogen wird auf spezielle Komplikationen und Beschwerden nach RCT eines Analkarzinoms eingegangen (Hauttoxizität, Lymphödem der Beine, Afterschmerzen und Blutungen).

4.4 Impfung

2018 wurde von der STIKO die HPV-Impfung für Jungen in den Impfkalender aufgenommen, diese war bis jetzt nur Mädchen vorbehalten gewesen. Da die Impfrate bei den Mädchen in Deutschland zu niedrig ist, kommt es nicht zu einem Herdenschutz (von der homosexuelle Männer (MSM: Men having Sex with Men) sowieso nicht profitieren). Obwohl die Impfraten in anderen Ländern (u. a. Australien, Dänemark) deutlich höher sind und dieser Herdenschutz nach Impfung zunächst nur der Mädchen auch nachweisbar war, wurde dort auch die Impfung für Jungen in diesen Ländern eingeführt [24].

Obwohl die Impfung nach stattgehabter HPV-Infektion naturgemäß weniger effektiv ist [5], wird sie insbesondere bei homosexuellen Männern und HIV-positiven Patienten empfohlen [26] bzw. ist sie zu prüfen [27]. Das FDA hat im Oktober 2018 den nonavalenten Impfstoff zur Impfung von Männern und Frauen auch vom 27. bis zum 45. Lebensjahr [28] zugelassen.

Fazit

- Die AIN ist eine obligate Präkanzerose, die in etwa 10 % der Fälle in ein invasives Wachstum übergehen kann.
- Das Analkarzinom soll mit einigen wenigen Ausnahmen multimodal therapiert werden.
- Die HPV-Impfung ist am effektivsten vor dem ersten Geschlechtsverkehr, hat aber auch danach seine Berechtigung, insbesondere bei Risikogruppen für HPV-assoziierte Erkrankungen (HIV-positiven Patienten, homosexuellen Männer, Patienten mit immunsupprimierender Medikation).

5 Stuhlinkontinenz

5.1 Einleitung

Im Jahre 2018 ist wieder viel im Hinblick auf die Therapie der Stuhlinkontinenz publiziert worden (ca. 500 Publikationen), allerdings mit wenig wirklich Neuem.

5.2 Systematik

Nach wie vor existiert in Deutschland keine Leitlinie für die Stuhlinkontinenzdiagnostik oder -therapie, sodass in Anlehnung an die britische und amerikanische Leitlinie sowie den Evidenz-basierten Empfehlungen des International Consultation on Incontinence (ICI) in Deutschland die Empfehlung besteht, Patientinnen und Patienten mit Stuhlinkontinenz erst nach erfolglosen Ausschöpfen der konservativen Therapie der operativen Therapie zuzuführen (Abb. 1).

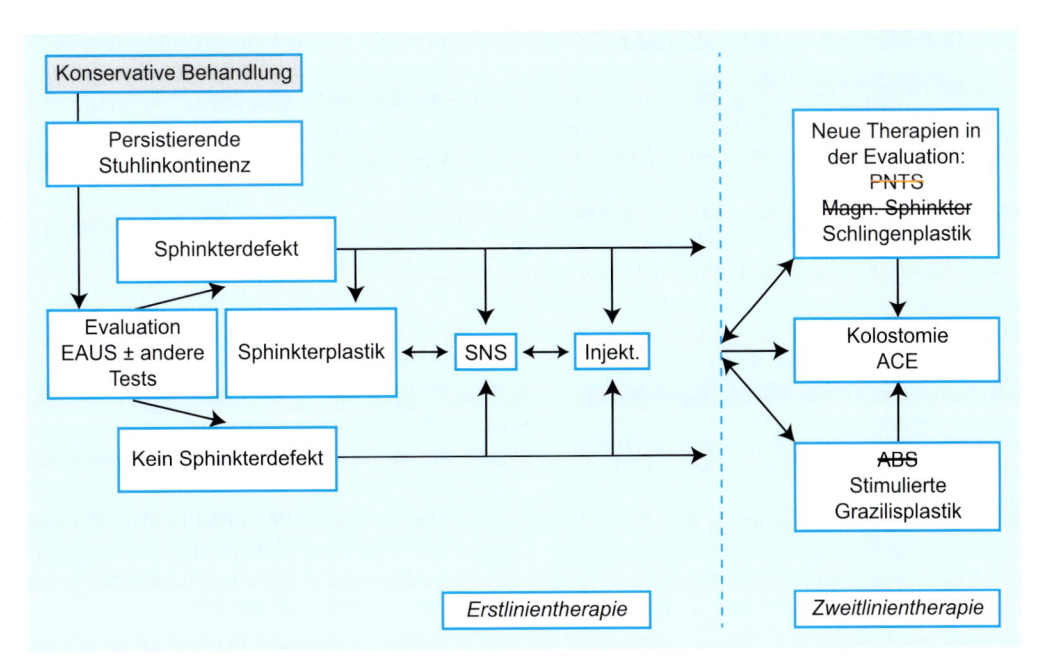

Abb. 1: ICI Guidelines 2012. Chirurgische Therapie der Stuhlinkontinenz (aus: Madoff et al. 2012), rot: Streichungen aufgrund von fehlender Wirkung bzw. schwarz; Streichungen aufgrund von fehlender Verfügbarkeit (Magnet Sphinkter = Fenix ® und ABS = artificial bowel sphincter nicht mehr auf dem Markt)
EAUS = Endoanaler Ultraschall, SNS = Sakrale Nerven Stimulation, Injekt. = Bulking Agents, PTNS = Percutaneous tibialis nerve stimulation, ACE = antegrade continence enema, ABS = Artificial Bowel Sphincter

5.3 Konservative Therapie

Die konservative Therapie hat sich 2018 nicht verändert und basiert auf dem Erzielen einer geformten Stuhlsäule.

Auch das regelmäßige Entleeren des Rektums mittels Klysmen, Suppositorien oder einer Irrigation werden zur konservativen Therapie gerechnet. Hier sei auch auf die Anwendbarkeit bei Kindern hingewiesen [30].

Als weitere Säule der konservativen Therapie wird die Beckenbodengymnastik (BBG) angesehen.

Auch die Biofeedbacktherapie mit Elektrostimulation gilt weiter als Säule der konservativen Therapie. 2018 konnte nun gezeigt werden, dass der Effekt bei Patienten, die von einem Biofeedback profitieren, über eine lange Zeit anhält (50 % der Patienten über 7 Jahre). Andererseits sollten die Patienten, die nicht davon profitieren, frühzeitig in andere Therapieformen überführt werden [31].

5.4 Operative Therapie

Wie aus *Abbildung 1* ersichtlich, besteht die Erstlinientherapie der Stuhlinkontinenz aus der Sphinkterrekonstruktion (sphinkter repair), der sakralen Nervenstimulation und der Injektion von Bulking Agents.

Die Zweitlinientherapie besteht aus einerseits evaluierten Methoden, wie der dynamischen Gracilisplastik (DGP) sowie der Kolostomie, die aber aufgrund ihren hohen Komplikationsraten (DGP) bzw. der Einschränkungen für die Lebensqualität/ihrer Endgültigkeit in den Hintergrund gerückt sind. Wichtig ist aber, dass insbesondere Patienten mit anorektalen Malformationen von der DGP profitieren [32]!

5.5 Sakrale Nervenstimulation (SNS)/Sakrale Nervenmodulation (SNM)

Die sakrale Nervenstimulation (SNS) hat sich im Laufe der vergangenen über 20 Jahre aufgrund reproduzierbarer und langanhaltender Therapieerfolge in der Behandlung der Stuhlinkontinenz fest etabliert und ist das wesentliche Instrument in der Therapiefolge geworden. Die Entwicklung einer neuen Elektrode (curved stylet) könnte einen positiven Effekt für die Patienten bringen [33].

Als mögliche Indikation wird immer wieder auch das LARS-Syndrom (low anterior resection syndrome) gesehen [34].

Um endgültig den Beweis der Therapie zu erbringen, ist eine multizentrische prospektiv-randomisierte Cross-over-Studie SHAM vs. SNM auf den Weg gebracht [35].

Fazit

- Die Basis der Stuhlinkontinenztherapie ist die konservative Therapie und diese sollte auch inklusive Biofeedback und Irrigation ausgeschöpft werden. Patienten ohne Therapieerfolg sollten den weiteren Therapieoptionen frühzeitig zugeführt werden.
- Mit der sakralen Nervenstimulation steht heute eine gut evaluierte, sichere und komplikationsarme Therapieform zur Auswahl.
- Therapieversagern stehen weitere Therapieoptionen mit dem Analband und der dynamischen Gracilisplastik als Zweitlinientherapie zur Verfügung.

Literatur

[1] Davis BR, Lee-Kong SA, Migaly J et al.: The American Society of Colon and Rectal Surgeons Clinical Practice Guidelines for the Management of Hemorrhoids. Dis Colon Rectum 2018; 61: 284–292. [EBM Ia]

[2] Roervik HD, Styr K, Ilum L et al.: Hemorrhoidal Disease Symptom Score and Short Health ScaleHD: New Tools to Evaluate Symptoms and Health-Related Quality of Life in Hemorrhoidal Disease. Dis Colon Rectum 2018; doi: 10.1097/DCR.0000000000001234. [Epub ahead of print] [EBM IIb]

[3] Giamundo P, Braini A, Calabro' G et al.: Doppler-guided hemorrhoidal dearterialization with laser (HeLP): a prospective analysis of data from a multicenter trial. Tech Coloproctol 2018; 22: 635–643. [EBM IIb]

[4] Ram E, Bachar GN, Goldes Y et al.: Modified Doppler-guided laser procedure for the treatment of second- and third-degree hemorrhoids. Laser Ther 2018; 27: 137–142. [EBM IIb]

[5] Yadav S, Khandelwal RG, Om P et al.: A prospective randomized double-blind study of pain control by topical calcium channel blockers versus placebo after Milligan-Morgan hemorrhoidectomy. Int J Colorectal Dis 2018; 33: 895–899. [EBM Ib]

[6] Huang YJ, Chen CY, Chen RJ et al.: Topical diltiazem ointment in post-hemorrhoidectomy pain relief: A meta-analysis of randomized controlled trials. Asian J Surg 2018; 41: 431–437. [EBM Ia]

[7] Xu L, Chen H, Gu Y: Stapled Hemorrhoidectomy Versus Transanal Hemorrhoidal Dearterialization in the Treatment of Hemorrhoids: An Updated Meta-Analysis. Surg Laparosc Endosc Percutan Tech 2018; doi: 10.1097/SLE.0000000000000612. [Epub ahead of print] [EBM Ia]

[8] Emile SH, Elfeki H, Sakr A et al.: Transanal hemorrhoidal dearterialization (THD) versus stapled hemorrhoidopexy (SH) in treatment of internal hemorrhoids: a systematic review and meta-analysis of randomized clinical trials. Int J Colorectal Dis 2018; doi: 10.1007/s00384-018-3187-3. [EBM Ia]

[9] Shanmugam V, Thaha MA, Rabindranath KS et al.: Systematic review of randomized trials comparing rubber band ligation with excisional haemorrhoidectomy. Br J Surg 2005; 92: 1481–1487. [EBM Ia]

[10] Watson AJ, Hudson J, Wood J et al.: Comparison of stapled haemorrhoidopexy with traditional excisional surgery for haemorrhoidal disease (eTHoS): a pragmatic, multi-

[11] Williams G, Williams A, Tozer P et al.: The treatment of anal fistula: second ACPGBI Position Statement – 2018. Colorectal Dis 2018; 20 Suppl 3: 5–31. [EBM Ia]

[12] Terzi MC, Agalar C, Habip S et al.: Closing Perianal Fistulas Using a Laser: Long-Term Results in 103 Patients. Dis Colon Rectum 2018; 61: 599–603. [EBM IIb]

[13] Schniewind B, Schafmayer C, von Schönfels W et al.: Treatment of Complicated Anal Fistula by an Endofistular Polyurethane-Sponge Vacuum Therapy: A Pilot Study. Dis Colon Rectum 2018; 61: 1435–1441. [EBM IIb]

[14] Steinhagen E: Anal Fissure. Dis Colon Rectum 2018; 61: 293–297. [EBM IV]

[15] Cox DRA, Rao A, Ee E: Syphilis as an atypical cause of perianal fissure. J Surg Case Rep 2018 (11): rjy320. doi: 10.1093/jscr/rjy320. [EBM IV]

[16] Lee GC, Kunitake H, Milch H et al.: What Is the Risk of Anal Carcinoma in Patients With Anal Intraepithelial Neoplasia III? Dis Colon Rectum 2018; 61: 1350–1356. [EBM III]

[17] Cajas-Monson LC, Ramamoorthy SL, Cosman BC: Expectant Management of High-Grade Anal Dysplasia in People with HIV: Long-term Data. Dis Colon Rectum 2018; 61: 1357–1363. [EBM III]

[18] Stewart DB, Gaertner WB, Glasgow SC et al.: The American Society of Colon and Rectal Surgeons Clinical Practice Guidelines for Anal Squamous Cell Cancers (Revised 2018). Dis Colon Rectum 2018; 61: 755–774. [EBM Ia]

[19] Buckstein M, Arens Y, Wisnivesky J et al.: A Population-Based Cohort Analysis of Chemoradiation Versus Radiation Alone for Definitive Treatment of Stage I Anal Cancer in Older Patients. Dis Colon Rectum 2018; 61: 787–794. [EBM III]

[20] Kim S, François E, André T et al.: Docetaxel, cisplatin, and fluorouracil chemotherapy for metastatic or unresectable locally recurrent anal squamous cell carcinoma (Epitopes-HPV02): a multicentre, single-arm, phase 2 study. Lancet Oncol 2018; 19: 1094–1106. [EBM III]

[21] Fish R, Sanders C, Ryan N et al.: Systematic review of outcome measures following chemoradiotherapy for the treatment of anal cancer (CORMAC). Colorectal Dis 2018; 20: 371–382. [EBM Ia]

[22] Fish R, Sanders C, Adams R et al.: A core outcome set for clinical trials of chemoradiotherapy interventions for anal cancer (CORMAC): a patient and health-care professional consensus. Lancet Gastroenterol Hepatol 2018; 3: 865–873. [EBM IV]

[23] Sodergren SC, Johnson CD, Gilbert A et al.: Phase I-III development of the EORTC QLQ-ANL27, a health-related quality of life questionnaire for anal cancer. Radiother Oncol 2018; 126: 222–228. [EBM III]

[24] AG HPV der Ständigen Impfkommission (STIKO): Wissenschaftliche Begründung für die Empfehlung der HPV-Impfung für Jungen im Alter von 9–14 Jahren. Epid Bull 2018; 26: 233–250. doi: 10.17886/EpiBull-2018-032.1. [EBM Ia]

[25] Harder T, Wichmann O, Klug SJ et al.: Efficacy, effectiveness and safety of vaccination against human papillomavirus in males: a systematic review. BMC Med 2018; 16: 110. doi: 10.1186/s12916-018-1098-3. [EBM Ia]

[26] NYHDOH: https://www.hivguidelines.org/sti-care/hpv-infection/ (zuletzt 02.01.2019) [EBM Ia]

[27] RKI-Ratgeber. HIV-Infektion/AIDS https://www.rki.de/DE/Content/Infekt/EpidBull/Merkblaetter/Ratgeber_HIV_AIDS.html (zuletzt 02.01.2019) [EBM Ia]

[28] FDA: https://www.fda.gov/NewsEvents/Newsroom/PressAnnouncements/ucm622715.htm (zuletzt 02.01.2019) [EBM Ia]

[29] Knowles CH, Horrocks EJ, Bremner SA et al.: CONFIDeNT study group. Percutaneous tibial nerve stimulation versus sham electrical stimulation for the treatment of faecal incontinence in adults (CONFIDeNT): a double-blind, multicentre, pragmatic, parallel-

[30] Alhazmi H, Trbay M, Alqarni N et al.: Long-term results using a transanal irrigation system (Peristeen®) for treatment of stool incontinence in children with myelomeningocele. J Pediatr Urol 2018; pii: S1477–5131(18)30476-5. doi: 10.1016/j.jpurol.2018.08.013. [EBM III]

[31] Mazor Y, Ejova A, Andrews A et al.: Long-term outcome of anorectal biofeedback for treatment of fecal incontinence. Neurogastroenterol Motil 2018; 1:e 13389. doi: 10.1111/nmo.13389. [EBM III]

[32] Danielson J, Karlbom U, Wester T et al.: Long-Term Outcome after Dynamic Graciloplasty for Treatment of Persistent Fecal Incontinence in Patients with Anorectal Malformations. Eur J Pediatr Surg 2018; doi: 10.1055/s-0038-1641599. [EBM III]

group, randomised controlled trial. Lancet 2015; 386: 1640–1648. [EBM Ib]

[33] Duelund-Jakobsen J, Laurberg S, Lundby L. The functional outcome of sacral nerve stimulation for faecal incontinence can be improved by using lead model 3889 and a standardized implantation technique. Colorectal Dis 2018; 20: O152–O157. [EBM IIb]

[34] Croese AD, Whiting S, Vangaveti VN et al.: Using sacral nerve modulation to improve continence and quality of life in patients suffering from low anterior resection syndrome. ANZ J Surg 2018; 88: E787–E791. [EBM EBM IIb]

[35] McAlees E, Vollebregt PF, Stevens N et al.: Efficacy and mechanism of sub-sensory sacral (optimised) neuromodulation in adults with faecal incontinence: study protocol for a randomised controlled trial. Trials 2018; 19: 336. [EBM Ib]

Madoff RB, Laurberg S, Lehur P et al. Surgery for fecal Incontinence. In: Abrams P, Cordozo L, Khoury S, Wein A (eds.) ICUD-EAU: 5th International Consultation on Incontinence, Paris, 2012; S 1488–1526. [EBM IV]

1.4 Was gibt es Neues in der Leberchirurgie?

F. Bartsch, H. Lang

1 Operationsplanung und technische Hilfsmittel

Für die Planung und Durchführung von Leberresektionen stehen inzwischen einige technische Hilfsmittel wie angepasste Bildgebungen mit oder ohne anschließende dreidimensionale Rekonstruktion, 3D-Drucke der Leber, digitale Resektionssimulationen oder intraoperative Navigation zur Verfügung. In einer interessanten Arbeit aus China untersuchen Yang und Kollegen die Zeit, welche Assistenzärzte zur genauen Tumorlokalisation und Resektionsplanung anhand einer hochauflösenden Computertomographie, einer virtuellen 3D-Rekonstruktion sowie anhand von 3D-Drucken (von 4 Patienten mit unterschiedlichen Tumorlokalisationen) benötigten [27]. 55 Assistenzärzte wurden gleichermaßen auf die 3 zuvor genannten Verfahren verteilt und die Lokalisation und Resektionsplanung war signifikant am schnellsten in der Gruppe mit 3D-Modellen, gefolgt von der virtuellen 3D-Rekonstruktion und letztlich der CT. 3D-Modelle scheinen somit besonders Assistenzärzten und sicher auch Studenten bei der Orientierung und beim Verständnis der Leberanatomie hilfreich zu sein. Takamoto und Kollegen verglichen 2 angeglichene Gruppen (jeweils n = 150 nach Matching), wobei der Chirurg in einer Gruppe vor der Operation eine virtuelle Leberresektion durchgeführt hatte und in der zweiten Gruppe nicht [23]. Die intra- und postoperativen Ergebnisse zeigten keine Unterschiede zwischen den Gruppen. Allerdings zeigten sich weniger Patienten mit einem Resektionsrand unter 1 mm in der Gruppe mit zuvor durchgeführter virtueller Resektion. Im 5-Jahres-Gesamt- oder Rezidiv-freien Überleben zeigten sich keine Unterschiede zwischen beiden Gruppen. Somit scheint eine Parenchym-sparende Resektion mit größeren Sicherheitsabständen durch zuvor erfolgte virtuelle Resektion eher gewährleistet, jedoch ohne Einfluss auf das Langzeitergebnis zu erbringen.

Bezüglich der navigierten Leberresektion veröffentlichten Oldhafer und Kollegen ein Review über den aktuellen Stand sowie den Stellenwert in der Zukunft [19]. Während das navigierte Operieren in der Neurochirurgie oder der Wirbelsäulenchirurgie längst standardisiert eingesetzt wird, zeigen sich weiterhin Probleme in der Anwendung an beweglichen und sich während der Operation verändernden Organen wie der Leber. Daher ist in Zukunft diesbezüglich eine Weiterentwicklung erforderlich. Die laparoskopische und Roboter-unterstützte Leberchirurgie wird von der Navigation mit großer Wahrscheinlichkeit am meisten profitieren, da die Leber auch während der Resektion in ihrer Lage kaum verändert wird. Clements und Kollegen widmen sich in einer Analyse an 20 Patienten dem Problem der an einem steifen Modell (zum Beispiel Computertomographie) geplanten navigierten Leberchirurgie [2]. So erfolgte intraoperativ eine zusätzliche Oberflächenerfassung mittels eines optisch registrierten Stilus und nachfolgend ein verblindeter Vergleich der Navigation anhand eines steifen Modells sowie anhand eines intraoperativ erfassten Modells. Hierfür wurde ein Punktesystem benutzt, mit welchem die Operateure die Genauigkeit der Navigation einschätzen. Es zeigte sich, dass ein signifikant besseres Ergebnis für die intraoperativ erfassten Modelle erzielt wurde. Somit ist dies möglicherweise ein erster Schritt zur besseren Anpassung der intraoperativen Gegebenheiten zur Lebernavigation.

Fazit

Dreidimensionale Lebermodelle können besonders unerfahrenen Chirurgen beim Verständnis der Leberanatomie und der genauen Tumorlokalisation helfen. Die navigierte Leberchirurgie stagniert etwas, da anhand der Planung an steifen CT-Rekonstruktionen die intraoperative Bewegung und Verwringung der Leber zu Inkongruenzen führt. Hier zeichnet sich jedoch eine neue Entwicklung ab, dass das Modell anhand einer zusätzlichen Erfassung der Leberoberfläche intraoperativ angepasst werden kann.

2 Komplikationen – Vermeidung und Therapie

2.1 Blutungskontrolle

Die Blutungskontrolle ist entscheidend in der Leberchirurgie und beeinflusst auch das Langzeitüberleben. Ein niedriger zentral-venöser Druck (ZVD) während der Leberresektion führt durch eine Abnahme des venösen Rückstaus in die Leber zu einem geringen Blutverlust. Zatloukal und Kollegen verglichen in einer randomisiert-kontrollierten Studie an jeweils 17 Patienten eine absolute Flüssigkeitsrestriktion gegen eine relative Volumenumverteilung (z. B. durch Lagerungsmanöver) [28]. Hierbei zeigte sich, dass beide Verfahren gleichermaßen den ZVD und somit den Blutverlust senken, was durch eine zusätzliche Anwendung des Pringle-Manövers nochmal verstärkt wurde. Eine weitere randomisiert-kontrollierte Studie aus Japan von Ueno und Kollegen zielte ebenfalls darauf ab, den ZVD zu senken [24]. Bei 45 Patienten wurde die infrahepatische Vena cava während der Leberresektion geklemmt, bei 45 weiteren nicht. Hierbei zeigte sich ein signifikant niedriger ZVD in der Gruppe mit Ausklemmen der infrahepatischen Vena cava, während der Blutverlust, Morbidität und laborchemische Untersuchungen allerdings zwischen beiden Gruppen nicht signifikant differierten. Lediglich in einer HCC-Subgruppe führte das Ausklemmen zu einem signifikant geringeren Blutverlust.

Eine weitere Arbeit aus Japan von Kawasaki und Kollegen vergleicht multizentrisch anhand einer randomisiert-kontrollierten nicht-Unterlegenheit-Studie die Effizienz von TachoComb® (mit Aprotinin) und seinem Nachfolger TachoSil® (ohne Aprotinin) hinsichtlich ihrer hämostatischen Wirkung an der Resektionsfläche [10]. In beiden Gruppen (jeweils 53 Patienten) zeigte sich bei allen Patienten eine vollständige Blutstillung 5 Minuten nach Applikation, sodass TachoSil® als gleichwertig anzusehen ist. Eine interessante Metaanalyse zur Wirksamkeit Träger-gebundener Fibrin-Kleber (CBFS = carrier-bound fibrin sealant; schließt u. a. TachoSil ein) von Brustia und Kollegen zeigt, dass durch die Benutzung von CBFS zwar die Zeit bis zur Blutstillung geringer ist, hierdurch jedoch weder die Häufigkeit von Bluttransfusionen noch die von Komplikationen wie Galle-Leckagen oder postoperativer Abszesse reduziert werden [1].

Chen und Kollegen verglichen ebenfalls randomisiert-kontrolliert an jeweils 43 Patienten den Goldstandard der Leberdissektion, die Clampcrush-Methode, mit dem Einsatz der BiClamp-Klemme (Erbe Elektromedizin). Weder der totale intraoperative Blutverlust noch der Blutverlust pro Resektionsfläche waren hierbei signifikant unterschiedlich. Darüber hinaus waren auch die Transektionsgeschwindigkeit, die Notwendigkeit von Bluttransfusionen, Morbidität, die Länge und Kosten des Krankenhausaufenthaltes sowie die funktionelle Regeneration der Leber vergleichbar in beiden Gruppen. Somit zeigte sich zumindest kein Nachteil der BiClamp-Klemme.

Fazit

Die Senkung des zentralvenösen Druckes führt zu einem geringeren Blutverlust. Hierbei spielt es keine Rolle, ob die Senkung durch eine Volumenrestriktion oder eine relative Volumen-Umverteilung erzielt wird. Auch ein Ausklemmen der Vena cava inferior während der Leberresektion senkt die Vorlast und somit den zentralvenösen Druck, wobei hier nur in Subgruppen auch eine Senkung des Blutverlustes zur Darstellung kam. Während TachoSil® gleichermaßen wirksam ist wie sein Vorgänger TachoComb®, kann jedoch durch die Applikation von Träger-gebundenen Fibrin-Klebern weder der Blutverlust noch die Komplikationsrate gesenkt werden. Der Einsatz der BiClamp-Klemme zur Leberdissektion zeigt weder Vor- noch Nachteile im Vergleich zur Clamp-crush-Methode.

2.2 Postoperative Leberfunktion

Eine Hyperbilirubinämie kann ein erster Hinweis auf eine postoperative Leberinsuffizienz sein. Huang und Kollegen haben im Rahmen einer randomisiert-kontrollierten Studie den Einsatz von Glucocorticoiden bei Patienten untersucht, welche nach Leberresektion eine Hyperbilirubinämie entwickelten [9]. In zwei Armen mit jeweils 38 Patienten bekam eine Gruppe in den ersten 3 Tagen nach Diagnose 10 mg, 10 mg und 5 mg Dexamethason intravenös, sofern innerhalb 7 Tagen postoperativ eine Hyperbilirubinämie auftrat. In der Kontrollgruppe erfolgte eine Standardtherapie ohne Glucocorticoide. Es konnte gezeigt werden, dass der Median der Zeit bis zur Erholung von der Hyperbilirubinämie in den ersten 3 Tagen nach Randomisierung in der Glucocorticoid-Gruppe signifikant schneller war und die Bilirubin-Werte signifikant niedriger waren. Unterschiede in der Entwicklung eines Leberversagens, der Länge des Krankenhausaufenthaltes oder der Kosten zeigten sich hierbei jedoch nicht.

Fazit

Während der Einsatz von Dexamethason bei einer postoperativen Hyperbilirubinämie zu einer schnelleren Normalisierung des Bilirubinwertes führt, kann hierdurch jedoch kein Unterschied in Sachen Morbidität oder ökonomischen Aspekten erzielt werden.

2.3 Antimikrobielle Prophylaxe nach Anlage biliodigestiver Anastomosen

Zwei Arbeiten aus Japan bearbeiteten die antimikrobielle Therapie/Prophylaxe bei Patienten, welche eine biliodigestive Anastomose im Rahmen einer Leberresektion oder einer Pankreasresektion erhielten. Okamura und Kollegen gingen in einer randomisiert-kontrollierten Studie der Frage nach, ob eine perioperative antimikrobielle Therapie, basierend auf präoperativen Kulturen aus dem Gallengang, die Häufigkeit von Infektionen im Operationsgebiet senkt [18]. Eine Gruppe (n = 62) erhielt eine gezielte antimikrobielle Therapie gemäß den Abstrichen und eine zweite Gruppe (n = 62) eine standardisierte Therapie mit Cefmetazol. Hierbei zeigten sich in der Studiengruppe bei 27 der 62 Patienten (43,5 %) signifikant weniger Infektionen als in der standardisierten Gruppe mit 44 von 62 Patienten (71 %; p = 0,002). Sugawara und Kollegen beschäftigten sich mit der Dauer einer notwendigen antimikrobiellen Prophylaxe [22] nach Leberresektion mit gleichzeitiger Anlage einer biliodigestiven Anastomose. Die Prophylaxe wurde hierbei an die präoperativen Abstriche angepasst und entweder für 2 oder 4 Tage (beide Gruppen jeweils n = 43) postoperativ appliziert. Beide Gruppen zeigten vergleichbare chirurgische Variablen und auch ein ähnliches Keimspektrum. Die Rate an infektiösen Komplikationen war ebenso vergleichbar zwischen beiden Gruppen wie die Ausbildung eines postoperativen SIRS oder die Länge des Krankenhausaufenthaltes. Typ-3a-Komplikationen oder höher (Dindo-Clavien-Klassifikation [3]) waren etwas häufiger in der 4-Tage-Gruppe (67,4 vs. 53,5 %), ohne Signifikanz zu erreichen. Insgesamt erscheint laut den Autoren somit eine antimikrobielle Prophylaxe für 2 Tage als ausreichend.

Fazit

Eine an präoperativ gewonnene Antibiogramme angepasste antimikrobielle Prophylaxe nach Anlage einer biliodigestiven Anastomose hilft postoperativen infektiösen Komplikationen vorzubeugen. Hierbei erscheint eine Prophylaxe für 2 Tage ausreichend zu sein.

2.4 Komplikationsscores

In einer Arbeit aus Italien beschäftigen sich Donadon und Kollegen mit der Erstellung eines Risk-Scores zur Vorhersage von postoperativen Komplikationen in der Leberchirurgie [4]. In einer multivariaten Analyse an 240 Patienten zeigten sich eine Major-Resektion, Lebersteifigkeit ≥ 9,7 kPa, ein BILCHE-Score ≥ 2 (eine Kombination aus Bilirubin und Cholinesterase) sowie das Vorhandensein von Ösophagusvarizen als unabhängige Prädiktoren für Komplikationen. Hieraus wurde ein 10-Punkte-Risiko-Score erstellt und dieser an 100 weiteren Patienten validiert. Hierbei zeigte sich, dass bei einem Score ≤ 4 praktisch keine Komplikationen auftreten, während Patienten mit einem Score ≥ 7 signifikant häufiger in bis zu 54 % der Fälle Komplikationen erlitten (p < 0,001). Zusammenfassend scheint es mit diesem Score möglich, postoperative Komplikationen vorherzusagen.

3 ERAS in der Leberchirurgie

Enhanced recovery after surgery (ERAS) oder auch fast-track-Strategien werden vermehrt in wissenschaftlichen Untersuchungen berücksichtigt. Auch in der Leberchirurgie finden sich in der aktuellen Literatur vermehrt Studien oder Untersuchungen zu diesem Thema. Zhao und Kollegen befassten sich in ihrem systematischen Review und Metaanalyse mit der Morbidität und der Länge des Krankenhausaufenthaltes bei Patienten nach Leberresektion, welche ein ERAS-Programm durchliefen [29]. Sieben randomisiert-kontrollierte Studien mit insgesamt 996 Patienten wurden identifiziert. Die Zeit des Krankenhausaufenthaltes sowie die Zeit bis zur beginnenden Darmperistaltik waren in der ERAS-Gruppe signifikant kürzer. Ebenfalls signifikant niedriger war die Anzahl an Komplikationen. Bisher gibt es keine spezifische ERAS-Leitlinie für die Leberchirurgie und die Autoren kommen aufgrund der Ergebnisse zu dem Schluss, dass eine Erstellung sinnvoll wäre.

Eine randomisiert-kontrollierte Studie von Ni und Kollegen beschäftigte sich mit einer frühen forcierten Mobilisierung nach Leberresektion [17]. Insgesamt 120 Patienten wurden 1 : 1 in zwei Gruppen randomisiert, von welchen eine verstärkt mobilisiert wurde und die andere nicht. Besonders die Zeit bis zur Erholung der gastrointestinalen Funktion sowie die Länge des Krankenhausaufenthaltes waren signifikant kürzer in der Gruppe mit forcierter Mobilisierung. Bezüglich postoperativer Komplikationen zeigte sich hingegen kein signifikanter Unterschied. Die Autoren fassen zusammen, dass eine forcierte postoperative Mobilisierung sicher durchführbar und sinnvoll ist. Sowohl die Schmerzen der Patienten als auch die ökonomische Belastung sind niedriger, das Allgemeinbefinden des Patienten insgesamt besser. Die Arbeitsbelastung der Pflege wird ebenfalls gesenkt und es kommt zu einer deutlich schnelleren Erholung, was wiederum die Zufriedenheit der Patienten steigert.

Maffei und Kollegen untersuchen in einer randomisiert-kontrollierten Studie eine frühzeitige Rehabilitation auf der Intensivstation bei Patienten nach Lebertransplantation [14]. An zwei Gruppen mit jeweils 20 Patienten erfolgte einerseits eine gewöhnliche Therapie mit einer physiotherapeutischen Behandlung und andererseits eine intensive Therapie mit zweimaliger Behandlung pro Tag. Die primären Ziele waren die Akzeptanz durch die Patienten, gemessen an negativen Ereignissen während der Behandlung, und die Machbarkeit, gemessen an abgebrochenen Behandlungen. In beiden Gruppen zeigten sich nur sehr geringe Anteile von negativen Ereignissen (jeweils unter 1,5 %). Eine eigenständige Mobilisation an die Bettkante war in der intensiven Behandlungsgruppe ebenso signifikant früher zu verzeichnen wie eine Wiederherstellung der gastrointestinalen Funktion. Die Länge des Aufenthaltes auf der Intensivstation war nicht signifikant unterschiedlich, allerdings durchschnittlich kürzer in der intensiven Behandlungsgruppe. Eine frühzeitige, intensivierte Rehabilitation bei Patienten nach Lebertransplantation wird gut toleriert und ist sicher durchführbar. Patienten waren schneller in der Lage, sich eigenständig zu mobilisieren und tendenziell war die Zeit auf der Intensivstation kürzer.

Eine ähnliche prospektiv-randomisierte Studie beschäftigt sich mit der Auswirkung multimodaler fast-track-Chirurgie bei Lebertransplantationen auf die postoperativen Ergebnisse [20]. Insgesamt 128 Patienten wurden in eine fast-track-Gruppe (n = 54) und eine nicht-fast-track-Gruppe (n = 74) aufgeteilt bei vergleichbaren demographischen und klinischen Charakteristiken. Primäre Endpunkte waren die Länge des Intensiv- sowie des Krankenhausaufenthaltes. Der mediane Intensivaufenthalt war mit 2 Tagen in der fast-track-Gruppe signifikant kürzer als in der nicht-fast-track-Gruppe mit 5 Tagen. Auch der Krankenhausaufenthalt war signifikant kürzer. Es ergaben sich keine Unterschiede in postoperativen Komplikationen, Wiederaufnahmen oder der postoperativen Mortalität. Die Autoren kommen zu dem Schluss, dass fast-track-Konzepte effektiv sind und auch bei Patienten Anwendung finden können oder sollten, welche einer Lebertransplantation unterzogen werden.

Fazit

Sowohl nach Leberresektion als auch -transplantation profitieren Patienten von ERAS-Strategien und frühzeitiger Mobilisation. Hierdurch können der Krankenhausaufenthalt bzw. der Aufenthalt auf Intensivstation deutlich verringert werden.

4 ALPPS

Association of liver partition and portal vein ligation for staged hepatectomy (ALPPS) ist aktuell eines der oder vermeintlich das am stärksten untersuchte Thema im Bereich der Leberchirurgie. Im Rahmen des 12. Kongresses der Europäisch-Afrikanischen Hepato-Pankreatiko-Biliären Gesellschaft (E-AHPBA) im Jahr 2017 fand ein Symposium „10 Jahre ALPPS" statt [12]. Die Grundlage zur erfolgreichen Durchführung ist eine genaue Kenntnis der Anatomie sowie ihrer Varianten. In fibrotisch oder zirrhotisch veränderter Leber ist mit einer geringeren Hypertrophie zu rechnen als bei gering oder unverändertem Parenchym. Um den ersten Schritt des ALPPS sicherer und weniger invasiv zu gestalten, wurden diverse Modifikationen wie der partielle, mini- oder laparoskopische ALPPS entwickelt. Prospektiv randomisierte Daten zeigen, dass die Morbidität und Mortalität mit der konventionellen zweizeitigen Leberresektion vergleichbar sind. Die Autoren fassen zusammen, dass ALPPS zwar inzwischen etabliert ist, jedoch weitere Daten notwendig sind, um die Indikation und technische Aspekte weiter zu spezifizieren.

Darüber hinaus sind Langzeitergebnisse erforderlich, um den Stellenwert von ALPPS für initial nicht-resektable Lebertumore zu definieren. In einer skandinavischen randomisiert-kontrollierten multizentrischen Studie gehen Sandström und Kollegen der Frage nach, ob ALPPS die Resektionsraten im Vergleich zur zweizeitigen Leberresektion (TSH) mit Pfortaderembolisation zu erhöhen vermag [21]. 97 Patienten mit kolorektalen Lebermetastasen und einem zukünftigen Restlebervolumen von weniger als 30 % wurden eingeschlossen. Während die Resektionsrate in der ALPPS-Gruppe (n = 48) mit 92 % sehr hoch war, wurde in der TSH-Gruppe eine signifikant niedrigere Rate von 57 % erreicht. Unterschiede in der Häufigkeit von Morbidität, Mortalität oder R0-Resektionsraten wurden nicht beobachtet. Diese Daten differieren zu einer Metaanalyse von Moris und Kollegen [15]. Aus 9 Studien konnten insgesamt 657 Patienten mit grenzwertig oder nicht-resektablen kolorektalen Lebermetastasen untersucht werden. Bei vergleichbarem finalem postoperativem Leberrestvolumen zeigte sich eine deutlich stärkere Hypertrophie in der ALPPS-Gruppe. Das zweizeitige Vorgehen hatte eine signifikant niedrigere Rate an Gesamt- und schwerwiegender Morbidität bei insgesamt vergleichbarem Langzeitüberleben.

Enne und Kollegen zeigen an einer Analyse von 20 Patienten aus dem internationalen ALPPS-Register mit gescheiterter Hypertrophie nach Pfortaderembolisation, dass nach Durchführung des ALPPS eine Hypertrophie von durchschnittlich 88 % (23–115 %) erreicht werden konnte, ohne 90-Tage-Mortalität [5]. ALPPS ist eine potenzielle Option, auch nach Scheitern der Hypertrophieinduktion durch eine Pfortaderembolisation.

Linecker und Kollegen gehen in einer Analyse des ALPPS-Registers der Frage nach, ob eine Risikoanpassung bei der Indikation und Durchführung von ALPPS erfolgte [13]. Eingeschlossen wurden Zentren, welche mehr als zehn ALPPS in einem Zeitraum ≥ 3 Jahren durchgeführt haben. Das vermutete Mortalitätsrisiko vor Schritt 1 und 2 des ALPPS wurde hierbei für jeden Patienten berechnet und zusätzlich ein Fragebogen über eine Risikoanpassung an die jeweiligen Zentren versandt. An 437 Patienten von 16 Zentren zeigte sich eine Verschiebung der Indikation hin zu kolorektalen

Lebermetastasen (von 53 auf 77 %) bei gleichzeitiger Abnahme von biliären Tumoren (24 auf 9 %). Die 90-Tage-Mortalität sank signifikant von initial 17 auf 4 % im Jahr 2015. Vergleichbar sank auch die Komplikationsrate zwischen Schritt 1 und 2 von 10 auf 3 %. Anhand der Fragebögen zeigte sich, dass eine Risikoanpassung in 80 % der Zentren erfolgte. Das Absinken der 90-Tage-Mortalität war unabhängig assoziiert mit der Risikoanpassung in der Patientenselektion sowie der Nutzung weniger invasiver Techniken in Schritt 1.

Fazit

ALPPS bietet höhere Resektionsraten bei Patienten mit kolorektalen Lebermetastasen und einem zukünftigen Leberrest unter 30 % im Vergleich zur zweizeitigen Resektion. ALPPS kann zudem als Rescue-Verfahren nach gescheiterter Hypertrophieinduktion durch eine Pfortaderembolisation angesehen werden. Zur erfolgreichen Durchführung mit geringer Morbidität und Mortalität ist eine Selektion in der Indikationsstellung sowie eine stetige Risikoanpassung erforderlich. Weitere Studien und Langzeitergebnisse sind notwendig, um die Rolle des ALPPS weiter zu spezifizieren.

5 Laparoskopische Leberchirurgie

Die OSLO-COMET-Studie stellt einen Meilenstein in der laparoskopischen Leberchirurgie dar, da sie erstmals in einer prospektiv-randomisierten Studie zeigen konnte, dass nach laparoskopischer Resektion kolorektaler Lebermetastasen weniger postoperative Komplikationen auftreten bei vergleichbaren onkologischen Ergebnissen [7]. Eine weitere randomisiert kontrollierte Studie von Wong-Lun-Hing und Kollegen hatte zum Ziel, die offene gegen die laparoskopische links-laterale Leberresektion innerhalb eines ERAS-Programmes zu vergleichen, wurde allerdings aufgrund schlechter Rekrutierung gestoppt, sodass letztlich keine konklusiven Ergebnisse erzielt werden konnten [25]. Im Rahmen einer sekundären Analyse von Daten einer prospektiv-randomisierten Studie (CSGO-HPB-004) untersuchen Kobayashi und Kollegen vor allem die Kurzzeitergebnisse und die Morbidität anhand 786 Patienten, welche entweder einer offenen (n = 543) oder einer laparoskopischen Leberresektion (n = 237) unterzogen wurden [11]. In die laparoskopische Gruppe wurden hierbei vor allem Patienten mit eingeschränkter Leberfunktion und geringerem Resektionsausmaß eingeschlossen. Die Analysen zeigten schließlich einen geringeren Blutverlust sowie eine geringere Inzidenz von Komplikationen, allerdings eine längere Operationszeit für die laparoskopische Gruppe. Weniger Galleleckagen, geringerer Blutverlust und ein kürzerer Krankenhausaufenthalt waren ebenfalls in der laparoskopischen Gruppe zu verzeichnen. Die Ergebnisse dieser sekundären Analyse sind schwer zu interpretieren, da das geringere Resektionsausmaß in der laparoskopischen Gruppe die Ergebnisse vermutlich deutlich beeinflusst.

Bezüglich technischer Aspekte zeigen eigene Daten, dass vor allem die Lagerung und Trokar-Positionierung entscheidend sind für die erfolgreiche laparoskopische Leberchirurgie [8]. Ein restriktives Volumenmanagement und das Pringle-Manöver können hilfreich sein, um den intraoperativen Blutverlust zu reduzieren. Aus der offenen Leberchirurgie adaptierte Resektionsverfahren wie zum Beispiel mit dem Cavitron Ultrasound Surgical Aspirator (CUSA^{TM}) ermöglichen auch in der laparoskopischen Leberchirurgie eine sichere Parenchymdissektion auch nahe großer Blutgefäße dank minimaler vaskulärer Schädigung. Somit sind auch komplexe Leberresektionen laparoskopisch durchführbar.

Fazit

Aktuell finden sich wenige aussagekräftige neue Studien zur laparoskopischen Leberchirurgie. Diese haben entweder Probleme bei der Rekrutierung oder sie vergleichen Gruppen mit unterschiedlichen Resektionsausmaßen, was die abschließende Bewertung der Ergebnisse deutlich erschwert. Trotzdem sind auch komplexe Leberresektionen laparoskopisch durchführbar, wenn Faktoren wie eine gute Lagerung, Trokar-Positionierung, die Nutzung eines restriktiven Volumenmanagements, das Pringle-Manöver oder auch technische Hilfsmittel wie dem CUSA berücksichtigt werden.

6 Hepatozelluläres Karzinom: Ablation versus Resektion, anatomisch versus nicht-anatomisch

An dieser Stelle soll nur kurz auf die Behandlung hepatozellulärer Karzinome (HCC) eingegangen werden. Allerdings gibt es erwähnenswerte Vergleiche zwischen Ablation und Resektion sowie anatomischen und nicht-anatomischen Resektionen. So vergleichen Xu und Kollegen in einer Metaanalyse randomisiert-kontrollierter Studien die Radiofrequenz-Ablation (RFA) mit der Resektion bei kleinen HCC [26]. Primärer Endpunkt war das Gesamtüberleben. Weitere sekundäre Endpunkte waren die Rezidivrate, Komplikationsrate und die Dauer des Krankenhausaufenthaltes. Aus insgesamt 5 Studien konnten 742 Patienten eingeschlossen werden. Das Gesamtüberleben war nach 1 und 3 Jahren vergleichbar. Ein signifikanter Unterschied zeigte sich jedoch beim 5-Jahres-Überleben, wo die Resektionsgruppe deutlich überlegen war, wobei eine sequenzielle Studienanalyse aufzeigt, dass die Aussagekraft dieses Ergebnisses eingeschränkt ist. Die Rezidivrate war in der RFA-Gruppe signifikant erhöht, der Krankenhausaufenthalt signifikant kürzer. Auch die Komplikationsrate war in der RFA-Gruppe geringer. Die Autoren fassen zusammen, dass weitere Studien notwendig sind und die Indikation zur RFA als primäre Therapie bei resektablem Tumor unklar bleibt.

Eine weitere randomisiert-kontrollierte Studie testet die Hypothese, ob die RFA gegenüber der Resektion bei HCC in frühen Stadien (innerhalb der Mailand-Kriterien; ein Herd unter 5 cm oder 3 Herde unter 3 cm) überlegen ist [16]. In zwei Gruppen mit jeweils 109 Patienten und vergleichbaren demographischen und klinischen Charakteristiken wurde die RFA gegen die Resektion auf Rezidivrate und Gesamtüberleben untersucht. Die Behandlungsdauer und der Krankenhausaufenthalt waren in der RFA-Gruppe kürzer bei vergleichbarer Morbidität und Mortalität. Sowohl die Rezidivrate, das Gesamt- oder Rezidiv-freie Überleben waren nicht signifikant unterschiedlich zwischen beiden Gruppen. Somit zeigt sich keine Überlegenheit der RFA bezüglich des primären Endpunktes.

Feng und Kollegen vergleichen in einer weiteren randomisiert-kontrollierten Studie die Auswirkung von anatomischen oder nicht-anatomischen Resektionen auf das Rezidiv-freie Überleben nach 2 Jahren [6]. Sekundäre Endpunkte waren die Morbidität, die Zeit bis zum ersten Rezidiv sowie das 1-, 3- und 5-Jahres-Gesamt- und Rezidiv-freie Überleben. Signifikant größere Sicherheitsabstände (≥ 2 cm) wurden in der Gruppe der anatomischen Resektionen (n = 52) gegenüber den nicht-anatomischen Resektionen (n = 53) erzielt. Die Komplikationsrate war vergleichbar. Die 2-Jahres-Rezidivrate war in der Gruppe der anatomischen Resektion mit 30 % deutlich geringer als in der Gruppe der nicht-anatomischen Resektionen (59 %). Die mediane Zeit zum ersten Lokalrezidiv war mit 53 Monaten in der anatomischen Gruppe ebenfalls deutlich länger gegenüber 10 Monaten bei den nicht-anatomischen Resektionen. Das 1-, 3- und 5-Jahres-Gesamtüberleben waren vergleichbar.

Fazit

Zwar ist die RFA weniger invasiv, führt jedoch in einer Metaanalyse zu einer höheren Rezidivrate und einem schlechteren Fünfjahresüberleben beim HCC im Vergleich zur Resektion. Bei Patienten innerhalb der Mailand-Kriterien zeigen sich vergleichbare Ergebnisse zwischen RFA und Resektion. Nach anatomischen Resektionen treten Lokalrezidive seltener und später als nach nicht-anatomischen Resektionen auf.

Literatur

[1]   Brustia R, Granger B, Scatton O: An update on topical haemostatic agents in liver surgery: systematic review and meta analysis. J Hepatobiliary Pancreat Sci 2016; 23 (10): 609–621. [EBM Ia]

[2] Clements LW, Collins JA, Weis JA et al.: Deformation correction for image guided liver surgery: An intraoperative fidelity assessment. Surgery 2017; 162 (3): 537–547. [EBM III]

[3] Dindo D, Demartines N, Clavien PA: Classification of surgical complications: a new proposal with evaluation in a cohort of 6336 patients and results of a survey. Ann Surg 2004; 240 (2): 205–213. [EBM IIa]

[4] Donadon M, Fontana A, Palmisano A et al.: Individualized risk estimation for postoperative morbidity after hepatectomy: the Humanitas score. HPB (Oxford) 2017; 19 (10): 910–918. [EBM IIb]

[5] Enne M, Schadde E, Bjornsson B et al.: ALPPS as a salvage procedure after insufficient future liver remnant hypertrophy following portal vein occlusion. HPB (Oxford) 2017; 19 (12): 1126–1129. [EBM III]

[6] Feng X, Su Y, Zheng S et al.: A double blinded prospective randomized trial comparing the effect of anatomic versus non-anatomic resection on hepatocellular carcinoma recurrence. HPB (Oxford) 2017; 19 (8): 667–674. [EBM Ib]

[7] Fretland AA, Dagenborg VJ, Bjornelv GMW et al.: Laparoscopic Versus Open Resection for Colorectal Liver Metastases: The OSLO-COMET Randomized Controlled Trial. Ann Surg 2018; 267 (2): 199–207. [EBM Ib]

[8] Heinrich S, Mittler J, Tripke V, Lang H: Technical aspects of laparoscopic liver surgery: Transfer from open to laparoscopic liver surgery. Chirurg 2018; 89 (12): 984–992. [EBM III]

[9] Huang C, Zhu XD, Shi GM et al.: Dexamethasone for postoperative hyperbilirubinemia in patients after liver resection: An open-label, randomized controlled trial. Surgery 2019; 165 (3): 534–540. [EBM Ib]

[10] Kawasaki S, Origasa H, Tetens V, Kobayashi M: Comparison of TachoSil and TachoComb in patients undergoing liver resection – a randomized, double-blind, non-inferiority trial. Langenbecks Arch Surg 2017; 402 (4): 591–598. [EBM Ib]

[11] Kobayashi S, Fukui K, Takeda Y et al.: Short-term outcomes of open liver resection and laparoscopic liver resection: Secondary analysis of data from a multicenter prospective study (CSGO-HBP-004). Ann Gastroenterol Surg 2018; 2 (1): 87–94. [EBM IIa]

[12] Lang H, de Santibanes E, Schlitt HJ et al.: 10th Anniversary of ALPPS-Lessons Learned and quo Vadis. Ann Surg 2019; 269 (1): 114–119. [EBM IV]

[13] Linecker M, Bjornsson B, Stavrou GA et al.: Risk Adjustment in ALPPS Is Associated With a Dramatic Decrease in Early Mortality and Morbidity. Ann Surg 2017; 266 (5): 779–786. [EBM III]

[14] Maffei P, Wiramus S, Bensoussan L et al.: Intensive Early Rehabilitation in the Intensive Care Unit for Liver Transplant Recipients: A Randomized Controlled Trial. Arch Phys Med Rehabil 2017; 98 (8): 1518–1525. [EBM Ib]

[15] Moris D, Ronnekleiv-Kelly S, Kostakis ID et al.: Operative Results and Oncologic Outcomes of Associating Liver Partition and Portal Vein Ligation for Staged Hepatectomy (ALPPS) Versus Two-Stage Hepatectomy (TSH) in Patients with Unresectable Colorectal Liver Metastases: A Systematic Review and Meta-Analysis. World J Surg 2018; 42 (3): 806–815. [EBM Ia]

[16] Ng KKC, Chok KSH, Chan ACY et al.: Randomized clinical trial of hepatic resection versus radiofrequency ablation for early-stage hepatocellular carcinoma. Br J Surg 2017; 104 (13): 1775–1784. [EBM Ib]

[17] Ni CY, Wang ZH, Huang ZP et al.: Early enforced mobilization after liver resection: A prospective randomized controlled trial. Int J Surg 2018; 54 (Pt A): 254–258. [EBM Ib]

[18] Okamura K, Tanaka K, Miura T et al.: Randomized controlled trial of perioperative antimicrobial therapy based on the results of preoperative bile cultures in patients undergoing biliary reconstruction. J Hepatobiliary Pancreat Sci 2017; 24 (7): 382–393. [EBM Ib]

[19] Oldhafer KJ, Peterhans M, Kantas A et al.: Navigated liver surgery: Current state and

importance in the future. Chirurg 2018; 89 (10): 769–776. [EBM IV]

[20] Rao JH, Zhang F, Lu H et al.: Effects of multimodal fast-track surgery on liver transplantation outcomes. Hepatobiliary Pancreat Dis Int 2017; 16 (4): 364–369. [EBM Ib]

[21] Sandstrom P, Rosok BI, Sparrelid E et al.: ALPPS Improves Resectability Compared With Conventional Two-stage Hepatectomy in Patients With Advanced Colorectal Liver Metastasis: Results From a Scandinavian Multicenter Randomized Controlled Trial (LIGRO Trial). Ann Surg 2018; 267 (5): 833–840. [EBM Ib]

[22] Sugawara G, Yokoyama Y, Ebata T et al.: Duration of Antimicrobial Prophylaxis in Patients Undergoing Major Hepatectomy With Extrahepatic Bile Duct Resection: A Randomized Controlled Trial. Ann Surg 2018; 267 (1): 142–148. [EBM Ib]

[23] Takamoto T, Sano K, Hashimoto T et al.: Practical Contribution of Virtual Hepatectomy for Colorectal Liver Metastases: a Propensity-Matched Analysis of Clinical Outcome. J Gastrointest Surg. 2018;22(12):2037-44. [EBM IIa]

[24] Ueno M, Kawai M, Hayami S, Hirono S et al.: Partial clamping of the infrahepatic inferior vena cava for blood loss reduction during anatomic liver resection: A prospective, randomized, controlled trial. Surgery 2017; 161 (6): 1502–1513. [EBM Ib]

[25] Wong-Lun-Hing EM, van Dam RM, van Breukelen GJ et al.: Randomized clinical trial of open versus laparoscopic left lateral hepatic sectionectomy within an enhanced recovery after surgery programme (ORANGE II study). Br J Surg 2017; 104 (5): 525–535. [EBM Ib]

[26] Xu XL, Liu XD, Liang M, Luo BM: Radiofrequency Ablation versus Hepatic Resection for Small Hepatocellular Carcinoma: Systematic Review of Randomized Controlled Trials with Meta-Analysis and Trial Sequential Analysis. Radiology 2018; 287 (2): 461–472. [EBM Ia]

[27] Yang T, Lin S, Xie Q et al.: Impact of 3D printing technology on the comprehension of surgical liver anatomy. Surg Endosc 2019, 33 (2): 411–417. [EBM III]

[28] Zatloukal J, Pradl R, Kletecka J et al.: Comparison of absolute fluid restriction versus relative volume redistribution strategy in low central venous pressure anesthesia in liver resection surgery: a randomized controlled trial. Minerva anestiesiologica 2017; 83 (10): 1051–1060. [EBM Ib]

[29] Zhao Y, Qin H, Wu Y, Xiang B: Enhanced recovery after surgery program reduces length of hospital stay and complications in liver resection: A PRISMA-compliant systematic review and meta-analysis of randomized controlled trials. Medicine (Baltimore) 2017; 96 (31): e7628. [EBM Ia]

1.5 Was gibt es Neues in der Pankreaschirurgie?

B. W. Renz, J. G. D'Haese, J. Werner

1 Pankreatitis

1.1 Akute Pankreatitis

In der Vergangenheit konnte in der randomisiert-kontrollierten PANTER-Studie gezeigt werden, dass bzgl. einer notwendigen Nekrosektomie bei der infizierten akut nekrotisierenden Pankreatitis der minimal-invasive „step-up-approach" zu weniger Komplikationen, Organversagen und niedrigeren Kosten führt als die primär-offene Nekrosektomie [37]. Unklar blieb bis dato, ob die Vorteile des minimal-invasiven „step-up approaches" auch langfristig nachzuweisen sind oder ob aufgrund der weniger radikalen Fokussanierung im Verlauf mehr Komplikationen auftreten bzw. häufiger Re-Interventionen notwendig werden. Um dieser Frage nachzugehen wurde nun ein Langzeit-Follow-up durchgeführt [17]. Von den n = 88 in den PANTER-Trial eingeschlossenen Patienten waren 15 bereits innerhalb der ersten 6 Monate verstorben (Step-up: n = 8/Offen: n = 7). Die Langzeitnachuntersuchung wurde bei den 73 zum Studienende noch lebenden Patienten (Step-up: n = 35, Offen: n = 38) nach 86±11 Monaten durchgeführt und beinhaltete neben dem ursprünglichen Composit-Endpunkt (Tod und Major-Komplikation), Daten zu Re-Interventionen, zu exokriner und endokriner Insuffizienz, zu Lebensqualität und zu Schmerzen. Von Studienbeginn bis zum Ende des Langzeit-Follow-ups waren n = 19 (44 %) Patienten in der Step-up-Gruppe und n = 33 (73 %) Patienten nach primär-offener Nekrosektomie verstorben oder hatten Major-Komplikationen erlitten ($p = 0{,}005$). Im Langzeitverlauf verstarben insgesamt n = 7 Patienten (Step-up: n = 5/Offen: n = 2). Allerdings war jeweils nur 1 Todesfall mit einer Pankreatitis assoziiert. Die Notwendigkeit späterer interventioneller Drainagen (Step-up: n = 4/Offen: n = 5), Nekrosektomien (keine) und anderer Pankreaseingriffe (Step-up: n = 4/Offen: n = 2) unterschied sich nicht signifikant zwischen den Gruppen. Die im Langzeit-Follow-up beobachteten persistierenden Pankreasfisteln (n = 5) traten allerdings alle in der Step-up-Gruppe auf, davon n = 4 nach Durchführung einer retroperitonealen Nekrosektomie. Bei jeweils 2 dieser Fälle wurde eine endoskopische retrograde Cholangiopankreatikographie mit Stent-Einlage oder eine Operation erforderlich. Narbenhernien (Step-up: 23 % vs. Offen: 53 %; $p = 0{,}004$) und eine exokrine Insuffizienz (Step-up: 29 % vs. Offen: 56 %; $p = 0{,}03$) traten nach Step-up signifikant seltener, eine endokrine Insuffizienz (Step-up: 40 % vs. Offen: 64 %; $p = 0{,}05$) tendenziell seltener auf. Hinsichtlich rezidivierender akuter und chronischer Pankreatitiden, Schmerzen und Lebensqualität zeigten sich keine Unterschiede. Die Autoren folgern, dass auch im Langzeitverlauf ein „step-up approach" der primär-offenen Nekrosektomie in der Behandlung der akut-nekrotisierenden Pankreatitis überlegen ist und es nach Step-up nicht zum häufigeren Auftreten interventionspflichtiger Komplikationen kommt. Dies ist insbesondere relevant, weil beim Step-up insgesamt 35 % der Patienten durch alleinige interventionelle Drainage initial effektiv behandelt werden konnten und nur 2 dieser Patienten im Langzeitverlauf eine Operation benötigten. Es darf gefolgert werden, dass bei akut nekrotisierender Pankreatitis eine Step-up-Strategie empfohlen werden kann. Unklar bleibt, welche Strategie (endoskopisch oder minimal-invasiv) dann gewählt werden sollte. Sicherlich muss die Technik der Nekrosektomie dann individuell an den Patienten und die eigene Praxis angepasst werden.

Wie bereits im vergangen Jahr erwähnt, wurden die Ergebnisse des TENSION-Trials der Dutch Pancreatitis Study Group mit Spannung erwartet [34]. In dieser Studie wurden eine endoskopische Drainage gefolgt von endoskopischer Nekrosektomie mit einer perkutanen Drainagenanlage und nachfolgender Video-assistierter retroperitonealer Nekrosektomie (minimal-invasive Chirurgie) verglichen. In dieser multizentrisch-randomisierten Studie wurden zwischen September 2011 und Januar 2015, n = 98 Patienten aus 19 niederländischen Kliniken mit extrapankreatischen Nekrosen eingeschlossen und entweder in die endoskopische (n = 51) oder die minimal-invasive chirurgische (MIC) Gruppe (n = 47) randomisiert. Es zeigte sich kein Unterschied zwischen den Gruppen in Bezug auf Major-Komplikationen oder Tod. Diese traten in 22 von 51 Patienten (43 %) nach endoskopischer Nekrosektomie und in 21 von 47 Patienten (45 %) nach MIC-Nekrosektomie auf (RR 0,97, 95 % CI 0,62–1,51). Der endoskopische „step-up approach" war dem MIC "step-up approach" in Bezug auf Major-Komplikationen und Mortalität also nicht überlegen. Allerdings zeigte sich eine niedrigere Rate an Pankreasfisteln und ein kürzerer Krankenhausaufenthalt in der endoskopischen Gruppe, wobei eine möglicherweise höhere Anzahl von Folgeeingriffen weiterhin im Raum steht. Basierend auf diesen Ergebnissen sollte in Zukunft die im Zentrum vorhandene Expertise genutzt und ein gemeinsames Konzept erarbeitet werden.

Des Weiteren wurde im vergangenen Jahr in einer Metaanalyse der Frage nachgegangen, ob die minimal-invasive chirurgische Nekrosektomie und die endoskopische Nekrosektomie im Vergleich zur offenen Nekrosektomie das Outcome verbessert. Eingeschlossen wurden Daten zur Nekrosektomie am Pankreas zur Behandlung einer nekrotisierenden Pankreatitis von 15 publizierten und nicht-publizierten Patientenkohorten (51 Krankenhäuser, 8 Länder) [33]. Um für Confounding zu adjustieren und um die unterschiedlichen Effekte in Bezug auf die klinischen Schwere der Erkrankung zu untersuchen, wurde eine Stratifizierung nach dem vorhergesagten Mortalitätsrisiko durchgeführt: (niedrig < 5 %, mittel ≥ 5 % bis < 15 %, hoch ≥ 15 % bis < 35 % und sehr hoch: ≥ 35 %). Von den n = 1 980 Patienten mit nekrotisierender Pankreatitis wurde bei n = 1 167 eine offene Nekrosektomie, n = 467 eine minimal-invasive chirurgische Nekrosektomie und n = 346 eine endoskopische Nekrosektomie durchgeführt. Es zeigte sich ein niedrigeres Mortalitätsrisiko für die minimal-invasive chirurgische Nekrosektomie (OR, 0,53; 95 % CI 0,34–0,84; p = 0,006) und die endoskopische Nekrosektomie (OR, 0,20; 95 % CI 0,06–0,63; p = 0,006). Nach einem „Propensity Score Matching" mit Risikostratifizierung blieb die minimal-invasive chirurgische Nekrosektomie in der Gruppe mit hohem Mortalitätsrisiko mit einer geringeren Mortalität assoziiert (42/111 vs. 59/111; RR, 0,70; 95 % CI 0,52–0,95; p = 0,02). Das endoskopische Vorgehen war in der Gruppe mit hohem Risiko mit einer geringeren Mortalität als das offene Vorgehen assoziiert (3/40 vs. 12/40; RR, 0,27; 95 % CI 0,08–0,88; p = 0,03). Ähnliche Ergebnisse lieferte der Vergleich in der Gruppe mit sehr hohem Risiko (12/57 vs. 28/57; RR, 0,43; 95 % CI 0,24–0,77; p = 0,005). Aus dieser Arbeit lässt sich der Schluss ziehen, dass in Hochrisikopatienten mit einer nekrotisierenden Pankreatitis die minimal-invasive chirurgische und die endoskopische Nekrosektomie mit einem geringeren Mortalitätsrisiko als das offene Vorgehen vergesellschaftet sind.

1.2 Chronische Pankreatitis

In den letzten Jahren gab es erhebliche Verbesserungen im Management der chronischen Pankreatitis (CP), was zu der Veröffentlichung von etlichen nationalen Leitlinien geführt hat. In Zusammenarbeit mit der „United European Gastroenterology" hat die Arbeitsgruppe für „Harmonizing diagnosis and treatment of chronic pancreatitis across Europe" (HaPanEU) eine neue europäische Leitlinie entwickelt und publiziert [7]. Diese Leitlinie stellt Evidenz-basierte Empfehlungen zu allen Aspekten des medizinischen und chirurgischen Managements der CP zur Verfügung. Sie sollte daher als Referenz für die aktuelle Behandlung der CP dienen und Struktur für zukünftige klinische Untersuchungen geben. Aus chirurgischer Sicht wird u. a. empfohlen, die frühzeitige chirurgische Intervention anzustreben, da die chirurgische Therapie der endoskopischen Therapie in Bezug auf die mittel- und langfristige Schmerzkontrolle überlegen ist. Hierdurch kann eine optimale Lebensqualität erreicht werden. In einer weiteren, im vergangen Jahr aktualisierten Leitlinie der European Society of Gastrointestinal Endoscopy (ESGE) [8], wird die endoskopische Therapie und/oder die extrakorporale Stoßwellen-Lithotripsie (ESWL) als eine first-line-Therapie für die schmerzhafte unkomplizierte CP mit einem verschlossenen Hauptgang im Bereich des Pankreaskopfes oder Korpus vorgeschlagen. Die klinische Situation muss dann nach 6–8 Wochen reevaluiert werden. Sollte sie sich als unbefriedigend für den Patienten darstellen, muss der Fall in einem interdisziplinären Team diskutiert und insbesondere die chirurgischen Optionen in Erwägung gezogen werden. Dies ist eine wichtige Information sowohl für Chirurgen als auch für Gastroenterologen, da Patienten mit CP meist immer noch viel zu lange konservativ behandelt werden.

Wie im vergangen Jahr berichtet, wurde mit der multizentrischen, prospektiv-randomisierten ChroPac-Studie [6] die partielle Pankreatoduodenektomie (PD; Whipple oder pyloruserhaltende Resektion) mit den Varianten der duodenumerhaltenden Pankreaskopfresektion (DEPKR; Beger, Frey, Bern) in der chirurgischen Therapie der CP mit entzündlichem Pankreaskopftumor miteinander verglichen. Hier konnten die bisherigen Daten aus unizentrischen Studien, welche eine Überlegenheit der DEPKR gegenüber der PD beschrieben hatten, nicht bestätigt werden. Weiterführende Untersuchungen müssen nun auf die Identifikation von Patientengruppen abzielen, die im Sinne einer individualisierten Therapie mehr von einer der Operationsmethoden profitieren. In Einzelfällen, wie z. B. einem langstreckigen und kollateralisierten Pfortaderverschluss ist eine PD in der Regel technisch nicht möglich und somit die DEPKR die Operationsmethode der ersten Wahl. Während der erfahrene Pankreaschirurg beide Verfahren sicher beherrschen sollte, könnte man aus den Ergebnissen der ChroPac-Studie auch den Schluss ziehen, dass für die Anwendung in der Breite, die insgesamt auch für andere Erkrankungen häufiger durchgeführte PD zu bevorzugen ist.

2 Maligne Erkrankungen

2.1 Biomarker für thromboembolische Ereignisse

Thromboembolien bei Patienten mit einem Adenokarzinom des Pankreas (PDAC), einer CP oder einer intraduktalen papillär muzinösen Neoplasie (IPMN) sind Komplikationen, die ggf. mit einer erhöhten Mortalität verbunden sind. Die Ätiologie basiert zumeist auf der lokalen Inflammation, tumorbedingter Hyperkoagulabilität („tissue factor-positive microvesicels" [MV-TF], „free tissue-factor pathway inhibitor" [freie-TPFI], Faktor VIII [F-VIII], D-Dimer, von-Willebrand-Faktor [VWF], Thrombin-Antithrombin-Komplex [TAT]) und hämodynamischen Faktoren, die letztendlich zur Aktivierung der Gerinnungskaskade führen. Eine prospektive Kohortenstudie untersuchte nun Biomarker zur Früherkennung und Risikoabschätzung von Thromboembolien bei Patienten mit PDAC, CP und IPMN, da diese bis dato nicht etabliert sind [10]. Zwischen Februar 2012 und Juni 2014 wurden n = 140 Patienten mit histologisch gesichertem PDAC, CP und IPMN (42 PDAC, 50 CP, 48 IPMN) eingeschlossen und über einen Zeitraum von 6 Monaten beobachtet. 33 % aller Patienten mit PDAC hatten bereits bei Studieneinschluss ein bekanntes thromboembolisches Ereignis. Die Analyse der Serumparameter mittels multivariater Regressionsanalyse erbrachte eine signifikante Erhöhung der F-VIII, D-Dimere, VWF- und Freie-TPFI-Konzentration bei Patienten mit PDAC, die unabhängig von einer systemischen Inflammationsreaktion war. Die Ausdehnung des Tumors korrelierte ebenso mit der Konzentration des CA-19-9 und des D-Dimers. Eine Korrelation mit dem Metastasenstatus konnte mittels D-Dimer- und MV-TF-Aktivität abgeschätzt werden. Im Beobachtungszeitraums hatten 22 % aller PDAC-Patienten (3 Beinvenenthrombose, 2 pulmonale Embolien, 1 Pfortaderthrombose, 1 Jugularvenenthrombose) ein thrombotisches Ereignis bei begleitender Metastasierung des PDAC.

Es zeigte sich, dass eine hohe Tumorlast bei PDAC in Verbindung mit einem Anstieg der CA-19-9-, TAT-, DDimer- und MV-TF-Konzentration mit einem erhöhten Risiko für Thrombosen und Embolien verbunden ist. Die Arbeit hat allerdings auch einige Limitationen. Gerade das kleine und inhomogene Patientenkollektiv (solitärer vs. metastasierter Tumor) als auch die fehlende Unterscheidung im therapeutischen Konzept (chirurgische Resektion versus Systemtherapie) muss bei der Einordnung der Ergebnisse beachtet werden. Weiterhin hatten bereits zum Studieneinschluss mehr als 33 % der Patienten eine Thromboembolie in ihrer Krankengeschichte, deren Einfluss auf die Biomarker keine Berücksichtigung fand. Dennoch stellt die Arbeit eine Grundlage für die weitere Untersuchung von Serumparametern im Zusammenhang mit Früherkennung und Prognose von Thrombosen bei Patienten mit PDAC, CP oder IPMN dar.

2.2 Zystische Tumore

Die IPMN des Pankreas können Vorläuferläsion des PDAC darstellen und könnten daher Läsion zur frühen Diagnose oder Prävention sein. Während in der Vergangenheit große Anstrengungen unternommen wurden, um die präoperativen Risikofaktoren für eine maligne Pathologie zu definieren, gibt es immer noch Kontroversen bzgl. der Frage, welche Patienten am meisten von einer Resektion profitieren. In einer retrospektiven Gemeinschaftsarbeit aus Stockholm und Baltimore wurden n = 901 Patienten analysiert, die zwischen 2004 und 2017 wegen einer histologisch gesicherten IPMN am Pankreas reseziert wurden [3]. Hierbei war die Hauptgangdilatation (MPD) die einzige Variable, die eine signifikante Assoziation zwischen einer Malignitätswahrscheinlichkeit (definiert als high-grade (HG) Dysplasie oder invasives Wachstum) sowohl in der univariaten als auch in der multivariaten Analyse aufwies. Sogar eine MPD zwischen 5 mm und 9,9 mm (n = 286) war sowohl mit einer erhöhten Wahrscheinlichkeit einer HG-IPMN (OR = 2,74; 95 % CI = 1,80–4,16) als auch mit einem bereits invasiven Wachstum (OR = 4,42; 95 % CI = 2,55–7,66) vergesellschaftet. Bei einer MPD > 10 mm (n = 150) war die Wahrscheinlichkeit des Vorliegens einer HG-IPMN (OR = 6,57; 95 % CI = 3,94–10,98) und einer Invasivität (OR = 15,07; 95 % CI = 8,21–27,65) noch deutlich größer. Eine Grenze von 5–7 mm des Hauptgangs erwies sich dabei als bester Prädiktor, um zwischen benignen und malignen Läsionen zu unterscheiden. Diese Daten untermauern noch einmal die außerordentliche Bedeutung der MPD in der Selektion der Patienten für eine chirurgische Resektion.

2.3 Prognosefaktoren

Neben der lymphatischen Metastasierung ist die vollständige Resektion des Tumors mit tumorfreien Resektionsrändern ein außerordentlich wichtiger prognostischer Marker. Die neue Definition der R0-Resektion hat durch systematische Protokolle zur pathologischen Aufarbeitung von Pankreaskopfpräparaten in den letzten Jahren dazu geführt, dass die Präparate häufiger als R1-Resektion klassifiziert werden müssen. Des Weiteren ist auch der Abstand der Tumorzellen zum zirkumferentiellen Resektionsrand (z. B. an Pfortader oder Arterie) nach wie vor in der Diskussion und führt international insbesondere dann zu unterschiedlichen Angaben, wenn Tumorzellen < 1 mm vom Resektionsrand nachweisbar sind (R1 oder R0, CRM+). In einer Metaanalyse aus München sollte nun die Bedeutung des R0- versus des R1-Status für das Überleben von Patienten mit PDAC untersucht werden [4]. Erwartungsgemäß war im PDAC eine R1-Resektion verglichen mit einer R0-Situation mit einem schlechteren Gesamtüberleben [HR 1,45 (95 % = 1,37–1,52)] und einem schlechteren krankheitsfreiem Überleben [HR 1,44 (1,30–1,59)] assoziiert. Des Weiteren waren R1-Resektionen mit einem fortgeschrittenen Tumorleiden, d. h. größeren Tumor, Lymphknotenmetastasen und erweiterten Resektionen assoziiert. Durch ein multivariates Cox proportionelles Hazard-Modell konnte eine schlechte Differenzierung (G3), pN1, die Tumorgröße und R1 (0 mm/1 mm) als unabhängige Prädiktoren für das Gesamtüberleben identifiziert werden. Weitere Erkenntnisse aus dieser Arbeit sind zum einen die Tatsache, dass Resektionsgrenzen keine validen prognostischen Parameter in Publikationen vor 2010 sind und zum anderen scheint innerhalb der standardisierten pathologischen Protokolle der R-Status, in Bezug auf die Prognose, nur entscheidend für Karzinome des Pankreaskopfes zu sein.

2.4 Neoadjuvante Therapie

2.4.1 Primär resektables PDAC

Die Rationale für eine neoadjuvante Therapie in primär resektablen PDAC ist die Behandlung einer mikrometastastischen Erkrankung in einem sehr frühen Stadium, um die Chancen auf eine komplette mikroskopische Tumorfreiheit zu erhöhen. In der Vergangenheit konnte allerdings bereits gezeigt werden, dass R0-Resektionen mit oder ohne Verabreichung einer adjuvanten Therapie das Gesamtüberleben verbessern [13, 31]. Aktuell rekrutieren mindestens 4 randomisiert-kontrollierte Studien, die eine neoadjuvante Therapie im resektablen PDAC untersuchen. Die randomisierte Phase-II-PANACHE01-PRODIGE48-Studie vergleicht 4 Zyklen des modifizierten FOLFIRINOX (m: ohne 5-Fluorouracil-Bolus) oder FOLFOX zu primärer Resektion gefolgt von adjuvanter Chemotherapie [30]. NEOPAC ist eine randomisierte multizentrische Phase-III-Studie, die neoadjuvantes Gemcitabin (GEM) und Oxaliplatin plus adjuvantes GEM zu adjuvantem GEM alleine vergleicht [15]. Die randomisierte multizentrische NEOPA-Phase-III-Studie vergleicht eine neoadjuvante Radiochemotherapie gefolgt von einer Resektion und adjuvanter GEM-Therapie zu primärer Resektion und adjuvanter GEM-Therapie. Die von der AIO durchgeführte NEONAX-Studie (AIO-PAK-0313), vergleicht in einem prospektiv-randomisiert-kontrollierten Phase-II-Protokoll neoadjuvantes plus adjuvantes oder nur adjuvantes Nab-paclitaxel plus GEM [9]. In diese Studie, welche seit 2015 in Deutschland rekrutiert, sollen 166 Patienten mit resektablem PDAC (≤ cT3, N0 oder N1, cM0) eingeschlossen werden. Des Weiteren ist an diese innovative Studie ist ein großes translationales Forschungsprojekt angeschlossen, durch welches Patienten mit dem besten Therapieansprechen identifiziert und charakterisiert werden sollen.

2.4.2 Boderline-resektables PDAC

Aktuell gibt es nur geringe Evidenz, die eine neoadjuvante Therapie in borderline-resektablen PDAC (BR-PDAC) rechtfertigt. Der kürzlich auf dem ASCO präsentierte PREOPANC-1-Trial berichtete über einen Vorteil im Gesamtüberleben von 13,5 vs. 17,1 Monaten in 63/129 BR-PDAC-Patienten zur Radiochemotherapie randomisiert im Vergleich zu 58/127 BR-PDAC randomisiert zu primärer Resektion und anschließender adjuvanter Therapie mit GEM [38]. Die Patientenselektion in dieser Studie war allerdings schlecht. Ein Großteil der Patienten hatte bereits Fernmetastasen zum Zeitpunkt der Operation. Der Anteil dieser Patienten war außerdem größer in der Gruppe, welche eine primäre Resektion erhalten sollten. Eine multizentrische, randomisiert-kontrollierte Phase-II/III-Studie aus Korea berichtete zwar über ein besseres Überleben nach neoadjuvanter Radiochemotherapie und adjuvanter Chemotherapie, verglichen zu adjuvanter Radiochemotherapie alleine [20]. Allerdings hat diese Arbeit große methodische und statistische Schwächen. So wurde die Studie für 110 Patienten ausgelegt, aber nach 58 Patienten aufgrund einer statistisch signifikanten Interimsanalyse zu Gunsten der neoadjuvanten Therapie geschlossen. Die Fallzahlschätzung basierte auf einem one-sided α-Wert von 0,05, was für einen proof-of-concept-trial inadäquat ist. In einer weiteren prospektiven single-Arm-Phase-II-Arbeit aus Boston wurde über 48 Patienten berichtet, die 8 Zyklen FOLFIRINOX erhielten [24]. Nach dem Restaging erhielten Patienten ohne Nachweis für eine vaskuläre Infiltration eine Kurzeit-Radiochemotherapie (Chemotherapie mit Capecitabin). Patienten, die weiterhin eine vaskuläre Infiltration zeigten, erhielten eine Langzeit-Radiochemotherapie mit 5-FU oder Capecitabin. In 34 Patienten (79 %) wurden 8 Zyklen präoperative Chemotherapie verabreicht. Insgesamt wurde 56 % der Patienten eine Kurzzeit-Radiochemotherapie und 35 % eine Langzeit-Radiochemotherapie verabreicht. Die chirurgische Resektion wurde in 32 Patienten durchgeführt, wobei n = 31 eine R0-Resektion aufwiesen, bei einem 2-Jahres-Überleben von 72 %. Das mediane Gesamtüberleben war nach einem Follow-up von 18 Monaten noch nicht erreicht. Diese Ergebnisse rechtfertigen sicherlich die Initiierung einer Phase-III-Studie.

Es muss betont werden, dass das aktuelle Konzept für BR-PDAC mit isolierter Veneninfiltration nach wie vor die chirurgische Exploration mit einer kurativ intendierten Resektion sein sollte. In der Vergangenheit wurde gezeigt, dass eine komplette Tumorresektion mit venöser Rekonstruktion in Zentren sicher durchgeführt werden kann [14]. Die European Study Group for Pancreatic Cancer (ES-PAC) führt aktuell eine Phase-II-Studie (ESPAC-5F [ISRCTN89500674]) durch. Hier wird eine neoadjuvante Radiochemotherapie, kombinierte neoadjuvante Therapie mit GEM und Capecitabin und neoadjuvantes FOLFIRINOX gegen eine primäre Resektion verglichen. Das Ziel ist der Einschluss von 100 Patienten, einschließlich 40 Patienten in der primären Resektionsgruppe und je 20 Patienten in den neoadjuvanten Armen. Abhängig von den Ergebnissen kann dann eine Phase-III-Studie initiiert werden.

Zusammenfassend muss man festhalten, dass es bislang einige retrospektive Daten zur erfolgreichen Konversionstherapie bei lokal fortgeschrittenen Tumoren (z. B. FOLFIRINOX) gibt [12]. Prospektiv-randomisierte Studien fehlen aber auch zu dieser Fragestellung. Im Gegensatz dazu gibt es keine belastbaren Daten für eine echte neoadjuvante Therapie (NAT) des Pankreaskarzinoms, also für die primäre Chemotherapie bei Vorliegen eines lokal uneingeschränkt resektablen Tumorbefundes ohne höhergradige Gefäßbeteiligung oder Fernmetastasierung. Die marginale Datenlage ergibt sich hier aus einer in der Vergangenheit mangelnden Rekrutierung entsprechender Studien, die wiederum in einem Mangel valider prädiktiver Marker für ein Tumoransprechen auf die bislang nur unzureichend wirksamen Chemotherapie-Regime begründet ist. Es bleibt zu hoffen, dass sich diese Evidenzlage durch die oben genannten, aktuell noch rekrutierenden Studien in naher Zukunft ändert. In der Konsequenz sollte daher zum jetzigen Zeitpunkt eine neoadjuvante Chemotherapie möglichst nur innerhalb von prospektiv-randomisierten Studien angeboten werden.

In einer weiteren interessanten Arbeit aus Boston wurden die Effekte der neoadjuvanten Therapie auf Körperfett und Muskelmasse in 193 Patienten untersucht. Hierbei zeigt sich erstaunlicherweise, dass Patienten mit PDAC einen signifikanten Verlust an Körperfett, aber nicht an Muskelmasse während der neoadjuvanten Therapie hatten. Eine Zunahme an Muskelgewebe während der neoadjuvanten Therapie war sogar mit einer höheren Wahrscheinlichkeit resezieret vergesellschaftet [28]. Diese Daten könnten die Grundlage für eine prospektiv angelegte Studie sein.

2.5 Adjuvante Therapie

Im vergangenen Jahr konnte durch die ESPAC-4-Studie gezeigt werden, dass in der adjuvanten Situation nach Resektion eines Pankreaskarzinoms die Kombinationstherapie mit GEM und Capecitabin der Monotherapie mit GEM überlegen ist (medianes Überleben: 28,0 vs. 25,5 Monate; 5-Jahres-Überlebensrate 28,8 vs. 16,3 %) [25]. In der palliativen und neoadjuvanten Situation gilt die Kombinationstherapie mit FOLFIRINOX (Folinsäure, 5-Fluorouracil, Irinotecan, Oxaliplatin) als effektivste Therapie. Conroy et al. führten nun eine randomisiert-kontrollierte Multicenterstudie zum Vergleich eines modifizierten (m: ohne 5-Fluorouracil-Bolus) FOLFIRINOX-Regimes versus GEM in der adjuvanten Therapie beim PDAC durch [1]. Zwischen 04/2012 und 10/2016 wurden in 77 Zentren in Frankreich und Kanada 493 Patienten randomisiert und in die Intention-to-treat-Analyse eingeschlossen. Primärer Endpunkt war das krankheitsfreie Überleben. Als sekundäre Endpunkte wurden unter anderem Gesamtüberleben und Toxizität untersucht. Bei einem medianen Follow-up von 33,6 Monaten war das mediane krankheitsfreie Überleben mit mFOLFIRINOX 21,6 Monate und mit GEM nur 12,8 Monate, die krankheitsfreie 3-Jahres-Überlebensrate war 39,7 versus 21,4 % ($p < 0,0001$). Die Überlegenheit von mFOLFIRINOX hatte Bestand in allen prädefinierten Subgruppenanalysen (Geschlecht, Alter, ECOG-Status, Grading, pT, pN, R). Das mediane Gesamtüberleben war 54,4 Monate nach mFOLFIRINOX versus 35,0 Monate nach GEM ($p = 0,003$). Die Toxizität war bei mFOLFIRINOX höher als bei Gem, insbesondere was Grad-3- und -4-Diarrhöen, Neuropathie, Fatigue, Erbrechen und Mukositis anbelangte. Der Anteil der Patienten, die alle Chemotherapiezyklen erhielten, war 66,4 % bei mFOLFIRINOX versus 79,0 % bei GEM ($p = 0,002$).

Die Autoren folgern, dass mFOLFIRINOX als adjuvante Therapie nach Resektion eines Pankreaskarzinoms der Monotherapie mit GEM überlegen ist und deshalb der neue Therapiestandard bei Patienten in gutem Performance-Status werden sollte. Das mFOLFIRINOX-Regime hat eine höhere Toxizität, ist aber im adjuvanten Setting anwendbar. Die guten Überlebensergebnisse dieser Studie sind ein neuer Meilenstein beim resektablen Pankreaskarzinom. Die im Vergleich zu früheren Studien guten Ergebnisse, selbst in der Kontrollgruppe, sind wahrscheinlich durch die strengen Einschlusskriterien der Studie einerseits und die Anwendung von mFOLFIRINOX als „Zweitlinien"-Therapie in der Rezidivsituation andererseits zu erklären.

3 Chirurgische Aspekte

3.1 Definition des Borderline-Resektabilität

Zum Zeitpunkt der Diagnosestellung sind aktuell nur etwa 20 % aller Patienten mit einem Pankreaskarzinom Kandidaten für eine primäre chirurgische Resektion. Eine chirurgische Resektion ist im onkologischen Gesamtkonzept allerdings nur bei nicht-metastasierten Patienten sinnvoll. Darüber hinaus ist die Resektabilität des Lokalbefundes anhand der präoperativen Bildgebung zu beurteilen. Beim Lokalbefund werden das primär-resektable Pankreaskarzinom von dem sogenannten Borderline-resektablen Pankreaskarzinom und dem lokal fortgeschrittenen (nicht-resektablem) Pankreaskarzinom unterschieden. Nachdem hier lange Unsicherheiten insbesondere bezüglich der Definition des Borderline-resektablen Lokalbefundes bestanden haben, ist 2018 eine international zunehmend anerkannte Consensus-Definition für das Pankreaskarzinom erschienen [19]. Hier werden zur Definition des Lokalbefundes sowohl anatomische (Infiltration von Gefäßen) als auch biologische (V. a. Lymphknotenmetastasierung und CA 19-9) und konditionelle Faktoren (ECOG-Performance-Status) der Patienten berücksichtigt. Diese Definition des Lokalbefundes ist entscheidend für die chirurgische Strategie und sollte insbesondere bei den Borderline-resektablen und lokal fortgeschrittenen Tumoren möglichst immer

am Zentrum (mit)beurteilt werden. Als resektable Pankreaskarzinome gelten solche, die lokal keinen Kontakt zur Arteria mesenterica superior, dem Truncus coeliacus oder der Arteria hepatica sowie der Vena mesenterica superior oder der Pfortader haben. Darüber hinaus gelten die Tumoren als primär-resektabel, wenn bei den Patienten ein Serum CA 19-9 von < 500 IU/ml, kein H. a. Lymphknotenmetastasen und ein ECOG-Performance-Status von < 2 besteht [19]. Pankreaskarzinome werden als Borderline-resektabel bezeichnet, wenn in der Bildgebung ein Tumorkontakt < 180° zur Vena mesenterica superior/Pfortader (borderline resectable – portal vein; BR-PV) oder zur Arteria mesenterica superior bzw. des Truncus coeliacus und der Arteria hepatica communis (borderline resectable – arterial; BR-A) nachweisbar ist [19]. Die Resektion von Borderline-resektablen Pankreaskarzinomen, insbesondere der BR-PV-Tumoren, ist prinzipiell technisch möglich und wird in High-volume-Zentren regelmäßig durchgeführt. Als lokal nicht-resektabel gelten solche Pankreaskarzinome, bei denen die Arteria mesenterica superior und/oder der Truncus coeliacus > 180° infiltriert sind. Aufgrund der ausgeprägten desmoplastischen Reaktion des Pankreaskarzinoms wird die reale Tumorausdehnung bildgebend (CT/MRT) jedoch häufig überschätzt [22]. Von der Bildgebung allein sollten daher nur Tumore mit kompletter längerstreckiger Ummauerung der Gefäße über einige Zentimeter oder mit deutlicher Lumenverengung der Arterie als primär nicht-resektabel eingestuft werden [23]. Alle anderen Patienten sollten primär exploriert werden.

3.2 Artery-first-Techniken bei der partiellen Pankreatoduodenektomie (PPPD)

Für die Pankreatoduodenektomie (PD) wurden verschiedene Artery-first (A. first)-Techniken entwickelt, bei denen eine Präparation der peripankreatischen Arterien vor der Durchtrennung des Pankreas, als früher Operationsschritt, erfolgt. Durch diese Vorgehensweise soll unter anderem ein geringerer Blutverlust und eine Erleichterung einer radikalen Resektion beim Karzinom, mit erhöhter Rate von R0-Resektion, erreicht werden. Bisher gibt es jedoch wenig Evidenz bezüglich der tatsächlichen Vorteile der A. first-PD versus der Standardtechnik der PD. In einer Metaanalyse von Ironside et al. wurden von 112 gescreenten Publikationen 17 Studien mit insgesamt 1 472 Patienten in die Analyse eingeschlossen, von denen 771 eine A. first-PD und 701 eine Standard-PD erhielten [18]. Ausgewertet wurden 14 retrospektive Kohortenstudien und 2 Fall-Kontroll-Studien mit meist kleinen Fallzahlen und nur eine randomisiert-kontrollierte Studie (6 vs. 6 Patienten). Eine Analyse der Studienqualität zeigte erhebliche Defizite, insbesondere ein hohes Risiko für Bias. Nur 6 Studien hatten eine adäquate Power. Die Operationsdauer war in beiden Gruppen vergleichbar. Der mittlere Blutverlust war in der A. first-Gruppe signifikant niedriger (−389 ml; $p < 0,001$, 13 Studien mit insgesamt 1 261 Patienten). Bei vergleichbarer Mortalität war die Morbidität bei der A. first-PD signifikant niedriger als bei der Standard-PD (35,5 vs. 44,3 %, $p < 0,002$; 15 Studien mit insgesamt 1 366 Patienten). Die R0-Rate war in der A. first-Gruppe signifikant höher als bei Standard-PD (76 vs. 67 %, $p < 0,001$; 11 Studien mit 773 Patienten). Das Gesamtüberleben war in der A. first-Gruppe signifikant länger als nach Standard-PD (2-Jahres-Überleben: 62,1 vs. 44,0 % in 6 Studien mit 446 Patienten; medianes Überleben: 20,5 vs. 18,3 Monate in 8 Studien mit 612 Patienten). Auf dem Boden dieser Ergebnisse schlussfolgern die Autoren vorsichtig, dass A. first-Techniken bei der PD im Vergleich zur Standardtechnik mit weniger Blutverlust, weniger Bluttransfusionen, einer geringeren Morbidität, einer höheren R0-Rate und besseren Überlebensergebnissen assoziiert sein könnten, diskutieren jedoch Qualität und Bias der zugrunde liegenden Studien als wichtige Limitation der Metaanalyse. Während wir von den Vorteilen der A. first-Technik aus eigener Erfahrung überzeugt sind, fehlt weiterhin gute wissenschaftliche Evidenz. Daran ändert auch die vorliegende Metaanalyse nichts, die auf qualitativ unzureichenden Studien beruht. Insbesondere Beobachtungen wie die deutlich kürzere Liegedauer nach A. first-PD sind großteils durch Bias zu erklären. Wir benötigen dringend bessere Studien zu dieser wichtigen chirurgisch-technischen onkologischen Fragestellung. In solchen Studien sollten dann auch die Vermeidung von R2-Resektionen und eine Reduktion der Morbidität der Exploration bei irresektablen Tumoren durch frühzeitige intraoperative Klärung der Resektabilität als weitere mögliche Vorteile der A. first-PD untersucht werden.

3.3 Risikostratifizierung für die Entwicklung einer postoperativen Pankreasfistel (POPF)

Die Morbidität der PD ist zum Großteil auf Komplikationen zurückzuführen, die auf Undichtigkeiten der Pankreasanastomose, einer sog. postoperativen Pankreasfistel (POPF), zurückzuführen sind.

Petrova et al. verwendeten die Daten von Patienten mit einer PD von 2014–2016 aus dem Deutschen Pankreaschirurgie-Register (StuDoQ|Pancreas) und entwickelten ein Risikoprädiktionsmodell für das Auftreten einer POPF [26]. Ein multivariables logistisches Regressionsmodell wurde erarbeitet, welches 66 präoperative und intraoperative Parameter beinhaltet. An Hand von n = 2 488 Patienten wurden durch diese Methode die Pankreasparenchymtextur (weich vs. hart), der BMI, die Diagnose PDAC und die Operationszeit identifiziert. Mit diesem Modell wird hier ein valides Instrument zur Prädiktion von POPF basierend auf 4 Variablen vorgeschlagen. Verwendung kann es finden in der klinischen Praxis, zur Risikoadjustierung in klinischen Studien und zur Qualitätssicherung in der Chirurgie.

3.4 Technik der Pankreatikojejunostomie

Zahlreiche Arbeiten zur Technik der Pankreatikojejunostomie lieferten in der Vergangenheit z. T. widersprüchliche Ergebnisse. Bisher konnte für kein Verfahren ein eindeutiger Vorteil belegt werden. Aufgrund retrospektiver Arbeiten wurde eine Überlegenheit einer Matratzennaht gegenüber der konventionellen Einzelknopfnaht postuliert. Hirono et al. führten nun eine randomisiert-kontrollierte Studie zum Vergleich dieser beiden Techniken der Pankreatikojejunostomie durch [16].

In der unizentrischen Studie wurden von 2013–2017 224 Patienten, bei denen die Durchführung einer partiellen PD geplant war, präoperativ in die Gruppen „Matratzennaht" (n = 112; modifizierte Blumgart-Technik mit auf der Jejunalwand zu liegen kommenden Knoten) und konventionelle „Einzelknopfnaht" (n = 112) randomisiert. Die Anastomosen wurden mit 4-0 bzw. 5-0 monofilem Nahtmaterial genäht. Bei beiden Anastomosen wurden innen Gang-zu-Mukosa-Nähte angelegt und interne Stents eingelegt. Intraoperativ wurde eine prophylaktische peripankreatische Drainage eingelegt. Es fand keine prophylaktische Octreotid-Gabe statt. Am 4. Tag postoperativ wurde routinemäßig eine Computertomographie des Abdomens durchgeführt. Primärer Endpunkt der Studie war die Rate an Grad-B&C-POPF bis 90 Tage postoperativ. Nach Ausschluss von 14 Patienten, bei denen wegen intraoperativer Befunde keine partielle PD durchgeführt wurde, wurden 210 Patienten analysiert. Bezüglich der Baseline-Charakteristika inklusive der Risikofaktoren für POPF (zugrunde liegende Pankreaserkrankung, Pankreastextur, Durchmesser des Pankreasgangs) waren die Gruppen balanciert. Auch hinsichtlich operativer Parameter bestanden keine Unterschiede bezgl. zusätzlicher Gefäßresektion, Blutverlust und Gesamtdauer der Operation. Die Matratzennaht war im Vergleich zur Einzelknopfnaht mit einer kürzeren Dauer zur Anfertigung der Pankreatikojejunostomie (26,0 vs. 28,5 min, $p = 0{,}026$) und mit der Verwendung weniger adaptierender Nähte zwischen Jejunum und Pankreasparenchym (2 vs. 4, $p < 0{,}001$) bei gleicher Anzahl von Gang-zu-Mukosa-Nähten verbunden. Es gab keine Unterschiede in der Rate der Grad-B&C-POPF (Matratzennaht: 10,3 % vs. Einzelknopfnaht: 6,8 %, $p = 0{,}361$), der Rate an biochemischen Leckagen (22,4 vs. 25,2 %), der Rate schwerer (≥ Grad III) Komplikationen (17,8 vs. 11,7 %) und der 90-Tage-Mortalität (jeweils 0 %). Die Autoren folgern, dass die Matratzennahttechnik nicht zu einer reduzierten Rate an POPF nach Pankreatikojejunostomie führt und die intraoperativen Vorteile nicht relevant sind. Die Wahl der Anastomosentechnik sollte daher weiterhin je nach Präferenz des Operateurs erfolgen. Anzumerken ist, dass je geübter der Chirurg ist, desto eher wird eine nahtreiche Technik der Pankreatojejunostomie durchgeführt werden. Insgesamt werden in diesem unizentrischen Setting mit einer POPF-Rate von 8,6 % und 0 % Mortalität sehr gute Ergebnisse erzielt. Es muss aber erwähnt werden, dass für keine der in der Literatur beschriebenen Techniken (End-zu-End-, die Seit-zu-Seit, die Gang-zu-Mukosa- oder die Invaginationsanastomose) bisher ein reproduzierbarer Vorteil belegt werden konnte. Man kann daher für die Pankreatikojejunostomie annehmen, dass wie so oft in der Chirurgie, der Chirurg und seine Erfahrung den größten Einfluss auf die Komplikationsrate haben.

3.5 Pankreasfisteln nach partieller Pankreatoduodenektomie

In einer multizentrischen Arbeit aus Österreich wurde der Einfluss einer Abdichtung der Pankreatojejunostomie mit Fibrinpatches (9,5 × 4,8 cm TachoSil®; Takeda Austria, Linz, Austria) auf die Rate an POPF untersucht [29]. Insgesamt wurden n = 142 Patienten eingeschlossen und entweder in die Patch-Gruppe (n = 71) oder die Kontroll-Gruppe (n = 71) randomisiert. Die Pankreatojejunostomie wurde in der Regel als zweireihige Gang-zu-Mukosa-Anastomose in zweireihiger Nahttechnik (Einzelknopf) mit monofilem Nahtmaterial angelegt. In Patienten, die in die Patch-Gruppe randomisiert wurden, wurde sowohl die anteriore als auch die posteriore Fläche der Pankreatojejunostomie mit 2 9,5 × 4,8-cm-TachoSil®-Patches abgedichtet. 45 Patienten in der Patch-Gruppe (63 %) und 40 (56 %) in der Kontroll-Gruppe entwickelten ein „biochemical leakage" oder POPF ($p = 0{,}392$). Die POPF wurden klassifiziert als Grad B (23 %) oder C (14 %). Des Weiteren wurden keine Unterschiede in postoperativen Komplikationen, Amylase-Konzentration in den Drainagen, Zeit bis zur Entfernung der Drainagen, Zeit bis zum Sistieren der Fistel und in der Länge des Krankenhausaufenthalts festgestellt. Eine multivariate Analyse zeigte, dass die Adipositas (odds ratio (OR) 5,28; 95 % CI 1,20–23,18; $p = 0{,}027$), eine weiche Pankreasparenchymtextur (OR 9,86, 95 % CI 3,41–28,54; $p < 0{,}001$) und ein kleiner Pankreasgang (OR 5,50, 95 % CI 1,84–16,44; $p = 0{,}002$) signifikante Risikofaktoren für eine POPF sind. Zusammenfassend konnte nicht gezeigt werden, dass die Verwendung eines Fibrin-Patches zur Abdichtung der Pankreatojejunostomie die Rate an POPF verringert. Eine klare Limitation dieser Studie ist allerdings die Tatsache, dass die genaue Technik der Pankreatojejunostomie nicht standardisiert war.

3.6 Magenentleerungsstörung nach partieller PD

In den letzten 2 Jahrzehnten hat sich für die partielle PD die Pylorus-erhaltende Modifikation (PPPD) durchgesetzt und wird heute anstelle der klassischen Whipple-Operation immer durchgeführt, wenn keine Kontraindikation gegen den Pylorus-Erhalt besteht (z. B. enger Tumorbezug, auffällige Lymphknoten oder stark durchblutungsgeminderter duodenaler Resektionsrand). Als ein Vorteil wird die physiologischere Magenentleerung und der vollständige Erhalt des Magens bei gleichen onkologischen Langzeitergebnissen angeführt [5]. Um das postoperative Problem der verzögerten Magenentleerung zu adressieren, ist man in der jüngeren Vergangenheit dazu übergegangen, eine weitere Modifikation, die sog. Pylorus-resezierende, aber magenerhaltende Pankreatoduodenektomie (PRPD) durchzuführen. Hierbei wird eine isolierte Resektion des Pylorus, unter vollständigem Erhalt des Magens, durchgeführt, wodurch möglicherweise die Häufigkeit postoperativer Magenentleerungsstörungen (DGE), die bei bis zu 45 % der Patienten postoperativ auftritt [39], reduziert wird. Die Literatur ist hinsichtlich einer Überlegenheit eines der beiden Verfahren inkonklusiv, da größere prospektiv-randomisierte Studien noch fehlen [21]. In einer kürzlich publizierten prospektiv-randomisierten monozentrischen Studie aus Heidelberg wurde in 188 Patienten eben diese Fragestellung untersucht [11]. Es zeigte sich, dass in der Gesamtkohorte 53 Patienten (28,2 %) ein DGE entwickelten (Grad A 15,5 %, B 8,8 %, C 3,3 %). In den Patienten, die in die PPPD-Gruppe randomisiert wurden, zeigt sich in 24 von 95 (25,3 %) und der PPRD-Gruppe in 29 von 93 Patienten (31,2 %) ein DGE (OR 1,534; 95 % CI 0,788–2,987; p = 0,208). Höherer Body Mass Index (BMI), Verdauungsstörung und intraabdominelle Major-Komplikationen waren signifikante Risikofaktoren für ein DGE. Die Studie kommt zu dem Ergebnis, dass es hier keinen Unterschied in der Rate an DGE nach PPPD versus PRPD gibt. Eine mögliche Erklärung wäre, dass die Entwicklung eines DGE nicht allein auf die postoperative pylorische Dysfunktion, sondern auf ein multifaktorielles Geschehen zurückzuführen ist. Letztendlich ist die Frage, ob durch die isolierte Pylorus-Resektion die Rate an DGE zu verringern ist, auch mit der vorliegenden Arbeit nicht zu klären. Vielmehr zeigt sich hier die Notwendigkeit einer gut geplanten multizentrisch-randomisiert-kontrollierten Studie, die zu diesem Thema noch nicht existiert.

4 Minimal-invasive Chirurgie

In einer multizentrischen, Patienten-verblindeten, randomisiert-kontrollierten Phase-II/III-Studie (LEOPARD-2) wurde in 4 Zentren in den Niederlanden, von denen jedes 20 oder mehr partielle PD durchführt [35], laparoskopische PPPD (Lap-PPPD) gegenüber offener PPPD verglichen. Die Chirurgen mussten ein Trainingsprogramm für Lap-PPPD absolvieren und 20 oder mehr dieser komplexen laparoskopischen Pankreasresektionen durchgeführt haben, bevor sie an der Studie teilnehmen konnten. Es wurden Patienten mit benignen, prämalignen oder malignen Befunden ohne Hinweis auf eine vaskuläre Infiltration 1 : 1 in die laparoskopische oder offene Gruppe randomisiert. Die Randomisierung wurde nach der Anzahl der jährlichen Fälle und präoperativem geschätztem Risiko für eine Pankreasfistel stratifiziert. In dieser Studie wurden nach den ersten randomisierten 42 Patienten in Phase II die Phase III eröffnet. Die Studie wurde durch das Safety Monitoring Board nach der Randomisierung von 105 Patienten (kombiniert Phase II/III) vorzeitig geschlossen, da es einen Unterschied in der 90-Tages-Komplikations-assoziierten Mortalität zu Ungunsten der Lap-PPPD Gruppe gab [(5/50 (10 %)] versus 1/49 (2 %) in der offenen PPPD-Gruppe [RR = 4,90; 95 % CI 0,59–40,44; p = 0,20]. Die Zeit der physiologischen Rehabilitation, die Clavien-Dindo-Grad III oder schwerwiegenderen Komplikationen (50 % Lap-PPPD vs. 39 % offene PPPD) und die Rate an

1.5 Pankreas

klinisch-relevanten postoperativen Pankreasfisteln (28 vs. 24 %) war vergleichbar zwischen den Gruppen. Obwohl die Ergebnisse statistisch nicht signifikant waren, war die Lap-PPPD mit einer höheren Komplikations-assoziierten Letalität vergesellschaftet. Auch die Zeit der Rehabilitation war in der laparoskopischen Gruppe nicht kürzer. Diese Ergebnisse sind überraschend und besorgniserregend, besonders vor dem Hintergrund, dass hier nur sehr erfahrene Chirurgen in Kliniken mit 20 oder mehr PPPD/Jahr rekrutierten. Es liegt die Vermutung nahe, dass Erfahrung, Lernkurve und jährlicher Caseload die Ergebnisse beeinflusst haben. In weiteren Untersuchungen müssen dementsprechend genau diese Faktoren im Vordergrund stehen.

Im Gegensatz dazu wird aufgrund von vergleichbaren perioperativen Ergebnissen aus retrospektiven Daten, die technisch weniger anspruchsvolle Pankreaslinksresektion mittlerweile in vielen Zentren laparoskopisch (MIDP) durchgeführt [27]. In den Ergebnissen der ersten multizentrischen prospektiv-randomisierten LEOPARD-Studie konnte nun gezeigt werden, dass in linksseitigen Pankreastumoren die MDIP die Zeit der physiologischen Rehabilitation im Vergleich zur offenen Pankreaslinksresektion (ODP) verkürzt (4 Tage in 51 Patienten vs. 6 Tage in 57 Patienten ($p < 0{,}001$)) [2]. In dieser Arbeit wurden in 14 niederländischen Zentren $n = 111$ Patienten im Rahmen eines enhanced-recovery-Konzeptes (multimodale Rehabilitation) für eine ODP oder MDIP randomisiert. Postoperative Komplikationsrate, Lebensqualität und die Zeit bis zur physiologischen Rehabilitation waren Endpunkte der Studie. Die Gesamtrate an Komplikationen in der MDIP war nicht reduziert. Im Einzelnen wurden allerdings Magenentleerungsstörungen der Ausprägungsgrade B/C weniger häufig in der MIDP Gruppe gesehen (6 vs. 20 %; $p = 0{,}04$). Es muss hervorgehoben werden, dass der Unterschied in den klinisch relevanten Pankreasfisteln (Grad B/C) mit 39 % nach MIDP versus 23 % nach ODP ($p = 0{,}07$) zwar statistisch nicht signifikant war, ein Unterschied von 16 % aus klinischer Sicht aber sicherlich Relevanz hat. Bei besserer Lebensqualität an den Tagen 3–30 nach MIDP waren die Kosten gleich. Limitierend muss angemerkt werden, dass das Studiendesign nicht ausgelegt war, um eine Überlegenheit der MDIP gegenüber der ODP in Bezug auf die Gesamtkomplikationen zu zeigen. Des Weiteren wurden hier lediglich 23 Patienten mit einem PDAC eingeschlossen, was die Aussagekraft bezüglich der onkologischen Ergebnisse stark einschränkt. Obwohl die R0-Resektionsrate und die Lymphknotenausbeute in diesen Patienten in beiden Gruppen ähnlich waren, müssen weitere größere Studien die Effektivität der MDIP genau in diesen Patienten noch bestätigen. Zu erwähnen ist noch eine kürzlich erschienene europäische Propensity Score Matched Studie (DIPLOMA). In dieser Arbeit wurden bezüglich der onkologischen Outcome-Parameter vergleichbare Überlebensraten nach MIDP und ODP für $n = 1\,212$ Pankreaskarzinome gesehen [36]. Bei vergleichbaren medianen Gesamtüberleben von 28 versus 31 Monaten zeigten sich überraschenderweise allerdings entgegengesetzte Unterschiede in den R0-Resektionsraten (MDIP > ODP), den Resektionsraten der Gerotaschen Faszie (MDIP < ODP) und der Lymphknotenausbeute (MDIP < ODP). Insgesamt unterstreichen diesen Daten nochmals den Bedarf einer prospektiv-randomisierten Studie zu dieser Fragestellung.

5 Translationale Forschung

Bisher sind insgesamt betrachtet, die systemischen Therapien im Vergleich zu anderen Malignomen des GI-Traktes, für das PDAC ineffektiv. In einer Studie wurde nun aus resezierten PDACs eine Organoid (patient-derived organoids, PDO)-Bank etabliert, die das mutationale und transkriptionale Spektrum des primären PDAC abzubilden scheint [32]. Dadurch konnten neue „driver" Onkogene nominiert und durch Transkriptom-Analysen einzigartige Cluster identifiziert werden. In einer Art Fallserie konnte weiterhin gezeigt werden, dass longitudinale Beurteilung der Chemosensitivität und die Evaluation von synchronen Metastasen möglich ist.

Neue Ansätze, die Behandlungsstrategien priorisieren, werden dringend benötigt, um das Überleben in PDAC-Patienten zu verbessern. Die Daten dieser Studie legen nun nahe, dass kombiniertes genomisches, transkriptomisches und therapeutisches Profiling von PDOs molekulare und funktionelle Subtypen identifizieren und therapeutisches Ansprechen vorhersagen kann. Mithilfe der PDOs könnte die „precision medicine" in PDAC-Patienten tatsächlich erleichtert werden.

Fazit

- Bei der akuten infizierten nekrotisierenden Pankreatitis ist der endoskopische „step-up approach" dem chirurgisch minimal-invasiven „step-up approach" in Bezug auf Major-Komplikationen und Mortalität nicht überlegen.
- Die Dilatation des Pankreashauptgangs scheint der beste Prädiktor zu sein, um zwischen benignen und malignen Läsionen in der IPMN zu differenzieren.
- Eine schlechte Differenzierung (G3) pN1, die Tumorgröße und R1 (0 mm/1 mm) scheinen unabhängige Prädiktoren für das Gesamtüberleben im PDAC darzustellen.
- Zum jetzigen Zeitpunkt sollte eine neoadjuvante Chemotherapie im Borderline-resektablen PDAC möglichst nur innerhalb von prospektiv-randomisierten Studien angeboten werden.
- mFOLFIRINOX ist als adjuvante Therapie nach Resektion eines PDAC der Monotherapie mit Gemcitabin überlegen und sollte deshalb der neue Therapiestandard bei Patienten in gutem Performance-Status werden.
- Weiterhin ist für kein Verfahren der vielen unterschiedlichen Techniken der Anfertigung der Pankreatikojejunostomie nach Pankreatoduodenektomie (PD) ein eindeutiger Vorteil belegt. Daher muss man annehmen, dass wie so oft in der Chirurgie, der Chirurg und seine Erfahrung den größten Einfluss auf die Komplikationsrate haben.
- Die Verwendung eines Fibrin-Patches zur Abdichtung der Pankreatojejunostomie PD konnte die Rate an POPF nicht verringern.
- Die Frage, ob durch die isolierte Pylorus-Resektion im Rahmen der PD die Rate an Magenentleerungsstörungen zu reduzieren ist, ist nach wie vor nicht geklärt. Vielmehr zeigt sich die Notwendigkeit einer gut geplanten multizentrisch-randomisiert-kontrollierten Studie, die zu diesem Thema noch nicht existiert.

Literatur

[1] Conroy T, Hammel P, Hebbar M et al.: FOLFIRINOX or Gemcitabine as Adjuvant Therapy for Pancreatic Cancer. N Engl J Med 2018; 379: 2395–2406. doi: 10.1056/NEJMoa1809775. [EBM Ib]

[2] de Rooij T, van Hilst J, van Santvoort H et al.: Minimally Invasive Versus Open Distal Pancreatectomy (LEOPARD): A Multicenter Patient-blinded Randomized Controlled Trial. - PubMed – NCBI. Annals of Surgery 2019; 269: 2–9. [EBM Ib]

[3] Del Chiaro M, Beckman R, Ateeb Z et al.: Main Duct Dilatation Is the Best Predictor of High-grade Dysplasia or Invasion in Intraductal Papillary Mucinous Neoplasms of the Pancreas. Ann Surg 2019; doi: 10.1097/SLA.0000000000003174. [EBM III]

[4] Demir IE, Jäger C, Schlitter AM et al.: R0 Versus R1 Resection Matters after Pancreaticoduodenectomy, and Less after Distal or Total Pancreatectomy for Pancreatic Cancer. Ann Surg 2018; 268: 1058–1068. doi: 10.1097/SLA.0000000000002345. [EBM III]

[5] Diener MK, Fitzmaurice C, Schwarzer G et al.: Pylorus-preserving pancreaticoduodenectomy (pp Whipple) versus pancreaticoduodenectomy (classic Whipple) for surgical treatment of periampullary and pancreatic carcinoma. Cochrane Database Syst Rev 2011; Supplement 1, F:CD006053. doi: 10.1002/14651858.CD006053.pub4. [EBM Ia]

[6] Diener MK, Hüttner FJ, Kieser M et al.: Partial pancreatoduodenectomy versus duodenum-preserving pancreatic head resection in chronic pancreatitis: the multicentre, randomised, controlled, double-blind ChroPac trial. Lancet 2017; 390: 1027–1037. doi: 10.1016/S0140-6736(17)31960-8. [EBM Ib]

[7] Dominguez-Munoz JE, Drewes AM, Lindkvist B et al.: Recommendations from the United European Gastroenterology evidence-based guidelines for the diagnosis and therapy of chronic pancreatitis. Pancreatology 2018; 18: 847–854. doi: 10.1016/j.pan.2018.09.016. [EBM Ia]

J Med 2010; 362: 1491–1502. doi: 10.1056/ NEJMoa0908821. [EBM Ib]

[38] van Tienhoven G, Versteijne E, Suker M: Preoperative chemoradiotherapy versus immediate surgery for resectable and borderline resectable pancreatic cancer (PREOPANC-1): A randomized, controlled, multicenter phase III trial. Journal of Clinical Oncology 2018; 36: 18_suppl, LBA4002–LBA4002; doi: 10.1200/JCO.2018.36.18_suppl.LBA4002.

[39] Welsch T, Borm M, Degrate L et al.: Evaluation of the International Study Group of Pancreatic Surgery definition of delayed gastric emptying after pancreatoduodenectomy in a high-volume centre. Brit J Surg 2010; 97: 1043–1050. doi: 10.1002/bjs.7071. [EBM III]

1.6 Was gibt es Neues in der Chirurgie der Leistenhernien?

R. Lorenz, B. Stechemesser

1 Internationale Leitlinien

Nach mehrjähriger Vorbereitung und kontroverser Diskussion im Vorfeld wurden im Jahre 2018 die Internationalen HerniaSurge-Leitlinien publiziert [1]. Diese sollten unter Einbeziehung weiterer internationaler Herniengesellschaften die im Jahre 2014 erschienen Leitlinien der Europäischen Herniengesellschaft ablösen, welche auf Basis der Oxford-Level-1-Studien begründet waren [2].

Die von der HerniaSurge-Leitlinie gegebenen Therapie-Empfehlungen beruhen auf der bis Ende 2014 verfügbaren externen Evidenz und den klinischen Erfahrungen einer internationalen Expertengruppe nach dem Grade-System. Die HerniaSurge-Gruppe wurde durch 3 Fachgesellschaften initiiert, um die vorhandenen Leitlinien der EHS (European Hernia Society), der IEHS (International EndoHernia Society) und der EAES (European Association Endoscopic Surgeons) miteinander zu koordinieren und abzustimmen. Dies erklärt auch den sehr hohen Anteil laparo-endoskopischer Experten (ca. 80 %) in dieser HerniaSurge-Gruppe. Im Verlauf wurde diese Gruppe um die weltweit vorhandenen internationalen Hernienfachgesellschaften (Americas Hernia Society, Asia Pacific Hernia Society, Austral Asian Hernia Society, African, Middle East Hernia Society) erweitert.

Dabei werden zur Versorgung von Leistenhernien prinzipiell netzbasierte Operationstechniken empfohlen. Dies gilt gleichermaßen für das Lichtenstein-Verfahren wie für die minimal-invasiven Verfahren TEP/TAPP. Bei diskret symptomatischen oder asymptomatischen Leistenhernien kann unter Berücksichtigung von Gesundheitszustand und sozialer Umstände „watchful waiting" eine Option sein. Femoralhernien sollten dagegen stets zeitnah laparo-endoskopische mit Netzeinlage versorgt werden.

Von den Nahtverfahren erreicht die Shouldice-Reparation die geringsten Rezidivraten und kann nach ausführlicher Aufklärung bei selektierten Patienten oder bei ausdrücklichem Wunsch der Versorgung ohne Kunststoffnetz eine akzeptable Alternative darstellen [1].

Fazit

- Die derzeit aktuellen Leitlinien empfehlen bei allen Erwachsenen netzbasierte Operationstechniken, entweder laparo-endoskopisch per TEP und TAPP oder offen als Lichtenstein.
- Bei diskret symptomatischen oder asymptomatischen Leistenhernien ist „watchful waiting" eine Option.
- Femoralhernien sollten stets zeitnah laparo-endoskopisch mit Netzeinlage versorgt werden.

2 Leitlinien für Deutschland

In Zusammenarbeit mit der Deutschen Herniengesellschaft (DHG) kommentierte die chirurgische Arbeitsgemeinschaft Hernie (CAH) der DGAV diese Internationalen Leitlinien, um auch für Deutschland eine Implementierung dieser Leitlinien zu erreichen [3].

Darin wird auch festgehalten, dass aufgrund der im Jahr 2014 endenden Literaturevidenz bereits jetzt ein zeitnahes Update der HerniaSurge-Leitlinie erstrebenswert wäre.

Aufgrund der gesetzlich gesicherten Therapiefreiheit des Arztes (§ 630 Abs. 2 BGB) ist es jedem einzelnen Chirurgen aufgrund seiner persönlichen

Erfahrungen grundsätzlich gestattet, von den internationalen Leitlinien abzuweichen. Ein solches Vorgehen sollte immer nach ausführlicher Aufklärung mit dem Patienten abgestimmt werden. Zum Nachweis der eigenen Behandlungsqualität wird von der CAH/DHG eine Qualitätssicherung z. B. in geeigneten Registern (beispielsweise Herniamed) empfohlen.

Bezüglich der Diagnostik, OP-Indikation, Aufklärung und Netzauswahl bestehen keine wesentlichen Unterschiede zu dem in Deutschland praktizierten Behandlungskorridor. Es finden sich jedoch auch davon abweichende Empfehlungen.

Die HerniaSurge-Leitlinie empfiehlt einerseits ein individuelles Therapiekonzept und andererseits grundsätzlich Netzverfahren anzuwenden. Verfügbare, etablierte Nahtverfahren bleiben dabei weitgehend unberücksichtigt. Dieser Punkt entspricht jedoch nicht mehr der aktuellen Evidenz (*siehe Abschnitt 2.1*).

Bei den HerniaSurge-Leitlinien wird empfohlen, die Mehrheit der Leistenhernien ambulant zu versorgen. Eine ambulante Leistungserbringung, insbesondere der laparo-endoskopischen Verfahren, ist jedoch in Deutschland derzeit nicht kostendeckend zu erbringen und lässt sich insofern unter den aktuellen gesundheitspolitischen Rahmenbedingungen kaum abbilden.

Neben den in den HerniaSurge empfohlenen Operationstechniken TAPP, TEP und Lichtenstein wird in Deutschland vor allem im ambulanten Sektor auch über gute Erfahrungen mit dreidimensionalen Implantaten in der offenen Operationstechnik berichtet. Beide deutsche Fachgesellschaften betonen, dass dies aufgrund der gesetzlich bestehenden Therapiefreiheit bei nachweislich guten eigenen Erfahrungen auch weiterhin dem einzelnen Chirurgen gestattet ist.

Die bei HerniaSurge im Rahmen des „informed consent" empfohlene Mitversorgung einer zufällig intraoperativen diagnostizierten Leistenhernie der Gegenseite dürfte ohne explizite vorherige schriftliche Aufklärung der gängigen Rechtsprechung in Deutschland nicht standhalten.

Nach der derzeit gültigen AWMF-S1-Leitlinie ist in Deutschland entgegen der HerniaSurge-Empfehlung bei Einsatz alloplastischer Materialien grundsätzlich eine perioperative Antibiotikaprophylaxe indiziert.

Fazit

Folgende Besonderheiten werden in Deutschland im Unterschied zu den HerniaSurge-Leitlinien von den beiden Fachgesellschaften empfohlen:

- In Deutschland besteht eine gesetzlich gesicherte Therapiefreiheit des Arztes.
- Die generell empfohlene ambulante Durchführung von Leistenhernien-Operationen ist aufgrund der gesundheitspolitischen Rahmenbedingungen in Deutschland derzeit noch nicht umsetzbar.
- Netzbasierte Verfahren wie Lichtenstein, TEP/TAPP sollten bei vorhandener Expertise den Nahtverfahren vorgezogen werden. Im Rahmen des „Tailored Approaches" können selektierte Patienten nach ausführlicher Aufklärung und entsprechender Expertise des Arztes auch mit der Shouldice-Technik versorgt werden.
- Die empfohlenen Netzbasierten Techniken sollten in Deutschland eine perioperative Antibiotikaprophylaxe einbeziehen.

3 Neuere wissenschaftliche Evidenz

Nach einer ersten 2001 publizierten Cochrane-Analyse wurde 2018 erneut eine aktuelle Cochrane-Analyse zur Frage „Mesh versus Non-mesh-Repair bei Leisten- und Femoralhernien" veröffentlicht. Bei der aktuellen Analyse wurden insgesamt 25 Studien mit 6 293 Patienten eingeschlossen. 2 Studien befassten sich dabei explizit mit femoralen Hernien [4].

Netztechniken reduzieren demnach im Vergleich zu den Nahttechniken das Rezidiv-Risiko (RR 0,46, 95 % CI 0,26–0,80, $I^2 = 44$ %, moderate-quality evidence). Postoperative und chronische Schmerzen konnten aufgrund der unterschiedlichen Messmethoden und den unterschiedlichen Follow-Up-Perioden nicht beurteilt werden.

Bei den postoperativen Komplikationen wurden folgende Unterschiede festgestellt: Neurovaskuläre und viszerale Verletzungen waren häufiger in der Non-Mesh-Repair-Gruppe zu finden (RR 0,61, 95 % CI 0,49–0,76, I^2 = 0 %, NNTB = 22, high-quality evidence). Wundinfektionen fanden sich etwas mehr in der Mesh-Gruppe (20 Studien mit n = 4 540; RR 1,29, 95 % CI 0,89–1,86, low-quality evidence). Ein Mesh-Repair reduziert im Vergleich zum Non-Mesh-Repair das Risiko für das Auftreten von postoperativen Hämatomen (15 Studien mit n = 3 773 Patienten; RR 0,88, 95 % CI 0,68–1,13, low-quality evidence). Postoperative Serome dagegen treten häufiger nach einem Mesh-Repair auf (14 Studien mit n = 2 640; RR 1,63, 95 % CI 1,03–2,59, moderate-quality evidence). Ebenso traten postoperative Schwellungen häufiger nach Netzbasierten Techniken auf (2 Studien mit n = 388; RR 4,56, 95 % CI 1,02–20,48, moderate-quality evidence).

Bei Netzmethoden scheinen der Krankenhaus-Aufenthalt kürzer zu sein und die Rückkehr zur normalen täglichen Aktivität etwas schneller zu sein, jedoch sind auch hier die Aussagen aufgrund der großen Variabilität der einzelnen Studien sehr begrenzt [4].

Das Risiko des Industrie-Einflusses auf eingeschlossene Studien ist offenkundig als niedrig bis moderat zu interpretieren.

Fazit

- Sowohl Netz-basierte Operationstechniken als auch Nahttechniken sind effektive chirurgische Techniken zur operativen Versorgung von Leistenhernien. Beide Techniken haben sowohl Vor- als auch Nachteile. Aufgrund der niedrigeren Rezidivrate sind Netz-basierte Techniken vorzuziehen.
- Nahttechniken sollten aufgrund der geringeren Kosten und der häufig fehlenden Verfügbarkeit von Kunststoffnetzen in sogenannten „Low-Income-Countries" bevorzugt werden.
- Als Qualitätsindikatoren nach erfolgter Leistenhernien-Operation gelten sowohl Rezidiv-Leistenhernien als auch chronische postoperative Schmerzen.

4 Rezidiv-Leistenhernien

Insbesondere zu Rezidivraten bestehen seit Jahren erhebliche Differenzen zwischen der Rezidivrate einzelner Studien und der gesamthaften Anzahl an Rezidiv-Leistenhernien-Operationen.

Eine groß angelegte Analyse aus der Medicare-Datenbank in den USA hat insgesamt 407 717 Patienten (87,0 %, ≥ 65 Jahre), die im Zeitraum von 2011–2014 an einer Inguinalhernie operiert wurden und 11 578 Patienten (91,0 %, ≥ 65 Jahre), die an einer Femoralhernie operiert wurden, eingeschlossen. Demnach sank der Anteil an Rezidiv-Operationen von 14,3 % im Jahre 2011 auf 13,9 % im Jahre 2014 (p < 0,01) bei Männern. Bei Frauen stieg der Anteil der Rezidiv-Operationen im gleichen Zeitraum dagegen leicht an, jedoch nicht signifikant (7,0–7,4 %) (p = 0,08). Femoralhernien-Rezidive erhöhten sich bei Männern (14,3–14,8 %, p = 0,29) und sanken bei Frauen (6,3–5,3 %, p = 0,02). Insgesamt muss man davon ausgehen, dass Männer fast doppelt so oft ein Rezidiv entwickeln als Frauen [5].

Fazit

- Das Problem der Rezidiv-Leistenhernien scheint auch heute trotz flächendeckendem Einsatz Netz-basierter Operationstechniken noch nicht gelöst.
- Männer entwickeln fast doppelt so oft ein Rezidiv einer Leistenhernie wie Frauen.

5 Chronischer Schmerz und Dysejakulation

Eine prospektive Kohortenstudie aus Schweden analysierte 22 917 Patienten aus den Jahren 2012–2015 1 Jahr nach elektiver einseitiger Leistenhernien-Operation (Follow-up-Rate 75,5 %). 15,2 % der Patienten hatten 1 Jahr nach OP einen chronischen Schmerz. Zwar war das Risiko bei TEP-Patienten geringer als bei offen anterior operierten Patienten (adjusted odds ratio (OR) 0,84, CI 0,74–0,96), jedoch um den Preis, dass die Re-Operationsrate wegen eines Rezidivs höher war (adjusted OR 2,14, CI 1,52–2,98) [6].

1.6 Leistenhernien

Eine multivariable Analyse aus dem Deutschen Hernienregister Herniamed untersuchte 57 999 männliche Patienten mit primären unilateralen Leistenhernien und vollständigen 1-Jahres-Follow-up. Dabei wurden kleinere Leistenhernien und jüngere Patienten unter 55 Jahren als unabhängige Patienten-abhängige Risikofaktoren für die Entwicklung eines chronisch-postoperativen Leistenschmerz CPIP identifiziert (Ruheschmerzen: [EHS I vs. EHS II: Odds Ratio, OR = 1 350, $P < 0,001$; EHS I vs. EHS III und/oder skrotal: OR = 1,839 (1,504–2,249), $P < 0,001$; EHS II vs. EHS III und/oder skrotal: OR = 1,363, $P = 0,002$], Belastungsschmerzen: [EHS I vs. EHS II: OR = 1,342, $P < 0,001$; EHS I vs. EHS III und/oder skrotal: OR = 2,002, $P < 0,001$; EHS II vs. EHS III und/oder skrotal: OR = 1,492, $P < 0,001$], behandlungsbedürftige Schmerzen: [EHS I vs. EHS II: OR = 1,594, $P < 0,001$; EHS I vs. EHS III und/oder skrotal: OR = 2,254, $P < 0,001$; EHS II vs. EHS III und/oder skrotal: OR = 1,414, $P = 0,003$] [7].

Bezüglich der insgesamt recht komplexen und häufig frustranen Behandlung des chronischen postoperativen Schmerzes nach Leistenhernien-Operationen wurde 2018 eine multizentrische, prospektiv-randomisiert-kontrollierte Studie, die sog. SMASHING Trial, initiiert. Diese soll bei insgesamt 78 Patienten die Option der Spinal cord Stimulation (SCS) des Dorsal Root Ganglions (DRG) mit konventionellen Behandlungsmöglichkeiten vergleichen [8].

2 Arbeiten beschäftigen sich mit dem Thema Dysejakulationen und sexuellen Dysfunktionen nach Leistenhernien-Operationen:

Ein 2018 erschienenes Review beschäftigt sich mit dem Thema Dysejakulation nach Leistenhernien-Operationen. Dabei wurden bei der Literaturrecherche 10 Studien mit insgesamt 5 521 Patienten in das Review eingeschlossen. Insgesamt wurde dabei eine Rate von 2,2 % Dysejakulationen festgestellt. Die Inzidenz für den postoperativen Ejakulationsschmerz scheint bei laparoskopischen Techniken mit 2,1 % höher zu sein als bei offenen Techniken [9].

Eine schwedische Arbeitsgruppe entwickelte einen spezifischen Fragebogen für die Identifizierung sexueller Dysfunktionen. 538 sexuell aktive männliche Patienten im Alter von 30–60 Jahren wurden dabei analysiert. Auch nach 33 Monaten berichteten 44 Männer (8,2 %) über Schmerzen bei sexueller Aktivität und 33 Patienten berichteten über eine sexuelle Dysfunktion. Diese war überraschenderweise auch nach endoskopischer Operation TEP häufig anzutreffen. Postoperative Komplikationen sind ein Risikofaktor für Schmerzen während sexueller Aktivitäten (OR 4,89 CI 1,92–12,43; $p < 0,001$). Die mit dem SF-36 bestimmte Lebensqualität war nahezu bei allen Patienten mit Schmerzen bei sexueller Aktivität reduziert [10].

Bezüglich des präoperativen Schmerzes wurde 2018 eine prospektive Kohortenstudie aus Polen mit 1 647 Patienten veröffentlicht. Das am häufigsten zur Aufnahme führende Symptom war der Schmerz bei körperlichen Aktivitäten (94,8 %) gegenüber dem Ruheschmerz (57,6 %). Es gab keinen signifikanten Einfluss der Länge des Bestehens des Schmerzes auf die Intensität (< 12 Monate (60,8 %; VAS 5,0) und > 5 Jahre (58,3 %; VAS 5,4) (p = 0,068). Das Auftreten von Schmerzen und die Intensität des Schmerzes war bei Patienten unter 40 Jahren (63,7 %; VAS 5,4) signifikant höher als bei Patienten über 60 Jahren (54,3 %; VAS 4,8) (p = 0,008) [11].

Fazit

- Chronische postoperative Leistenschmerzen finden sich in breit angelegten Registerstudien in bis zu 15 % der Fälle.
- Besonders junge Patienten und kleinere Leistenhernien scheinen als unabhängige Risikofaktoren für das CPIP zu gelten.
- Auch Dysejakulationen und sexuelle Dysfunktionen scheinen im nicht unerheblichen Ausmaß als Problem nach Leistenhernien-Operation aufzutreten und sollten im OP-Aufklärungsgespräch ggf. künftig bedacht werden.

6 Operationstechniken

6.1 Stellenwert der Nahtverfahren bei Leistenhernien

Für die Versorgung von Leistenhernien beim Erwachsenen werden grundsätzlich Netz-basierte Techniken in den aktuellen internationalen HerniaSurge-Leitlinien empfohlen. Nur bei selektierten Patienten und bei ausdrücklichem Wunsch des Patienten nach operativer Versorgung ohne Fremdmaterial gilt das Shouldice-Verfahren als Alternative. [1]

Welchen praktischen Stellenwert haben die Nahtverfahren jedoch in der jüngsten Zeit?

2018 konnte eine breit angelegte Registerstudie aus dem Herniamed-Register zeigen, dass für selektierte Patienten mit primärer Leistenhernie die Shouldice-Technik ein gleiches Outcome nach 1 Jahr wie die TAPP, TEP oder Lichtenstein-Technik erreicht [12]. Dabei wurde gleichartige Patientengruppen mit einer Propensity Score Matching-Analyse miteinander verglichen (Shouldice vs. Lichtenstein n = 2 115/2 608; 81,1 %, Shouldice vs. TEP; n = 2 225/2 608; 85,3 % und Shouldice vs. TAPP; n = 2 400/2 608; 92,0 %). In der unselektierten Analyse war die Shouldice-Gruppe in der Regel mit einem Durchschnittsalter von 40 Jahren jünger und hatte in der Regel kleinere Herniendefekte als die Vergleichsgruppen. Nach dem Propensitiy Score Matching hatten die Shouldice-Patienten im Vergleich mit der TAPP weniger intraoperative Komplikationen (0,5 vs. 1,3 %; p = 0,009), im Vergleich zur TEP etwas mehr postoperative Komplikationen (2,3 vs. 1,5%; p = 0,050) und im Vergleich zur Lichtenstein-Technik weniger Ruheschmerzen (4,6 vs. 6,1%; p = 0,039) und Belastungsschmerzen (10,0 vs. 13,4 %; p < 0,001) [12].

Neben der etablierten Shouldice-Technik kommt die Desarda-Technik als weitere Naht-Technik in Frage. 2018 wurden 2 Metaanalysen im Vergleich Desarda versus Lichtenstein publiziert. In einem chinesischen Review mit 8 RCTs konnte bei insgesamt 1 014 Patienten kein signifikanter Unterschied zwischen der Lichtenstein- und der Desarda-Technik bezüglich der Rezidivrate, der Schmerzrate, der OP-Zeiten, der Seromrate, der Wundinfektionsrate, des Fremdkörpergefühls sowie der Rückkehr zu normaler Aktivität festgestellt werden [13]. In einer zweiten ägyptischen Metaanalyse mit 6 eingeschlossenen RCTs und 2 159 Patienten fand sich ebenso kein signifikanter Unterschied in der Rezidivrate zwischen Lichtenstein und Desarda (OR = 0,946; P = 0,91). Auffällig war jedoch die signifikant höhere Komplikationsrate bei der Lichtenstein-Technik (OR = 1,86; P < 0,001). Bei der Lichtenstein-Operation traten signifikant mehr Serome (OR = 2,17; P = 0,007) und mehr SSI = postoperative Wundinfektionen auf (OR = 2,17; P = 0,029). Der postoperative Schmerz, die OP-Zeit und die Rückkehr zu normalen Aktivität war in beiden Gruppen vergleichbar [14].

Eine koreanische Arbeitsgruppe beschreibt erstmals eine neue Operationstechnik: ein endoskopisches Nahtverfahren per TAPP. Sie verglichen 210 Patienten mit direkten Leistenhernien, wovon 111 Patienten mit einem Defektverschluss per Naht versorgt wurden (rTAPP) und 99 Patienten mit konventioneller Netz-basierter TAPP ohne Defektverschluss (cTAPP). Der postoperative Schmerz war in der rTAPP-Gruppe in der ersten Woche nach OP signifikant geringer (P < 0,001). Die Zeit der Rückkehr zu normalen Aktivitäten war in der rTAPP-Gruppe mit 3,8 Tagen signifikant geringer als bei der cTAPP-Gruppe (4,6 Tage, P < 0,001). Es gab keine signifikanten Unterschiede bei der OP-Zeit, der Dauer des Krankenhausaufenthaltes, der Komplikations- und Rezidivrate zwischen den beiden Vergleichsgruppen. Der Vorteil der Methode scheint nach Meinung der Autoren in einer geringeren Dissektionsfläche zu liegen [15].

Fazit

- Die netzfreien Verfahren scheinen wieder an Bedeutung zu gewinnen. Es gibt Argumente für eine Renaissance der Nahtverfahren bei der Versorgung von primären Leistenhernien:
- Zahlreiche Studien legen Zusammenhänge zwischen chronischen postoperativen Schmerzen und einer Netzimplantation nahe.
- In der täglichen Praxis äußern gut informierte Patienten nicht selten Vorbehalte gegenüber Netzmaterialien.

- Einige neue Studien zeigen bei selektierten Patienten und entsprechender Expertise zumindest vergleichbare Ergebnisse durch die Nahttechniken Shouldice und Desarda.

6.2 Stellenwert der offenen Netzverfahren

Seit vielen Jahrzehnten haben sich neben der weltweit etablierten Lichtenstein-Technik zahlreiche andere offene Netztechniken entwickelt. Die Lichtenstein-Technik hat jedoch in Studien gezeigt, dass sie möglicherweise mit einer höheren postoperativen Schmerzrate verbunden ist. Im 2014 publizierten Update der EHS-Leitlinien wurden aufgrund randomisiert-kontrollierter Studien und Metaanalysen mit Oxford-Level-I sowohl das Plug&Patch-Verfahren als auch die dreidimensionalen Netzimplantate (Gilbert-Technik) gegenüber dem Lichtenstein-Verfahren als gleichwertig angesehen [2].

In der 2018 erschienenen HerniaSurge-Leitlinien gibt es jedoch lediglich eine Empfehlung für die Lichtenstein-Technik. Alternative offene Operationstechniken mit Netz werden aufgrund der geringen wissenschaftlichen Evidenz in den Leitlinien derzeit nicht berücksichtigt. Insbesondere dreidimensionale Netzimplantate sollten demnach zur Versorgung von Leistenhernien grundsätzlich nicht mehr verwendet werden (strong upgraded) [1]. Die HerniaSurge-Experten begründen dies damit, dass bei der Plug&Patch-Technik sowie bei dreidimensionalen Kunststoffimplantaten (wie z. B. PHS-System) deutlich mehr Material implantiert wird und sowohl der anteriore wie der posteriore Raum tangiert werden. Im Rezidivfall könnte eine erneute OP aufgrund der Bi-Layer deutlich erschwert werden. Außerdem begründen die HerniaSurge-Experten diese Empfehlung auch mit höheren Implantat-Kosten [1].

6.2.1 Weitere offene Netztechniken

Zu diesen in den Leitlinien derzeit nicht berücksichtigten neuen offenen Techniken gehören neben dem TIPP-Verfahren, die TREPP-Technik, die Ugahary-Technik, die Gilbert-Technik und die ONSTEP-Technik.

Der französische Club Hernie, das französische Hernienregister, fasst in einer prospektiven Registerstudie die Ergebnisse von 5 670 Patienten zusammen, die im Zeitraum von September 2011 bis März 2014 an einer Leistenhernie operiert wurden und 2 Jahre nachuntersucht wurden [16]. Dabei wurden 1 092 Patienten (19,3 %) mit der Lichtenstein-Technik, 1 259 Patienten (22,2 %) mit einer TIPP-Technik, 1 414 Patienten (24,9 %) mit einer TEP-Technik und 1 905 Patienten (33,6 %) mit einer TAPP-Technik versorgt. Die Patienten, die mit einer Lichtenstein-Technik versorgt wurden, waren im Durchschnitt älter und hatten häufiger eine Skrotalhernie und mehr Komorbiditäten. Ein komplettes 2-Jahres-Follow-up konnte bei insgesamt 83 % der Patienten ermittelt werden. Die Patientenzufriedenheit war bei allen Techniken vergleichbar. In einer uni- und multivariaten Analyse war der deutliche Schmerz am ersten postoperativen Tag der einzige unabhängige Prognosefaktor für die Patientenzufriedenheit nach 2 Jahren [16].

Eine Niederländische Gruppe fasst retrospektiv die Ergebnisse von 1 800 Patienten zusammen, die seit der Einführung 2006 mit der TREPP-Technik operativ versorgt wurden [17]. 40 Patienten (0,02 %) entwickelten im Verlauf ein Rezidiv, wovon 19 Patienten erneut mit einer Re-TREPP operativ versorgt wurden. Bei diesen Re-TREPP-Patienten kam es zu keinen intraoperativen Komplikationen, lediglich bei einem Patienten wurde von einer Re-TREPP zur Lichtenstein-Technik konvertiert. Bis heute traten bei 10 dieser 19 Patienten, die im Durchschnitt 37 Monate nachuntersucht wurden, keine Rezidive oder chronische postoperative Leistenschmerzen auf. 2 Patienten berichten über einen Dyskomfort [17].

Aus Finnland kommt eine retrospektive Studie zur Ugahary-Technik, welche bei 135 Rezidiv-Leistenhernien-Patienten durchgeführt wurde und einen Nachuntersuchungszeitraum von durchschnittlich 8,7 Jahre einbezog. Lediglich 4 Patienten (3 %) entwickelten im Nachuntersuchungszeitraum ein Re-Rezidiv. 2 von diesen 4 Re-Rezidiv-Patienten waren asymptomatisch und wurden nicht operiert. Frühpostoperative Komplikationen traten bei insgesamt 4 Patienten (3 %) auf (1 Hämatom, 1 Serom und 2 Wundinfektionen). Chronische Schmerzen wurden bei 5 Patienten (3,7 %) diagnostiziert, aber alle Symptome verschwanden im weiteren Verlauf. Die Autoren betrachten die Ugahary-Technik als gute chirurgische Option zur Versorgung von Rezidiv-Leistenhernien [18].

Im Rahmen einer 2018 publizierten retrospektiven Kohortenstudie aus dem schwedischen Hernienregister wurden 1 229 Patienten, die mit der Gilbert-Technik (PHS®) versorgt wurden, mit 78 230 Lichtenstein-Patienten verglichen. Darin kommen die Autoren zu dem Schluss, dass die Rezidivraten nach Prolene Hernia System® niedriger zu sein scheinen als beim Lichtenstein und die Re-Operationen wegen eines Rezidivs nach PHS® nicht komplizierter sind als nach einer Lichtenstein-OP [19]. Die Unterschiede bezüglich der Rezidivraten scheinen dabei nicht unerheblich zu sein. Die Re-Operationsraten wegen Rezidiv waren nach Gilbert-Technik mit PHS® signifikant geringer als nach Lichtenstein-Reparatur (1,5 vs. 2,7 %, OR 0,38). Bei den Re-Operationen aufgrund eines Rezidives wurde nach PHS® in 74 % ein offener Zugang gewählt, nach Lichtenstein in 58 % ein posteriorer Zugang. Bezüglich der OP-Zeiten waren die Re-Operationen nach PHS® kürzer, jedoch nicht signifikant als die Re-Operationen nach Lichtenstein (47 vs. 58 Minuten). In beiden Gruppen gab es keine Unterschiede bezüglich der Komplikationen [19]. In der Zusammenfassung betonen die Autoren, dass der theoretisch angenommene Nachteil der Verwendung des anterioren und posterioren Raumes beim PHS® sich in der Praxis nicht bestätigen lies. Die Daten aus dem schwedischen Hernienregister suggerieren im Gegenteil, dass die Rezidive nach PHS® geringer sind und bei den Re-Operationen weder die OP-Zeiten länger noch die Komplikationsraten höher sind [19].

Für die ONSTEP-Technik wurden von einer dänischen Arbeitsgruppe 6 sehr unterschiedliche Artikel (1 systematisches Review, 1 Protokoll-Artikel, 3 Berichte über einen Vergleich zwischen ONSTEP versus Lichtenstein-Technik und 1 Interview einer Expertengruppe) in einem Review zusammengefasst. Demnach darf die ONSTEP-Technik als gleichwertig zur Lichtenstein-Technik angesehen werden [20].

Fazit

- Neben der Lichtenstein-Technik gibt es zahlreiche andere offene OP-Techniken, die nach neueren Studien als gleichwertig oder möglicherweise besser gelten dürften.
- Insbesondere posteriore Techniken können Vorteile bei der Netzplatzierung haben.
- Die von den HerniaSurge-Leitlinien empfohlene strikte Ablehnung dreidimensionaler offener Netztechniken, wie die Gilbert-Technik, konnte durch neuere Studien nicht bestätigt werden.

6.2.2 Netze und Fixation bei der Lichtenstein-Technik

Eine chinesische Arbeitsgruppe veröffentlichte 2018 eine Metaanalyse bezüglich der Fixation bei der Lichtenstein-Technik. Dabei wurde eine Nahtfixierung mit einer Klebefixierung verglichen. Insgesamt 13 RCTs mit 2 375 Patienten konnten in die Metaanalyse eingeschlossen werden [21]. 8 Studien verglichen die Naht mit synthetischen Klebern und 5 Studien mit biologischen Klebern. Die Klebefixation zeigte eine geringere Inzidenz frühpostoperativer Schmerzen (OR = 0,41; 95 % CI, 0,19–0,90; P = 0,03) und eine geringere Rate an Hämatomen (OR = 0,56; 95 % CI, 0,34–0,95; P = 0,03). Die Nahtfixation ist zeitaufwändiger als die Klebung (mean difference = –4.60, 95 % CI –7,60–1,60; P = 0,003). Auch im Langzeitverlauf war keine Zunahme an Rezidiv-Leistenhernien und chronischen Schmerzen nach Klebefixation zu verzeichnen [21].

1 RCT verglich die Verwendung schwergewichtiger und leichtgewichtiger Netze. 412 Patienten wurden randomisiert und 363 Patienten wurden dabei analysiert. Es bestand kein signifikanter Unterschied bei den postoperativen Schmerzen zwischen den beiden Gruppen, jedoch bestand bei den Patienten, bei denen ein leichtgewichtiges Netz verwendet wurde, ein signifikanter Unterschied im wahrgenommenen Leisten-Fremdkörper und Dyskomfort nach einem Jahr. In beiden Gruppen bestanden keine Unterschiede in der Lebensqualität, jedoch war diese in beiden Gruppen

nach der Operation besser als vor der Operation [22].

Fazit

Für die Lichtenstein-Technik scheint die Verwendung von leichtgewichtigen Netzen Vorteile im Patientenkomfort zu bieten, auch eine Klebefixation des Netzes scheint vorteilhaft zu sein.

6.2.3 Neurektomie bei offenen Hernien-Operationen

Bis heute werden bei offenen Operationsverfahren die intraoperative Nervenschonung und die intraoperative elektive prophylaktische Neurektomie kontrovers diskutiert.

Eine Metaanalyse einer englischen Arbeitsgruppe fasst 9 randomisiert-kontrollierte Studien zu diesem Thema zusammen. Die intraoperative Neurektomie führt demnach bis zu 6 Monate nach OP zu einer Reduktion chronischer Schmerzen. Im weiteren Zeitverlauf gleichen sich die Unterschiede jedoch zunehmend an und nach 12 Monaten ist die Rate chronischer Schmerzen gleich. In der Gruppe der elektiv neurektomierten Patienten tritt jedoch ein subjektives Taubheitsgefühl der Leiste häufiger auf [23].

6.3 Stellenwert der laparo-endoskopischen Verfahren

6.3.1 Die komplizierte TAPP/TEP

Eine vorausgegangene radikale Prostatektomie wird im Allgemeinen als Risikofaktor für die Entstehung einer Leistenhernie angesehen. Die auf eine Prostatektomie folgende präperitoneale fibrotische Reaktion kann die Durchführung laparo-endoskopischer Verfahren erschweren. 2 Publikationen aus dem Jahr 2018 beschäftigen sich mit diesem Thema.

Ein Review konnte 5 Artikel mit insgesamt 277 Hernien bei 229 Patienten identifizieren. Die gepoolten Daten ergaben keine statistisch signifikanten Unterschiede beim Auftreten postoperativer Komplikationen (Risk Ratios [RR] 2,06; 95 % CI 0,85–4,97), bei der Konversionsrate zu offener Chirurgie (RR 3,91; 95 % CI 0,85–18,04) und bei der Rezidivrate (RR 1,39; 95 % CI 0,39–4,93) zwischen der Post-Prostatektomie-Gruppe und der Kontrollgruppe. Lediglich bei der Rate der intraoperativen Verletzung der epigastrischen Gefäße bestand ein signifikanter Unterschied (RR 4,42; CI 1,05–18,64) [24].

1 retrospektive Single-Center-Studie zum gleichen Thema identifizierte 48 Patienten mit 55 Hernien im Zeitraum zwischen 1993 und 2009 durchschnittlich 3,7 Jahre (3 Monate bis 14 Jahre) nach erfolgter offener radikaler Prostatektomie und verglich diese mit einer Kontrollgruppe (6 582 Patienten). Die Patienten mit Leistenhernien nach offener Prostatektomie sind im Durchschnitt älter (70,3 vs. 59,1 Jahre) und die OP-Zeiten waren signifikant länger (72,9 vs. 41,3 min). Die Konversionsrate war jedoch nicht höher und die Rate an postoperativen Komplikationen war niedrig. Bezüglich der Rezidivrate bestand kein signifikanter Unterschied zwischen der Post-Prostatektomie-Gruppe und der Kontrollgruppe (2,4 vs. 1,8 %) [25].

Eine Retrospektive Studie aus Japan mit 634 primären Leistenhernien-Patienten, die zwischen 2000 und 2017 mit TAPP versorgt wurden, verglich unterschiedliche Altersgruppen miteinander (unter 60 Jahre, 60–69 Jahre, 70–79 Jahre und über 80 Jahre). Mit zunehmender Altersgruppe gibt es demnach signifikant mehr kombinierte einseitige Hernien (5,6 %, 9,2 %, 16,8 % und 21,7 %) sowie okkulte Hernien der Gegenseite (7,3 %, 10,4 %, 12,7 % und 20,8 %) [26].

Eine Propensitiy Score Matching-Analyse mit je 54 Patienten unter und über 75 Jahre konnte keine signifikanten Unterschiede bezüglich des perioperativen Outcomes bei Durchführung einer endoskopischen Hernioplastik feststellen. Bei Patienten über 75 Jahren bestand einzig ein geringerer postoperativer Schmerzmittelbedarf ($p = 0{,}047$) [27].

Fazit

- Ältere Patienten scheinen häufiger kombinierte oder auch okkulte doppelseitige Hernien aufzuweisen als jüngere Patienten.

- Laparo-endoskopische Operationsverfahren scheinen sowohl bei älteren Patienten als auch bei Patienten nach offener Prostatektomie zumindest in der Hand des Erfahrenen machbar und sicher zu sein und zu einem gleichen Outcome zu führen.

6.3.2 Netze bei TAPP/TEP

Leichtgewichtige Netze scheinen gegenüber schwergewichtigen Netzen Vorteile bezüglich des postoperativen Schmerzes und der Steifigkeit des Fremdkörpers zu haben. Es besteht jedoch die Vermutung, dass die Verwendung leichtgewichtiger Netze bei endoskopischen Operationen im Gegenzug höhere Rezidivraten zur Folge haben könnten. Eine Registerarbeit und eine RCT aus dem Jahr 2018 scheinen dies zu bestätigen.

Im schwedischen Hernienregister wurden in den Jahren von 2005–2013 13 839 Patienten mit einer TEP versorgt und im Durchschnitt 6,1 Jahre (2,5–11,5 Jahre) nachverfolgt. Eine multivariate Analyse zeigte eine signifikant erhöhte Re-Operationsraten wegen eines Rezidivs bei Verwendung von leichtgewichtigen Netzen (LWM) im Vergleich zu schwergewichtigen Netzen (HWM) (LWM 4,0 % HWM 3,2 % (HR 1,56, P < 0,001). Besonders evident waren die Unterschiede bei direkten Hernien (HR 1,75, P < 0,001) und Hernien mit einer Defektgröße von mehr als 3 cm (HR 1,54, P < 0,021) [28].

Eine randomisierte Studie aus den Niederlanden mit 950 männlichen unilateralen primären Leistenhernien vergleicht die Rezidivrate der TEP mit schwergewichtigen Netzen mit den Ergebnissen einer TEP mit leichtgewichtigen Netzen nach 5 Jahren. Die Rezidive wurden dabei telefonisch durch den validierten PINQ-PHONE-Telefon-Fragebogen identifiziert und im Falle einer positiven Antwort durch eine klinische Untersuchung validiert. 83,2 % der Patienten hatten ein vollständiges 5-Jahres-Follow-up. Die gesamthafte Rezidivrate 5 Jahre nach TEP betrug 2,4 % (3,8 % LWM, 1,1 % HWM, P = 0,01). Besonders hoch war die Rezidivrate für LWM bei direkten Leistenhernien (P = 0,003) [29].

Fazit

Leichtgewichtige Netze scheinen bei laparo-endoskopischer Versorgung von primären Leistenhernien, insbesondere bei direkten und oder größeren Bruchlücken, mit einer höheren Rezidivrate vergesellschaftet zu sein.

6.3.3 Netzfixation bei TAPP/TEP

Die Fixation bei laparo-endoskopischen Verfahren wird noch heute kontrovers diskutiert. Es scheint für viele Chirurgen schwer zu sein, eine Balance zwischen möglichen chronischen Schmerzen nach Tacker-Fixation und einer möglichen höheren Rezidivrate bei fehlender Fixation zu finden.

Bei 122 Patienten mit 171 TEP-Leistenhernien-Operationen wurden im Rahmen einer retrospektiven Studie die Unterschiede zwischen Fixation und Nichtfixation untersucht. Die durchschnittliche Operationszeit war bei der Gruppe ohne Fixation kürzer (35,9±9,7 min vs. 41,8±11,4 min ($p = 0,021$). Die Rate chronisch-postoperativer Schmerzen war in beiden Gruppen vergleichbar (3,44±1,2 vs. 3,01±1,0, $p = 0,037$), die Rezidivrate betrug in beiden Gruppen 3,4 %. Demnach führt der Verzicht einer Fixation nicht zu einer erhöhten Rezidivrate, aber auch nicht zu einer geringeren postoperativen Rate chronischer Schmerzen. Einzige Vorteile scheinen in geringeren Kosten und kürzeren Operationszeiten zu liegen [30].

Fazit

Der Verzicht auf einen Netzfixation bei laparo-endoskopischen Operationen scheint insbesondere bei kleinen und mittelgroßen Hernien von Vorteil zu sein.

6.3.4 Rezidive nach TAPP/TEP

Rezidiv-Leistenhernien sind eines der beiden wesentlichen postoperativen Probleme. Auch nach Netzimplantation gibt es zahlreiche Berichte über Rezidiv-Leistenhernien.

Im Rahmen einer 11 Jahre umfassenden Analyse eines high-volume-Zentrums in den Niederlanden kam man zu folgenden Beobachtungen bei

1.6 Leistenhernien

137 Re-Operationen bei 130 Patienten: 42 % der Rezidive betrafen doppelseitige Primäreingriffe. Die mittlere Dauer bis zum Auftreten eines Rezidivs betrug 9 Monate. Intraoperativ wurde bei 76 % ein Rezidiv gefunden, bei 18 % wurde lediglich ein isoliertes Lipom, welches als Pseudorezidiv imponierte, gefunden und bei 6 % weder ein Rezidiv noch ein Lipom gefunden [31].

Fazit

- Laparo-endoskopische Eingriffe sollten immer die sorgfältige Suche nach potenziell möglichen Lipomen einschließen.
- Doppelseitige Eingriffe sollten eine Netzfixation zur Reduktion möglicher Rezidive erwogen werden.

6.3.5 TAPP-Block

Eine doppelblind-randomisiert-kontrollierte Studie vergleicht jeweils 30 Patienten mit und ohne TAP-Block im Rahmen ihrer laparoskopischer Hernien-Operation bezüglich ihrer postoperativen Schmerzen. Die Schmerz-Scores waren in der TAP-Gruppe sowohl nach 3 als auch nach 6 Stunden (3 Stunden postoperativ (3,1 vs. 1,1, p < 0,001) und 6 Stunden postoperativ (4,1 vs. 1,7, p < 0,001)) sowie in Ruhe als auch bei Belastung nach 3 Stunden (4,8 vs. 2,1, p < 0,001) und 6 Stunden (5,4 vs. 3,0, p < 0,001) geringer. Die Patientenzufriedenheit war in der TAP-Gruppe gegenüber der Vergleichsgruppe höher (8,0 vs. 6,8, p < 0,001) und der Bedarf nach Notfall-Schmerzmitteln war in der TAP-Gruppe ebenso geringer (69,4 vs. 71,3, p < 0,001) [32].

6.3.6 Robotic Surgery

Der Einsatz eines Operationsroboters in der Versorgung von Leistenhernien wird bis heute kontrovers diskutiert. 2018 erschienen dazu einzelne Publikationen.

Eine Gesundheitsdatenanalyse vergleicht insgesamt 2 405 Fälle, davon 734 Roboter-assistierte Leistenhernien-Operationen mit 1 671 laparoskopischen Leistenhernien-Operationen. Sie kommen zu dem Ergebnis, dass die Roboter-assistierten Eingriffe sowohl signifikant höhere Kosten ($ 5 517 vs. $ 3 269, p < 0,001) verursachen als auch signifikant längere Operationszeiten (p < 0,001) erfordern. Es bestanden keine signifikanten Unterschiede für die stationäre Aufenthaltsdauer und die Konversionsrate [33].

Die Datenbank des Nationalen Chirurgischen Qualitätsentwicklungsprogramms des American College of Surgeons kam 2018 im Rahmen einer vergleichenden Studie mit 510 Leistenhernien-Patienten (Robot: 13,8 % [n = 69], Lap: 48,1 % [n = 241], Open: 38,1 % [n=191]) zu folgendem Ergebnis: Es gibt keine signifikanten Unterschiede bei der Demografie und im Outcome aller 3 Techniken. Roboter-assistierte Hernien-Eingriffe verursachen jedoch signifikant höhere Kosten (Robot: $ 7 162 [$ 5 942–8 375] vs. Lap: $ 4 527 [$ 2 310–6 003] vs. Open: $ 4 264 [$ 3 277–5 143], p < 0,001), haben signifikant längere Operationszeiten (Robot: 105 [76–146] vs. Lap: 81 [61–103] vs. Open: 71 [56–88] min, p < 0,001) und haben aufgrund der längeren OP-Zeiten ein höheres Risiko an Haut-Weichteilinfekten (Robot: 2,9 % [2] vs. Lap: 0 % [0] vs. Open: 0,5 % [1], p = 0,02) [34].

Fazit

- Bis zum heutigen Zeitpunkt ist der Nutzen des Roboters in der Leistenhernien-Chirurgie wissenschaftlich noch nicht bewiesen.
- Roboter-assistierte Leistenhernien-Chirurgie ist derzeit mit signifikant höheren Kosten und längeren Operationszeiten verbunden.

7 Sonderfälle

7.1 Sonderfall: Notfallhernien

Notfall-Leistenhernien treten entsprechend der Registerdaten in ca. 3 % der Fälle auf. Vielfach wird der Notfalleingriff offen chirurgisch und ohne Netz vorgenommen.

Eine japanische prospektive Vergleichsstudie mit 106 Patienten mit inkarzerierten/strangulierten Leistenhernien im Zeitraum von 2000–März 2017 kam zu dem Ergebnis, dass das laparoskopische Vorgehen machbar, sicher und effektiv ist

[35]. Lediglich bei einem Fall war ein Umsteigen vom laparoskopischem auf ein offenes Vorgehen notwendig. Die Operationszeiten bei laparoskopischem Vorgehen waren zwar signifikant länger (126,4 vs. 104,6 min, P = 0,0079), die Inzidenz an postoperativen Komplikationen (3,9 vs. 18,5 %, P = 0,0172) war jedoch geringer und die Krankenhausverweildauer (5,6 vs. 14,7 Tage, P = 0,0096) kürzer. Postoperative Netz-Infektionen traten bei offenem Vorgehen einmal, bei laparoskopischem Vorgehen in keinem Falle auf. Die Mortalität beim laparoskopischen Vorgehen betrug 0 % [35].

Fazit

- Nach den derzeitigen wissenschaftlichen Daten ist der Einsatz von Netzmaterialien auch bei Notfalleingriffen selbst mit Dünndarmresektion möglich.
- Notfalleingriffe sollten immer unter Single-Shot-Antibiose erfolgen.

7.2 Sonderfall: Leistenhernien bei Frauen

Leistenhernien kommen bei Frauen deutlich seltener vor als bei Männern. Aufgrund des gehäuften Vorkommens von Femoralhernien werden bei Frauen in den aktuellen Internationalen Leitlinien die laparo-endoskopischen Techniken TAPP und TEP empfohlen [1]. Eine „Watchful-waiting"-Strategie ist bei Frauen aufgrund der deutlich höheren Anteile an Notfalleingriffen nicht zu empfehlen.

Aus Dänemark kommt ein systematisches Review zur Rezidivrate nach Leistenhernien-Operationen bei Frauen. Darin wurden insgesamt 55 Studien mit 43 870 Frauen (Alter 42–69 Jahre und Durchschnittsalter 57 Jahre) eingeschlossen. Darin wurden 5 randomisiert-kontrollierte Studien, 14 prospektive Kohortenstudien, 7 prospektive Registerstudien und 29 retrospektive Kohortenstudien zusammengefasst. Bei 27 von 2 257 laparo-endoskopisch versorgten Patientinnen (22 Studien) (1,2 %) trat nach einem durchschnittlichen Follow-up von 2 Jahren ein Rezidiv auf. Bei 818 von 3 3971 offen operierten Patientinnen (37 Studien) (2,4 %) trat nach einem durchschnittlichen Follow-up von 3 Jahren ein Rezidiv auf. In den Rohdaten der randomisierten und prospektiven Studien fand sich eine Rezidivrate von 1,2 % (18 aus 1 525) für laparoskopische und von 4,9 % (490 aus 10 058) nach offenem Repair. Dabei waren nach offener Operation die meisten Rezidive (203 von 496 Patientinnen = 40,9 %) femorale Rezidive. Der Anteil femoraler Rezidive nach laparoskopischen Eingriffen war 0 %. Es bestanden keine Unterschiede der Rezidivraten zwischen offener Naht- und Netztechnik [36].

Eine Besonderheit bei Frauen stellt das Vorkommen einer Endometriose dar. Eine niederländische Arbeitsgruppe veröffentlichte 2018 eine retrospektive Fallserie von insgesamt 9 Patientinnen mit einer extragenitalen Endometriose. In 4 der 9 Fälle bestand eine zusätzliche Hernie, die simultan mitversorgt wurde. Die Autoren weisen darauf hin, dass eine gezielte Anamnese und präoperative Diagnostik mit Ultraschall und ggf. mit MRT essenziell ist [37].

Fazit

- Bei Frauen treten Leistenhernien deutlich seltener auf als bei Männern.
- Der Anteil femoraler Hernien und der Anteil an Notfalleingriffen ist bei Frauen deutlich höher als bei Männern.
- Differenzialdiagnostisch sind bei Frauen geschlechtsspezifische Erkrankungen, wie beispielhaft die Endometriose, zu beachten.
- In den derzeitigen HerniaSurge-Leitlinien wird bei Frauen prinzipiell ein laparo-endoskopisches Vorgehen mit TEP oder TAPP empfohlen. Die laparo-endoskopischen Verfahren zeigen zwar Vorteile bezüglich der Diagnostik und simultanen Versorgung von femoralen Hernien, die Shouldice-Technik kann jedoch nach aktuellen Ergebnissen aus dem Herniamed-Register ebenso erfolgreich eingesetzt werden, wenn eine Schenkelhernie prä- und intraoperativ sorgfältig ausgeschlossen und beim Vorliegen einer Schenkelhernie ggf. auf ein präperitoneales Netzverfahren umgestiegen wird.

7.3 Sonderfall: Leistenhernien in Low-Resource-Countries

Die derzeitigen Internationalen HerniaSurge-Leitlinien empfehlen in sogenannten „Low-Resource-Countries" die Verwendung von sog. „Low-Cost-Meshes".

Eine polnische Arbeitsgruppe untersuchte 9 verschiedene Polymere, davon 7 Moskitonetze aus verschiedenen Ländern, eines aus Europa und 2 kommerzielle Netze. Diese wurden vor und nach Sterilisation bei 121°C und 134 °C miteinander verglichen. Die Sterilisation veränderte die Netzoberfläche und die Porengröße, jedoch nicht deren Faserstärke oder Faserdicke. Die Moskitonetze schrumpften bei 121°C um ca. 40 % ihrer Oberfläche, die makroporöse Struktur veränderte sich dabei zu einer harten, geschrumpften und nicht mehr geschmeidigen Masse. Bei einer Sterilisation bei 134°C schmolzen einige Moskitonetze soweit, dass ihre poröse Struktur komplett zerstört wurde. Die Autoren raten daher grundsätzlich von der Verwendung regional verfügbarer Moskitonetze ab [38].

Fazit

- In „Low-Resource-Countries" ist die kontinuierliche Verfügbarkeit von Kunststoffnetzen bis heute in der Regel nicht gewährleistet.
- Die in den aktuellen Internationalen Leitlinien empfohlene Verwendung von sogenannten „Low-Cost-Meshes" ist in letzter Zeit vor dem Hintergrund der Produkteigenschaften bei der Sterilisation aber auch der Medical Device Regulation nicht mehr uneingeschränkt zu empfehlen.

Literatur

[1] Herniasurge Working Group: International guidelines for groin hernia management. Hernia 2018; 22 (1): 1–165. doi: 10.1007/s10029-017-1668-x. PMID: 29330835. [EBM Ia]

[2] Miserez M, Peeters E, Aufenacker T et al.: Update with level 1 studies of the European Hernia Society guidelines on the treatment of inguinal hernia in adult patients. Hernia 2014; 18 (2): 151–163. [EBM Ia]

[3] Weyhe D, Conze J, Kuthe A et al.: HerniaSurge: international guidelines on treatment of inguinal hernia in adults: Comments of the Surgical Working Group Hernia (CAH/DGAV) and the German Hernia Society (DHG) on the most important recommendations. Chirurg 2018; doi: 10.1007/s00104-018-0673-7. [EBM IV]

[4] Lockhart K, Dunn D, Teo S et al: Mesh versus non-mesh for inguinal and femoral hernia repair. Cochrane Database Syst Rev 2018; 13: 9: CD011517. doi: 10.1002/14651858.CD011517.pub2. [EBM 1a]

[5] Murphy BL, Zhang J, Ubl DS et al.: Surgical trends of groin hernia repairs performed for recurrence in medicare patients. Hernia 2018; doi: 10.1007/s10029-018-1852-7. [EBM IIa]

[6] Lundström KJ, Holmberg H, Montgomery A, Nordin P: Patient-reported rates of chronic pain and recurrence after groin hernia repair. Br J Surg 2018; 105 (1): 106–112. doi: 10.1002/bjs.10652. [EBM III]

[7] Hoffmann H, Walther D, Bittner R et al.: Smaller Inguinal Hernias are Independent Risk Factors for Developing Chronic Postoperative Inguinal Pain (CPIP): A Registry-based Multivariable Analysis of 57 999 Patients. Ann Surg 2018; doi: 10.1097/SLA.0000000000003065. [EBM IIa]

[8] Mol FMU, Roumen RM, Scheltinga MR: Comparing the efficacy of targeted spinal cord stimulation (SCS) of the dorsal root ganglion with conventional medical management (CMM) in patients with chronic post-surgical inguinal pain: the SMASHING trial. BMC Surg 2018; 18 (1): 18. doi: 10.1186/s12893-018-0349-8. [EBM III]

[9] Ece İ, Yılmaz H: An overlooked complication of the inguinal hernia repair: Dysejaculation. Turk J Surg 2018; 34 (1): 1–4. doi: 10.5152/UCD.2015.4103. [EBM Ia]

[10] Gutlic N, Petersson U, Rogmark P, Montgomery A: The Relevance of Sexual Dysfunction Related to Groin Pain After Inguinal Hernia

Repair – The SexIHQ Short Form Questionnaire Assessment. Front Surg 2018; 5: 15. doi: 10.3389/fsurg.2018.00015. [EBM IIb]

[11] Mitura K, Śmietański M, Kozieł S et al.: Factors influencing inguinal hernia symptoms and preoperative evaluation of symptoms by patients: results of a prospective study including 1 647 patients. Hernia 2018; 22 (4): 585–591. doi: 10.1007/s10029-018-1774-4. [EBM III]

[12] Köckerling F, Koch A, Adolf D et al.: Has Shouldice Repair in a Selected Group of Patients with Inguinal Hernia Comparable Results to Lichtenstein, TEP and TAPP Techniques? World J Surg 2018; 42 (7): 2001–2010. doi: 10.1007/s00268-017-4433-5. [EBM IIa]

[13] Ge H, Liang C, Xu Y, Ren S, Wu J: Desarda versus Lichtenstein technique for the treatment of primary inguinal hernia: A systematic review. Int J Surg 2018; 50: 22–27. doi: 10.1016/j.ijsu.2017.11.055. [EBM Ia]

[14] Emile SH, Elfeki H: Desarda's technique versus Lichtenstein technique for the treatment of primary inguinal hernia: a systematic review and meta-analysis of randomized controlled trials. Hernia 2018; 22 (3): 385–395. doi: 10.1007/s10029-017-1666-z. [EBM Ia]

[15] Lee SR, Park SS: The Novel Technique of Transabdominal Preperitoneal Hernioplasty Herniorrhaphy for Direct Inguinal Hernia: Suture Repair of Hernia Defect Wall. J Laparoendosc Adv Surg Tech A 2018; 28 (1): 83–88. doi: 10.1089/lap.2017.0045. [EBM IIb]

[16] Romain B, Gillion JF, Ortega-Deballon P et al.: Patient's satisfaction at 2 years after groin hernia repair: any difference according to the technique? Hernia 2018; 22 (5): 801–812. doi: 10.1007/s10029-018-1796-y. [EBM IIa]

[17] Persoon AM, Bökkerink WJV, Akkersdijk WL et al.: Case series of recurrent inguinal hernia after primary TREPP repair: re-TREPP seems feasible and safe. Int J Surg Case Rep 2018; 51: 292–295. doi: 10.1016/j.ijscr.2018.08.060. [EBM III]

[18] Tuuliranta M, Antikainen T, Heiskanen T et al.: Recurrent groin hernia surgery after primary open inguinal procedures: a reappraisal of the open preperitoneal (Ugahary) technique. Hernia 2018; doi: 10.1007/s10029-018-1851-8. [EBM IIa]

[19] Magnusson J, Gustafsson UO, Nygren J, Thorell A: Rates of and methods used at reoperation for recurrence after primary inguinal hernia repair with Prolene Hernia System and Lichtenstein. Hernia 2018; 22 (3): 439–444. doi: 10.1007/s10029-017-1705-9. [EBM IIa]

[20] Andresen K: Onstep repair of inguinal hernias. cDan Med J 2018; 65 (3). pii: B5467. [EBM IV]

[21] Lin H, Zhuang Z, Ma T, Sun X et al.: A meta-analysis of randomized control trials assessing mesh fixation with glue versus suture in Lichtenstein inguinal hernia repair. Medicine (Baltimore) 2018; 97 (14): e0227. doi: 10.1097/MD.0000000000010227. [EBM Ia]

[22] Rutegård M, Gümüşçü R, Stylianidis G et al.: Chronic pain, discomfort, quality of life and impact on sex life after open inguinal hernia mesh repair: an expertise-based randomized clinical trial comparing lightweight and heavyweight mesh. Hernia 2018; 22 (3): 411–418. doi: 10.1007/s10029-018-1734-z. [EBM Ib]

[23] Charalambous MP, Charalambous CP: Incidence of chronic groin pain following open mesh inguinal hernia repair, and effect of elective division of the ilioinguinal nerve: meta-analysis of randomized controlled trials. Hernia 2018; 22 (3): 401–409. doi: 10.1007/s10029-018-1753-9. [EBM Ia]

[24] La Regina D, Gaffuri P, Ceppi M et al.: Safety, feasibility and clinical outcome of minimally invasive inguinal hernia repair in patients with previous radical prostatectomy: A systematic review of the literature. J Minim Access Surg 2018; doi: 10.4103/jmas.JMAS_218_18. [EBM III]

[25] Peitsch WKJ: Laparoscopic transperitoneal inguinal hernioplasty (TAPP) after radical open retropubic prostatectomy: special features and clinical outcomes. Hernia 2018; doi: 10.1007/s10029-018-1846-5. [EBM III]

[26] Fukushima K, Yokoyama T, Miwa S et al.: Impact of age on groin hernia profiles observed during laparoscopic transabdominal preperitoneal hernia repair. Surg Endosc 2018; doi: 10.1007/s00464-018-6556-7. [EBM III]

[27] Liu YB, Yu CC, Wu CC et al.: Feasibility and safety of elective laparoscopic total extraperitoneal preperitoneal groin hernia repair in the elderly: a propensity score-matched comparison. Clin Interv Aging 2018; 13: 195–200. doi: 10.2147/CIA.S148608. [EBM IIa]

[28] Melkemichel M, Bringman S, Widhe B: Lower recurrence rate with heavyweight mesh compared to lightweight mesh in laparoscopic totally extra-peritoneal (TEP) repair of groin hernia: a nationwide population-based register study. Hernia 2018; 22 (6): 989–997. doi: 10.1007/s10029-018-1809-x. [EBM IIa]

[29] Roos MM, Bakker WJ, Schouten N et al.: Higher Recurrence Rate After Endoscopic Totally Extraperitoneal (TEP) Inguinal Hernia Repair with Ultrapro Lightweight Mesh: 5-Year Results of a Randomized Controlled Trial (TULP-trial). Ann Surg 2018; 268 (2): 241–246. doi: 10.1097/SLA.0000000000002649. [EBM Ib]

[30] Kumar A, Kaistha S, Gangavatiker R: Non-fixation Versus Fixation of Mesh in Totally Extraperitoneal Repair of Inguinal Hernia: a Comparative Study. Indian J Surg 2018; 80 (2): 128–133. doi: 10.1007/s12262-018-1730-7. [EBM III]

[31] Roos MM, van Hessen CV, Verleisdonk EJMM et al.: An 11-year analysis of reoperated groins after endoscopic totally extraperitoneal (TEP) inguinal hernia repair in a high volume hernia center. Hernia 2018; doi: 10.1007/s10029-018-1827-8. [EBM III]

[32] Mughal A, Khan A, Rehman J et all: Laparoscopic-assisted transversus abdominis plane block as an effective analgesic in total extraperitoneal inguinal hernia repair: a double-blind, randomized controlled trial. Hernia 2018; 22 (5): 821–826. doi: 10.1007/s10029-018-1819-8. [EBM Ib]

[33] Abdelmoaty WF, Dunst CM, Neighorn C et al.: Robotic-assisted versus laparoscopic unilateral inguinal hernia repair: a comprehensive cost analysis. Surg Endosc 2018; doi: 10.1007/s00464-018-06606-9. [EBM III]

[34] Charles EJ, Mehaffey JH, Tache-Leon CA et al.: Z. Inguinal hernia repair: is there a benefit to using the robot? Surg Endosc 2018; 32 (4): 2131–2136. doi: 10.1007/s00464-017-5911-4. [EBM III]

[35] Chihara N, Suzuki H, Sukegawa M et al.: Is the Laparoscopic Approach Feasible for Reduction and Herniorrhaphy in Cases of Acutely Incarcerated/Strangulated Groin and Obturator Hernia? 17-Year Experience from Open to Laparoscopic Approach. J Laparoendosc Adv Surg Tech A 2018; doi: 10.1089/lap.2018.0506. [EBM III]

[36] Schmidt L, Öberg S, Andresen K, Rosenberg J: Recurrence Rates After Repair of Inguinal Hernia in Women: A Systematic Review. JAMA Surg 2018; doi: 10.1001/jamasurg.2018.3102. [EBM IIa]

[37] Wolfhagen N, Simons NE, de Jong KH et al.: Inguinal endometriosis, a rare entity of which surgeons should be aware: clinical aspects and long-term follow-up of nine cases. Hernia 2018; 22 (5): 881–886. doi: 10.1007/s10029-018-1797-x. [EBM IV]

[38] Mitura K, Kozieł S: The influence of different sterilization types on mosquito net mesh characteristics in groin hernia repair. Hernia 2018; 22 (3): 483–490. doi: 10.1007/s10029-018-1756-6. [EBM IIb]

1.7 Was gibt es Neues bei der endoskopischen Therapie der Anastomoseninsuffizienz?

G. Loske, M. Kantowski

1 Einleitung

Anastomoseninsuffizienzen (AI) des Gastrointestinaltraktes sind schwerwiegende chirurgische Komplikationen in der Viszeralchirurgie, die den Patienten durch eine deutlich erhöhte Morbidität und Mortalität gefährden. Der Erfolg des operativen Eingriffes ist eingeschränkt.

Innovative endoskopische Behandlungsmethoden zum Verschluss von Intestinaldefekten wurden entwickelt, die auch zur Therapie von AI angewandt werden. Die Entwicklungen dieser neuen Techniken und Materialien sind nicht abgeschlossen, sondern stehen erst am Beginn. Therapeutische Einsatzmöglichkeiten und neue Indikationen werden derzeit ausgelotet. Dieser Beitrag gibt einen Überblick über aktuelle Neuerungen.

2 Hoher Stellenwert der Endoskopie in der Behandlung von Intestinaldefekten

Einen besonderen Stellenwert erlangte in den vergangenen Jahren die Endoskopie, welche die natürlichen Körperöffnungen von Mund und Anus zur Behandlung im Körperinneren nutzt [1]. Die hohe Bedeutung, die die Endoskopie beim Auftreten einer AI erlangt hat, liegt sowohl in der Diagnostik als auch in neuen endoskopischen Therapieoptionen. Eine Grundvoraussetzung stellt die endoskopische Erreichbarkeit der betroffenen Region dar. Mit hoher Sicherheit lässt sich eine AI endoskopisch detektieren oder ausschließen. Es lassen sich exakt die lokalen Bedingungen wie Defektgröße, Höhenlokalisation, Durchblutung und Infektsituation beschreiben. Die Endoskopie ist mobil und überall verfügbar; sie kann sowohl bedside am Patientenbett, im Operationssaal, der Intensivstation oder in den endoskopischen Untersuchungsräumen erfolgen. Eine Ergänzung mit der radiologischen Bildgebung ist möglich.

3 Folgen der Anastomoseninsuffizienz nach viszeralchirurgischen Operationen und Grundprinzipien der lokalen Therapie

Je nach regionaler Lokalisation der betroffenen Naht sind die Auswirkungen einer AI unterschiedlich. Bei intrathorakalen Anastomosen droht die Mediastinitis, bei Beteiligung der Abdominalhöhle eine Peritonitis und im extraperitonealen kleinen Becken ist die septische Phlegmone eine gefürchtete Folge. Durch die Kontamination mit den Verdauungssekreten oder Darminhalt liegt bei allen AI eine erhebliche lokale Entzündung am Defekt vor, die sich leicht entlang des Operationsgebietes ausbreiten kann und zur Sepsis führt. Die operationsbedingten Gewebeschädigungen und Perfusionsstörungen sind ein wesentlicher Unterschied zu den reinen Perforationsverletzungen. Die Behandlungen sind schwierig und erfordern häufig eine enge interdisziplinäre Zusammenar-

1.7 Anastomoseninsuffizienz

beit mit Ausschöpfung aller intensivmedizinischen Ressourcen.

Sämtliche Therapiekonzepte beim Vorliegen einer AI haben die Beseitigung bzw. Verhinderung der Komplikationsfolgen zum Ziel. 2 wesentliche chirurgische Grundprinzipien, die von M. Kirschner 1926 für die septische Peritonitis formuliert wurden, haben hierbei eine unverändert hervorragende Bedeutung: der Verschluss des Defektes und die Ableitung der Sekrete [2]. Die Maßnahmen sollen ohne Verzug durchgeführt werden, schonend und schnell sein.

4 Endoskopische Techniken

Verschiedene endoskopische Techniken kommen bei der Therapie einer AI zur Anwendung [3, 4, 5]. Sie unterscheiden sich in den zugrunde liegenden technischen Wirkprinzipien.

4.1 Defektverschluss mit Naht und Klipp

Mit einigen Methoden soll ein direkter endoskopischer Defektverschluss mit Adaptation der Wundränder herbeigeführt werden. Hierzu können verschiedene Arten von Klipps verwendet, die entweder durch den Arbeitskanal des Endoskops eingeführt oder auf dem Endoskop aufsitzend eingebracht werden. Eine Weiterentwicklung ist die Anwendung von endoskopischen Nahtapparaten, mit denen von luminal eine chirurgische Naht gelegt werden kann. Andere Verfahren kombinierten Klipps mit einer Nahtumlegung [6]. Bei all diesen Verfahren handelt es im Prinzip um einen inneren Verschluss ähnlich einer chirurgischen Naht mit direkter Adaptation der Wundränder. Kleinere und entzündungsfreie Defekte, z. B. bei sehr frühzeitiger Detektion und fehlender Infektion oder nach Vorbehandlung mittels endoskopischer Unterdrucktherapie oder einer externen Drainage, können für solche Verschlussverfahren mittels Direktverschluss geeignet sein [7, 8]. Bei einer Anastomoseninsuffizienz liegt allerdings in der Regel eine erhebliche lokale Entzündung am Defektort

vor, dann ist von einem hohen Risiko einer erneuten Nahtinsuffizienz auszugehen [9].

4.2 Injektionstherapie bei kleinen AI

2018 wurde eine erste Studie publiziert, die den Einsatz einer neuen Substanz zum Verschluss von kleinen AI (Durchmesser 8 mm) nach Ösophagusresektion bei fehlender Heilung unter konservativer Therapie (Entlastung durch nasogastrische Sonde länger als eine Woche) untersucht [10]. Die Leckage wurde durch Mischung aus alpha-cyano Acrylatmonomer und Lidiodolinjektion durch endoskopische Injektion von luminal verschlossen. Gegenüber dem Einsatz mit dem bereits bekannten Cyanacrylat soll dieses neue Präparat eine bessere Klebekraft und antibakterielle Fähigkeit verfügen. Die Erfolgsrate lag bei 88 % bei 25 Patienten mit einem dauerhaften Leckageverschluss bei 14 Monaten Nachbeobachtung.

Han et al. berichten über eine weitere Option zum Verschluss von kleinen, therapierefraktären Leckagen [11]. In 2 Fällen wurde ein Ösophagusdefekt mit einem Polygylcolsäurefolien-Flap verstopft und der Restbefund mit Fibrinkleberinjektion abgedichtet. Gegen eine frühzeitige Dislokation wurde dieser „Stopfen" zusätzlich durch Clips in der Leckage gesichert. Die Platzierung erfolgte entlang eines Overtubes.

4.3 Defektverschluss durch Abdichtung mittels gecoverten Stents

Das am häufigsten bei einer AI im Ösophagus angewandte endoskopischen Verfahren ist der Einsatz von selbstexpandierenden gecoverten Stents (SCS) [5]. Diese Möglichkeit der Abdichtung einer AI mit obligater Lokaldrainage des extraluminalen Abszesses ist ein schon lange etabliertes Konzept. Eine Voraussetzung für den Behandlungserfolg ist, dass sich der SCS mit seiner Expansion an die Intestinalwand anschmiegen kann, damit eine suffiziente Abdichtung erzielt wird. Bei großlumingen Intestinalabschnitten oder Anastomosenregionen mit einer Lumeninkongruenz, wie z. B. nach abdomino-thorakaler Ösophagusresektion, ist dieses häufig nur unzureichend möglich. Das Ziel der Beendigung der Kontamination durch Verdauungssekrete oder Darminhalt kann dann nicht erreicht werden. Je nach ursprünglicher Größe der Insuffizienz wird der SCS nach 4–8 Wochen wieder entfernt. Die Behandlung ist mit zum Teil erheblichen Komplikationen belastet (Migration, Perforation, Arrosion, fehlende Entfernbarkeit, mangelnde Abdichtung). Ein häufiges Problem bei diesem Konzept stellt die hohe SCS-Dislokationsrate dar. Verschiedene Strategien zur Reduktion wurden bereits vorgestellt, wie spezielle Stent-Formen und Versuche, den Oberrand des SCS mit Klipps oder endoluminalen Nähten zu fixieren. Sie haben sich bisher alle nicht in der breiten Routine durchsetzen können.

Choi et al. berichten über Erfahrung mit einer Technik, bei welcher ein Stent mit einem Haltefaden am proximalen Rand vor Implantation modifiziert wird [13]. Der Haltefaden wird nach der Implantation von oral nach nasal umgeleitet und am Ohr mit Klebestreifen fixiert, um die Migration nach distal zu verhindern. Bei 7 Patienten mit Leckagen im oberen Gastrointestinaltrakt konnte bei allen eine suffiziente Abdichtung ohne Stent-Dislokation erreicht werden. Der Haltefaden verblieb für die gesamte Therapiedauer im Nasenrachenraum des Patienten bis zur Stent-Entfernung nach 4–6 Wochen.

Es ist zu beachten, dass bei allen vorgenannten Verfahren, die einzig den Verschluss herbeiführen sollen (Klipps, Nähte oder Stents), gleichzeitig die zusätzliche extraluminale regionale Drainage der Wundregion notwendig ist. Die operativ oder interventionell eingebrachten Drainagen dienen der extraluminalen Sekretableitung, um die Entstehung einer Abszedierung oder Phlegmone zu verhindern.

4.4 Defektverschluss und gleichzeitige innerer Drainage mit endoskopischer Unterdruck-Therapie (EUT)

Die entscheidende Neuerung der letzten Jahren für die Behandlungen von AI im gesamten Gastrointestinaltrakt stellt die Entwicklung der endoskopischen Unterdrucktherapie (EUT; Synonyma: endoskopische Vakuumtherapie/Endoscopic Vacuum Therapy (EVT), Endoscopic negative Pressure Therapy (ENPT), E-Vac Therapie, Endo-Vac-Therapie) dar. Es handelt sich hierbei um ein völlig neues Therapiekonzept. Die EUT ist eine Weiterentwicklung von der Unterdruckbehandlung der Körperoberfläche hin zur intrakorporalen Anwendung unter Zuhilfenahme der flexiblen Endoskopie. Die Therapie wurde zuerst zur Behandlung von AI des Rektums eingeführt. Besondere Aufmerksamkeit bei Chirurgen und Gastroenterologen findet die Methode in den letzten Jahren im postoperativen Komplikationsmanagement von intrathorakalen Ösophagusanastomosen und bei der Behandlung von ösophagealen Perforationen. In einer aktuellen Übersichtsarbeit wird über die Behandlung von 422 Patienten mit Defekten am oberen Gastrointestinaltrakt mit einer Erfolgsrate von 87 % berichtet [13]. Die meiste Erfahrung mit mehr als 300 Patienten besteht in der Therapie am Ösophagus.

Bei der EUT wird mittels offenporiger Drainagen und elektronischer Vakuumpumpen ein kontinuierlicher Unterdruck an den inneren Wundbereich angelegt [14]. Die Behandlung erfolgt über mehrere Tage, die Drainagen müssen im Abstand von einigen Tagen regelmäßig gewechselt werden. Dabei wird eine endoskopische Inspektion der inneren Wunde vorgenommen. Die Drainagen bestehen aus einem Schlauch, an dessen distalem Ende ein offenporiges Drainageelement (oD) befestigt ist *(Abb. 1B)*.

1.7 Anastomoseninsuffizienz

4.5 Intrakavitäre und intraluminale Varianten der EUT

Bei der intrakavitären EUT wird das oD durch den Intestinaldefekt hindurch in der extraluminalen Wundhöhle platziert. Mit Ausübung eines permanenten Unterdrucks wird die Höhle leergesaugt und kollabiert um das oD. Außerdem schließt sich der Defekt um den Absaugschlauch bzw. um das oD, falls dieses in den Defekt ragt. Bei der intraluminalen Therapievarianten der EUT wird das oD in dem Intestinallumen in Höhe des Defektes und diesen überdeckend platziert. Bei Sogausübung kollabiert das Lumen. Mucosa oder Ösophagusepithel werden an das oD angesaugt. Auf diese Weise wird eine Abdichtung des Defektes erzielt. Bei optimaler Sogausübung kann sogar ein vollständiger therapeutischer Intestinalverschluss herbeigeführt werden. Intrakavitäre und intraluminale Varianten können miteinander kombiniert werden. Das Ziel ist es, eine sofortige Abdichtung des Defektes mit gleichzeitiger nach intraluminal gerichteter Drainagewirkung herbeizuführen. Die aus der äußeren Unterdrucktherapie bekannten Effekte treten auch bei der EUT ein: das entzündliche interstitielle Ödem wird reduziert, die Wunde debridiert und gereinigt, die Perfusion angeregt, die Kontamination sofort beendet.

5 Neue Phantome zum Trainieren der EUT

Die Entwicklung der EUT geht von deutschen chirurgischen Kliniken aus, die über die entsprechende endoskopische Expertise verfügen. Es ist eine chirurgisch-endoskopische Therapie, bei welcher sowohl die endoskopische als auch chirurgische Expertise benötigt wird [1, 13]. Um die Methode zu erlernen und den Umgang mit den Materialien zu üben, wurden neue Kunststoffphantome entwickelt, welche die anatomischen Verhältnisse einer AI sowohl am oberen als auch unteren Gastrointestinaltrakt realistisch simulieren. Hiermit lassen sich die neuen Techniken effektiv üben [15]. Nur jeweils ein zugelassenes Medizinprodukt ist derzeit kommerziell für die Behandlung am Rektum

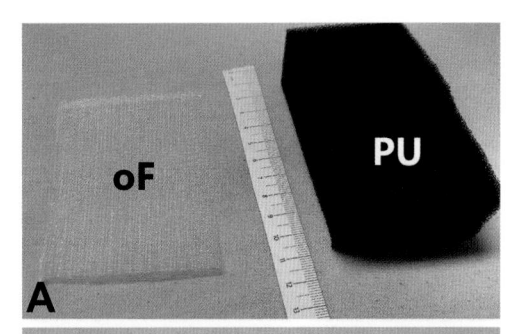

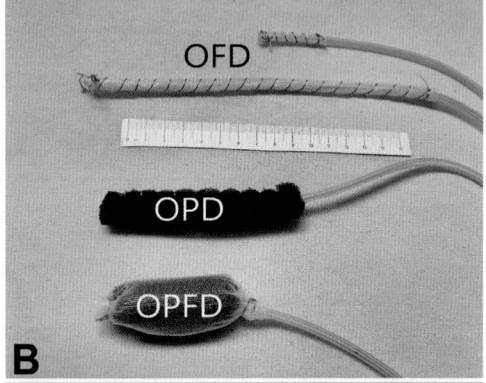

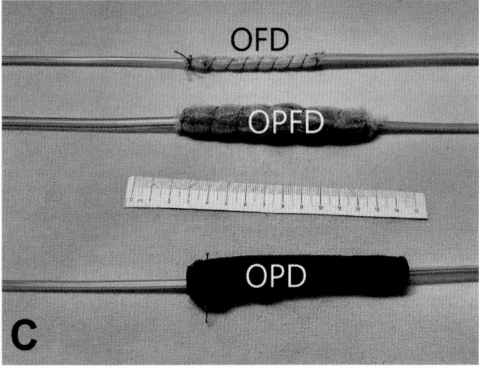

Abb. 1: A: offenporige Drainagematerialien: transparente doppellagige offenporige Folie (oF), offenporiger Polyurethanschaum (Pu); B: verschiedene Drainagetypen, das Drainageelement ist am distalen Ende eines Drainageelementes befestigt: offenporige Folien-Drainagen (OFD), offenporige Folien-ummantelte Polyurethanschaum-Drainage (OPFD), offenporige Polyurethanschaum-Drainage (OPD); C: verschiedene Drainagetypen für Pull-through-Platzierung. Das Drainageelement ist im mittleren Abschnitt eines Drainageschlauches befestigt, OFD, OPFD und OPD

(EndoSPONGE®, B. Braun Melsungen AG, Melsungen, Deutschland) und am Ösophagus (EsoSPONGE®, B. Braun Melsungen AG, Melsungen, Deutschland) in Teilen Europas verfügbar. Häufig kommen von Anwendern selbstkonstruierte Drainagen zur Anwendung. Diese sind oft an spezifische Bedürfnisse angepasst und stellen Problemlösungen parat [14]. Beispielhaft seien Drainagen genannt, die in der endoskopischen Durchzugstechnik platziert werden *(Abb. 1C)* [16], eine gleichzeitige intestinale Ernährung bei der intraluminalen EUT ermöglichen *(Abb. 2)* [17] oder bei denen als oD eine dünne doppellagige offenporige Folie zum Einsatz kommt *(Abb. 1)* [18]. Diese aktuell berichteten technischen Weiterentwicklungen sind noch nicht kommerziell erhältlich und stellen somit keine zugelassenen Medizinprodukte dar. Dennoch zeigen sie die Entwicklungsmöglichkeiten, die enorme Breite des Therapiespektrums und stellen neue Tools zur optimierten Therapie bereit. Auch diese Techniken können an den Phantommodellen erprobt werden. Gemeinsam mit den Partnern der Industrie ist nach Lösungen zu suchen.

6 Unterdruckdrainage mit offenporigem Polyurethanschaum

Bislang wurden als offenporiges Drainagematerial Polyurethanschäume (PUS) *(Abb. 1A)* mit einer Porengröße zwischen 400 und 600 µm verwendet. Diese kommen auch bei der Therapie an der Körperoberfläche zum Einsatz. PUS zeichnen sich durch eine gute Drainagewirkung und Soganhaftung auf Gewebe aus. Ein technischer Nachteil kann das Volumen des PUS-Materials darstellen, welches einen konstruktiven Drainagedurchmesser von mehr als 1,5 cm bedingt. Bei kleinen Öffnungen kann hierdurch eine Platzierung unmöglich sein. Weiterhin können PUS auf granulierendem Wundgrund sehr fest anhaften, sodass bei der Entfernung der Schwamm von der Drainage oder sogar die Drainage reißen kann [14].

7 Neue Unterdruckdrainagen mit doppellagiger offenporiger Folie

Für die endoskopische EUT wurden neue Drainagetypen entwickelt, welche aus einem Drainageschlauch bestehen, der statt eines Polyurethanschaumes mit einer dünnen transparenten doppellagigen offenporigen Folie (Suprasorb®CNP, Drainage Film, Lohmann & Rauscher International GmbH & Co, Rengsdorf, Deutschland) als oD ausgerüstet wird [18] *(Abb. 1)*. Diese ursprünglich für die abdominelle Unterdrucktherapie entwickelte offenporige Folie besteht aus einer transparenten doppellagigen perforierten Membran, die einen winzigen Zwischenraum zwischen den beiden Membranblättern besitzt. Flüssigkeiten können durch die Poren und auch innerhalb des Zwischenraumes transportiert werden. Diese offenporigen Folien-Drainagen (OFD) haben eine gute Draina-

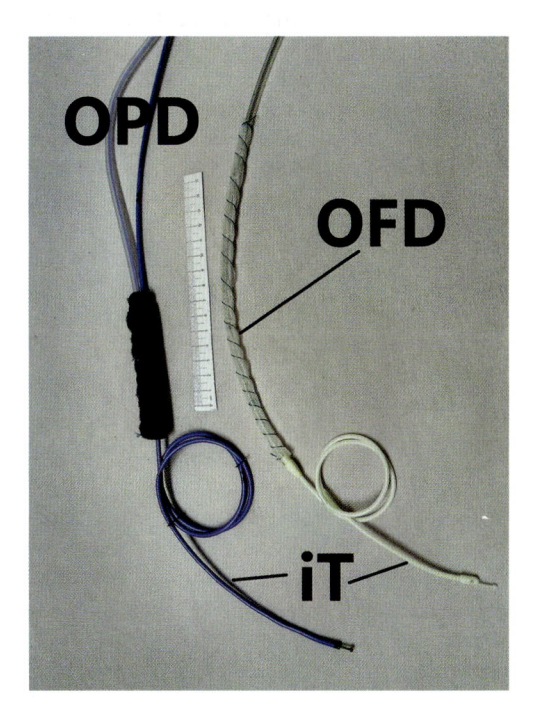

Abb. 2: Doppellumige Drainagetypen, mit denen gleichzeitig eine intraluminale EUT und die enterale Ernährung entlang einer integrierten Intestinalen Ernährungssonde (iT) erfolgen kann. Offenporige Polyurethanschaum-Drainage (OPD), offenporige Folien-Drainage (OFD)

gewirkung für Flüssigkeiten. Ihr Durchmesser ist sehr gering und kann nur 5 mm betragen. Das oD kann bis zu 25 cm oder länger konstruiert werden *(Abb. 1)*. OFD lassen sich mit den üblichen endoskopischen Techniken durch kleine Öffnungen bzw. in Kanäle platzieren. Durch das regelmäßige Porenmuster der Folie haftet die OFD nicht so fest auf Gewebe an. Es ergeben sich neue Indikationen zur Therapie [16, 19]. Einzelne erste klinische Fallbeschreibungen zum klinischen Einsatz liegen zur AI vor.

8 Kombinationstherapien anderer endoskopischer Methoden mit EUT

Auch über Kombinationsbehandlungen von endoskopischen Nahtverfahren und der EUT ist berichtet worden. Nach endoskopischer Übernähung eines AI-Defektes, der zu den Ausbildungen einer gastropulmonalen Fistel geführt hatte, wurde die Naht dehiszent und der Defekt noch einmal von intraluminal per Naht verschlossen. Dann wurde das Wundgebiet zusätzlich von intraluminal mit einer Polyurethanschaumdrainage überdeckt und mit Unterdruck behandelt. Die EUT diente sowohl der Abdeckung der Nahtregion, auf die sich der Polyurethanschaum fest ansaugte, als auch der Drainage des Refluxes von galligen Verdauungssekreten, der nach Ivor-Lewis-Resektion häufig zu beobachten ist. Es kam zur vollständigen Defektheilung [12]. Die EUT wird auch als komplimentäre Therapie nach operativen Revisionen bei AI angewandt. Nach der operativer Anastomosenrevision wurde in intraluminaler Technik eine Unterdruckdrainage über der Defektregion eingelegt [20].

Weiterhin sind erste Einsätze der Kombination von SCS und EUT beschrieben worden [21]. Mit dem Ziel einer noch besseren Abdichtung am Defekt und dem Erhalt der oralen Passage wurde nach Platzierung einer intrakavitären Schwammdrainage gleichzeitig ein partiell gecoverter Stent im Ösophagus eingelegt. Die Heilungsrate in der Serie von 12 Patienten lag bei 75 %.

9 Vergleich von SCS und EUT bei Ösophagusdefekten

Eine erste Metaanalyse [22] fasst die Ergebnisse von 4 Studien zusammen, welche retrospektiv den Einsatz von SCS und EUT bei Ösophagusdefekten [23, 24, 25, 26] vergleichen. Sie umfasste Daten von insgesamt 163 Patienten, die aufgrund von Ösophagusdefekten behandelt wurden. Bei den meisten Patienten handelte es sich um AI nach Ösophagektomie (95,3 %). Für die EUT wurde eine signifikant höhere Heilungsrate, eine geringere Rate an Major-Komplikationen, eine geringere In-hospital-Mortalitätsrate und eine kürzere Behandlungsdauer nachgewiesen. Die Dauer des Krankenhausaufenthaltes zeigte keinen Unterschied. In einer weiteren aktuellen vergleichenden Studie, die noch nicht in der Metaanalyse enthalten ist, mit 76 Patienten (SCS) und 35 Patienten (EUT) konnte kein Vorteil für eine der beiden endoskopischen Methoden [27] herausgearbeitet werden.

Eine erste Studie zum Einsatz der EUT bei Ösophagusdefekten bei Kindern liegt vor. Im Vergleich zur Behandlung mit SEMS wurde für die EUT eine signifikant höhere Heilungsrate bei Anastomosenleckagen gefunden [28].

10 Pre-emptive EUT bei Ösophagusanastomosen

Eine pre-emptive Indikationsstellung der EUT haben Neumann et al. in einer Fallserie mit Ösophagusresektionen vorgestellt [29]. In früh postoperativen Kontrollendoskopien bei 8 Patienten ihrer Fallserie fanden sie umschriebene Ischämien der Anastomosenregion. Die für eine AI als gefährdet eingeschätzte Nahtregion wurde zur vorbeugenden Behandlung mit einer intraluminalen Polyurethanschaumdrainage überdeckt und die intraluminale EUT eingeleitet. 2 von 8 Patienten entwickelten unter der pre-emptiven EUT eine transmurale AI, welche ausschließlich mit der EUT zur Abheilung gebracht wurde. Eine operative

Revision war nicht notwendig. Bei allen Patienten kam es zur Abheilung der Anastomose.

Eine noch weitergehende Indikation zur pre-emptiven Therapie wurde jüngst in einer ersten klinischen Studie an 19 Patienten mit 20 Anastomosen nach Ösophagektomie von Gubler et al. vorgestellt [30]. Die intraluminale EUT in Höhe der Anastomosen wurde unmittelbar nach Fertigung der Nahtverbindung für eine Dauer von 5 Tagen im Median durchgeführt. Die 30-Tage-Mortalität lag bei 0 %, eine unkomplizierte Anastomosenheilung fand sich bei 19/20 Anastomosen (95 %), eine unter der pre-emptiven EUT aufgetretene AI wurde mit Fortführung der EUT zur Abheilung gebracht. Die Autoren halten den bereits intraoperativ beginnenden Einsatz der intraluminalen EUT für eine sichere Maßnahme, welche durch die Förderung der primären Anastomosenheilung das Auftreten von AI verhindern könne. Gestützt wird diese erste klinische Beobachtung von einer bereits vorliegenden tierexperimentellen Studie [31]. An 4 Schweinen wurde eine abdomino-thorakale Ösophagusresektion vorgenommen und ein Anastomosendefekt belassen. Die Anastomosenregion wurde mit einer offenporigen intraluminalen Polyurethanschaumdrainage überdeckt und bereits intraoperativ die intraluminale EUT begonnen. Bei allen 4 Tieren zeigte sich die Anastomose nach 5 Tagen Therapiedauer verheilt.

Neben der abdichtenden Wirkung durch das Ansaugen wird die Kontamination der Anastomosenregion durch die aktive Ableitung der galligen Refluxsekrete verhindert. Als eine technische Weiterentwicklung wurden neue aktive doppellumigen OFD vorgestellt, mit denen der Magen nach abdomino-thorakaler Ösophagusresektion quasi trockengelegt werden kann. Der postoperative Reflux von den Verdauungssekreten kann vollständig verhindert werden und gleichzeitig eine intestinale Ernährung erfolgen [32, 33]. Durch die Verwendung der doppellagigen Folie sind diese Drainagen so kleinlumig, dass sie wie eine Magensonde transnasal eingeführt werden können (Abb. 2). Doppellumige Drainagen zur gleichzeitigen Ernährung bei der intraluminalen EUT können anstelle der offenporigen Folie auch mit offenporigem Polyurethanschaum als oD bestehen [17, 35] (Abb. 2).

11 Langzeituntersuchungen zur Lebensqualität nach EUT

Eine Langzeituntersuchung von Patienten, die aufgrund von AI am oberen Gastrointestinaltrakt erfolgreich mit der EUT behandelt wurden, konnte eine gute postinterventionelle Lebensqualität nachweisen [35]. In einer weiteren Studie war die Lebensqualität der Patienten vergleichbar mit denen, die keine Leckage erlitten hatten [36].

12 EUT bei Anastomoseninsuffizienzen am Duodenum

Auch zur Behandlung von AI am Duodenum ist die EUT eingesetzt worden. Neben der üblichen Variante, dass das offenporige Schaummaterial am distalen Ende eines Drainageschlauches befestigt ist [37], wird über den Einsatz der Pullthrough-Technik berichtet. Diese Methode der Platzierung bietet sich an, wenn eine intestino-kutane Fistelung vorliegt. Es sind OPD, OFD und Folien-ummantelte Schwämme als oD verwendet worden (Abb. 1C). Das oD wird im mittleren Abschnitt des Drainageschlauches befestigt und dann entlang der Fistel zum Platzierungsort gezogen. Hierdurch vereinfacht sich das mitunter schwierige Platzierungsmanöver [16, 38]. Die Pullthrough-Technik ist auch zur Versorgung von pankreatiko-gastralen AI verwendet worden [39].

13 EUT bei Anastomoseninsuffizienzen nach bariatrischer Chirurgie

Auch über den erfolgreichen Einsatz der EUT bei AI in der bariatrischen Chirurgie ist mehrfach berichtet worden. Das Verfahren wurde sekundär nach Fehlschlagen der Behandlungen mit Stent [40], so wie auch als primäre Methode eingesetzt [41].

1.7 Anastomoseninsuffizienz

Menico et al. konnten bei 14/17 Patienten mit AI nach bariatrischer Chirurgie die Defekte mit EUT zur Abheilung bringen [42].

14 EUT im Rektum

Ursprünglich wurde die EUT für die Behandlung bei Anastomoseninsuffizienzen nach Rektumresektionen eingeführt. Aktuelle Studien bestätigen die hohe Erfolgsrate von bis zu 90 % zum Defektverschluss [43]. Eine erniedrigte Verschlussrate wurde in einer ersten randomisierten Studie erzielt, in welcher nach initialer Unterdruckbehandlung transanal ein chirurgischer Defektverschluss mit Naht vorgenommen wurde [44]. Der Verschluss der AI wurde mit Hilfe des Lone Star Retraktors oder unter Verwendung eines Single-Port-Zugangs minimal-invasiv abhängig von der Anastomosenhöhe transanal durchgeführt. Nach direktem Nahtverschluss der mit Unterdruck konditionierten Wunde wurde die Wundhöhle mit einer Drainage für einige Tage abgeleitet. Nur bei der Hälfte der Patienten konnte mit diesem Konzept eine vollständige Abheilung erzielt werden.

Der erfolgreiche Einsatz der EUT bei ileo-pouchanalen AI wird von Rottoli et al. berichtet: Acht Patienten wurden bei protektivem Ileostoma mit EUT behandelt. Im Median wurde 12 Tage benötigt, mit dreimalig durchgeführten Schwammwechseln. Die komplette Abheilung der AI benötigte im Median 60 Tage. Bei 7/8 Patient konnte nach spätestens 6 Monaten das protektive Ileostoma zurückverlegt werden [45].

Bei Patienten mit einer subklinischen AI nach Rektumresektion wurde in einer kleinen Serie von 6 Patienten über den Einsatz einer transanalen Drainage berichtet, die zur Spülung und Ableitung der Insuffizienzhöhle diente. Sie wurde unter endoskopischer Sicht über den Anastomosendefekt platziert. Bei allen 6 Patienten konnte eine Abheilung der AI erzielt werden. 7 Patienten mit einer symptomatischen AI der Studie wurden operativ behandelt [46].

Wallstabe et al. berichten über die erfolgreiche intrakavitäre EUT einer AI des Kolons nach Hemikolektomie links, bei der ausschließlich eine kleinkalibrige, mit der offenporigen folienummantelten Unterdruckdrainage zum Einsatz kam [47]. Die Therapiedauer betrug 9 Tage, eine Stomaanlage wurde nicht erforderlich.

15 Neue Techniken der EUT bei großen Abszesshöhlen

Große, kontaminierte Abszesshöhlen nach Anastomosenleckage im oberen oder unteren Gastrointestinaltrakt stellen eine therapeutische Herausforderung in der Unterdruckbehandlung dar. Mit einer einzelnen Polyurethanschaumdrainage ist eine komplette Säuberung von großen Abszesshöhlen nicht möglich. Ein alternierender Positionswechsel des Schwamms bei jedem Wechsel verzögert die Wundreinigung auf Wochen. Eine schnelle Wundreinigung innerhalb von 1–2 Schwammwechseln erreicht man bei diesen großen Defekten durch die Kombination von einem Hauptschwamm mit Schlauch und vorgelagerten Nebenschwämmen ohne Schlauch, die sich allerdings alle satt berühren müssen *(Abb. 3)* [48]. Für den Unterdruckaufbau sollte bei diesen großen Defekten immer eine Pumpe verwendet werden. Die Schwämme können als daumengroße Zylinder aus einem Polyurethanschwamm aus dem externen Wundset hergestellt und per Schleppfaden platziert werden. Sämtliche Nebenschwämme werden zuerst und zum Schluss der Hauptschwamm gelegt, der durch Kontakt den Sog auf

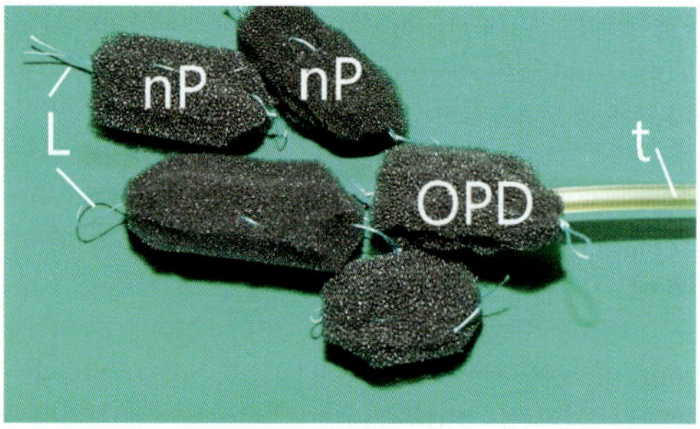

Abb. 3: Die zentrale offenporige Polyurethanschaumdrainage (OPD) steht mit Nebenschwämmen (nP) in Kontakt, Schleppfaden (L), Drainageschlauch (t)

alle Schwämme verteilt. Nach Reinigung der Höhle kann die Anzahl der Schwämme rasch auf eine einzelne Drainage reduziert werden. Die saubere Höhle verklebt und granuliert dann schnell.

16 Komplikationen und Komplikationsvermeidung bei der EUT

Bei der EUT treten selten schwerwiegende Komplikationen auf. Sie werden nur für die extraluminale intrakavitäre EUT berichtet, bei welcher das oD aus einem Polyurethanschaum besteht. Diese Komplikationen sind im Wesentlichen aus den Materialeigenschaften des grobporigen Polyurethanschaumes abzuleiten. Die Oberfläche eines Polyurethanschaums besteht aus unzähligen dicht an dicht liegenden Poren. Insbesondere bei einer schon weitestgehenden gereinigten und granulierenden Wundfläche wird das Gewebe eng in die Porenöffnungen eingesaugt, so dass ein festhaftender inniger Kontakt entsteht. Ebenso wie bei der oberflächlichen Anwendung der Unterdrucktherapie oder bei der intraabdominellen Nutzung darf der Schwamm nicht in direktem Kontakt mit Blutgefäßen bzw. Peritoneum stehen.

Selten ist über relevante Blutungen bei der intrakavitären EUT bei AI im Ösophagus berichtet worden [49, 50]. Die Autoren schlagen vor, bei intrathorakaler Platzierung die Lage des oD mittels CT zu überprüfen, um eine direkte Nähe zu größeren Blutgefäßen auszuschließen. Hierbei ist zu beachten, dass sich bei einer funktionstüchtigen Therapie der angesaugte Schwamm in der Regel radiologisch nicht darstellt und nur der röntgendichte Drainageschlauch zur Abbildung kommt. Es muss bekannt sein, wo das oD am Drainageschlauch liegt und wie lang es ist. Sollte sich radiologisch der Schwamm entfaltet darstellen, kann von einer fehlenden Sogleistung ausgegangen werden. Besteht der Verdacht auf eine Arrosionsblutung, wird empfohlen, sofort den Unterdruck zu pausieren und die endoskopische Entfernung bzw. den Wechsel der OPD unter Operationsbedingungen vorzunehmen [14].

Bei der Entfernung der OPD durch Zug am Drainageschlauch können erhebliche Scherkräfte auftreten, die zur Desintegration des Schwammes bis hin zum Schlauchabriss führen können *(Abb. 4)*. Sollten beim Wechselmanöver der OPD sehr hohe Zugkräfte aufgewandt werden müssen, wird empfohlen, die Therapie für 24 Stunden zu unterbrechen und den Entfernungsversuch am Folgetag zu wiederholen [14]. Das angesaugte Gewebe löst sich nach einigen Stunden aus den groben Poren, sodass dann die Entfernung mit geringeren Zugkräften gelingt. Hilfreich ist es auch, den Schwamm mechanisch mit der stumpfen Spitze des Endoskops und mit endoskopischen Instrumenten von der Gewebewand zu lösen.

Eine weitere Möglichkeit zur Komplikationsvermeidung stellt die Verwendung von offenporigen Drainagematerialien dar, die nicht so fest auf dem Gewebe anhaften [14] *(Abb. 1)*. Diese Materialeigenschaften beinhaltet die offenporige doppellagige Folie (Suprasorb®CNP, Drainage

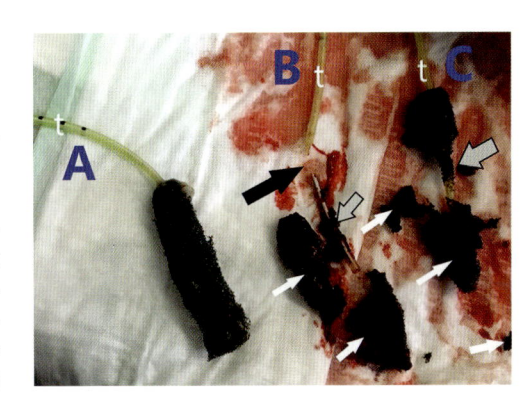

Abbildung 4: Drei entfernte Polyurethanschwammdrainagen (schmal geschnittener Endo-SPONGE®) nach 5-tägiger Anwendung bei Anastomoseninsuffizienz im Rektum. Das Wundbett war bereits granulierend konditioniert. A: Entfernte komplette Drainageeinheit, Schwamm und Drainageschlauch (t) sind vollständig; B: Schwammabriss vom Drainageschlauch (t) mit endoskopisch geborgenen Schwammfragmenten (weiße Pfeile) sowie zusätzlichem Durchriss des Drainageschlauches (t) an einer Perforationsöffnung (schwarzer Pfeil); C: Schwammabriss vom Drainageschlauch (t) mit endoskopisch geborgenen Schwammfragmenten (weiße Pfeile). An den Drainageeinheiten B und C sind mit grauen Pfeilen am Drainageschlauch verbliebenen geklebte Schwammreste des Endo-SPONGE® zu erkennen

Film, Lohmann & Rauscher International GmbH & Co, Rengsdorf, Deutschland), die bei der abdominellen Unterdrucktherapie direkt auf dem Peritoneum platziert wird. Die Poren der zweilagigen Membran stehen mit einem Abstand voneinander. Neben der Konstruktionsmöglichkeit von sehr kleinlumigen Drainagen kann auch Polyurethanschwamm mit der Folie ummantelt werden, um die Oberflächeneigenschaften des oD zu verändern *(Abb. 1)* [18]. Diese technischen Drainagevariationen sind neu und bedürfen der weiteren Evaluation.

Das Einführen von durchmesserstarken OPDs über den Pharynx und oberen Ösophagussphinkter kann schwierig und unübersichtlich sein. Bei intubierten Patienten ist das Manöver zusätzlich erschwert und es besteht ein Perforationsrisiko. Zur Komplikationsvermeidung wird die Verwendung eines Overtubes empfohlen [14] *(Abb. 5)*. Er schient den Pharynx sowie obere die Ösophagusenge und dient der sicheren Überbrückung beim endoskopischen Platzierungsmanöver der Unterdruckdrainage.

Jede Sogunterbrechung kann zur Therapieverzögerung führen oder den Therapieerfolg in Frage stellen. Bis heute sind noch keine für die EUT entwickelten zugelassenen Unterdruckpumpen erhältlich. Zur Erzeugung des Unterdrucks wird die Verwendung von elektronisch gesteuerten Pumpen mit Alarmfunktion empfohlen. Für die meisten Anwendungen hat sich ein Unterdruck von 125 mmHg bewährt.

Fazit

- Die endoskopischen Behandlungsmethoden haben bei der Therapie der Anastomoseninsuffizienz nach viszeralchirurgischen Eingriffen einen hohen Stellenwert erlangt.
- In vielen Fällen ist es möglich, diese schwerwiegende chirurgische Komplikation ohne eine operative Revision endoskopisch erfolgreich zu therapieren.
- SCS und EUT sind die wesentlichen endoskopischen Therapien, die hauptsächlich bei einer AI angewandt werden.
- Die EUT vereint die beiden chirurgischen Behandlungsprinzipien von Defektverschluss und Drainage und stellt die wesentliche Therapieneuerung zur Behandlung der AI dar. Innerhalb weniger Jahre hat diese innovative Technik zunächst für die AI am Rektum und jetzt auch für die AI im oberen GI-Trakt eine sehr hohe Bedeutung gewonnen.
- Zusätzliche zum therapeutischen Einsatz der EUT zeichnet sich eine Ausweitung der Indikationsstellung hin zur pre-emptiven und prophylaktischen Therapie ab.
- Endoskopische Methoden zum intestinalen Defektverschluss per Klipp oder Naht stellen ebenfalls neue Therapieoptionen dar, die in ausgewählten Fällen eingesetzt werden.

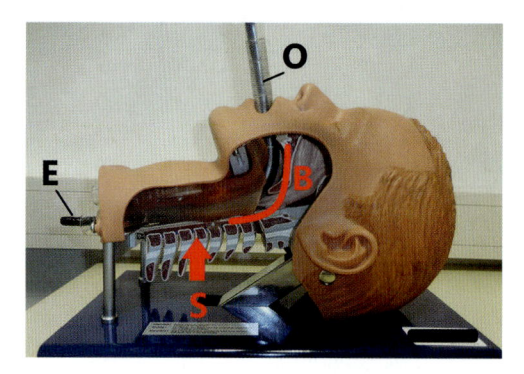

Abb. 5: Darstellung der beengten anatomischen Verhältnisse am Kopfmodell. Zur Erhöhung der Patientensicherheit ist das Endoskop (E) entlang eines kurzen Overtubes (O) eingeführt worden. Anatomische Krümmung des Mundraumes (B) und oberer Ösophagussphinkter (S) werden mit dem kurzen Overtube sicher überbrückt

Literatur

[1] Königsrainer A, Settmacher U: Role of surgical endoscopy in management of complications. Chirurg 2018; 89 (12): 943–944. doi: 10.1007/s00104-018-0748-5. [EBM IV]

[2] Kirschner M: Die Behandlung der akuten eitrigen freien Bauchfellentzündung. Langenbecks Archiv Chirurgie 1926; 142: 253–263.

[3] Bemelman WA, Baron TH: Endoscopic Management of Transmural Defects, Including Leaks, Perforations, and Fistulae. Gastroenterology 2018; 154 (7): 1938–1946.e1. doi: 10.1053/j.gastro.2018.01.067. [EBM IV]

[4] de Moura, DTH, Sachdev AH, Thompson CC: Curr Treat Options Gastro 2018; 16: 386. doi: 10.1007/s11938-018-0199-6. [EBM IV]

[5] Watkins JR, Farivar AS: Endoluminal Therapies for Esophageal Perforations and Leaks. Thorac Surg Clin 2018; 28 (4): 541–554. doi: 10.1016/j.thorsurg.2018.07.002. [EBM IV]

[6] Ominami M, Nagami Y, Tanaka C et al.: Endoscopic technique for closure of a large gastric tube perforation by using endoclips with line-assisted complete closure. Endoscopy 2019; 51: E49–E50; doi: 10.1055/a-0800-8502. [EBM IV]

[7] Schlosser T, Feisthammel J, Gockel I et al.: Endoscopic suturing as a less invasive approach for the treatment of anastomotic leakage after esophagogastrostomy – a case report. Z Gastroenterol 2018; 56 (11): 1365–1368. doi: 10.1055/a-0710-5419. [EBM IV]

[8] Robertson C, Savioli F, Shalli K: A novel endoscopic treatment for anastomotic leakage postanterior resection: Padlock over the scope clip. Int J Colorectal Dis 2018; 33: 91–93. doi: org/10.1007/s00384-017-2923-4. [EBM IV]

[9] Chon S, Toex U, Plum P et al.: Successful closure of a gastropulmonary fistula after esophagectomy using the Apollo Overstitch and endoscopic vacuum therapy. Endoscopy 2018; 50 (07): 149–150. doi:10.1055/a-0592-6384. [EBM IV]

[10] Ojima T, Nakamura M, Nakamori M et al.: Endoscopic treatment of esophageal fistulas after esophagectomy with injection of an alpha-cyanoacrylate monomer: a phase II study. Endosc Int Open 2018; 06: E1093–E1099. doi: 10.1055/a-0581-9005. [EBM IV]

[11] Han S, Chung H, Park JC et al.: Endoscopic Management of Gastrointestinal Leaks and Perforation with Polyglycolic Acid Sheets. Clin Endosc 2017; 50: 293–296. doi:10.5946/ce.2016.121. [EBM IV]

[12] Choi CW, Kang DH, Kim HW et al.: Full covered self-expandable metal stents for the treatment of anastomotic leak using a silk thread. Medicine (Baltimore) 2017; 96 (29):e7439. [EBM IV]

[13] Loske G: Endoscopic negative pressure therapy of the upper gastrointestinal tract. Chirurg 2019; 90 (Suppl 1): 1–6. doi: 10.1007/s00104-018-0727-x. [EBM IV]

[14] Loske G, Müller CT: Tips and tricks for endoscopic negative pressure therapy. Chirurg 2018; doi: 10.1007/s00104-018-0725-z. [EBM IV]

[15] Grund KE, Schweizer U, Zipfel A, Mothes B: Learning of flexible endoscopy, particularly endoscopic vacuum therapy (EVT). Chirurg 2018; 89 (12): 977–983. doi: 10.1007/s00104-018-0736-9. [EBM IV]

[16] Loske G, Liedke M, Schlöricke E et al.: Endoscopic negative-pressure therapy for duodenal leakage using new open-pore film and polyurethane foam drains with the pull-through technique. Endoscopy 2017; 49 (12): E300–E302. doi: 10.1055/s-0043-119346. [EBM IV]

[17] Lee SY, Kim KW, Lee JI et al.: Esophageal Endoscopic Vacuum Therapy with Enteral Feeding Using a Sengstaken-Blakemore Tube. Korean Journal of Thoracic and Cardiovascular Surgery 2018; 51: 76–80. doi: 10.5090/kjtcs.2018.51.1.76. [EBM IV]

[18] Loske G, Schorsch T, Rucktaeschel F et al.: Open-pore film drainage (OFD): a new multipurpose tool for endoscopic negative pressure therapy (ENPT). Endosc Int Open 2018; 6 (7): E865–E871. [EBM III]

[19] Loske G, Schorsch T, Kiesow RU et al.: First report of urinary endoscopic vacuum therapy: For large bladder defect after abdominoperineal excision of the rectum. Video paper. Chirurg. 2017; 88 (Suppl 1): 42–47. doi: 10.1007/s00104-016-0318-7. [EBM IV]

[20] Kuehn F, Loske G, Schiffmann L et al.: Endoscopic vacuum therapy for various defects of the upper gastrointestinal tract. Surg Endosc 2017; 31 (9): 3449–3458. doi: 10.1007/s00464-016-5404-x. [EBM IV]

[21] Valli PV, Mertens JC, Kröger A et al.: Stent-over-sponge (SOS): a novel technique com-

plementing endosponge therapy for foregut leaks and perforations. Endoscopy 2018; 50 (2):148–153. doi: 10.1055/s-0043-120442. [EBM III]

[22] Rausa E, Asti E, Aiolfi A, Bianco F et al.: Comparison of endoscopic vacuum therapy versus endoscopic stenting for esophageal leaks: systematic review and meta-analysis. Dis Esophagus 2018; 31 (11). [EBM III]

[23] Brangewitz M, Voigtländer T, Helfritz FA et al.: Endoscopic closure of esophageal intrathoracic leaks: stent versus endoscopic vacuum-assisted closure, a retrospective analysis. Endoscopy 2013; 45 (6): 433–438. doi: 10.1055/s-0032-1326435. [EBM III]

[24] Schniewind B, Schafmayer C, Voehrs G et al.: Endoscopic endoluminal vacuum therapy is superior to other regimens in managing anastomotic leakage after esophagectomy: a comparative retrospective study. Surg Endosc 2013; 27 (10): 3883–3890. doi: 10.1007/s00464-013-2998-0. [EBM III]

[25] Mennigen R, Harting C, Lindner K et al.: Comparison of Endoscopic Vacuum Therapy Versus Stent for Anastomotic Leak After Esophagectomy. J Gastrointest Surg 2015; 19 (7): 1229–1235. doi: 10.1007/s11605-015-2847-7. [EBM III]

[26] Hwang JJ, Jeong YS, Park YS et al. Comparison of Endoscopic Vacuum Therapy and Endoscopic Stent Implantation With Self-Expandable Metal Stent in Treating Postsurgical Gastroesophageal Leakage. Medicine (Baltimore) 2016; 95 (16): e3416. [EBM III]

[27] Berlth F, Bludau M, Plum PS et al.: Self-Expanding Metal Stents Versus Endoscopic Vacuum Therapy in Anastomotic Leak Treatment After Oncologic Gastroesophageal Surgery. J Gastrointest Surg 2019; 23 (1): 67–75. doi: 10.1007/s11605-018-4000-x. [EBM III]

[28] Manfredi MA, Clark SJ, Staffa SJ et al.: Endoscopic Esophageal Vacuum Therapy: A Novel Therapy for Esophageal Perforations in Pediatric Patients. J Pediatr Gastroenterol Nutr 2018; 67 (6): 706–712. doi: 10.1097/MPG.0000000000002073. [EBM III]

[29] Neumann PA, Mennigen R, Palmes D et al.: Pre-emptive endoscopic vacuum therapy for treatment of anastomotic ischemia after esophageal resections. Endoscopy 2017; 49 (5): 498–503. [EBM III]

[30] Gubler C, Vetter D, Schmidt HM et al.: Preemptive endoluminal vacuum therapy to reduce anastomotic leakage after esophagectomy: a game-changing approach? Dis Esophagus 2018; doi: 10.1093/dote/doy126. [EBM III]

[31] Scott RB, Ritter LA, Shada AL et al.: Endoluminal Vacuum Therapy for Ivor Lewis Anastomotic Leaks: A Pilot Study in a Swine Model; Clin Transl Sci 2017; 10, 35–41. doi:10.1111/cts.12427. [EBM IIb]

[32] Loske G, Schorsch T, Müller CT: Prevention of Reflux after Ivor-Lewis Esophagoectomy with a new double-lumen Open-pore Film Drainage (OFD) Device. Innov Surg Sci 2018; 3 (Suppl 1): s 15. [EBM IV]

[33] Loske G, Schorsch T, Müller CT: Prevention of reflux after esophagectomy with endoscopic negative pressure therapy using a new double-lumen open-pore film drainage with an intestinal feeding tube. Endoscopy 2017; 49 (12): E294–E295. [EBM IV]

[34] Loske G, Aumiller J, Rucktäschel F et al.: Spontaneous perforation of an intramural esophageal pseudodiverticulosis treated with intraluminal endoscopic vacuum therapy using a double-lumen vacuum drainage with intestinal feeding tube. Endoscopy 2016; 48 (Suppl 1): E154–155. [EBM IV]

[35] Dhayat SA, Schacht R, Mennigen R et al.: Long-Term Quality of Life Assessment After Successful Endoscopic Vacuum Therapy of Defects in the Upper Gastrointestinal Tract Quality of Life After EVT. J Gastrointest Surg 2019; 23 (2) 280–287. doi: 10.1007/s11605-018-4038-9. [EBM III]

[36] Heits N, Bernsmeier A, Reichert B et al.: Long-term quality of life after endovac-therapy in anastomotic leakages after esophagectomy. J Thorac Dis 2018; 10 (1): 228–240. doi: 10.21037/jtd.2017.12.31. [EBM III]

[37] Yoo T, Hou LA, Reicher S et al.: Successful repair of duodenal perforation with endoscopic vacuum therapy. Gastrointest Endosc 2018; 87 (5): 1363–1364. [EBM IV]

[38] Rucktaeschel F, Liedtke M, Schlöricke E et al.: Gastro-duodenal anastomotic insufficiency – pullthrough technique for endoscopic negative pressure therapy with new types of open-pore drainages. Endoscopy 2019; 51: E1–E3. doi: 10.1055/a-0824-6130. [EBM IV]

[39] Knoop RF, Thimme R, Fischer A: Successful two-sided sponge pull-through treatment of anastomotic leakage following pancreaticoduodenectomy with pancreaticogastrostomy. Endoscopy 2017; 49 (10): 1010–1012. doi: 10.1055/s-0043-113552. [EBM IV]

[40] de Moura DTH, Brunaldi VO, Minata M et al.: Endoscopic vacuum therapy for a large esophageal perforation after bariatric stent placement. VideoGIE 2018; 3 (11): 346–348. doi: 10.1016/j.vgie.2018.08.009. [EBM IV]

[41] Schmidt F, Mennigen R, Vohwinkel T et al.: Endoscopic Vacuum Therapy (EVT) – a New Concept for Complication Management in Bariatric Surgery. Obes Surg 2017; 27 (9): 2499–2505. doi: 10.1007/s11695-017-2783-6 [EBM III]

[42] Mencio MA, Ontiveros E, Burdick JS et al.: Use of a novel technique to manage gastrointestinal leaks with endoluminal negative pressure: a single institution experience. Surg Endosc 2018; 32 (7): 3349–3356. doi: 10.1007/s00464-018-6055-x. [EBM III]

[43] Mussetto A, Arena R, Buzzi A et al.: Long-term efficacy of vacuum-assisted therapy (Endo-SPONGE®) in large anastomotic leakages following anterior rectal resection. Ann Gastroenterol 2017; 30 (6): 649–653. doi: 10.20524/aog.2017.0194. [EBM III]

[44] Borstlap WAA, Musters GD, Stassen LPS et al.: Vacuum-assisted early transanal closure of leaking low colorectal anastomoses: the CLEAN study. Surg Endosc 2018; 32 (1): 315–327. doi: 10.1007/s00464-017-5679-6. [EBM IIa]

[45] Rottoli M, Di Simone M P, Vallicelli C et al.: Endoluminal vacuum-assisted therapy as treatment for anastomotic leak after ileal pouch-anal anastomosis: a pilot study. Techniques in Coloproctology 2018, 22 (3): 223–229. doi: 10.1007/s10151-018-1762-9. [EBM IV]

[46] Shalaby M, Thabet W, Buonomo O et al.: Transanal Tube Drainage as a Conservative Treatment for Anastomotic Leakage Following a Rectal Resection. Ann Coloproctol 2018; doi: 10.3393/ac.2017.10.18. [EBM III]

[47] Wallstabe I, Nguyen P, Schiefke I et al.: Endoscopic vacuum therapy with open-pore film drainage for colonic anastomotic leakage in a morbidly obese patient. Endoscopy 2019; 51 (03): E51–E52. doi: 10.1055/a-0805-0934. [EBM IV]

[48] Kantowski M, Kunze A: New strategies and materials in endoscopic vacuum therapy in the lower gastrointestinal tract. Chirurg 2018; 89 (12): 960–968. doi: 10.1007/s00104-018-0740-0. [EBM IV]

[49] Laukoetter MG, Mennigen R, Neumann PA et al.: Successful closure of defects in the upper gastrointestinal tract by endoscopic vacuum therapy (EVT): a prospective cohort study. Surg Endosc 2017; 31 (6): 2687–2696.

[50] Pournaras DJ, Hardwick RH, Safranek PM et al.: Endoluminal Vacuum Therapy (E-Vac): A Treatment Option in Oesophagogastric Surgery. World J Surg 2018; 42 (8): 2507–2511.

1.8 Was gibt es Neues in der interventionellen chirurgischen Endoskopie?

G. Kähler

Die Zahl der Überlappungen zwischen Viszeralchirurgie und gastrointestinaler Endoskopie ist groß. Wenn man einer Definition von K. E. Grund folgend als chirurgische Endoskopie alle Anwendungen von Endoskopie vor, während, anstelle und nach chirurgischen Operationen versteht, ergibt sich ein breites Spektrum an Themen. Es werden deshalb hier sowohl diagnostische als auch interventionelle Arbeiten herausgegriffen, bei denen ein relevanter Bezug zu chirurgischen Eingriffen gegeben ist.

1 Adipositaschirurgie

1.1 Diagnostik vor Adipositaschirurgie

Die Frage nach der Notwendigkeit einer diagnostischen ÖGD vor Adipositaschirurgie wird seit Jahren kontrovers diskutiert. Aufschlussreich ist eine prospektive Untersuchung aus Argentinien, in der bei 109 Patienten, die eine laparoskopische Sleeve-Gastrectomy (LSG) erhalten haben, die ÖGD-Befunde 18 Monate postoperativ mit den präoperativen verglichen wurden. Die Häufigkeit von Refluxsymptomen, von erosiver Ösophagitis und Hiatushernie nahm zu; 36,9 % der Patienten entwickelten erstmals Refluxsymptome [1].

Im Gegensatz dazu kommen Salama et al. in einer Metaanalyse zu dem Schluss, dass sich nur für etwa 10 % der Patienten therapeutische Konsequenzen aus dem präoperativen ÖGD-Befund ergeben haben und unter dem Aspekt eines ökonomischen Ressourceneinsatzes die ÖGD auf symptomatische Patienten beschränkt werden sollte [2].

Fazit

Solange die Frage nach möglicherweise neu auftretendem Barrett-Ösophagus und einer relevanten Zunahme von Refluxproblemen nach LSG nicht sicher geklärt ist, empfiehlt sich weiterhin die Erhebung des Ausgangsbefundes.

1.2 Interventionelle Endoskopie bei metabolischen Erkrankungen

Seit einigen Jahren arbeiten verschiedene Gruppen und Firmen an endoskopischen Verfahren zur Nahteinengung des Magens als endoskopische Alternative zur LSG. Die Gruppe um Jaques Devière in Brüssel, die mit einem von einer Ausgründung der Brüsseler Universität hergestellten Nahtsystem arbeitet, legt 1-Jahres-Daten von 51 Patienten aus 3 Zentren vor. Das System wurde bei Patienten mit einem BMI zwischen 30 und 40 eingesetzt. Der Excess Weight Loss betrug 29 %; von den gelegten Nähten waren 88 % nach 1 Jahr noch intakt. Schwere Komplikationen traten nicht auf [3].

Die bereits seit mehreren Jahren weltweit eingesetzte Endo-Barrier (endoskopische Schlauchprothese zur endoluminalen Überbrückung des Duodenums) ist derzeit nicht verfügbar. Ein systematischer Review untersuchte die dafür ursächlichen Komplikationen. Bei eingeschlossenen 1 056 Patienten ereigneten sich 891 Komplikationen, von denen 33 (3,7 %) als schwerwiegend beurteilt wurden. 85 % der Komplikationen bezog sich auf das Verankerungssystem, weshalb Verbesserungen hier ansetzen sollten [4].

Fazit

Die metabolische Endoskopie befindet sich immer noch im Experimentalstadium, verdient aber weitere Aufmerksamkeit wegen ihres großen Potenzials.

2 Endoskopische Interventionen bei funktionellen Ösophaguserkrankungen

2.1 Stenosetherapie

In der Behandlung chronischer Stenosen hat sich die Endoskopie als Therapeutikum der Wahl etabliert. Dennoch geht wegen der häufig ausbleibenden Dauerhaftigkeit der Therapie die Suche nach optimalen Methoden weiter. Nach ersten ernüchternden Erfahrungsberichten über biodegradierbare Stents hat wiederum eine europäische Arbeitsgruppe die Ballondilatation randomisiert mit dem Einsatz biodegradierbarer Stents bei 66 Patienten mit rezidivierenden Ösophagusstenosen verglichen [5]. In der Stentgruppe war die Zeitspanne bis zur ersten Dilatation nach Therapie signifikant länger, woraus sich ein besserer Aktivitätsindex ergab. Bis zum 6. Monat nach Therapie war jedoch dieser Vorteil gegenüber der Ballondilatation wieder ausgeglichen.

Fazit

Der biodegradierbare Stent hat noch keinen überzeugenden Vorteil nachgewiesen.

2.2 Achalasie

Die endoskopische Myotomie des Ösophagus (Perorale Endoskopische Myotomie, POEM) hat großes Interesse in der interventionellen Endoskopie auf sich gezogen. Neben einigen laufenden Studien zum Vergleich der Heller-Myotomie mit POEM hat eine internationale Gruppe einen interessanten Aspekt untersucht: Bei 51 Patienten, bei denen die Symptome nach Heller-Myotomie rezidivierten oder persistierten, wurde eine POEM durchgeführt. 94 % der Patienten hatten einen Langzeiterfolg (Eckardt-Score 6,25) bei 13 % konservativ beherrschbaren Komplikationen [6].

Fazit

POEM und Heller-Myotomie müssen keine Alternativen, sondern können auch Ergänzungen bei Therapieversagern sein.

3 Endoskopische Blutstillung

Die endoskopische Blutstillung hat die operative Therapie der akuten gastrointestinalen Blutung weitgehend verdrängt, dennoch ist bei den älter werdenden und häufiger multimorbiden Patienten die Mortalität nicht gleichermaßen gesunken. Vor diesem Hintergrund hat eine multizentrische Studie 66 Patienten mit rezidivierenden Blutungen aus peptischen Ulcera randomisiert, entweder primär mit dem Over-the-scope-Clip (OTSC) oder mit Standardtherapie (herkömmliche Metallclips, thermische Verfahren und/oder Injektionstherapie) behandelt. Das Protokoll erlaubte ein crossover bei Versagen der herkömmlichen Therapie, was sicherlich zu den guten Endergebnissen hinsichtlich der 30-Tage-Mortalität (12,1 resp. 6,3 %) und der geringen Rate an notwendigen Operationen (jeweils 3,0 %) geführt hat. Bemerkenswert ist jedoch der Unterschied beim primären Blutstillungserfolg von 94 % versus 57,6 % zugunsten des OTS-Clips [7].

Fazit

Der OTS-Clip sollte wegen der guten Ergebnisse bei Patienten mit hohem Rezidivblutungsrisiko auch als first-line-Therapie eingesetzt werden.

4 Endoskopische Interventionen am hepatobiliären System und am Pankreas

4.1 Bei nekrotisierender Pankreatitis

Zurecht viel diskutiert wurde die im vergangenen Jahr im Lancet publizierte niederländische Studie zum Step-up approach bei nekrotisierender Pankreatis. Aus 19 Zentren wurden in einem 4-Jahres-Zeitraum 98 Patienten mit interventionspflichtiger nekrotisierender Pankreatitis randomisiert. Im endoskopischen Arm wurde eine endosonographisch geführte Drainage und bedarfsweise endoskopische Nekrosektomie ausgeführt, im chirurgischen Arm erfolgte zunächst eine perkutane Katheter-Drainage mit bedarfsweise angeschlossener Video-endoskopischer retroperitonealer Nekrosektomie. Während sich Mortalität und die Häufigkeit schwerer Komplikationen nicht signifikant unterschied, waren im endoskopischen Arm Pankreasfisteln seltener sowie Krankenhausverweildauer und Kosten geringer [8].

Fazit

Auch der „chirurgische Arm" stellt in sich einen step-up dar, der offenbar nicht viel schlechter als die endoskopische Therapie ist. Kliniken, die nekrotisierende Pankreatitiden behandeln, müssen alle der genannten Methoden zur Verfügung haben.

4.2 In der Palliativtherapie

Während in den vergangenen Jahren zahlreiche Studien die Überlegenheit von selbst expandierenden Metallgitter-Stents gegenüber Plastikprothesen in der Palliation der malignen Gallenwegobstruktion belegt haben, gab es Unsicherheiten hinsichtlich des Einsatzes von ganz, teilweise oder gar nicht gecoverten Stents. Aus Italien gab es dazu eine multizentrische Studie, deren Ergebnisse etwas überraschen: Während das Gesamtüberleben der 158 Patienten nicht unterschiedlich war, so kam es in der Gruppe mit den gecoverten Stents häufiger zu frühen Verschlüssen (Offenheitsdauer 240 vs. 541 Tage,) Stent-Migrationen (7 vs. 0 %) und „adverse events" insgesamt in 26,4 versus 13,2 % in der Gruppe mit ungecoverten Stents [9].

Angesichts der steigenden Prävalenz von Adenokarzinomen des Pankreas, der hohen Rate primär inoperabler und rezidivierender Tumoren kommt der endoskopischen Palliativtherapie eine große praktische Bedeutung zu. Hirooka hat unter endosonographischer Kontrolle das onkolytische Virus HF 10 bei 12 Patienten in lokal nicht-resektable Pankreaskarzinome injiziert. Von 9 Patienten, die die Behandlung komplettiert haben, ergab sich 3-mal ein partieller response, 4-mal eine stabil disease und 2-mal eine Progression [10].

Fazit

In der Palliativsituation sollten ungecoverte Metallgitter-Stents bevorzugt werden.

5 Endoskopische Resektionsverfahren mukosaler Tumoren

5.1 Endoskopische Mukosaresektion

Nachdem bereits in den vergangenen Jahren gezeigt werden konnte, dass die Kaltschlingenresektion (cold snare resection, CSR) überraschenderweise weniger Blutungen nach sich zog als die Hochfrequenz-basierte Schlingenresektion (Hot snare resection, HSR) wurde jetzt die Frage nach Adenomresten vergleichend untersucht. Bei 796 Polypen zwischen 4 und 9 mm Größe ergaben sich gleiche Resultate hinsichtlich der Vollständigkeit der Resektion [11].

Mit Spannung erwartet wurden die Ergebnisse einer prospektiven multizentrischen Studie aus Holland zum Vergleich zwischen Transanaler Endoskopischer Mikrochirurgie (TEM) und endoskopischer Mukosaresektion bei Rektumadenomen über 3 cm Größe (TREND-Study) [12]. Während die Rezidivrate bei der EMR mit 15 % nicht signifikant über der bei der TEM (11 %) lag und die adjustierte Lebensqualität in beiden Gruppen gleich war, stellte sich die EMR um € 3 000 kostengünstiger dar.

Zu einem ähnlichen Ergebnis kommt die sehr erfahrene Arbeitsgruppe von Michael Bourke aus Sydney, die aufgrund ihres umfangreichen Krankengutes die EMR als Standard und die ESD als Einzelfallindikation bei hochsuspekten kolorektalen Läsionen sieht [13].

Fazit

Die Kaltschlinge ist der heißteste Kandidat für die Resektion von kolorektalen Polypen bis 10 mm Größe, bei größeren Adenomen ist die HF-basierte EMR weiterhin Methode der ersten Wahl.

5.2 Assistenztechniken bei der ESD

Obwohl sich die ESD bei der Therapie gastraler Frühkarzinome inzwischen nicht nur in Südostasien etabliert hat, wird immer noch nach weiteren technischen Verbesserungen gesucht, die sich insbesondere auf die Etablierung eines Zugmechanismus für das Resektat fokussieren. In einer multizentrischen Studie aus Japan wurde eine Technik mit Zug am Resektat durch Clip-fixierte Zahnseide vergleichend zur herkömmlichen ESD-Technik untersucht. Während sich die Ergebnisse und die Behandlungsdauer im Gesamtkollektiv nicht unterschied, konnte bei Tumorlokalisation im mittleren und oberen Drittel der großen Kurvatur der Zeitbedarf für die ESD gesenkt werden [14].

Das Altersprofil der Tumorpatienten bringt eine zunehmende Zahl von antikoagulierten Patienten mit sich. Eine weitere Studie aus Japan konnte zeigen, dass unter Beibehaltung der Antikoagulation die Nachblutungsrate nach ESD im Magen von 20,8 auf 5,8 % gesenkt werden konnte, wenn die Resektionsfläche mit einem Cover aus Polyglycolsäure und Fibrinkleber abgedeckt wurde [15].

Fazit

Es bleibt bei der (noch unerfüllten) Forderung nach Plattformen für die flexible Endoskopie mit mehreren unabhängig voneinander beweglichen Instrumenten.

5.3 Differenzialindikationen zur ESD

Regelmäßiger Diskussionspunkt in interdisziplinären Tumorboards ist die Indikationsstellung vor oder das weitere Vorgehen nach endoskopischer Resektion früher gastrointestinaler Karzinome. Je mehr Informationen über den Tumor und den Patienten vorliegen, um so komplexer wird die Entscheidung. Entscheidend dabei ist die Vorhersage des Vorhandenseins von Lymphknotenmetastasen. Einen möglichen Blick auf die Zukunft wirft eine Studie aus Japan, bei der Künstliche Intelligenz (KI) im Entscheidungsprozess eingesetzt wurde. Ausgehend von einer retrospektiven Analyse von 690 Patienten mit kolorektalen T1-Karzinomen wurde auf der Basis von 45 klinisch-pathologischen Kriterien bei 590 Patienten ein KI-Modell zur Vorhersage des Vorhandenseins von Lymphknotenmetastasen etabliert und dieses dann an den verbliebenen 100 Patienten prospektiv eingesetzt. Verglichen mit den relevanten Leitlinien der Amerikanischen, Europäischen und Japanischen Leitlinien lag die Rate unnötiger operativer Eingriffe bei 77 % für das KI-Modell, verglichen mit 85 %, 91 % und 91 % bei den Leitlinien.

Fazit

Noch bieten die Leitlinien eine vernünftige Orientierung, aber mit der differenzierteren Charakterisierung gastrointestinaler Tumoren wird KI zur individualisierten Entscheidungsfindung künftig wahrscheinlich überlegen sein.

6 Endoskopisches Management postoperativer Komplikationen

6.1 Sigmoidoskopie nach Aortenchirurgie

Eine niederländisch-britische Arbeitsgruppe hat eine Metaanalyse zum Stellenwert der Sigmoidoskopie zur Detektion von Kolonischämien nach elektiven und Notfall-Eingriffen wegen Aneurysmen der Aorta abdominalis (AAA) vorgelegt [16]. In den ausgewerteten 12 Studien mit 718 AAA-Patienten trat eine Kolonischämie in 20,8 % der Fälle auf, darunter in 6,5 % drittgradig. Die Sensitivität für die Endoskopie war deshalb gering, weil sie nicht sicher zwischen einer (klinisch wenig relevanten) mukosalen und einer transmuralen Ischämie unterscheiden konnte. In diesen Fällen war eine Laparoskopie oder -tomie erforderlich. Da andererseits keine Komplikationen durch die Sigmoidoskopie berichtet wurden, befürworten die Autoren den routinemäßigen Einsatz.

6.2 Magnetgeführte Ernährungssondeneinlage

Die postpylorische Einleitung enteraler Ernährung im Rahmen der Intensivtherapie wird aus verschiedenen Gründen seit Jahren praktiziert. Als Alternative zur endoskopischen Sondenplatzierung wird jetzt eine interessante neue Technik in einer magnetbasierten Sondeneinlage vorgestellt. In einem randomisierten Vergleich zur endoskopischen Technik wurden bei 155 Patienten mit normaler Anatomie des oberen GI-Traktes bei elektromagnetisch geführter und endoskopischer Sondenanlage gleiche Ergebnisse erzielt mit etwas höheren Kosten für die Endoskopie [17].

Fazit

Für die Anlage von postpylorischen Ernährungssonden gibt es mit der elektromagnetisch geführten Sonde eine echte Alternative zur ÖGD.

6.3 Vakuumtherapie versus Stent in der Behandlung der Anastomoseninsuffizienz

Die wichtigste Neuerung der letzten Jahre in der interventionellen Endoskopie in der Chirurgie stellt sicherlich die endoskopische Vakuumtherapie dar. Ihr Einsatz bei klinisch relevanten Anastomoseninsuffizienzen macht die Durchführung prospektiver Studien schwierig. Umso wichtiger ist eine Metaanalyse aus Italien zum Vergleich der Stent-Abdichtung mit der endoskopischen Vakuumtherapie am Ösophagus, in die 4 Studien (darunter 3 aus Deutschland) mit insgesamt 163 Patienten eingeschlossen waren [18]. Die Vakuumtherapie war hinsichtlich Verschlussrate (OR 5,51), Behandlungsdauer, schwerer Komplikationen und Krankenhausmortalität der Stent-Therapie überlegen. Diese Metaanalyse setzt sich aus retrospektiven Fallserien zusammen, in denen jeweils ein Wechsel vom Stent als Therapeutikum der ersten Wahl hin zur Vac-Therapie vollzogen wurde, sodass die Stent-Patienten das länger zurückliegende Kollektiv darstellen. Verbesserungen der o.g. Zielparameter könnten also auch auf allgemeine Fortschritte der Intensivtherapie zurückzuführen sein.

Fazit

Dennoch sind die Vorteile der Vakuumtherapie insgesamt so überzeugend, dass sie insbesondere bei infizierten Leckagen des Ösophagus als Therapiestandard angesehen werden können.

Literatur

[1] Viscido G, Gorodner V, Signorini FJ et al.: Obese Patients with Type 2 Diabetes: Outcomes After Laparoscopic Sleeve Gastrectomy. J Laparoendosc Adv Surg Tech A 2018.

[2] Salama A, Saafan T, El Ansari W et al.: Is Routine Preoperative Esophagogastroduodenoscopy Screening Necessary Prior to Laparoscopic Sleeve Gastrectomy? Review of 1555 Cases and Comparison with Current Literature. Obes Surg 2018; 28 (1): 52–60.

[3] Huberty V, Machytka E, Boskoski I et al.: Endoscopic gastric reduction with an endoluminal suturing device: a multicenter prospective trial with 1-year follow-up. Endoscopy 2018; 50 (12): 1156–1162.

[4] Betzel B, Drenth JPH, Siersema PD: Adverse Events of the Duodenal-Jejunal Bypass Liner: a Systematic Review. Obes Surg 2018; 28 (11): 3669–3677.

[5] Walter D, van den Berg MW, Hirdes MM et al.: Dilation or biodegradable stent placement for recurrent benign esophageal strictures: a randomized controlled trial. Endoscopy 2018; 50 (12): 1146–1155.

[6] Tyberg A, Sharaiha RZ, Familiari P et al.: Peroral endoscopic myotomy as salvation technique post-Heller: International experience. Dig Endosc 2018; 30 (1): 52–56.

[7] Schmidt A, Golder S, Goetz M et al.: Over-the-Scope Clips Are More Effective Than Standard Endoscopic Therapy for Patients With Recurrent Bleeding of Peptic Ulcers. Gastroenterology 2018; 155 (3): 674–686 e6.

[8] van Brunschot S, van Grinsven J, van Santvoort HC et al.: Endoscopic or surgical step-up approach for infected necrotising pancreatitis: a multicentre randomised trial. Lancet 2018; 391 (10115): 51–58.

[9] Conio M, Mangiavillano B, Caruso A et al.: Covered versus uncovered self-expandable metal stent for palliation of primary malignant extrahepatic biliary strictures: a randomized multicenter study. Gastrointest Endosc 2018; 88 (2): 283–291 e3.

[10] Hirooka Y, Kasuya H, Ishikawa T et al.: A Phase I clinical trial of EUS-guided intratumoral injection of the oncolytic virus, HF10 for unresectable locally advanced pancreatic cancer. BMC Cancer 2018; 18 (1): 596.

[11] Kawamura T, Takeuchi Y, Asai S et al.: A comparison of the resection rate for cold and hot snare polypectomy for 4–9 mm colorectal polyps: a multicentre randomised controlled trial (CRESCENT study). Gut 2018; 67 (11): 1950–1957.

[12] Barendse RM, Musters GD, de Graaf EJR et al.: Randomised controlled trial of transanal endoscopic microsurgery versus endoscopic mucosal resection for large rectal adenomas (TREND Study). Gut 2018; 67 (5): 837–846.

[13] Bahin FF, Heitman SJ, Rasouli KN et al.: Wide-field endoscopic mucosal resection versus endoscopic submucosal dissection for laterally spreading colorectal lesions: a cost-effectiveness analysis. Gut 2018; 67 (11): 1965–1973.

[14] Yoshida M, Takizawa K, Suzuki S et al.: Conventional versus traction-assisted endoscopic submucosal dissection for gastric neoplasms: a multicenter, randomized controlled trial (with video). Gastrointest Endosc 2018; 87 (5): 1231–1240.

[15] Kawata N, Ono H, Takizawa K et al.: Efficacy of polyglycolic acid sheets and fibrin glue for prevention of bleeding after gastric endoscopic submucosal dissection in patients under continued antithrombotic agents. Gastric Cancer. 2018; 21 (4): 696–702.

[16] von Meijenfeldt GCI, Vainas T, Mistriotis GA et al.: Accuracy of Routine Endoscopy Diagnosing Colonic Ischaemia After Abdominal Aortic Aneurysm Repair: A Meta-analysis. Eur J Vasc Endovasc Surg 2018; 56 (1): 22–30.

[17] Kappelle WFW, Walter D, Stadhouders PH et al.: Electromagnetic-guided placement of nasoduodenal feeding tubes versus endoscopic placement: a randomized, multicenter trial. Gastrointest Endosc 2018; 87 (1): 110–118.

[18] Rausa E, Asti E, Aiolfi A et al.: Comparison of endoscopic vacuum therapy versus endoscopic stenting for esophageal leaks: systematic review and meta-analysis. Dis Esophagus 2018; 31 (11).

1.9 Was gibt es Neues zur chirurgischen Behandlung der Peritonealkarzinose gastrointestinaler und gynäkologischer Tumoren?

H. Leebmann, P. Piso

1 Muzinöse Appendixtumoren und Pseudomyxoma peritonei

Der Terminus Pseudomyxoma peritonei (PMP) ist keine pathologische Diagnose, sondern beschreibt ein klinisches Syndrom, gekennzeichnet durch das Vorhandensein von muzinösem Aszites oder geleeartigen intraperitonealen Schleimansammlungen. Die Inzidenz wird auf 1–2 Fälle pro 1 Million Einwohner und Jahr geschätzt. Relevanz gewinnt dieses Krankheitsbild (trotz der relativen Seltenheit) aufgrund der Tatsache, dass der Ausgangspunkt eines PMP in mehr als 90 % der Fälle in einer rupturierten Mukozele der Appendix zu suchen ist.

In Deutschland werden pro Jahr mehr als 100 000 Appendektomien durchgeführt. In ca. 2 % der Fälle findet sich nach histopathologischer Aufarbeitung des Präparates der Befund einer Appendixneoplasie. Nach Klassifikation der World Health Organization (WHO) für gastrointestinale Tumoren werden Neoplasien der Appendix in epitheliale und mesenchymale Tumoren, Lymphome und sekundäre Neoplasien eingeteilt. Der größte Teil der Appendixneoplasien gehört zur Gruppe der epithelialen Tumoren. 70–85 % der epithelialen Appendixtumoren sind wiederum muzinöse Neoplasien. In der SEER-Datenbank wurden muzinöse Appendixneoplasien im Zeitraum von 1973–2011 mit stetig zunehmender Häufigkeit dokumentiert [1]. Ob dies jedoch auf eine tatsächlich zunehmende Inzidenz zurückzuführen ist oder das wachsende Bewusstsein für das Krankheitsbild zu einer erhöhten Diagnosefrequenz führt, ist unklar. Insgesamt gehört etwa die Hälfte aller Appendixtumoren zum Subtyp der muzinösen Neoplasien und sind damit ein potenzieller Ausgangspunkt für ein PMP. Überträgt man die Ergebnisse dieser Studien auf Deutschland, so müssten deutsche Chirurgen jährlich mit ca. 500–1 000 muzinösen Appendixtumoren konfrontiert werden. Da sich muzinöse Appendixtumoren bezüglich Metastasierungsverhalten, Therapie und Prognose erheblich vom klassischen kolorektalen Karzinom unterscheiden, ist die Kenntnis des aktuellen Therapieregimes auch für den Allgemein- und Viszeralchirurgen außerhalb spezialisierter Zentren von Bedeutung.

1.1 Klassifikation epithelialer Appendixtumoren und des Pseudomyxoma peritonei

Es existieren zahlreiche histomorphologische Klassifikationen für epitheliale Appendixtumoren. Die Nomenklatur war deshalb lange Zeit verwirrend, ältere Studien sind häufig kaum vergleichbar und nur schwer zu interpretieren. Die Entwicklung diagnostischer und therapeutischer Standards war dementsprechend lange Zeit nahezu unmöglich.

Erst im Jahr 2016 erfolgte durch die Peritoneal Surface Oncology Group International (PSOGI) im Rahmen einer Konsensuskonferenz eine Vereinheitlichung der Nomenklatur und Klassifikation der epithelialen Appendixtumoren und des PMP [2] *(Tab. 1)*.

Ausgenommen von dieser neuen Klassifikation sind Becherzellkarzinome. Becherzellkarzinome weisen zwar Eigenschaften eines muzinösen Tumors auf, gelten aber als Subtyp der neuroendokrinen Tumoren.

Die histopathologischen Subtypen unterscheiden sich hinsichtlich des malignen Potenzials und des Metastasierungsverhaltens. Nicht-muzinöse Appendixkarzinome sind bezüglich des Metastasierungsverhaltens vergleichbar mit typischen kolorektalen Karzinomen, d. h. die Filialisierung erfolgt überwiegend in Lymphknoten und Leber. Muzinöse Appendixtumoren hingegen tendieren – unabhängig vom Grad der Atypie – zur peritonealen Ausbreitung. Nach Ruptur der Appendix vermiformis oder (seltener) transmuraler Migration neoplastischer Zellen durch die Appendixwand ist die Prognose im Wesentlichen von Differenzierung und Zellanteil epithelialer Zellen im extraluminalen Muzin abhängig. Bei extraluminaler Tumorausbreitung wird von der PSOGI deshalb neben der histopathologischen Klassifikation des Primarius auch die Begutachtung des extraluminalen Tumoranteils mit Einteilung in folgende Kategorien gefordert:

- azelluläres Muzin (keine neoplastischen epithelialen Zellen in den peritonealen Schleimansammlungen)
- low-grade PMP – G1
- high-grade PMP – G2
- high-grade PMP mit Siegelringzellen – G3

1.2 Therapeutische Strategie bei muzinösen Appendixtumoren und Pseudomyxoma peritonei

Aufgrund der zugrundeliegenden Pathogenese und der in der überwiegenden Mehrzahl der Fälle isolierten peritonealen Manifestation kann ein PMP als lokoregionäre Erkrankung aufgefasst werden. Dementsprechend gelten Patienten mit PMP als ideale Kandidaten für ein aggressives lokoregionäres Therapieregime. Trotz fehlender prospektiv randomisierter Studien gelten zytoreduktive Chirurgie (CRS = cytoreductive surgery) und hypertherme intraperitoneale Chemotherapie (HIPEC) aufgrund der überzeugenden Ergebnisse für Patienten mit low-grade PMP und high-

Tab. 1: Klassifikation epithelialer Neoplasien der Appendix

Adenom	Dem klassischen Adenom vom kolorektalen Typ entsprechend, auf die Mukosa beschränkt
Polyp	Serratierter Tumor, auf die Mukosa beschränkt, keine Dysplasien
LAMN (low grade appendiceal mucinous neoplasm)	Muzinöse Neoplasie mit low-grade Atypien, expansives Wachstum, Ruptur der Appendix vermiformis und Muzinablagerungen und epitheliale Zellen außerhalb der Appendix vermiformis möglich
HAMN (high grade appendiceal mucinous neoplasm)	Muzinöse Neoplasie mit den Eigenschaften einer LAMN, aber high-grade Atypien
Muzinöses Adenokarzinom	Infiltratives Wachstum (gut, mäßig oder gering differenziert)
Muzinöses Adenokarzinom mit Siegelringzellen	Gering differenziertes muzinöses Adenokarzinom mit < 50 % Siegelringzellen
Muzinöses Siegelringzellkarzinom	Gering differenziertes (muzinöses) Adenokarzinom mit > 50 % Siegelringzellen
Adenokarzinom	Dem typischen kolorektalen Karzinom entsprechend (gut, mäßig oder gering differenziert)

grade PMP als Therapiestandard. Diese Eingriffe setzen eine große individuelle und institutionelle Erfahrung voraus und gehen mit einer relevanten Morbidität und Mortalität einher.

Unklar ist bislang, ob dieses multimodale Therapieregime auch bereits bei rupturierten low-grade Neoplasien der Appendix vermiformis und limitierten lokalisierten extraluminalen Schleimansammlungen („low-grade, low-volume Tumoren") zu Anwendung kommen sollte. Für Patienten mit dieser Tumorkonstellation muss die Morbidität einer prophylaktischen lokalen Peritonektomie und HIPEC gegen das Risiko, im weiteren Krankheitsverlauf ein PMP zu entwickeln, abgewogen werden.

In einer aktuellen Arbeit versuchte Guaglio die Frage zu beantworten, ob bei Vorliegen einer LAMN nach R0-Resektion eine „watch and wait-Strategie" gerechtfertigt ist [3]. Eingeschlossen in diese prospektive Untersuchung wurden zunächst 48 Patienten. Einschlusskriterien waren der histologische Nachweis einer LAMN mit oder ohne Perforation der Appendix vermiformis. Bei rupturierter Mukozele sollten die extraluminalen Schleimformationen auf den rechten Unterbauch und das Becken beschränkt sein. Ein PCI > 3 galt als Ausschlusskriterium. Weiterhin wurden ein unauffälliges CT-Abdomen, negative Tumormarker und die Bereitschaft zur regelmäßigen Nachsorge gefordert. 7 Patienten wurden im Verlauf aus unterschiedlichen Gründen ausgeschlossen. Bei 21 (51,2 %) der verbleibenden 41 Patienten lag eine Perforation der Appendix vermiformis vor. Bei 2 weiteren Patienten (4,9 %) fand sich extraluminales azelluläres Muzin ohne nachweisbare Perforation des Wurmfortsatzes. 17 Patienten (41,5 %) hatten eine nicht rupturierte Mukozele der Appendix. Das Nachsorgeprogramm bestand aus klinischen und computertomographischen Untersuchungen sowie Bestimmung der Tumormarker erstmalig nach 3 Monaten, anschließend im halbjährlichen Intervall und nach 5 Jahren im jährlichen Intervall. Bei 2 Patienten (4,9 %) wurde ein Rezidiv diagnostiziert (medianes Follow-up 58 Monate). Ein Rezidiv trat 18 Monate nach Appendektomie einer nicht rupturierten LANM auf. Nach CRS und HIPEC blieb der Patient im weiteren Verlauf krankheitsfrei. Das zweite Rezidiv wurde 22 Monate nach dem Primäreingriff diagnostiziert. Die Patientin lehnte weitere therapeutische Maßnahmen ab und war über den weiteren Beobachtungszeitraum (12 Monate) im Status „stable disease" symptomfrei. Die Autoren schlussfolgern aus ihren Daten, dass für das untersuchte Patientengut eine „watch and wait-Strategie" mit engmaschigen Nachsorgeuntersuchungen gerechtfertigt ist und einer prophylaktischen CRS und HIPEC vorzuziehen sei.

Fazit

Die Ruptur einer low-grade Appendixmukozele mit Austritt von epithelialen Zellen oder auch azellulärem Schleim gilt als Risikofaktor für die Entstehung eines PMP. In älteren Arbeiten wird die Wahrscheinlichkeit für den Progress der Erkrankung zum PMP mit ca. 20–25 % angegeben. Die Rezidivrate in oben zitierter Arbeit liegt bei nur 4,9 %, was möglicherweise der sorgfältigen primären chirurgischen Therapie geschuldet ist. Unterstützt wird die „watch and wait-Strategie" durch eine ebenfalls 2018 publizierte retrospektive Studie aus China über 50 Patienten (37 Patienten mit LAMN, 13 Patienten mit LAMN und extraluminalen Muzin) und einem Follow-up von im Median 53 Monaten [4]. Nach vollständiger Resektion und abdomineller Lavage wurde innerhalb des Follow-up bei keinem Patienten ein Rezidiv beobachtet. Für beide Studien muss jedoch die geringe Patientenzahl und das kurze Follow-up kritisch angemerkt werden.

Die derzeit häufig praktizierte prophylaktische CRS und HIPEC geht allerdings ebenfalls auf eine kleine Studie mit nur 43 Patienten und einem medianen Follow-up von nur 40 Monaten zurück [5]. In dieser Arbeit wurde für Patienten mit LAMN eine besondere Risikokonstellation (Ruptur der Appendixwand, Muzinnachweis in der Appendixwand, Nachweis extraluminalen Muzins) definiert. 17 Patienten, die diese Kriterien erfüllten, wurden einer sog. „risk-reducing" CRS und HIPEC unterzogen. Alle 17 Patienten blieben im Follow-up tumorfrei. Die Datenlage ist also sowohl für die „watch and wait-Strategie" als auch für die prophylaktische CRS und HIPEC unbefriedigend. Eine eindeutige Therapieempfehlung kann demnach nicht ausgesprochen werden. Trotzdem erscheint für Patienten mit rupturierten low-grade Neoplasien der Appendix vermiformis und limitiertem und lokalisiertem extraluminalen Schleimansammlungen (low-grade, low-volume Tumoren) eine engmaschige Nachsorge vertretbar. Insbesondere Patienten mit azellulären Muzinansammlungen, die auf den rechten unteren Quadranten beschränkt sind (pT4a), weisen mit einer Rezidivrate von nur 3–7 % eine sehr günstige Prognose auf [6]. Voraussetzung ist die vollständige Resektion der Mukozele und die komplette Entfernung des extraluminalen muzinösen Aszites sowie die Befundung des gesamten Präparates durch einen erfahrenen Pathologen.

Patienten mit rupturierten high-grade Neoplasien oder einem PMP sollten hingegen grundsätzlich in einem erfahrenen Zentrum für CRS und HIPEC vorgestellt und behandelt werden.

1.3 Therapie und Prognose des Pseudomyxoma peritonei mit Ursprungslokalisation außerhalb der Appendix vermiformis

Wie bereits oben ausgeführt, ist der Ausgangspunkt eines PMP in mehr als 90 % der Fälle eine ruturierte Mukozele der Appendix. Neoplastische und nicht neoplastische Erkrankungen anderer Primärlokalisation (Ovar, Dünn- und Dickdarm, Urachus, Pankreas, Gallengänge, Magen, Niere und andere) sind mit weniger als 10 % der Fälle eher selten die Ursache für ein PMP. Die häufigste Primärlokalisation außerhalb des Wurmfortsatzes ist das Ovar, gefolgt von Urachus und Dickdarm. Für Therapieentscheidungen und Prognose der Erkrankung spielt die Ätiologie keine Rolle. Nach optimaler Zytoreduktion und HIPEC ist sowohl die Gesamtüberlebensrate als auch das krankheitsfreie Überleben unabhängig von der Primärlokalisation (Appendixneoplasie bzw. Primarius außerhalb des Appendix) nahezu identisch [7].

1.4 Tumornachsorge bei muzinösen Appendixtumoren und Pseudomyxoma peritonei

Ziel einer systematischen Tumornachsorge nach potenziell kurativer Therapie ist es, ein mögliches Tumorrezidiv in einem therapierbaren Erkrankungsstadium zu diagnostizieren. Aktuell existieren weder für muzinöse Appendixneoplasien noch für das PMP leitliniengestützte Nachsorgeempfehlungen bezüglich Häufigkeit, Dauer und Untersuchungsmodalität der Nachsorge. In den meisten Zentren kommen individuelle Follow-up-Programme zum Einsatz, die sich meist an den Nachsorgeempfehlungen für gastrointestinale Tumoren orientieren. Die unterschiedlichen Verläufe von low-grade Tumoren und high-grade Tumoren bleiben dabei meist außer Acht.

Basierend auf den bereits 2016 von Ansari publizierten Daten aus dem Peritoneal Malignancy Institute in Basigstoke erarbeitete nun Govaerts einen Vorschlag zur strukturierten Nachsorge für muzinöse Appendixtumoren und PMP [8, 9]. Zwischen 1994 und 2016 wurden in Basingstoke 1 070 Patienten mit einem PMP infolge eines perforierten epithelialen Appendixtumors behandelt. Ausgeschlossen aus der Auswertung wurden 295 Patienten, die in nicht-kurativer Intention operiert wurden. Die Nachsorgeempfehlung basiert also auf der Auswertung der Krankheitsverläufe von 775 Patienten, bei denen eine vollständige Zytoreduktion in Kombination mit einer HIPEC durchgeführt wurde. Das mediane krankheitsfreie Überleben (DFS = disease free survival) für alle 775 Patienten betrug 126,7 Monate. Erwartungsgemäß fanden sich deutliche Unterschiede im medianen DFS für low-grade PMP und high-grade PMP (170,5 vs. 32,4 Monate). Bei beiden histologischen Subtypen des PMP ereigneten sich die meisten Rezidive innerhalb der ersten 3 postoperativen Jahre. Nach 6 Jahren waren nahezu stabile Verhältnisse erreicht mit einem DFS von ca. 60 % für low-grade PMP und rund 20 % für high-grade PMP. Aus den genannten Daten leitete die Arbeitsgruppe unterschiedliche Nachsorgeprotokolle für low-grade und high-grade Tumoren ab (Tab. 2 und 3).

1.9 Peritonealkarzinose gastrointestinaler und gynäkologischer Tumoren

Tab. 2: Low-grade PMP

	1. J.	2. J.	3. J.	4. J.	5. J.	6. J.	8. J.	10. J.	11. J.	15. J.	20. J.
CT Abdomen & Becken	x	x	x	x	x	x	x		x	x	x
Tumormarker (CEA, CA 19.9, CA 125)	x	x	x	x	x	x	x		x	x	x
Koloskopie					x			x			

Tab. 3: High-grade PMP und muzinöses Adenokarzinom

	6. Mo.	1. J.	18. Mo.	2. J.	3. J.	4. J.	5. J.	6. J	8. J.	10. J.	11. J.	15. J.	20. J.
CT Abdomen & Becken	x	x	x	x	x	x	x	x	x		x	x	x
Tumormarker (CEA, CA 19.9, CA 125)	x	x	x	x	x	x	x	x		x		x	x	x
Koloskopie							x			x		x	

Eine französische Arbeitsgruppe schlägt darüber hinaus vor, die Nachsorge für Patienten mit low-grade PMP und moderatem Zellanteil im peritonealen Muzin zu intensivieren [10]. Diese Subgruppe weist einen deutlich ungünstigeren Krankheitsverlauf auf als Patienten mit nur geringem Zellanteil im Muzin oder azellulärem Schleim. Das mediane DFS für die Subgruppe mit moderatem Zellanteil im extraluminalen Muzin betrug in der genannten Studie nur 31,9 Monate während das mediane DFS für die beiden anderen Subgruppen während der medianen Follow-up Zeit von 49,2 Monaten nicht erreicht wurde. Die Prognose der Subgruppe mit moderatem Zellanteil ist damit trotz low-grade Kriterien in etwa vergleichbar mit der Prognose von high-grade Tumoren. Der Vorschlag, die Nachsorgeintervalle für diese Risikogruppe auf 6 Monate zu verkürzen, erscheint deshalb schlüssig. In der klinischen Routine wird der Zellanteil im Muzin nur selten entsprechend der PSOGI-Klassifikation (gering: < 2 %, moderat: 2–19 %, hoch: ≤ 20 %) quantifiziert. Eine Intensivierung der Nachsorgebemühungen für die Risikogruppe wird deshalb nur in Einzelfällen möglich sein.

Fazit

Die auf Grundlage der riesigen Datenmenge erarbeiteten Follow-up-Empfehlungen berücksichtigen sowohl die unterschiedliche biologische Aggressivität der Tumorsubtypen als auch das über viele Jahre bestehende Rezidivrisiko. Das Peritoneal Malignancy Institute in Basingstoke verfügt sicherlich weltweit mit Abstand über die größte Erfahrung in der Therapie des PMP. Die Empfehlungen sollten in die klinische Routine übernommen werden. Weiterhin unklar ist jedoch, ob die frühzeitige Detektion von PMP-Rezidiven im noch subklinischen Stadium überhaupt einen Effekt auf die weitere Prognose der Patienten hat.

2 Kolorektale Karzinome und Dünndarmkarzinome

2.1 Stellenwert der R0-Resektion peritonealer Metastasen beim kolorektalen Karzinom

Dass die vollständige Resektion von Primärtumor und synchroner Peritonealkarzinose eines kolorektalen Karzinoms auch ohne intraperitoneale Chemotherapie zu einer substanziellen Verbesserung der Prognose führen kann, demonstriert eine retrospektive Untersuchung aus Japan [11]. Untersucht wurden 78 Patienten mit isolierter synchroner Peritonealkarzinose. Entsprechend der japanischen Klassifikation für die Ausdehnung der Peritonealkarzinose wiesen 48 Patienten eine P1-Karzinose (lokal begrenzte Peritonealkarzinose in unmittelbarer Nähe zum Primarius) und 30 Patienten eine P2-Karzinose (vereinzelte Karzinoseherde auf dem tumorfernen Peritoneum) auf. Bei allen Patienten erfolgte eine komplette Resektion des Primarius und sämtlicher Peritonealkarzinosemanifestationen. Die Resektion der Peritonealkarzinoseherde erfolge selektiv, d. h. es wurden nur die sichtbar tumorbefallenen Areale reseziert. 39 Patienten (50 %) erhielten eine adjuvante Chemotherapie. 28 Patienten wurden mit einer 5-FU-Monotherapie 11 Patienten mit einer intensivierten Oxaliplatin-haltigen Therapie behandelt. Das mediane Gesamtüberleben betrug 33,4 Monate, die 3-Jahres bzw. 5-Jahres Überlebensraten 45 bzw. 28,7 %.

Fazit

Die Arbeit von Shida bestätigt die Ergebnisse ähnlicher vorausgegangener Studien. Trotz aller Einschränkungen (insbesondere der langen Studienperiode von 1971–2016, der geringen Patientenzahl und des damit wahrscheinlich verbundenen Bias) zeigt diese Arbeit, dass die R0-Resektion von Primarius und Metastasen das prognoseentscheidende Element in der Therapie des kolorektalen Karzinoms ist. Durch eine systematische zytoreduktive Operation mit Resektion aller Prädilektionsstellen für Tumorrezidive könnten die Ergebnisse evtl. sogar noch verbessert werden. In den aktuellen japanischen Leitlinien zur Therapie kolorektaler Karzinome wird deshalb auch eine makroskopisch vollständige Resektion tumornaher und limitierter Peritonealkarzinoseformationen empfohlen [12]. Die intraperitoneale Chemotherapie hat in Japan keinen Stellenwert in der Therapie peritonealer Metastasen eines kolorektalen Karzinoms.

2.2 Bedeutung der HIPEC innerhalb des multimodalen Behandlungskonzeptes des peritonealmetastasierten kolorektalen Karzinoms

Das kolorektale Karzinom ist die im Zusammenhang mit CRS und HIPEC am besten untersuchte Tumorentität. Mehrfach wurde der Versuch unternommen, die Bedeutung der HIPEC innerhalb des multimodalen Therapieansatzes zu klären. Eine erste prospektiv randomisierte Studie, die zytoreduktive Chirurgie und systemische Therapie im Standardarm mit dem multimodalen Therapiekonzept inklusive HIPEC im experimentellen Arm untersuchte, musste aufgrund ungenügender Patientenrekrutierung abgebrochen werden [13]. Die Auswertung bis zum Studienabbruch nach nur 35 Patienten ergab identische 2-Jahres-Überlebensraten von jeweils 60 % für die Experimental- und Vergleichsgruppe. Eine zweite, lang erwartete prospektiv-randomisierte Studie aus Frankreich (PRODIGE 7, NCT00769405) wurde von Francois Quenet auf dem ASCO-Meeting 2018 vorgestellt [14]. Bis dato ist die Studie jedoch noch nicht publiziert. Nichtsdestotrotz sorgte die Studie für reichlich Aufsehen und kontroversen Diskussionen. Vor allen Kritiker der HIPEC sehen sich in ihrer Einstellung bestätigt. Aufgrund dieser erheblichen Resonanz wird im Folgenden versucht, die Studienergebnisse – soweit bislang bekannt – wiederzugeben und zu kommentieren. Hypothese der PRODIGE-7-Studie war, dass durch HIPEC eine Verbesserung der medianen Überlebenszeit von 30 auf 48 Monate erreicht werden kann. Für die Studie wurden von Februar 2008 bis Februar 2014 insgesamt 265 Patienten in einen Vergleichsarm (CRS, n = 132) und einen Experimentalarm (CRS plus HIPEC, n = 133) randomisiert. Als HIPEC wurde die in Frankreich übliche bidirektionale Chemotherapie (Oxaliplatin intraperitoneal, 5-FU und Folinsäure intravenös) gewählt. Alle Patienten wurden außerdem systemisch (neoadjuvant oder adjuvant) über 6 Monate behandelt. Primärer Endpunkt war das Gesamtüberleben. Als Resultat der Studie fanden sich identische mediane Überlebenszeiten für Vergleichs- und Experimentalarm (41,2 vs. 41,7 Monate). Die mediane krankheitsfreie Überlebenszeit betrug 11,1 bzw.13,1 Monate (p = 0,5). Nur in der Subgruppenanalyse der Patienten mit einem PCI zwischen 11 und 15 zeigte sich ein statistisch signifikanter Überlebensvorteil für die HIPEC-Gruppe (medianes Überleben 41,6 vs. 32,7 Monate). Basierend auf dieser Studie wurde die Wertigkeit der HIPEC beim kolorektalen Karzinom in Frage gestellt.

Fazit

Aufgrund der noch ausstehenden Publikation können die Studienergebnisse nur vorsichtig interpretiert und kommentiert werden. Die der Studie zugrundeliegende Hypothese, allein durch HIPEC das Gesamtüberleben um 18 Monate steigern zu können, wurde vor 10 Jahren aufgestellt und ist aus heutiger Sicht völlig unmöglich. Ein weiterer Kritikpunkt sind die Einschlusskriterien, die Patienten mit einem PCI (Peritoneal Cancer Index nach Sugarbaker) bis 25 zuließen. Hierdurch sollte möglicherweise die Rekrutierungszeit kurz gehalten werden. Ein PCI größer 20 wurde jedoch bereits zum Zeitpunkt des Studiendesigns von vielen Zentren als Ausschlusskriterium für eine CRS und HIPEC beim kolorektalen Karzinom betrachtet. Aktuell wird ein PCI-Wert von 15 als Obergrenze für eine sinnvolle multimodale Therapie angesehen [15]. Die Subgruppe mit niedrigem PCI (PCI zwischen 11 und 15) profitierte auch in der PRODIGE-7-Sudie von der kombinierten Therapie. Wesentlich interessanter und praxisnäher wäre aber eine Subgruppenanalyse für die Patienten mit einem PCI von 0–15. Auch das HIPEC-Protokoll der Studie muss kritisch hinterfragt werden. Die Organgruppe Peritoneum der Assoziation Chirurgische Onkologie rät mittlerweile zur Verwendung von Mitomycin C mit einer Perfusionszeit von mindestens 60 Minuten. Trotzdem enthält die Arbeit eine wesentliche Information: zytoreduktive Chirurgie ist sinnvoll! Durch die Kombination von zytoreduktiver Chirurgie und systemischer Therapie kann beim peritoneal-metastasierten kolorektalen Karzinom eine Überlebenszeit von ca. 40 Monaten erreicht werden. Die bisher bekannten Ergebnisse sollten nicht zum Anlass genommen werden, die HIPEC grundsätzlich abzulehnen. Die eigentliche Fragestellung (Bedeutung der HIPEC im multimodalen Therapiekonzept?) kann aufgrund des unglücklichen Studiendesigns nicht beantwortet werden. Im eigenen Vorgehen führte u. a. auch die PRODIGE-7-Studie zur Rückbesinnung auf Mitomycin C als intraperitoneale Chemotherapie. Bevor aber weiterreichende Entscheidungen getroffen werden, sollte zunächst die Publikation abgewartet werden.

2.3 Prognostischer Einfluss von RAS/RAF-Mutationen auf Patienten mit Peritonealkarzinose eines kolorektalen Karzinoms

Die bei weitem häufigsten molekulargenetischen Veränderungen bei kolorektalen Karzinomen betreffen den EGF (epidermal growth factor)-Rezeptorsignalweg. Mutationen stromabwärts des EGF-Rezeptors sind Surrogatmarker für das Ansprechen zielgerichteter Substanzen. RAS-Mutationen gelten außerdem als negativ prognostischer Faktor bei hepatisch metastasierten kolorektalen Karzinomen. Eine Arbeitsgruppe aus dem Universitätsspital Zürich untersuchte nun die prognostische Bedeutung der RAS/RAF-Mutationen bei Patienten mit peritoneal-metastasierten kolorektalen Karzinomen nach CRS und HIPEC [16]. Ausgewertet wurden die Daten von 378 Patienten, die über einen Zeitraum von 12 Jahren behandelt wurden. Um den Einfluss der Anti-EGFR-Therapie ausschließen zu können, wurde die Kohorte in 3 Gruppen aufgeteilt: Patienten mit RAS/RAF-Mutationen (n = 186), Patienten mit RAS/RAF-Wildtyp, die mit zielgerichteten Substanzen therapiert wurden (n = 77) und Patienten mit RAS/

RAF-Wildtyp ohne „targeted therapy" (n = 115). Patienten mit RAS/RAF-Wildtyp wiesen unabhängig von der Therapie günstigere Überlebensraten auf als Patienten mit RAS/RAF-Mutation. Die Autoren schlussfolgerten hieraus, dass die Prognose im Wesentlichen durch die Mutation bestimmt wird. In einem zweiten Schritt entwickelten die Autoren aus den Parametern RAS/RAF-Mutationsstatus, Peritonealkarzinoseindex, Nodalstatus und Grading einen prognostischen Score, der eine präoperative Diskriminierung von Patienten mit sehr guter, guter, mäßiger und schlechter Prognose erlaubt. Eine externe Validierung des Scores steht allerdings noch aus.

Fazit

Nachdem die prognostische Bedeutung der RAS/RAF-Mutationen für Patienten mit kolorektalen Lebermetastasen bereits nachgewiesen war, überrascht ein ähnlicher Effekt bei Patienten mit Peritonealkarzinose nicht. Der Einsatz molekularer Marker zu Patientenselektion ist aber neu und wird in Zukunft zunehmend an Bedeutung gewinnen.

2.4 Explorative Laparoskopie zur Patientenselektion vor CRS und HIPEC

Einer der wichtigsten prognostischen Parameter und damit auch der wichtigsten Selektionsparameter ist der Peritonealkarzinoseindex nach Sugarbaker (PCI). Insbesondere bei kleinen Peritonealkarzinoseformationen ist die Sensitivität der bildgebenden Diagnostik gering, sodass der PCI meist regelhaft unterschätzt wird. Ergänzt wird die präoperative Diagnostik häufig durch eine explorative Laparoskopie. Passot untersuchte im vergangenen Jahr die Aussagekraft der diagnostischen Laparoskopie im Vergleich zur explorativen Laparotomie [17]. Interessant ist das Studiendesign: im Rahmen eines proaktiven Peritonealkarzinosemanagements wurde zwischen November 2015 und Oktober 2016 bei 50 Patienten mit unauffälliger Bildgebung aber hohem Risiko für ein Karzinoserezidiv eine Second-look-Operation durchgeführt. Dabei erfolgte bei jedem Patienten zunächst eine laparoskopische und unmittelbar im Anschluss eine offene Exploration. Jeder Patient war also auch seine eigene Kontrolle. Laparoskopie und Laparotomie wurden jeweils vom gleichen Chirurgen durchgeführt. Aufgabe des Chirurgen war es, zu entscheiden, ob die Übersicht ausreichend war und wenn möglich, den PCI zu bestimmen. Nach erfolgter Exploration wurde, sofern erforderlich und möglich, eine CRS und HIPEC durchgeführt. Bei 36 Patienten wurde während der offenen Exploration ein Tumorrezidiv diagnostiziert und histologisch gesichert. Laparoskopisch wurde das Rezidiv nur bei 28 Patienten (78 %) richtig erkannt. In nur 26 Fällen (52 %) bezeichnete der Operateur die Übersicht während der Laparoskopie als suffizient. Bei nur 10 Patienten (28 %) stimmte der laparoskopisch erhobene PCI-Wert mit dem offen bestimmten Wert überein.

Fazit

Die Sensitivität der Laparoskopie ist deutlich höher als die Sensitivität der bildgebenden Diagnostik. Trotzdem ermöglicht die Laparoskopie nur eine orientierende Beurteilung des Bauchraumes. Die offen chirurgische Exploration bleibt der Goldstandard zum Staging. Die wiederholt in kleinen Fallserien vorgestellte minimal-invasive CRS kann deshalb trotz technischer Machbarkeit der Resektion nicht empfohlen werden. Trotzdem ist die Laparoskopie ein unverzichtbares Werkzeug zur Patientenselektion vor CRS und HIPEC. Im eigenen Vorgehen wird bei allen Patienten mit unklaren Befunden in der bildgebenden Diagnostik, biologisch aggressiven Tumoren und nach vorausgegangener systemischer Therapie eine diagnostische Laparoskopie durchgeführt. Obwohl bei diesem schwierigen Patientengut selten der gesamte Bauchraum einzusehen ist, gelingt es durch Laparoskopie, für CRS und HIPEC ungeeignete Patienten relativ sicher zu identifizieren und die Rate an „open and close-Prozeduren" niedrig zu halten. Bemerkenswert an der oben zitierten Studie ist außerdem die erschreckend hohe Rate an Tumorrezidiven trotz unauffälliger Schnittbilddiagnostik (72 %). Von Elias und Sugarbaker wurde bereits vor mehreren Jahren für Patienten mit hohem Rezidivrisiko das Konzept der Second-look-Chirurgie vorgestellt. Angesichts der hohen

Rezidivrate in der o. g. Multicenter-Studie scheint dieses Vorgehen sinnvoll. Eine prospektiv-randomisierte Studie, die einfache Tumornachsorge mit Sekond-look-Chirurgie vergleicht, wurde kürzlich geschlossen (PROPHYLOCHIP). Die Ergebnisse sind noch nicht publiziert.

2.5 CRS und HIPEC bei peritonealmetastasierten Dünndarmkarzinomen

Die Inzidenz des Dünndarmkarzinoms beträgt 0,55 Fälle pro 100 000 Einwohner und Jahr. Da aufgrund der Seltenheit der Tumoren prospektiv-randomisierte Studien fehlen, erfolgt die Behandlung (sowohl systemische als auch operative Therapie) in Analogie zum kolorektalen Karzinom. Zum Thema multimodale Therapie bei Peritonealkarzinose eines Dünndarmkarzinoms wurde 2018 erstmalig eine Studie mit großer Fallzahl veröffentlicht [18]. Die Studie umfasst 152 Patienten, die über 27 Jahre in 21 verschiedenen Instituten behandelt wurden. 2/3 der Patienten hatten eine synchrone Peritonealkarzinose. Der überwiegende Großteil der Patienten wurde neoadjuvant und/oder adjuvant systemisch behandelt. Eine komplette Zytoreduktion, entsprechend einer CC0- bzw. CC1-Situation, konnte bei 75,5 bzw.13,2 % erreicht werden. Alle Patienten erhielten eine (meist Mitomycin- oder Oxaliplatin-basierte) HIPEC. Das mediane Überleben nach CRS und HIPEC wurde mit 32 Monaten angegeben. Die 5-Jahres-Überlebensrate betrug 30,8 %. Prognostisch günstige Faktoren in der multivariaten Analyse gut differenzierte Tumoren, N0-Status, ein PCI ≤ 15 und ein kurzes Intervall (≤ 6 Monate) zwischen Diagnosestellung und multimodaler Therapie.

Fazit

Diese Resultate bestätigen die vorausgegangenen Fallberichte mit geringer Patientenzahl. Durch multimodale Therapie können für das Dünndarmkarzinom vergleichbar gute Ergebnisse wie für das kolorektale Karzinom erreicht werden.

3 Ovarialkarzinom

Das Ovarialkarzinom ist eine der häufigsten malignen Erkrankungen der Frau und zugleich die Entität mit der schlechtesten Prognose. Aufgrund des lange Zeit asymptomatischen oder symptomarmen Verlaufs werden 70 % der Tumoren erst im fortgeschrittenen Stadium mit Tumorbefall außerhalb des kleinen Beckens (FIGO III) diagnostiziert. Das Ovarialkarzinom tendiert zur überwiegend peritonealen Ausbreitung. Eine hämatogene Metastasierung findet sich in < 3 % der Fälle. Im Gegensatz zu gastrointestinalen Tumoren weist das Ovarialkarzinom nur eine geringe Invasivität auf. Anatomisch-embryologische Gewebegrenzen werden dementsprechend lange respektiert. Aufgrund dieser Eigenschaft kann in spezialisierten Zentren in bis zu 70 % der Fälle eine komplette Tumorresektion realisiert werden. Die Standardbehandlung des Ovarialkarzinoms besteht aktuell in einer Chemotherapie aus 6 Zyklen Carboplatin plus Paclitaxel, die in der Regel nach der Operation erfolgt. Die vollständige makroskopische Entfernung des Tumors ist die Voraussetzung für die Wirksamkeit einer platinbasierten Kombinationschemotherapie. Ob eine zusätzliche HIPEC die Prognose weiter verbessern kann, wird international unterschiedlich beurteilt.

Van Driel hat die Kombination von CRS und HIPEC im Intervall bei 245 Patientinnen mit peritoneal metastasierten Ovarialkarzinom in einer Phase-III-Studie mit alleiniger Intervalloperation verglichen [19]. Als primärer Endpunkt der Studie waren Krankheitsprogress oder Tod. Innerhalb des medianen Follow-up von 4,7 Jahren verstarben 137 Patientinnen (56 %), 209 Patientinnen erlitten ein Rezidiv (85 %). Multimodale Therapie (CRS und HIPEC) verlängerte das mediane rezidivfreie Überleben von 10,7 auf 14,2 Monate. Das mediane Gesamtüberleben konnte durch die HIPEC von 33,9 auf 45,7 Monate gesteigert werden. Die Komplettierung der postoperativen Chemotherapie wurde durch die HIPEC nicht beeinflusst. Die Komplikationsrate für beide Gruppen war mit 27 % bzw. 25 % nahezu identisch. Bei Patientinnen aus der HIPEC-Gruppe wurde signifikant häufiger ein Anus präter angelegt, die postoperative Lebensqualität war aber für beide Gruppen gleich.

Fazit

Eine Verlängerung des medianen Rezidiv-freien Überlebens um 3,5 Monate und des medianen Gesamtüberlebens um 11,8 Monate ohne zusätzliche Morbidität und Einschränkung der Lebensqualität ist eine deutliche Verbesserung gegenüber der Standardtherapie. Die sehr hohe Rate an Anus-präter-Anlagen nach Darmresektion in der HIPEC-Gruppe kann aus viszeralchirurgischer Sicht eigentlich nur mit der unbegründeten Furcht vor einer Anastomoseninsuffizienz nach HIPEC erklärt werden. Die Randomisierung der Patientinnen erfolgte intraoperativ und beeinflusste wahrscheinlich die Indikationsstellung zur Anuspräter-Anlage. In spezialisierten HIPEC-Zentren hat eine geplante intraperitoneale Chemotherapie keinen Einfluss auf die Indikationsstellung zur Stoma-Anlage.

Literatur

[1] Shaib WL, Goodman M, Chen Z et al.: Incidence and Survival of Appendiceal Mucinous Neoplasms: A SEER Analysis. American journal of clinical oncology 2017; 40 (6): 569–573.

[2] Carr NJ, Cecil TD, Mohamed F et al.: A Consensus for Classification and Pathologic Reporting of Pseudomyxoma Peritonei and Associated Appendiceal Neoplasia: The Results of the Peritoneal Surface Oncology Group International (PSOGI) Modified Delphi Process. Am J Surg Pathol 2016; 40 (1): 14–26.

[3] Guaglio M, Sinukumar S, Kusamura S et al.: Clinical Surveillance After Macroscopically Complete Surgery for Low-Grade Appendiceal Mucinous Neoplasms (LAMN) with or Without Limited Peritoneal Spread: Long-Term Results in a Prospective Series. Annals of surgical oncology 2018; 25 (4): 878–884.

[4] Li X, Zhou J, Dong M, Yang L: Management and prognosis of low-grade appendiceal mucinous neoplasms: A clinicopathologic analysis of 50 cases. European journal of surgical oncology 2018; 44 (10): 1640–1645.

[5] McDonald JR, O'Dwyer ST, Rout S et al.: Classification of and cytoreductive surgery for low-grade appendiceal mucinous neoplasms. The British journal of surgery 2012; 99 (7): 987–992.

[6] Choudry HA, Pai RK: Management of Mucinous Appendiceal Tumors. Annals of surgical oncology 2018; 25 (8): 2135–2144.

[7] Delhorme JB, Severac F, Averous G et al.: Cytoreductive surgery and hyperthermic intraperitoneal chemotherapy for pseudomyxoma peritonei of appendicular and extra-appendicular origin. The British journal of surgery 2018; 105 (6): 668–676.

[8] Ansari N, Chandrakumaran K, Dayal S et al.: Cytoreductive surgery and hyperthermic intraperitoneal chemotherapy in 1 000 patients with perforated appendiceal epithelial tumours. European journal of surgical oncology 2016; 42 (7): 1035–1041.

[9] Govaerts K, Chandrakumaran K, Carr NJ et al.: Single centre guidelines for radiological follow-up based on 775 patients treated by cytoreductive surgery and HIPEC for appendiceal pseudomyxoma peritonei. European journal of surgical oncology 2018; 44 (9): 1371–1377.

[10] Choudry HA, Pai RK, Shuai Y et al.: Impact of Cellularity on Oncologic Outcomes Following Cytoreductive Surgery and Hyperthermic Intraperitoneal Chemoperfusion for Pseudomyxoma Peritonei. Annals of surgical oncology 2018; 25 (1): 76–82.

[11] Shida D, Tsukamoto S, Ochiai H, Kanemitsu Y: Long-Term Outcomes After R0 Resection of Synchronous Peritoneal Metastasis from Colorectal Cancer Without Cytoreductive Surgery or Hyperthermic Intraperitoneal Chemotherapy. Annals of surgical oncology 2018; 25 (1): 173–178.

[12] Watanabe T, Muro K, Ajioka Y et al.: Japanese Society for Cancer of the Colon and Rectum (JSCCR) guidelines 2016 for the treatment of colorectal cancer. International journal of clinical oncology 2018; 23 (1): 1–34.

[13] Elias D, Delperro JR, Sideris L et al.: Treatment of peritoneal carcinomatosis from colorectal cancer: impact of complete cytoreductive surgery and difficulties in conducting ran-

domized trials. Annals of surgical oncology 2004; 11 (5): 518–521.

[14] Quenet F, Elias D, Roca L et al.: A UNICANCER phase III trial of hyperthermic intra-peritoneal chemotherapy (HIPEC) for colorectal peritoneal carcinomatosis (PC): PRODIGE 7. Journal of clinical oncology 2018; 36: suppl; abstr LBA 3503.

[15] Hompes D, D'Hoore A, Van Cutsem E et al.: The treatment of peritoneal carcinomatosis of colorectal cancer with complete cytoreductive surgery and hyperthermic intraperitoneal peroperative chemotherapy (HIPEC) with oxaliplatin: a Belgian multicentre prospective phase II clinical study. Annals of surgical oncology 2012; 19 (7): 2186–2194.

[16] Schneider MA, Eden J, Pache B et al.: Mutations of RAS/RAF Proto-oncogenes Impair Survival After Cytoreductive Surgery and HIPEC for Peritoneal Metastasis of Colorectal Origin. Annals of surgery 2018; 268 (5): 845–853.

[17] Passot G, Dumont F, Goere D et al.: Multicentre study of laparoscopic or open assessment of the peritoneal cancer index (BIG-RENAPE). The British journal of surgery 2018; 105 (6): 663–667.

[18] Liu Y, Yonemura Y, Levine EA et al.: Cytoreductive Surgery Plus Hyperthermic Intraperitoneal Chemotherapy for Peritoneal Metastases From a Small Bowel Adenocarcinoma: Multi-Institutional Experience. Annals of surgical oncology. 2018; 25 (5): 1184–1192.

[19] van Driel WJ, Koole SN, Sikorska K et al.: Hyperthermic Intraperitoneal Chemotherapy in Ovarian Cancer. N Engl J Med 2018; 378 (3): 230–240.

2 Thoraxchirurgie

2.1 Was gibt es Neues in der Roboter-assistierten Thoraxchirurgie?

C. Aigner, D. Valdivia, K. Mardanzai

1 Einleitung

Minimal-invasive Verfahren haben sich in der Thoraxchirurgie in vielen Indikationen zum Standardverfahren entwickelt Diese werden in konventionelle Videothorakoskopie und in die Roboter-assistierten Verfahren eingeteilt. Die Roboter-assistierte Thoraxchirurgie gewinnt mit der zunehmenden Verbreitung robotischer Systeme an Bedeutung und bietet eine ideale Plattform zur Anwendung technologischer Erweiterungen wie der Biolumineszenz oder augmentierter Realität.

Die Hauptindikationen, in denen der Roboter im Thorax zur Anwendung kommt, sind:

- Thymektomien
- Resektion von Mediastinaltumoren
- Anatomische Lungenresektionen
- Zwerchfelleingriffe
- Resektion von lokalisierten Pleuratumoren
- Ösophaguschirurgie

Die Datenlage zu den Langzeitergebnissen robotischer thoraxchirurgischer Eingriffe ist noch spärlich und beschränkt sich auf retrospektive Studien, Registeranalysen und Fallserien. Dies spiegelt sich auch in den Publikationen aus 2018 wider. Die bisherigen Daten sind jedoch vielversprechend und werden bezogen auf die einzelnen Indikationen in diesem Kapitel aufgearbeitet.

Technische Vorteile der robotischen Technologie sind die hochauflösende 3D-Darstellung mit 6-facher optischer Vergrößerung, die Bewegungsfreiheit der Instrumente, die Möglichkeit, die unter Kontrolle des Operateurs stehenden Arme zu modifizieren, die Ausbildung über die Doppelkonsole zu vereinfachen und die Filtration eines feinen Tremors. Nachteile sind das fehlende haptische Feedback, die zusätzliche Aufrüstzeit und die hohen Materialkosten. Die bisherigen Erfahrungen in der Roboterchirurgie sind wesentlich geprägt durch die Monopolstellung eines Anbieters. Der unmittelbar bevorstehende Markteintritt mehrerer Anbieter wird sicherlich neue Dynamik in das Feld bringen. Letztlich handelt es sich bei Roboter-assistierten Operationen bisher um keine neu entwickelten Operationen, sondern lediglich um eine moderne technische Lösung, die gleichen Eingriffe wie in offener oder videothorakoskopischer Technik durchzuführen. Um langfristig im Vergleich Bestand zu haben, müssen daher tatsächlich bessere klinische Ergebnisse nachgewiesen werden oder die Kosten so reduziert werden, dass diese mit den konventionellen videothorakoskopischen Verfahren vergleichbar werden. Eine wesentliche Erwartung ist die Weiterentwicklung der Technologie, sodass sich ganz neue Anwendungen und intraoperative Darstellungsmöglichkeiten ergeben. Den bisherigen Publikationen zu einzelnen Zugangswegen liegt häufig ein institutionelles Bias zugrunde. Klinisch relevante Unterschiede zwischen einzelnen minimal-invasiven Verfahren konnten bisher in keiner Indikation nachgewiesen werden und gute Ergebnisse sind bei entsprechender Expertise des gesamten multiprofessionellen Teams mit allen etablierten Verfahren erzielbar. Letztlich bleibt auch immer die Frage, welchen Anteil an klinischen Ergebnissen die Technik per se hat und welcher Anteil durch den Chirurgen und das gesamte Behandlungsteam bedingt ist.

2 Roboter-assistierte anatomische Lungenresektionen

Eine mittlerweile relativ große Zahl an Registeranalysen und retrospektiven Analysen weisen gute perioperative Ergebnisse der robotisch-assistierten Lobektomie im Hinblick auf Komplikationen, Aufenthaltsdauer, Qualität der Lymphadenektomie und perioperativer Morbidität und Mortalität auf. Bisher ist die Zahl der publizierten Langzeitergebnisse jedoch sehr überschaubar. Deshalb sind 3 Arbeiten, welche ein längeres Follow-up bieten, von besonderem Interesse.

Eine italienische monozentrische Studie berichtet über eine 10-Jahres-Erfahrung mit Roboter-assistierter Chirurgie für Lungenkarzinome im Frühstadium [1]. Bei insgesamt 339 NSCLC (non small cell lung cancer)-Patienten im Stadium I (n = 318) und II (n = 21) wurden 307 Lobektomien, 3 Pneumonektomien und 29 Segmentektomien durchgeführt. Die mediane Zahl an resezierten Lymphknoten war 15. Die RATS (robot assisted thoracic surgery)-Fälle machten 11,7 % des Gesamtvolumens an anatomischen Lungenresektionen der Abteilung aus. Bei einer Komplikationsrate von 2,4 % betrug die 30- und 90-Tages-Mortalität 0 % und 0,3 %. Die krebsspezifische 2-Jahres- und 5-Jahres-Überlebensraten waren 96,1 % und 91,5 %. Das 5-Jahres-Überleben nach Segmentektomie war 96,2 %, nach Lobektomie 89,1 % und nach Pneumonektomie 100 %. Da das mediane Follow-up lediglich 2,4 Jahre beträgt, sind die Langzeitüberlebensraten jedoch noch als vorläufig zu betrachten.

2018 wurde die bisher größte multizentrische Arbeit von 4 Institutionen über insgesamt 1 339 Roboter-assistierte Lobektomien mit einem medianen Follow-up von 30 Monaten veröffentlicht [2]. Die mediane Operationszeit betrug 136 Minuten und es wurden median 13 Lymphknoten reseziert. Der mediane Blutverlust betrug 50 ml, die Konversionsrate war 9 % und die mediane Aufenthaltsdauer 3 Tage. Die Morbiditätsrate war 8 %, 30- und 90-Tages-Mortalität waren 0,2 % und 0,5 %. Das stadienspezifische 5-Jahres-Gesamtüberleben bei NSCLC im Stadium IA war 83 % (n = 672), bei Stadium IB 77 % (n = 281), bei Stadium IIA 68 % (n = 118), bei Stadium IIB 70 % (n = 99). Patienten im Stadium IIIA hatten eine 5-Jahres-Überlebensrate von 62 % (n = 143, davon 122 mit N2-Befall) und im Stadium IIIB 31 % (n = 8). 15 % der Patienten entwickelten Fernmetastasen, die Lokalrezidivrate im ipsilateralen Thorax betrug 3 %.

Zusammenfassend handelt es sich dabei um gute Ergebnisse, wobei die 5-Jahres-Überlebensdaten letztlich ebenso wie in der monozentrischen italienischen Studie Interimsergebnisse sind, da das mediane Follow-up 30 Monate beträgt und nur 29 % der Patienten das 5-Jahres Follow-up erreicht haben. Es handelt sich um die Ergebnisse von 4 Institutionen, die für ihre Roboterprogramme bekannt sind und deren perioperative Ergebnisse den Standard darstellen, der aktuell mit der Robotertechnologie erzielbar ist. Nicht näher aufgeführt sind allerdings die multimodalen Behandlungskonzepte in fortgeschrittenen Stadien, die für ein gutes Langzeitergebnis entscheidend sind.

Eine weitere Arbeit analysierte ausschließlich die Langzeitergebnisse der Roboter-assistierten anatomischen Segmentektomie an 71 Stadium-I-NSCLC-Patienten, welche zwischen 2004 und 2013 operiert wurden [3]. Die mittlere Operationszeit betrug 134 Minuten, ein Upstaging erfolgte in 11 % aufgrund der Tumorgröße und in 3 % aufgrund mikroskopischen N2-Befalls. Medianer Krankenhausaufenthalt waren 4 Tage und die 90-Tages-Mortalität betrug 0 % bei einer Komplikationsrate von insgesamt 29 %. Nach einem mittleren Follow-up von 54 Monaten war das 5-Jahres-Gesamtüberleben 43 % und das krebsspezifische Überleben 55 %. Bei Patienten im pathologischen Stadium I betrug das krebsspezifische 5-Jahres-Überleben 73 %. Das 5-Jahres-Überleben bei Patienten mit pathologischem Upstaging oder Rezidiv war 0 %. Diese Ergebnisse, die schlechter sind als publizierte Daten zur Lobektomie in Stadium I, unterstreicht die Wichtigkeit eines umfassenden klinischen Stagings und einer akkuraten Patientenselektion für eine anatomische Segmentektomie. Die Ergebnisse mehrerer prospektiver randomisierter Studien (CALBG 140503, JCOG0802/ WJOG4607, DFG 222683767) werden in den nächsten Jahren die Gleichwertigkeit sublobärer Resektionen im Vergleich zur Lobektomie bei Stadium-I-NSCLC-Patienten beantworten können.

Ein relevanter Faktor im perioperativen Outcome, welcher häufig in klinischen Publikationen übergangen wird, ist die Wiederaufnahmerate nach erfolgter Entlassung. Eine Arbeit der UCLA analysierte anhand einer nationalen Datenbank (National Readmission Database) 129 539 Lobektomien [4]. 57,5 % davon wurden in offener Technik durchgeführt, 37,2 % mittels VATS (video assisted thoracic surgery) und 5,3 % Roboter-assistiert. Beide minimal-invasiven Techniken zeigten dabei eine moderat, jedoch statistisch signifikant geringere Wiederaufnahmerate gegenüber der offenen Technik (9,3 % vs. 10,5 %, p < 0,001) und eine geringere Aufenthaltsdauer (4 vs. 6 Tage, p < 0,001). Die robotisch-assistierten Patienten hatten die höchsten Kosten zu verzeichnen (\$ 23 870), gefolgt von den offen operierten Patienten (\$ 21 846) und den VATS-Patienten (\$ 20 279), p < 0,001. Interessanterweise gab es bei den robotischen Eingriffen auch eine erhöhte Rate an pulmonalen Komplikationen im Vergleich zur Videothorakoskopie (35,9 % vs. 31,6 %, p < 0,001). Die Autoren schlussfolgern, dass minimal-invasive Verfahren im Vergleich zu offenen Verfahren geringere Wiederaufnahmeraten und ein besseres klinisches Outcome haben. Obwohl zwischen VATS und RATS die Wiederaufnahmeraten und die Mortalität vergleichbar ist, hat der VATS-Zugang ein signifikant geringeres Risiko an perioperativen Komplikationen und geringere Kosten.

Die US-amerikanische National Cancer Database wurde nach perioperativen Ergebnissen der Roboter-assistierten Lobektomien von 2010–2014 analysiert [5]. Hierbei wurden 7 645 Eingriffe von 465 Kliniken ausgewertet. Die Konversionsrate betrug 9,2 %. Ein Propensity-Score-Matching zeigte keine Unterschiede zwischen erfahrenen Institutionen und dem ersten Jahr der RATS-Lobektomie-Erfahrung in Hinblick auf die 30-Tages-Mortalität (1,07 % vs. 2,03 %, p = 0,092). Eine Konversion war ein Prädiktor einer erhöhten 30- und 90-Tages-Mortalität. Je erfahrener ein Zentrum war, desto geringer wurde die Konversionsrate, desto höher wurde jedoch das Letalitätsrisiko bei einer Konversion. Da die Gründe der Konversion in der Datenbank nicht erfasst werden, muss man in diesen Fällen von technischen Schwierigkeiten ausgehen. Welcher Anteil der reduzierten Konversionsrate auf die individuelle Erfahrung des Chirurgen zurückzuführen ist und welcher Anteil auf die gesamte Zentrumsexpertise, lässt sich aus den Daten nicht ableiten.

Ein direkter Vergleich zwischen uniportaler Lobektomie und Roboter-assistierter Lobektomie wurde in einer Studie mittels Propensity-Score-Matching an 153 Patienten von 1/2015–9/2016 dargestellt [6]. Die Ergebnisse waren in allen Parametern vergleichbar. Die RATS führte lediglich zu einem klinisch nicht relevanten geringeren Blutverlust von 81,73 ml vs. 109,63 ml.

Es gibt aus der Literatur bereits zahlreiche Studien, die einen Vorteil für minimal-invasive videothorakoskopische Verfahren bei Patienten mit marginaler Lungenfunktion beschrieben, da das reduzierte Zugangstrauma zu einem verminderten perioperativen Funktionsabfall führt und dementsprechend eine geringer Komplikationsrate nach sich zieht. Eine Studie [7], welche Daten der STS-Datenbank zwischen offenen und robotischen Lobektomien vergleicht, konnte dies auch für den Roboter-assistierten Zugang bestätigen. Bei 599 Patienten (287 robotisch, 312 offen) zeigte sich eine signifikant geringere Rate an prolongiertem Airleak (6 % vs. 10 %) und Pneumonien (3 % vs. 8 %), geringere Atelektasenbildung (6 % vs. 16 %) und ein kürzerer Aufenthalt (4 vs. 6 Tage) in der Roboter-assistierten Gruppe. Die Rate an pulmonalen Komplikationen war in Hochrisikopatienten signifikant geringer und auch in der multivariaten Analyse war der Roboter-assistierte Zugang ein unabhängiger prädiktiver Faktor für geringere pulmonale Komplikationen.

Fazit

Die ersten Langzeitergebnisse der Roboter-assistierten Lobektomien bei Lungenkrebs im Frühstadium aus erfahrenen Zentren sind vielversprechend, jedoch müssen weitere Follow-up-Daten abgewartet werden.

3 Fortgeschrittene Stadien des Lungenkrebses

Die minimal-invasive Chirurgie ist in Frühstadien des Lungenkrebses akzeptiert, obwohl derzeit nach wie vor keine prospektiv-randomisierten Daten vorliegen. In lokal fortgeschrittenen Stadien wird die minimal-invasive Chirurgie kontrovers diskutiert. Insbesondere zur Anwendung der Roboter-assistierten Technologie gab es keine validen Daten. Eine retrospektive multizentrische Studie analysiert die Ergebnisse von Stadium-IIIA-Patienten [8]. Bei 68 % der insgesamt 223 zwischen 2007 und 2016 operierten Patienten wurde der N2-Befall erst intraoperativ entdeckt. Lediglich 15 % der Patienten erhielten eine neoadjuvante Behandlung, 63 % wurden adjuvant behandelt und 22 % nur operiert. Die Konversionsrate betrug 9,9 %, die R0-Resektionsrate 98,4 %. Die 30- und 90-Tages-Mortalität waren 1,9 % und 4 %, das 3-Jahres-Überleben der NSCLC-Patienten betrug 61,2 %. Zusammenfassend konnten bei diesen selektierten Patienten im Stadium IIIA mit Roboter-assistierten Operationen gute Ergebnisse erzielt werden, wobei einschränkend zu sagen ist, dass es sich zum Großteil um ein nicht präoperativ bekanntes, inzidentelles Stadium IIIA handelt.

4 Lernkurve

Die Lernkurve von Roboter-assistierten Operationen wird als sehr kurz beschrieben, da die Operateure in der Regel bereits in der Thoraxchirurgie erfahren sind und lediglich die Roboter-spezifische Technik erlernt werden muss. Der tatsächliche Hintergrund ist jedoch sehr heterogen mit Operateuren, welche direkt von offenen Verfahren auf die Robotertechnologie wechseln und mit Operateuren, welche bereits erfahren in den jeweiligen videothorakoskopischen Techniken sind. Aktuelle Publikationen gehen im Detail auf die Lernkurven bei einzelnen Operationen ein.

Die Lernkurve der Roboter-assistierten Lobektomie wurde bereits in mehreren Studien bei erfahrenen Thoraxchirurgen – unabhängig ob von der offenen oder von der Video-assistierten Lobektomie kommend – bei 20 Fällen beschrieben. Eine monozentrische Analyse von 64 Fällen bestätigte diese Erfahrung [9]. Nach der zwanzigsten Operation kam es zu einer signifikanten Reduktion der Operationsdauer sowie der Konversionsrate. Bei Drainagedauer und Aufenthaltsdauer waren die Zahlen konstant und somit keine Lernkurve erkennbar, ebenso bei der mittleren Zahl der resezierten Lymphknoten sowie der Upstaging-Rate.

Eine Single-Surgeon-Arbeit einer Gruppe aus Shanghai beschreibt die Lernkurve der Roboter-assistierten Segmentektomie anhand von 104 durchgeführten Fällen [10]. Die Patientenselektion erfolgte anhand von

1. suspizierten oder verifizierten Lungenkarzinomen < 2 cm Durchmesser, AIS, > 50 % GGO-Anteil, Verdopplungszeit ≥ 400 Tagen,
2. nicht ausreichender funktioneller Reserve oder
3. Metastasen oder benignen Herden, welche nicht mittels Keilexzision resektabel sind.

Der Operateur hatte eine umfangreiche Erfahrung in der thorakoskopischen Lobektomie und 20 Roboter-assistierten Lobektomien, jedoch keine Segmentektomie-Erfahrung. Mittels der CUSUM- beziehungsweise RA-CUSUM-Methode konnten 3 Phasen identifiziert werden. Phase 1 (Fall 1–21) zeigte eine abnehmende OP-Zeit, welche jedoch noch überdurchschnittlich war. In der Phase 2 (Fall 22–46) zeigte sich die OP-Zeit relativ stabil, während es in Phase 3 (Fall 47–104) zu einer Abnahme der OP-Dauer kam. In Phase 2 kam es zu einer signifikanten Reduktion des intraoperativen Blutverlustes, während postoperative 30-Tages-Morbidität, Aufenthaltsdauer und Wiederaufnahmerate in allen 3 Phasen vergleichbar waren.

Eine weitere multizentrische Arbeit bezieht sich in der Lernkurve rein auf die Operationszeit und den intraoperativen Blutverlust und kommt ebenfalls anhand einer CUSUM-Analyse von 101 Patienten zu der Auffassung, dass es 3 Phasen der Lernkurve gibt, die hier in die Fälle 1–22, 23–63 und 64–101 aufgegliedert werden [11]. Hinsichtlich Aufenthaltsdauer, Drainageliegedauer, Konversionsrate und Komplikationsrate wurden im Verlauf der Lernkurve keine Unterschiede festgestellt.

Eine weitere nordamerikanische Arbeit [12] kommt anhand einer Single-Surgeon-Serie von 272 Lobektomien zur Auffassung, dass es für erfahrene VATS-Chirurgen keinen bestimmten Punkt gibt, ab dem eine Lernkurve erreicht ist, sondern dass es hinsichtlich der Operationsdauer, des intraoperativen Blutverlustes, der intraoperativen Komplikationen und des postoperativen Krankenhausaufenthaltes eine kontinuierliche Verbesserung gibt.

Eine Gruppe an Chirurgen mit speziellem Interesse an der Roboterchirurgie aus den beiden europäischen thoraxchirurgischen Fachgesellschaften ESTS und EACTS veröffentlichte Ergebnisse eines Delphi-Prozesses zur Entwicklung eines Ausbildungscurriculums für Roboter-assistierte Thoraxchirurgie [13]. Im Wesentlichen wird ein abgestufter Ausbildungsplan mit einer Baseline Evaluation, einem E-Learning-Modul, einem Simulatortraining (VR, Dry Lab und Wet Lab) und ein Bedside-Observation vorgeschlagen. Das fortgeschrittene Training soll E-Learning mit Index-Prozeduren und Videodemonstration, Simulationstraining, modulares Konsolentraining und schließlich die gesamte Prozedur mit Proktor und eine Videoevaluation durch unabhängige Prüfer umfassen. Dementsprechendes Lehrmaterial ist in Vorbereitung.

Fazit

Die Lernkurve der Roboter-assistierten Verfahren verläuft in mehreren Stadien. Für erfahrene Thoraxchirurgen ist der erste Teil der Lernkurve nach 20 Fällen erreicht.

5 Perioperative Analgesie

Nach minimal-invasiven Eingriffen ist die postoperative Schmerzbelastung geringer als nach offenen Thorakotomien. Dies wird speziell auch für die Roboter-assistierte Chirurgie aufgearbeitet. Eine retrospektive Studie verglich 38 Patienten mit RATS-Operationen mit 38 vergleichbaren offen operierten Patienten und konnte eine verminderte postoperative Schmerzbelastung und kürzere Aufenthaltsdauer zeigen [14]. Der Opioidkonsum war jedoch in beiden Gruppen vergleichbar.

Eine prospektive Propensity-Score-abgeglichene Studie analysierte den postoperativen Morphinverbrauch und das anästhesiologische Management zwischen VATS- und RATS-Patienten [15]. 194 Patienten von 1/2016–3/2017 wurden analysiert (54 % VATS, 46 % RATS). Ein Propensity-Score basierend auf Alter, Geschlecht und ASA-Score wurde angewandt, um die Vergleichbarkeit der Gruppen sicherzustellen. Nach Adjustierung für BMI und Lokalanästhetikaanwendung zeigte sich interessanterweise ein signifikant höherer Morphinverbrauch von zusätzlich 6,76 mg in der RATS-Gruppe (p = 0,04). Die RATS-Gruppe hatte ebenso intraoperativ eine schlechtere hämodynamische und respiratorische Funktion.

6 Kosteneffektivität

Der Kostenfaktor ist ein relevanter Punkt in der breitflächigen Anwendung der Robotertechnologie in der Thoraxchirurgie. Während insbesondere bei der Lobektomie, einer der häufigsten thoraxchirurgischen Operationen, ein klarer medizinischer Vorteil bisher nicht nachgewiesen werden konnte, sind die Materialkosten bei der Operation mit dem Roboter deutlich erhöht.

Eine US-amerikanische Studie [16] analysierte die Kosten von Roboter-assistierten Lobektomien in einer retrospektiven monozentrischen Analyse und fand, dass nahezu 50 % der Gesamtaufenthaltskosten durch den postoperativen Verlauf erzeugt werden und es daher eine große Variabilität in der Kosteneffizienz gibt. Wenig überraschend kann also die Kosteneffizienz der Operation durch postoperative Komplikationen verschlechtert werden. Da es keine Vergleichsgruppen zu videothorakoskopischen oder offenen Verfahren gab, ist die Aussagekraft dieser Studie letztlich limitiert und aufgrund der unterschiedlichen Finanzierungsmodelle des Gesundheitssystems nur bedingt auf den deutschsprachigen Raum übertragbar.

Eine nordamerikanische Studie [17] fokussierte auf die Kosten sowie Lebensqualität in der Frühphase eines Roboterlobektomie-Programmes im Vergleich zum videothorakoskopischen Standardvorgehen. 98 Patienten in einem Zeitraum von 3 Jahren wurden analysiert, wobei RATS-Resektionen signifikant höhere operative und Gesamtkosten verursachten. Die perioperativen Ergebnisse in Bezug auf Blutverlust, Konversionsrate, Aufenthaltsdauer, Drainagedauer und perioperative Komplikationen sowie Lebensqualität waren vergleichbar.

Eine italienische Studie [18] verglich die Kosten und das Outcome zwischen RATS, VATS und offenen Resektionen für Lungenkarzinome im Frühstadium. Bei einer limitierten Anzahl an Patienten (n = 23 RATS, n = 41 VATS und n = 39 offen) konnten bei der RATS im Gegensatz zu anderen Publikationen kürzere OP-Zeiten und Krankenhausaufenthaltsdauern als bei der VATS erreicht werden. Obwohl die Kosten in der Robotergruppe am höchsten waren (RATS 6 799 €, VATS 5 132 €, offen 5 244 €), wurde die RATS als für die Klinik profitabel eingestuft.

Fazit

Die Robotertechnologie hat ein großes Potenzial für die Thoraxchirurgie und mit zukünftigen Weiterentwicklungen und Verbesserungen der Kosteneffizienz wird der Trend zu einer breiteren Anwendung anhalten.

7 Thymektomie

Die Thymektomie ist eine Operation, bei der die Beweglichkeit der Roboterarme einen besonderen Vorteil zur Präparation der Strukturen im Gegensatz zur konventionellen Videothorakoskopie bietet. Mittlerweile können minimal-invasive Techniken als der Standard zur Resektion von Thymomen im Frühstadium angesehen werden, da diese mit offenen Verfahren vergleichbare postoperative Komplikationsraten, lokoregionale Rezidivraten und Überlebensraten aufweisen, jedoch verringerte Krankenhausaufenthaltsdauer, verringerten Blutverlust und bessere kosmetische Ergebnisse aufweisen.

Erst 2016 bestätigte eine im NEJM veröffentlichte prospektiv-randomisierte Studie den Vorteil der Thymektomie bei Myasthenia gravis im Hinblick auf klinische Ergebnisse, Therapiebedürftigkeit, Schweregrad der Symptome und Hospitalisationen durch Exazerbationen über einen Zeitraum von 3 Jahren. Aus 2018 sollen hier 3 Arbeiten zur robotischen Thymektomie vorgestellt werden.

Bei Thymomen im Frühstadium zeigen mehrere Studien eine Vergleichbarkeit von minimal-invasiven Zugängen mit offenen Verfahren per Sternotomie oder Thorakotomie. Eine italienische Arbeit vergleicht über einen Zeitraum von 1998–2017 28 Patienten mit Roboter-assistierter Thymektomie mit 48 offen thymektomierten Patienten [19]. Nach Propensity-Score-Matching zeigte sich bei vergleichbaren perioperativen Daten ein kürzerer Krankenhausaufenthalt in der RATS-Gruppe und bei kürzerem Follow-up der Robotergruppe ein krebsspezifisches 5-Jahres-Überleben von 95,6 % in der offenen Gruppe vs. 100 % in der RATS-Gruppe.

Der subxiphoidale Zugang zur Thymektomie ist in selektierten Zentren videothorakoskopischer Standard. Eine chinesische Gruppe beschreibt nun auch einen Roboter-assistierten subxiphoidalen Zugang zur Thymektomie, welcher an 70 Patienten sicher und komplikationsfrei angewandt wurde. Hierbei wird die Kamera unmittelbar subxiphoidal positioniert, die Arbeitstrokare werden unterhalb der Rippenbögen gesetzt und ein Arm im 5. ICR links [20]. Langzeitergebnisse werden nicht berichtet. Ob dieser Zugang einen zusätzlichen Vorteil bietet, wird noch weiter zu evaluieren sein.

Eine Studie verglich die Roboter-assistiere Thymektomie mit der transsternalen bei Thymomen im Frühstadium nach Propensity-Score-Matching [21]. Analysiert wurden 164 Patienten im Stadium Masaoka I und II. Die Roboter-assistierte Gruppe hatte zwar längere OP-Zeiten, jedoch einen geringeren Blutverlust, geringere perioperative Komplikationen und eine kürzere Drainagedauer und Krankenhausaufenthaltsdauer. Die Rezidivrate war bei längerem Follow-up der Sternotomiegruppe vergleichbar.

Fazit

Die Roboter-assistierte Thymektomie als Teil der minimal-invasiven Verfahren ist Standard der Behandlung von Thymomen im Frühstadium.

8 Zwerchfellchirurgie

Der Zugang zum Zwerchfell kann von abdomineller und thorakaler Seite erfolgen. Einsatzmöglichkeiten der Roboter-assistierten Technologie umfassen die Korrektur von Zwerchfellhernien und Eventrationen, die Resektion von diaphragmalen Raumforderungen sowie die Zwerchfellraffung. Eine Arbeit berichtet in einem dreieinhalbjährigen Zeitraum über 22 transabdominelle Roboter-assistierte Zwerchfellraffungen [22]. Die Patienten waren adipös mit einem medianen BMI von 30 kg/m². Die OP-Zeit sank deutlich nach den ersten 3 Eingriffen und der postoperative Aufenthalt betrug lediglich 2 Tage. Bei 20/22 Patienten (91 %) wurde eine Besserung der Atmung erzielt, der mediane MRC-Score sank von 4 auf 2 (p = 0,001).

9 Technische Innovationen

In Erweiterung zur konventionellen robotischen Segmentektomie entwickelt die Gruppe in Rouen [23] ein multimodales Präzisionsnavigationssystem, bestehend aus mehreren Komponenten. Präoperativ wurde eine 3D-Darstellung mittels eines kommerziell erhältlichen Systems durchgeführt und diese Information während der Operation in das Display der DaVinci-Konsole integriert. Ergänzend wurde ein radialer EBUS (R-EBUS) und eine virtuelle Bronchoskopie zur Durchführung von Pleura-Tattoos integriert. Dieses multimodale System wurde an 40 Patienten ausgetestet und zeigte eine exzellente anatomische Genauigkeit. Ziel ist die Entwicklung einer VR-Plattform, welche durch 3D-Bildgebung in den Roboter integriert wird.

Fazit

Die Robotertechnologie bildet eine ideale Plattform für Entwicklungen in der augmentierten Realität.

Literatur

[1] Casiraghi M, Galetta D, Borri A et al.: Ten Years' Experience in Robotic-Assisted Thoracic Surgery for Early Stage Lung Cancer. Thorac Cardiovasc Surg 2018; doi: 10.1055/s-0038-1639575. [Epub ahead of print]. [EBM III]

[2] Cerfolio RJ, Ghanim AF, Dylewski M et al.: The long-term survival of robotic lobectomy for non-small cell lung cancer: A multi-institutional study. J Thorac Cardiovasc Surg 2018; 155 (2): 778–786. [EBM III]

[3] Nguyen D, Gharagozloo F, Tempesta B et al.: Long-term results of robotic anatomical segmentectomy for early-stage non-small-cell lung cancer. Eur J Cardiothorac Surg 2018; doi: 10.1093/ejcts/ezy332. [Epub ahead of print] [EBM III]

[4] Bailey KL, Merchant N, Seo YJ et al.: Short-Term Readmissions After Open, Thoracoscopic, and Robotic Lobectomy for Lung Cancer Based on the Nationwide Readmissions Database. World J Surg 2019; doi: 10.1007/s00268-018-04900-0. [Epub ahead of print] [EBM III]

[5] Arnold BN, Thomas DC, Narayan R et al.: Robotic-Assisted Lobectomies in the National Cancer Database. J Am Coll Surg 2018; 226 (6): 1052–1062.e15. [EBM III]

[6] Yang S, Guo W, Chen X et al.: Early outcomes of robotic versus uniportal video-assisted thoracic surgery for lung cancer: a propensity score-matched study. Eur J Cardiothorac Surg 2018; 53: 348–352. [EBM IIb]

[7] Kneuertz PJ, D'Souza DM, Moffatt-Bruce SD, Merritt RE: Robotic lobectomy has the greatest benefit in patients with marginal pulmonary function. J Cardiothorac Surg 2018; 13 (1): 56. [EBM IIb]

[8] Veronesi G, Park B, Cerfolio R et al.: Robotic resection of Stage III lung cancer: an international retrospective study. Eur J Cardiothorac Surg 2018; 54 (5): 912–919. [EBM III]

[9] Cheufou DH, Mardanzai K, Ploenes T et al.: Effectiveness of Robotic Lobectomy-Outcome and Learning Curve in a High Volume Center. Thorac Cardiovasc Surg 2018; doi: 10.1055/s-0038-1639477. [Epub ahead of print]. [EBM IIb]

[10] Zhang Y, Liu S, Han Y et al.: Robotic Anatomical Segmentectomy: An Analysis of the Learning Curve. Ann Thorac Surg 2018; pii: S0003–4975(18)31841-1. doi: 10.1016/j.athoracsur.2018.11.041. [Epub ahead of print] [EBM IIb]

[11] Arnold BN, Thomas DC, Bhatnagar V et al.: Defining the learning curve in robot-assisted thoracoscopic lobectomy. Surgery 2018; pii: S0039–6060(18)30321-0. doi: 10.1016/j.surg.2018.06.011. [Epub ahead of print] [EBM IIb]

[12] Baldonado JJAR, Amaral M, Garrett J et al.: Credentialing for robotic lobectomy: what is the learning curve? A retrospective analysis of 272 consecutive cases by a single surgeon. J Robot Surg 2018; doi: 10.1007/s11701-018-00902-1. [Epub ahead of print]. [EBM III]

[13] Veronesi G, Dorn P, Dunning J et al.: Outcomes from the Delphi process of the Thoracic Robotic Curriculum Development Committee. Eur J Cardiothorac Surg 2018; 53 (6): 1173–1179. [EBM IV]

[14] Darr C, Cheufou D, Weinreich G et al.: Robotic thoracic surgery results in shorter hospital stay and lower postoperative pain compared to open thoracotomy: a matched pairs analysis. Surg Endosc 2017; 31 (10): 4126–4130. [EBM IIb]

[15] Duclos G, Charvet A, Resseguier N et al.: Postoperative morphine consumption and anaesthetic management of patients undergoing video-assisted or robotic-assisted lung resection: a prospective, propensity score-matched study. J Thorac Dis 2018; 10 (6): 3558–3567. [EBM IIb]

[16] Kneuertz PJ, Singer E, D'Souza DM et al.: Postoperative complications decrease the cost-effectiveness of robotic-assisted lobectomy. Surgery 2018. pii: S0039–6060(18)30560-9. doi: 10.1016/j.surg.2018.08.024. [Epub ahead of print]. [EBM III]

[17] Worrell SG, Dedhia P, Gilbert C et al.: The cost and quality of life outcomes in developing a robotic lobectomy program. J Robot Surg 2018; doi: 10.1007/s11701-018-0844-z. [Epub ahead of print]. [EBM III]

[18] Novellis P, Bottoni E, Voulaz E et al.: Robotic surgery, video-assisted thoracic surgery, and open surgery for early stage lung cancer: comparison of costs and outcomes at a single institute. J Thorac Dis 2018; 10 (2): 790–798. [EBM IIb]

[19] Casiraghi M, Galetta D, Borri A et al.: Robotic-assisted thymectomy for early-stage thymoma: a propensity-score matched analysis. J Robot Surg 2018; 12 (4): 719–724. [EBM IIb]

[20] Zhang H, Chen L, Zheng Y et al.: Robot-assisted thymectomy via subxiphoid approach: technical details and early outcomes. J Thorac Dis 2018; 10 (3): 1677–1682. [EBM IV]

[21] Marulli G, Comacchio GM, Schiavon M et al.: Comparing robotic and trans-sternal thymectomy for early-stage thymoma: a propensity score-matching study. Eur J Cardiothorac Surg 2018; 54 (3): 579–584. [EBM IIb]

[22] Biswas Roy S, Haworth C et al.: Transabdominal robot-assisted diaphragmatic plication: a 3.5-year experience. Eur J Cardiothorac Surg 2018; 53 (1): 247–253. [EBM III]

[23] Baste JM, Soldea V, Lachkar S et al.: Development of a precision multimodal surgical navigation system for lung robotic segmentectomy. J Thorac Dis 2018; 10 (Suppl 10): S1195–S1204. [EBM IIb]

2.2 Was gibt es Neues zur Osteosynthese von Rippenfrakturen?

L. Hillejan

1 Einleitung

Rippenfrakturen sind bei Traumapatienten häufig, geschätzt kommen sie bei 10 % aller Unfallverletzten vor [1]. Rippenfrakturen sind auch die häufigste Verletzungsfolge beim stumpfen Thoraxtrauma. Das sind 10 % aller Traumapatienten. Die Schwere der Verletzung kann erheblich variieren. Das Spektrum reicht von isolierten, unilateralen, unverschobenen Rippenfrakturen bis hin zu bilateralen Serienfrakturen mit mehrfach zertrümmerten Knochen. Ein instabiler Thorax (flail chest) ist definiert als 3 oder mehr an mehreren Stellen frakturierte benachbarte Rippen mit Bildung von Segmenten. Dies findet sich bei ca. 15 % der Thoraxtraumen [2]. Insbesondere ältere Patienten und solche mit schwerer Osteoporose haben ein hohes Risiko für multiple Rippenfrakturen oder besonders schwere Verletzungsmuster schon bei geringem Trauma. Gleichzeitig sind gerade ältere Patienten in hohem Maße durch Sekundärkomplikationen wie z. B. Pneumonie mit respiratorischem Versagen gefährdet. Im Gegensatz dazu sind bei Kindern aufgrund der biegsameren und weicheren Knochenstruktur erheblich höhere Kräfte erforderlich.

Das grundsätzliche Verständnis der zugrundeliegenden Verletzungsmechanismen ist in den vergangenen Jahren gestiegen, ebenso auch das Wissen um eine optimale konservative Behandlung, aber auch der bestmöglichen perioperativen Betreuung und der operativen Therapie.

Die überwiegende Mehrheit der Rippenbrüche kann konservativ behandelt werden. In der Regel heilen Rippenfrakturen spontan aus und bedürfen keiner chirurgischen Therapie. Eckpfeiler der konservativen Therapie sind die optimale analgetische Behandlung der Rippenfrakturen einschließlich einer Vermeidung der Nebenwirkungen und Komplikationen einer analgetischen Therapie, damit verbunden auch die Optimierung der respiratorischen Seite, Verhinderung von Pneumonien durch effektive Atemgymnastik, inhalative Therapie und ggf. Bronchoskopien zur Sekretelimination. Zur konservativen Therapie gehört auch eine engmaschige radiologische Verlaufskontrolle, um sekundäre Dislokationen oder verzögerte bzw. fehlende Knochenbruchheilung mit Notwendigkeit der sekundären Operation frühzeitig erkennen zu können.

Nur eine Minderheit profitiert von chirurgischen Rekonstruktionsverfahren. Nach einer Erhebung des Nationalen Traumanetzwerks der USA werden weiterhin nur ca. 1 % aller Rippenfrakturen operativ versorgt. Hierbei steht die Rekonstruktion des normalen Thoraxvolumens und die Verhinderung respiratorischer Komplikationen im Vordergrund.

Die Frequenz operativer Therapiemaßnahmen steigt allerdings in den letzten Jahren exponentiell, insbesondere auch bei Patienten mit durch Studien nicht eindeutig gesicherter Indikation (z. B. non flail chest) [3, 4]. Die Ursachen hierfür sind vielfältig. In den letzten Jahren wurden zahlreiche neue Versorgungssysteme mit differentem Ansatz für die Behandlung von knöchernen Thoraxverletzungen entwickelt. Hierbei findet sowohl die Fixation mit Platten und winkelstabilen Schrauben als auch die interne Fixation durch intramedulläre Splints Verwendung. Dabei verwenden zahlreiche Systeme bereits den Rippen angepasstes, vorgeformtes Osteosynthesematerial. Hierdurch ist eine intraoperative Reposition und Fixation erleichtert, was Fehler vermeidet, die Operationszeit verkürzt und die Sicherheit erhöht.

Gebräuchliche Systeme sind:

- StratosST System, MedXpert GmbH Heitersheim, Germany, System mit Platten, die durch Klammern an den Rippen fixiert werden [5].
- RipLocR, Acute Innovation, Hillsboro, OR, USA, u-förmige Platten, die mit winkelstabilen Schrauben fixiert werden [6].
- MatrixRIBTM-System, DePuy Synthes, Amersfoor, Niederlande, speziell für Rippen konstruierte Titanverriegelungsplatten und Verriegelungsschrauben sowie intramedulläre Schienen [7].
- RibFix BlueR, BIOMET, Jacksonville, USA, ebenfalls vorkonturierte Titanplatten sowie selbstschneidende Schrauben für die Rippenosteosynthese [8].

Allerdings existiert bisher kein Studienvergleich zu den nutzbaren unterschiedlichen Techniken und Fixierungsmöglichkeiten.

Neben der Optimierung von Instrumenten und Implantaten zeigt sich auch eine Weiterentwicklung der operativen Technik und Taktik. So werden heute überwiegend muskelschonende Zugänge empfohlen [8]. Auch ein thorakoskopisch assistiertes minimal-invasives Vorgehen ist möglich [9].

Häufige Komplikationen der Osteosynthesen sind Plattenbrüche und interkostale Nervenirritationen [10]. Die Nachteile von intramedullären Systemen sind eine geringere Stabilität sowie die Tendenz zur Migration. Dem beugen Splints mit zusätzlicher Verschraubungsmöglichkeit vor. Splints sind insbesondere geeignet bei schwer zugänglichen Rippenfrakturen hinter der Scapula und weit dorsal. Das Problem dieser Splints besteht in der Tendenz zur Perforation der Rippen, insbesondere bei älteren Patienten.

2 Aktueller Stand der Diagnostik

In der Diagnostik wird aktuell vor allem der Wert der Computertomographie diskutiert. Sie hat den Vorteil einer signifikant höheren Sensitivität im Nachweis von Rippenfrakturen verglichen mit konventionellen Röntgen-Thorax-Übersichtsaufnahmen. Dennoch wird die Signifikanz kontrovers diskutiert. Nach einer Studie von Chapman z. B. wurden ca. 75 % aller Frakturen, die im CT nachgewiesen wurden, im Röntgen-Übersichtsbild nicht gesehen. Dies führte immerhin bei 35 % der Patienten zu Änderungen des Therapiekonzepts [11]. Andere Studien kamen zu ähnlichen Resultaten. In einer weiteren Studie wird insbesondere der diagnostische Wert bei sehr alten Patienten untersucht [12]. Computertomographien führten hier ebenfalls häufig zum Nachweis sonst okkulter Rippenfrakturen und damit zu einer erhöhten Krankenhausaufnahmerate. Einfluss auf den weiteren Krankenhausaufenthalt oder die Mortalität hatten die zusätzlich nachgewiesenen Frakturen aber nicht. Der große Vorteil der Computertomographie besteht sicherlich auch im Nachweis zusätzlicher Befunde (Zusatzverletzungen, Kontusionen, Pneumothorax etc.).

3 Verletzungsscores

Verschiedene Scoring-Systeme wurden im Hinblick auf ihre Aussagekraft überprüft. Neben Alter und Komorbidität des Patienten nehmen sie in der Regel die Zahl der Rippenfrakturen, das Frakturmuster, die Lokalisation sowie das Vorliegen von zusätzlichen Verletzungen auf [13, 14, 15]. Hohe Scores sind in der Regel mit einer schlechten Prognose verbunden. Dies betrifft die Dauer einer Beatmung, die Wahrscheinlichkeit der Entwicklung einer Pneumonie, Notwendigkeit zur Tracheotomie, die Dauer des stationären Aufenthalts oder die Mortalität.

In einer aktuellen Publikation mit 3 151 Traumapatienten wurden 174 geeignete Patienten analysiert: 3 oder mehr Rippenfrakturen oder jede Form von dislozierten Frakturen waren ein hoch signifikanter Prädiktor für die Entwicklung von pulmonalen Komplikationen. Von prognostischer Bedeutung war auch, wenn an mehreren voneinander unabhängigen Lokalisationen oder bilateral Frakturen vorlagen. Dagegen konnten Patienten mit weniger als 3 Rippenfrakturen, nicht dislozierten Frakturen oder fehlenden Hinweisen für eine Organverletzung sicher ambulant behandelt werden [16].

Unbestritten ist der Wert von Scoring-Systemen zur Einschätzung der Gesamtprognose. Zur Entscheidung im Hinblick auf eine chirurgische Intervention können sie ebenfalls hilfreich sein [17].

4 Operationsindikationen heute – aktueller Stand

4.1 Leitlinienkonsens

Erkennbare Fortschritte in der operativen Behandlung von Rippenfrakturen in den zurückliegenden Jahren haben zu einer intensiven Diskussion der Indikationsstellung geführt. Verschiedene Fachgesellschaften haben in Konsensuskonferenzen Operationsindikationen und Kontraindikationen formuliert [18, 19]. Zusammenfassend ergibt sich hieraus:

Klare Operationsindikation:

- 5 oder mehr Rippenfrakturen (flail chest) mit Beatmungsnotwendigkeit
- symptomatische, nicht verheilte Frakturen
- Nachweis einer erheblichen Dislokation im Rahmen einer Thorakotomie wegen anderweitiger Ursache

In Betracht zu ziehen:

- 3 oder mehr Rippen (flail chest) auch bei fehlender Beatmungsnotwendigkeit
- 3 oder mehr Rippen mit mehreren erheblich dislozierten Frakturen (bikortikale Dislokation)
- 3 oder mehr Rippen mit geringer bis mäßiger Dislokation und 50 % Reduktion der forcierten Vitalkapazität trotz optimaler Schmerztherapie

Absolute Kontraindikation:

- Infektionen im OP-Feld

Relative Kontraindikation:

- schwere Lungenkontusionen, die für sich eine Langzeitbeatmung erfordern
- schweres Schädel-Hirn-Trauma
- hohe zervikale Querschnittslähmung mit Notwendigkeit der mechanischen Langzeitbeatmung

4.2 Flail chest

Patienten mit einem instabilen Thorax sind besonders gefährdet [20]. Die Vorteile einer operativen Therapie des flail chest wurde bereits in mehreren systematischen Reviews und Metaanalysen untersucht. In einer aktuellen Arbeit von Schuurmans wurden die bisher einzig bekannten 3 randomisierten kontrollierten Studien eingeschlossen [21]. Der positive Effekt einer chirurgischen Versorgung der Rippenfrakturen wurde im Hinblick auf Pneumonierate, Dauer der mechanischen Beatmung, Intensivaufenthalt, Krankenhausaufenthalt, Quote an Tracheotomien, Behandlungskosten und Mortalität untersucht. In die Studie eingeschlossen wurden die gepoolten Daten von 61 Patienten, die eine Operation erhielten, verglichen mit 62 Patienten in der Nicht-Operationsgruppe. Primäres Outcome dieser Metaanalyse waren Mortalität und Pneumonierate.

Ein statistisch signifikanter Unterschied zwischen operierten und nicht-operierten Patienten betreffend der Mortalität wurde nicht festgestellt (RR = Risk Ratio) (ES 0,6, 95 % CI [0,1, 2,4]). Die Inzidenz für Pneumonien war mit einer RR von 0,5 signifikant niedriger in der Operationsgruppe (ES 0,5, 95 % CI [0,3, 0,7]).

Weitere signifikante Vorteile für die Patienten mit operativer Therapie waren:

- Dauer der mechanischen Beatmung (ES –6,5 Tage 95 % CI [–11,9, –1,2] P = 0,0006)
- Dauer des Intensivaufenthalts (ES –5,2 Tage 95 % CI [–6,2, –4,2] P = 0,00001)

- Dauer des Krankenhausaufenthalts (ES −11,4 Tage 95 % CI [−12,4, −10,4] P = 0,0001)
- Tracheotomie-Rate (ES 0,4, 95 % CI [0,2, 0,7])
- Forcierte Vitalkapazität (ES 6,1 %, 95 % CI [2,7, 9,5])

Darüber hinaus wurden in der konservativen Behandlungsgruppe im Langzeitverlauf mehr schwere Brustwanddeformierungen (stove in chest) berichtet als in der Operationsgruppe (45 % vs. 5 %).

Die Krankenhauskosten lagen bei 2 eingeschlossenen Studien für Operierte mit durchschnittlich $ 10 000 und $ 14 443 unter den Kosten für konservativ Behandelte.

Keine signifikanten Unterschiede fanden sich in den Vergleichsgruppen betreffend der Rückkehrer in den Beruf nach 12 Monaten (16/18) bei operierten, 12/19 bei konservativ behandelten Patienten. Allerdings wurden überraschenderweise Menschen in Berufen mit hohen körperlichen Ansprüchen früher wieder arbeitsfähig: 3/18 in der nicht-operativen und 13/19 in der operativen Gruppe (P < 0,05). Keine Unterschiede in beiden Gruppen fanden sich im Hinblick auf die untersuchte Lebensqualität (Short form 36 quality of life questionnaire).

Trotz der geringen Fallzahl und weiteren nicht unerheblichen Limitationen der 3 zugrundeliegenden randomisierten Studien bestätigen die Daten der aktuellen Metaanalyse, dass Patienten mit flail chest und Beatmungsnotwendigkeit von einer operativen Stabilisation profitieren.

In einem weiteren systematischen Literaturvergleich und einer Metaanalyse standen ebenfalls das Outcome und eine Kostenanalyse von Patienten, die die Definition des flail chest erfüllten, nach operativer Reposition und Fixation konservativ behandelten Patienten gegenüber [22]. Insgesamt 20 Publikationen erfüllten hier die Einschlusskriterien. Für die Variablen (Dauer der Beatmung, Intensivdauer, Krankenhausdauer, Mortalität, Pneumonierate, Tracheotomierate) wurden die Daten extrahiert und zur Errechnung einer durchschnittlichen Effektgröße mit einem 95 % Konfidenzintervall gepoolt. Hierbei zeigte sich für alle Variablen ein Vorteil bei den operierten Patienten, der jeweils statistisch signifikant war (P > 0,05).

Auch in dieser Studie zeigte sich die Operation gegenüber der konservativen Behandlung deutlich kosteneffizienter.

4.3 Non flail chest

Offensichtlich profitieren von der Operation auch Patienten, die die Kriterien des flail chest nicht erfüllen. In einer propensity score matched-Analyse wurden mono-institutionell 187 Patienten mit multiplen Rippenfrakturen eingeschleust [23]. Nach Matching wurden 10 Patienten mit operativer Versorgung 10 konservativ Behandelten gegenübergestellt. Ergebnisse: chirurgisch Behandelte wurden gegenüber der konservativen Gruppe signifikant früher extubiert (5,5 [1–8] vs. 9 [7–12] Tage: p = 0,019). Die Dauer der intravenösen Applikation von Narkotika (4,5 [3–6] vs. 12 [9–14] Tage: p = 0,002) und die Dauer des Aufenthalts auf der Intensivstation (6,5 [3–9] vs. 12 [8–14] Tage: p = 0,008) war ebenfalls in der operativen Therapiegruppe kürzer. Dagegen war die Pneumoniequote in der nicht-operativ behandelten Gruppe signifikant höher (p = 0,05). Die Autoren empfehlen auch wegen fehlender perioperativer Komplikationen die frühzeitige Stabilisierung nicht nur von Patienten mit flail chest.

Auch eine weitere Arbeit evaluiert prospektiv kontrolliert den Nutzen einer chirurgischen Stabilisierung verglichen mit einer optimalen medikamentösen Behandlung bei schwerem Rippentrauma ohne flail chest und kritisch kranken Patienten [24]: Eingeschlossen wurden in einem 2-Jahres-Zeitraum alle Patienten mit entweder 3 oder mehr Rippenfrakturen mit bikortikaler Dislokation, Verlust des Thoraxvolumens um mindestens 30 %, ausgeprägten Schmerzen oder respiratorischem Versagen trotz optimaler konservativer Therapie. Hierbei wurden im Jahr 2013 alle Patienten nicht-operativ und 2014 alle Patienten operativ versorgt. Das Follow-up umfasste unter anderem respiratorisches Versagen, Behandlungsdauer, Tracheotomie-Pneumonie-Quote, Beatmungstage und Mortalität.

Insgesamt wurden 70 Traumapatienten mit einer Vielzahl schwerer Frakturmuster eingeschlossen, jeweils 35 in jeder Gruppe. Für die operative Gruppe war die Zeit vom Unfallereignis bis zur Versorgung 2,4 Tage, die Operationszeit betrug 1,5 Stunden und das Verhältnis der gebrochenen Rippen zu den operativ fixierten Rippen betrug 0,6. Die operative Gruppe hatte einen signifikant höheren Verletzungs-Score (4 vs. 3 [p < 0,01]) und eine signifikant geringere Inzidenz von intrakraniellen Blutungen (5,7 % vs. 28,6 %, [p = 0,01]). Nach der Kontrolle dieser Unterschiede hatte die operative Gruppe eine signifikant geringere Wahrscheinlichkeit sowohl für ein respiratorisches Versagen (Odds Ratio 0,24; 95 % Konfidenzintervall 0,06–0,93; p = 0,03) als auch für eine Tracheotomie (Odds Ratio 0,18; 95 % Konfidenzintervall 0,04–0,78; p = 0,03). Die Beatmungsdauer war in der operativen Gruppe signifikant niedriger (p < 0,01). Der mediane tägliche Spirometriewert war in der operativen Gruppe um 250 ml höher (p = 0,04). In beiden Gruppen gab es keine Todesfälle. Zusammenfassend profitierten auch in dieser Publikation Operierte im Vergleich zur optimalen nicht-operativen medizinischen Behandlung erheblich.

Diese positiven Ergebnisse sind nicht unwidersprochen. Nachfolgende Publikation verglich operativ stabilisierte Patienten aus 2 regionalen Traumazentren mit historischen Kontrollen mit vergleichbarem Verletzungsmuster und Verletzungsschwere, die konservativ nach einem modernen Behandlungsprotokoll behandelt wurden [25]. Die Patienten waren im Hinblick auf Alter, Geschlecht, verschiedene Verletzungsscores gut gematcht. Die nicht-operative Gruppe hatte ein signifikant besseres Outcome im Vergleich mit der chirurgisch behandelten Gruppe betreffend der Dauer der Beatmung (3,1 vs. 6,1, p = 0,012), des Intensivaufenthalt (3,7 vs. 7,4 d, p = 0,009), dem Hospitalaufenthalt (16,0 vs. 21,9 d, p = 0,044), der Rate an Pneumonien (22 % vs. 63 %, p = 0,004). Keine signifikanten Unterschiede fanden sich betreffend der Krankenhausmortalität und des Langzeitoutcomes wie allgemeine Belastbarkeit, Luftnot oder chronische Schmerzen. Allerdings wurde auch den Ergebnissen dieser Studie wegen ihrer methodischen Defizite, fehlender konkreter Angaben, z. B. zum Zeitpunkt der Operation, nicht ausreichend definierten Techniken und unangemessenem perioperativen Behandlungsregime kritisch widersprochen [26].

4.4 Zeitpunkt der operativen Versorgung

Der optimale Zeitpunkt für eine operative Versorgung wird kontrovers diskutiert. Voraussetzung zur Operation ist der nach Primärversorgung hämodynamisch stabile Patient. Die Diagnostik muss insbesondere zum Ausschluss etwaiger Begleitverletzungen abgeschlossen sein.

Zahlreiche Studien lassen annehmen, dass eine möglichst frühzeitige Versorgung das Outcome positiv beeinflusst. Pieracci et al. evaluierten prospektiv Patientendaten von 4 Traumazentren im Zeitraum von 2006–2016 [27]. Unabhängige Variable waren die Tage von der stationären Aufnahme bis zur Operation. Es wurden 3 Gruppen gebildet: < 1 Tag, 1–2 Tage, 3–10 Tage. Insgesamt 551 Patienten wurden eingeschlossen. Die mediane Zeit bis zur Operation betrug 1 Tag (range, 0–10); 207 (37,6 %) Patienten waren in der ersten Gruppe, 168 (30,5 %) in der mittleren und 186 (31,9 %) in der späten Gruppe. Im Verlauf der Studie zeigte sich ein deutlicher Shift hin zu einer frühzeitigeren Versorgung. Ein Zusammenhang zwischen der Schwere der Verletzungen und dem Operationszeitpunkt konnte nicht hergestellt werden. Trotz der gleichen Zahl an versorgten Frakturen in beiden Gruppen (4; range, 1–13) war die mediane Operationsdauer in der Gruppe der spät operierten 68 Minuten länger, verglichen mit der frühen Gruppe (p < 0,01). Nach Berücksichtigung signifikanter Co-Varianten zeigte sich mit jedem zusätzlichen Tag eine um 31,5 % höhere Wahrscheinlichkeit für eine Pneumonie (p < 0,01), eine 27 % höhere Quote für eine prolongierte Langzeitbeatmung (p < 0,01) und eine 26 % höhere Wahrscheinlichkeit für eine Tracheotomie (p < 0,01). Die Daten belegen, dass Patienten von einer frühzeitigen operativen Versorgung in hohem Maße profitieren können. Diese und andere Resultate führen zu der allgemeinen Empfehlung einer möglichst frühzeitigen operativen Versorgung innerhalb der ersten 3 Tage, idealerweise innerhalb der ersten 24 Stunden.

4.5 Thoraxtrauma und Alter

Besondere Aufmerksamkeit sollte älteren Unfallverletzten gezollt werden, zeigen sich doch insbesondere bei den Patienten über 65 Jahren häufiger besonders schwere Verletzungsmuster und eine signifikant erhöhte Pneumonie- und Mortalitätsrate. Fitzgerald et al. wiesen nach, dass die osteosynthetische Versorgung des älteren Patienten einen wesentlichen Beitrag zur Reduktion der Morbidität (insbesondere der respiratorischen Komplikationen) und Mortalität und zur rascheren Erholung beitragen kann [28]: Verglichen wurden 50 konservativ behandelte Patienten (*konserv.*) (im Zeitraum von 2003–2008) im Alter zwischen 65–97 Jahren, durchschnittlicher ISS (Injury Severity Score) von 18,47 (14,28–22,66) mit 23 operierten Patienten (*operativ*) (im Zeitraum von 2009–2015), im Alter zwischen 63 und 89 Jahren, durchschnittlichem ISS von 20,71 (15,7–25,73). Der durchschnittliche Klinikaufenthalt war in der konservativen Gruppe etwas kürzer: 16,76 (10,35–23,18) Tage, verglichen mit den operativ Behandelten: 18,36 (13,61–23,11) Tage. Dagegen war der durchschnittliche Intensivaufenthalt in der konservativen Gruppe mit 11,65 (6,45–16,85) Tagen deutlich länger als bei chirurgisch Behandelten: 8,29 (5,31–11,26) Tage. In der konservativ behandelten Gruppe wurden 4 Wiederaufnahmen wegen respiratorischen Komplikationen, 7 Pneumonien, 7 Pleuraergüssen und 19 Rezidivpneumothoraces gezählt. 2 Patienten verstarben. In der chirurgischen Gruppe wurden keine Komplikationen und keine Mortalität festgestellt. ($p < 0,001$).

Kane et al. kamen zu vergleichbaren Ergebnissen in einer retrospektiven Untersuchung [29]. Sie verglichen Patienten über 65 Jahre mit 3 und mehr Rippenfrakturen mit Nicht-Operierten der National Trauma Databank (NTDB). Die operierten Patienten waren älter, hatten häufiger pulmonale Grunderkrankungen und einen höheren Injury Severity Score. Dennoch fand sich kein Unterschied im Hinblick auf einer Beatmungsnotwendigkeit. Darüber hinaus war die Mortalität für Operierte signifikant niedriger als für konservativ Behandelte, trotz einer größeren Frequenz an pulmonalen Grunderkrankungen in dieser Gruppe ($p < 0,001$).

4.6 Langzeitergebnisse nach Rippenfrakturen

Wenig bekannt ist über die Langzeitergebnisse nach Rippenstabilisierung. Eine Arbeit von Olsen verglich hierzu 30 Patienten mit Osteosynthese von multiplen Frakturen mit vergleichbaren Patienten, die konservativ behandelt wurden [30]. Untersucht wurden respiratorische Funktion, allgemeine Beweglichkeit und Schmerzen. Die Publikation hat erhebliche Limitationen, die Ergebnisse sind daher mit Zurückhaltung zu interpretieren: Dennoch zeigten sich eine Tendenz zugunsten weniger Schmerzen, besserer Mobilität und Beweglichkeit in Schulter- und Brustkorbbeweglichkeit und Lungenfunktion in der Gruppe operativ behandelter Patienten.

4.7 Unverheilte Frakturen

Problematisch sind auch verzögert oder nichtverheilende Frakturen. Dies wird in bis zu 5–10 % beschrieben. Die Patienten sind in der Regel durch Schmerzen und ein unangenehmes atemabhängiges Aneinanderreiben der Rippenenden symptomatisch. Auch Lungenhernierungen werden beobachtet. Die operative Therapie besteht in der Resektion, ggf. mit Plattenfixation und Anlagerung von Knochenmaterial [31]. In der Arbeit von Fabricant wurden 46 Patienten prospektiv untersucht [32]. Sie profitierten im Hinblick auf Schmerzniveau und Schmerzmittelverbrauch und körperlichem Aktivitätslevel (verschiedene Schmerz-, Lebensqualitäts- und Aktivitätsscores). Keine Änderungen wurden im Hinblick auf die Zeit bis zur Wiedererlangung der Arbeitsfähigkeit beobachtet. Es trat ein Wundinfekt und eine Rezidivhernie auf.

Fazit

- Die Frequenz operativer Therapiemaßnahmen bei Rippenfrakturen steigt in den letzten Jahren exponentiell, insbesondere auch bei Patienten mit durch Studien bisher nicht eindeutig gesicherter Indikation.

- Neue Entwicklungen betreffen nicht nur das Operationsinstrumentarium und die Osteosynthesematerialien, sondern auch die operative Taktik (Zugangswahl, minimal-invasives/ videothorakoskopisch-assistiertes Vorgehen.
- Spezifische Rippenverletzungsscores beziehen sich neben Alter und Zusatzverletzungen meist auf Frakturanzahl und Dislokationsgrad. Sie sind sehr geeignet zur Einschätzung des Behandlungsverlaufs und der Prognose und können die Entscheidung im Hinblick auf die Wahl der Behandlung erleichtern.
- Die wissenschaftliche Evidenz vieler Publikationen ist gering: Gründe hierfür sind fehlende aktuelle randomisierte Studien, überwiegend retrospektive Analysen mit kleinen Patientenzahlen, heterogenen Patientenkollektiven in den betrachteten Metaanalysen, unterschiedliche oder nicht standardisierte OP-Techniken. Die enorm hohe Vielfalt an radiologischen und klinischen Verletzungsvariablen (unicortikal, nicht-verschoben, stabiler, sonst gesunder Patient bis hin zu erheblich dislozierten bikortikalen Frakturen mit erheblichem Volumenverlust des Thorax, bei alten, schwerkranken, instabilen Patienten mit erheblichem Zusatzverletzungen) sind für unterschiedliche Studienergebnisse mitverantwortlich und erschweren auch zukünftige prospektive Studien. Leitlinien geben bisher nur eine grobe Orientierung.
- Flail chest: Trotz erheblicher Limitationen der schon länger zurückliegenden 3 zugrundeliegenden randomisierten Studien bestätigen die Daten aktueller Metaanalysen, dass Patienten mit flail chest von einer operativen Stabilisation in vielfacher Hinsicht profitieren können.
- Non flail chest: Aber auch schwere Verletzungsmuster, die die Kriterien des flail chest nicht erfüllen, profitieren von der operativen Stabilisierung im Hinblick auf Notwendigkeit und Dauer einer Beatmung, Tracheotomie, Pneumoniequote, Krankenhausaufenthalt, etc.
- Eine prospektive Untersuchung unterstützt die Annahme, dass Patienten von einer raschen operativen Versorgung in hohem Maße profitieren. Dagegen ist der Verlauf bei verzögert versorgten Patienten komplikationsbehafteter. Empfohlen wird somit eine möglichst frühzeitige operative Versorgung innerhalb der ersten 3 Tage, idealerweise innerhalb der ersten 24 Stunden. Voraussetzung sind hämodynamisch stabilisierte und vollständig evaluierte Patienten.
- Alte Patienten mit Thoraxtrauma sind besonders gefährdet. Der Nachweis eines besseren Outcome durch operative Stabilisierung gelang u. a. in 2 aktuellen, allerdings retrospektiven Studien [14, 28, 29].
- Nach wie vor unzureichend untersucht ist, ob und in welchen Situationen Patienten von einer Operation im Hinblick auf Beweglichkeit, Leistungsfähigkeit, Schmerzniveau, Lebensqualität etc. langfristig profitieren.
- Gut begründet sind dagegen Operationen bei verzögert oder nicht verheilenden Frakturen, wenn Patienten entsprechende Beschwerden (Schmerzen, Krepitation, etc.) haben. In einer hierzu vorliegenden größeren Fallserie profitieren die Patienten im Sinne einer Senkung des Schmerzniveaus und des Schmerzmittelverbrauchs sowie Steigerung des körperlichen Aktivitätslevels.
- Die operative Therapie von Rippenfrakturen muss sich mit den verbesserten konservativen Behandlungsmethoden vergleichen lassen. Hierzu wünschenswert wären randomisierte Studien. Mit Spannung dürfen die Ergebnisse einer multizentrischen, prospektiven randomisierten Studie der CWIS in den USA erwartet werden: sie evaluiert Behandlungsalternativen von „non-flail"-Verletzungen unter Berücksichtigung klar definierter morphologischer Kriterien [33].
- Auch die Versorgung von Thoraxtraumen profitiert von einer engen und vertrauensvollen interdisziplinären Abstimmung zwischen Unfallchirurgen, Orthopäden, Thoraxchirurgen und Intensivmedizinern. Der Wert interdisziplinär besetzter Operationsteams, die sowohl mit den Prinzipien der Reposition und Fixation bestens vertraut sind und ebenso hohe thoraxchirurgische Expertise vorweisen können, kann nicht hoch genug eingeschätzt werden.

Literatur

[1] Liman ST, Kuzucu A, Tastepe AI et al.: Chest injury due to blunt trauma. Eur J Cardiothorac Surg 2003; 23: 374–378. [EBM III]

[2] Ciraulo DL, Elliott D, Mitchell KA, Rodriguez A: Flail chest as a marker for significant injuries. J Am Coll Surg 1994; 178: 466–700. [EBM III]

[3] Kane ED, Jeremitsky E, Pieracci FM et al.: Quantifying and exploring the recent national increase in surgical stabilization of rib fractures. J Trauma Acute Care Surg 2017; 83: 1047–1052. [EBM III]

[4] Kane ED, JeremitskyE, Pieracci FM et al.: Surgical Stabilization of Rib Fractures: Increasing at an Alarming Rate? Oral Presentation at 47th Annual Meeting of the Western Trauma Association, 2007 March 5–10, Snowbird, UT. [EBM III]

[5] Krüger M, Zinne N, Zhang R et al.: Multidirectional thoracic wall stabilization: a new device on the scene. Ann Thorac Surg 2013; 96: 1846–1849. [EBM IV]

[6] Althausen PL, Shannon S, Watts C et al.: Early surgical stabilization of flail chest with locked plate fixation. J Orthop Trauma 2011; 25: 641–647. [EBM III]

[7] Hasenboehler EA, Bernard AC, Bottiggi AJ et al.: Treatment of traumatic flail chest with muscular sparing open reduction and internal fixation: description of a surgical technique. J Trauma 2011; 71: 494–501. [EBM III]

[8] Young S, Lau ST, Shaul DB et al.: A new technique in complex chest wall reconstruction: Open reduction and internal fixation. J Pediatr Surg 2018; 53: 2488–2490. [EBM III]

[9] Pieracci FM, Johnson JL, Stoval RT, Jurkovich GJ: Completely thoracoscopic, intra-pleural reduction and fixation of severe rib fractures. Trauma Case Rep 2015; 5: 39–43. [EBM IV]

[10] Slobogean GP, MacPherson CA, Sun T et al: Surgical fixation vs nonoperative management of flail chest: a meta-analysis. J Am Coll Surg 2013; 216: 302–311. [EBM III]

[11] Chapman BC, Overbey DM, Tesfalidet F et al.: Clinical Utility of Chest Computed Tomography in Patients with Rib Fractures CT Chest and Rib Fractures. Arch Trauma Res 2016; 5: e37070. [EBM III]

[12] Singleton JM, Bilello LA, Canham LS et al.: Chest CT imaging utility for radiographically occult rib fractures in elderly fall-injured patients. J Trauma Acute Care Surg 2019; 23: doi: 10.1097/TA.0000000000002208. [Epub ahead of print]. [EBM IIb]

[13] Haines KL, Zens T, Warner-Hillard C et al.: Rib Fracture Location Should be Evaluated when Predicting Morbidity and Mortality in Trauma Patients. Am Surg 2018; 84: 1462–1465. [EBM III]

[14] Shi HH, Esquivel M, Staudenmayer KL, Spain DA: Effects of mechanism of injury and patient age on outcomes in geriatric rib fracture patients. Trauma Surg Acute Care Open 2017; 16: e000074. doi: 10.1136/tsaco-2016-000074. [EBM III]

[15] Fokin A, Wycech J, Crawford M, Puente I: Quantification of rib fractures by different scoring systems. J Surg Res 2018; 229: 1–8. [EBM III]

[16] Chien CY, Chen YH, Han ST et al.: The number of displaced rib fractures is more predictive for complications in chest trauma patients. Scand J Trauma Resusc Emerg Med 2017; 25: 19–29. [EBM III]

[17] Wycech J, Fokin AA, Puente I: Evaluation of patients with surgically stabilized rib fractures by different scoring systems. Eur J Trauma Emerg Surg 2018; 21. doi: 10.1007/s00068-018-0999-3. [Epub ahead of print] [EBM III]

[18] Kasotakis G, Hasenboehler EA, Streib EW et al.: Operative fixation of rib fractures after blunt trauma: a practice management guideline from the eastern Association for the Surgery of trauma. J Trauma Acute Care Surg 2017; 82: 618–626. [EBM IV]

[19] Pieracci FM, Majercik S, Ali-Osman F et al.: Consensus statement: surgical stabilization of ribfractures ribfracture colloquium

clinical practice guidelines. Injury 2017; 48: 307–321.

[20] Dehghan N, Mah JM, Schemitsch EH et al.: Operative Stabilization of Flail Chest Injuries Reduces Mortality to That of Stable Chest Wall Injuries. Orthop Trauma 2018; 32: 15–21. [EBM III]

[21] Schuurmans J, Gosling JC, Schepers T: Operative management versus non-operative management of rib fractures in flail chest injuries: a systematic review. Eur J Trauma Emerg Surg 2017; 43: 163–168. [EBM Ia].

[22] Swart E, Laratta J, Slobogean G, Mehta S: Operative Treatment of Rib Fractures in Flail Chest Injuries: A Meta-analysis and Cost-Effectiveness Analysis. J Orthop Trauma Volume 2017, 31: 64–70. [EBM Ib]

[23] Uchida K, Nishimura T, Takesada H et al.: Evaluation of CWS efficacy and indications of surgical fixation for multiple rib fractures: a propensity-score matched analysis. Eur J Trauma Emerg Surg 2017; 43: 541–547. [EBM IIa]

[24] Pieracci FM, Lin Y, Rodil M et al.: A prospective, controlled clinical evaluation of surgical stabilization of severe rib fractures. J Trauma Acute Care Surg 2016; 80: 187–194. [EBM IIa]

[25] DeFreest L, Tafen M, Bhakta A et al.: Open reduction and internal fixation of rib fractures in polytrauma patients with flail chest. Am J Surg 2016; 211: 761–767. [EBM III]

[26] Doben AR, Pieracci FM: Reply to „Open reduction and internal fixation of rib fractures in polytrauma patients with flail chest" by DeFreest et al. Am J Surg 2017; 213: 1189. [EBM IV]

[27] Pieracci FM, Coleman J, Ali-Osman F et al.: A multicenter evaluation of the optimal timing of surgical stabilization of rib fractures. J Trauma Acute Care Surg 2018; 84: 1–10. [EBM IIA]

[28] Fitzgerald MT, Ashley DW, Abukhdeir H et al.: Rib fracture fixation in the 65 years and older population: A paradigm shift in management strategy at a Level I trauma center. J Trauma Acute Care Surg 2017; 82: 524–527. [EBM IV]

[29] Kane ED, Jeremitsky E, Bittner KR et al.: Surgical Stabilization of Rib Fractures: A Single Institution Experience. J Am Coll Surg 2018; 226: 961–966. [EBM IV]

[30] Fagevik Olsén M, Slobo M, Klarin L et al.: Physical function and pain after surgical or conservative management of multiple rib fractures – a follow-up study. Scand J Trauma Resusc Emerg Med 2016; 24: 128. [EBM IIa]

[31] Kaplan DJ, Begly J, Tejwani N: Multiple Rib Nonunion: Open Reduction and Internal Fixation and Iliac Crest Bone Graft Aspirate. J Orthop Trauma 2017; 31: 34–35. [EBM IV]

[32] Fabricant L, Ham B, Mullins R et al.: Prospective clinical trial of surgical intervention for painful rib fracture nonunion. Am Surg 2014; 80: 580–586. [EBM IIa]

[33] Pieracci FM, Agarwal S, Doben A et al.: Indications for surgical stabilization of rib-fractures in patients without flail chest: surveyed opinions of members of the Chest Wall Injury Society. Int Orthop 2018; 42: 401–408. [EBM IIa]

2.3 Was gibt es Neues in der Thoraxchirurgie ohne Intubationsnarkose?

T. Galetin, E. Stoelben

1 Grundlagen der non-intubated video-assisted thoracic surgery

1.1 Nomenklatur

Es gibt zahlreiche, teilweise synonyme Bezeichnungen für die non-intubated surgery. Allen gemein sind von anästhesiologischer Seite die erhaltene Spontanatmung des Patienten und die fehlende endotracheale Intubation, von chirurgischer Seite die thorakoskopische Operationstechnik (VATS, video-assisted thoracoscopic surgery). Auf diesem Fundament bauen allerdings zahlreiche verschiedene Verfahren auf, die sich in ihrem Aufwand, dem Grad der Wachheit des Patienten, dem chirurgischen Zugangsweg (multiport oder single-port VATS) und dem erreichbaren Resektionsausmaß erheblich unterscheiden. Einen Überblick über die verwendeten Synonyme gibt *Tabelle 1*.

1.2 Ziel

Während die minimal-invasive Chirurgie das Zugangstrauma stetig reduziert, soll durch die anästhesiologischen Techniken das systemische Trauma, das durch Intubation und Einlungenventilation verursacht wird, verringert werden. Wenngleich ausgedehnte Lungenresektionen so-

Tab. 1: Häufig verwendete Begriffe und Abkürzungen mit Bezug auf nicht-intubierte thorakoskopische Eingriffe – ohne Anspruch auf Vollständigkeit

awake VATS/AVATS	Patient in wachem Zustand; lokale Anästhesieverfahren, mit allenfalls milder Sedierung
non-intubated VATS/NIVATS	VATS ohne Intubation; in der Regel mit tiefer Sedierung, häufig mit supraglottischer Atemwegssicherung
spontaneous ventilated VATS/SV-VATS	
monitored anaesthesia care/MAC, MACTS, MACVATS	anästhesiologische Verfahren mit engmaschigem Monitoring zur Anxiolyse und Sedierung von Patienten während medizinischer Eingriffe ohne Intubation
tubeless VATS	VATS mit Verzicht auf Thoraxdrainagen; in der Regel kleine Eingriffe in nicht-intubierter Technik
uniportal VATS/U-VATS/uniVATS	VATS mit nur einem Zugang anstatt mehrerer Trokare; obwohl hiermit kein bestimmtes anästhesiologisches Verfahren verbunden ist, werden viele non-intubated-Verfahren mit single-port-Zugängen kombiniert
single-port VATS/SP-VATS	
UT-VATS	Kombination aus uniportal und tubeless VATS

gar einschließlich Brustwand mit anteriorer oder posterolateraler Thorakotomie bereits in den 1940er Jahren in Lokalanästhesie durchgeführt worden sind ([1], Bericht über 3 000 Fälle), haben die anästhesiologischen Verfahren (totale intravenöse Anästhesie [TIVA], Doppellumentubus) in den 1950er und 1960er Jahren erst die moderne Thoraxchirurgie unter Einhaltung onkologischer Prinzipien wachsen lassen. Genauso ermöglichen nun die weiterentwickelten, weniger invasiven thoraxchirurgischen Techniken der letzten 2 Jahrzehnte wiederum die Reduktion der Invasivität der Anästhesie.

1.3 Vorteile der Spontanatmung

Das anästhesiologische Standardsetting in der Thoraxchirurgie ist die Allgemeinnarkose mit Doppellumentubus und Einlungenventilation. Trotz Identifikation protektiver Ventilationseinstellungen (Tidalvolumen von 4–5 ml/kg KG, PEEP 5–10 cmH$_2$O, niedrige F$_i$O$_2$, geringere Beatmungsdrücke, permissive Hyperkapnie, Rekrutierungsmanöver) kommt es durch die Einlungenventilation zu Schäden an der ausgeschalteten und an der ventilierten Lunge [2]. Sowohl die Atelektase der ausgeschalteten Areale als auch die Hyperinflation der belüfteten Alveolen führen zu Strukturänderungen an den Alveolen, die eine lokale Inflammation nach sich ziehen. Es kommt zu Schäden an der endothelialen Glykokalyx, erhöhter alveolokapillären Permeabilität, Surfactant-Dysfunktion und alveolärem Ödem; inflammatorische Mediatoren wie TNF-alpha und IL-6 werden freigesetzt und eine Chemotaxis von Neutrophilen in die Lunge in Gang gesetzt [3]. Durch die erhöhte alveolokapilläre Permeabilität können Bakterien und Lipopolysaccharide in den Körperkreislauf gelangen. Hieraus resultiert ein erhöhtes Risiko für ein ARDS. Infekt-getriggert steigt dabei auch das Risiko eines Deliriums.

Unter Einlungenventilation treten in der ventilierten Lunge Ventilations-Perfusions-Missverhältnisse (V-Q-Mismatch) auf, die in dieser Lunge ebenfalls proinflammatorisch wirken. Die Alveolardrücke der mechanischen Beatmung schwächen die Wirkung der hypoxischen Vasokonstriktion und erhöhen den V-Q-Mismatch zusätzlich.

Im spontan atmenden Patienten besteht in der abhängigen, d. h. nicht-operierten Lunge durch die Schwerkraft in Seitenlage zwar auch ein V-Q-Mismatch (erhöhte Perfusion, Gefahr der Hypoxämie), durch die effiziente Zwerchfellatmung wird dieses Missverhältnis im Vergleich zur Einlungenventilation in Allgemeinnarkose reduziert; ebenso wird der Rechts-Links-Shunt, der durch die kollabierte Lunge entsteht, auf diese Weise gemindert.

Bei Spontanatmung entfällt außerdem die mechanische Irritation der Atemwege durch einen Tubus, die zu vermehrter Sekretion, postoperativen Schmerzen und schlechterem Abhusten führen kann. Muskelrelaxanzien im Rahmen der Allgemeinnarkose haben gerade bei älteren und begleitend oft multimorbiden Patienten eine verlängerte und dabei schlecht kalkulierbare Wirkdauer, die leicht in einem Überhang mündet, der durch Hypoxämie, pulmonale Infektionen und verlängerte Liegedauer nachweislich zu erhöhter postoperativer Morbidität führt [4]. Manche Muskelrelaxanzien können durch Histaminausschüttung bei COPD-Patienten zu bronchialer Hyperreagibilität und Bronchokonstriktion führen, die eine Exazerbation der Grunderkrankung begünstigen.

Die Allgemeinnarkose begünstigt die Entwicklung einer postoperativen kognitiven Funktionsstörung, gemeinhin als Delir bezeichnet. Das Auftreten eines Delirs ist mit einer längeren Verweildauer, einem höheren Pflegeaufwand, einem höheren Materialverbrauch sowie dadurch bedingten Mehrkosten verbunden [5].

1.4 Nachteile der Spontanatmung

Insbesondere Patienten mit präoperativ bereits schwer eingeschränkter Lungenfunktion, z. B. im Rahmen einer COPD, sind gefährdet für die Entstehung einer Hyperkapnie mit begleitender Azidose. Bei offenem Pneumothorax kommt es zu paradoxer Atmung mit Eindringen der Atmosphärenluft in den Hemithorax während der Inspiration und umgekehrt. Dies kann auch in Kombination mit paradoxen Mediastinalbewegungen zu einem

Versagen der Atempumpe mit Hyperkapnie führen. Allerdings ist dieser negative Effekt geringer als früher angenommen, da er durch die oben bereits dargelegte bessere Atemmechanik und Perfusion durch die erhaltene Zwerchfellatmung kompensiert wird [6].

Ohne Allgemeinnarkose können erschwerte Operationsbedingungen entstehen, z. B. durch Zwerchfellexkursionen, Husten oder Patientenbewegungen. Ihnen lässt sich durch ausreichende Sedierungstiefe und zusätzliche Maßnahmen, wie z. B. Vagusblockade, begegnen.

1.5 Kontraindikationen für Spontanatmung

Die Entscheidung für eine Operation in Spontanatmung erfordert bereits vom Chirurgen eine sorgfältige Patientenselektion. Nicht geeignet sind Patienten mit erwartet schwierigem Atemweg, übermäßiger Adipositas, Kontraindikationen für lokoregionäre Verfahren, hämodynamischer Instabilität, hoher Aspirationsgefahr (z. B. bei starkem Reflux), neurologischen Störungen der Respiration, vorbestehender ausgeprägter Hypoxämie oder Hyperkapnie [3].

1.6 Anästhesiologische Maßnahmen und Grad der Wachheit

Die Analgesie und Reduktion von Hustenreiz erfolgt durch lokale und regionale Verfahren (lokale Infiltration der Inzisionsstelle, Interkostalblock (ICB), Paravertebralblock, Periduralkatheter (PDK), Serratus-anterior-Block, intrathorakales Vernebeln von Lokalanästhetika auf der Lungenoberfläche, Inhalation von Lokalanästhetika, intrathorakaler Vagusblock [in den 1940er bis 1960er Jahren auch zervikaler Vagusblock], Ganglion-Stellatum-Blockade, Phrenikus-Blockade).

Die (Analgo-)Sedierung erfolgt durch intravenöse Anästhetika unter Erhalt der Spontanatmung; hierzu wird häufig eine target-controlled infusion (TCI, wirkungsgesteuerte Infusion) von Propofol und einem Fentanylderivat oder einem Benzodiazepin verwendet.

Zur Verringerung der Bronchialsekretion geben einige Ärzte präoperativ Atropin i. m.

Die Sauerstoffzufuhr erfolgt über eine Gesichtsmaske, ein High-flow-Sauerstoffgerät oder über die supraglottische Atemhilfe.

Das Standardmonitoring umfasst EKG, Blutdruckmessung und Pulsoxymetrie. Die Atemgase werden über Pulsoxymetrie, arterielle Blutgasanalyse (BGA) und/oder endtidale Kapnometrie überwacht.

Das Bewusstsein reicht von wach über milde (ansprechbar) und tiefe Sedierung (erweckbar) bis hin zur Bewusstlosigkeit. Es wird klinisch mittels Richmond-Agitation-Sedation-Scale (RASS) oder apparativ mittels elektroenzephalographischer Verfahren (Bispectral Index, BIS) beurteilt. Der BIS reicht von 0–100; unter 60 wird von Bewusstlosigkeit ausgegangen.

1.7 Konversionskriterien zur Intubationsnarkose

Gemäß empirischen Empfehlungen sollte in folgenden Fällen ein nicht-intubiertes Verfahren auf eine Intubationsnarkose konvertiert werden [7]:

- Chirurgische Komplikationen: Große Blutungen, starke Verwachsungen, große Tumoren, unerwartet lange Operationsdauer
- Schwere Hypoxämie, $p_aO_2 < 60$ mmHg
- Schwere Hyperkapnie, $p_aCO_2 > 80$ mmHg
- Schwere Azidose, pH < 7,1
- Hämodynamische Instabilität
- Persistierender Husten, der ein Fortschreiten der Operation verhindert
- Starke Atembewegungen, die ein sicheres Fortschreiten der Operation verhindern
- Persistierend unzureichender Kollaps der zu operierenden Lunge

2 Überblick über die Literatur

Wenn man nach nicht-intubierten VATS-Verfahren recherchiert, so findet man mehr Reviews [2–4, 8–17] als Originalartikel. Nichtsdestotrotz gibt es einige interessante Berichte, unter denen jedoch keine einzige prospektive vergleichende Studie ist. Die Artikel befassen sich mit pulmonalen Keilresektionen, anatomischen Lungenresektionen, Tracheachirurgie und Thymuschirurgie. Wir stellen die Literatur einzeln vor und geben zu Beginn stichwortartig die entscheidenden Parameter des anästhesiologischen und chirurgischen Settings an.

2.1 Pulmonale Keilresektionen

2.1.1 Metastasektomie

Mineo et al. berichten über 71 Patienten, die über einen Zeitraum von 10 Jahren wegen pulmonaler Metastasen in non-intubated-single-port-Technik reseziert wurden [18].

- *Anästhesie:* Lidocain-Inhalation, Midazolam, Remifentanil, Propofol bei Bedarf, ICB, Sauerstoffgesichtsmaske.
- *Monitoring:* endtidale Kapnometrie, arterieller Zugang. Pat. war ansprechbar.
- *Chirurgie:* single-port-Zugang, Staplerresektion.

Eingeschlossen wurden Patienten mit stabiler Oligometastasierung, BMI < 30kg/m^2, Tumoren < 3 cm in peripherer Lage. Im Mittel wurden 1,5 Rundherde pro Patient reseziert. Es gab 4 Konversionen zur Intubationsnarkose, weil der Pneumothorax nicht toleriert wurde und 4 Komplikationen (Arrhythmie, Pneumonie, 2-mal prolongierte Luftfistel), keine Mortalität. Das mediane progressionsfreie Überleben betrug 17 Monate, die mediane Überlebensrate 33 Monate.

Die Autoren beschreiben eindrücklich die Lernkurve: Die mittlere OP-Dauer sank von 102 Minuten in den ersten beiden Jahren auf 39 Minuten in den Jahren danach.

Die Studie hat keine Kontrollgruppe und eine starke Patientenselektion. Präoperative Lungenfunktion sowie intraoperative Vitalparameter werden nicht berichtet. Im Vergleich zu vielen anderen Studien ist das anästhesiologische Setting jedoch deutlich reduziert: Kein PDK, keine supraglottischen Atemhilfen und eine angepasste Sedationstiefe mit erhaltenem Bewusstsein. Die Sedierung wurde vor Resektion vertieft und zum Ende der Operation deutlich reduziert (RASS + 3). Die Autoren betonen, dass der Patient noch vor Wundverschluss wieder ansprechbar und in der Lage war, Aufforderungen verbal zu folgen.

Wang et al. berichten über die größte Kohorte von pulmonalen Resektionen in NIVATS-single-port-Technik (n = 188) [19]. Davon sind 170 in Taiwan und 18 in Spanien mit voneinander verschiedenen anästhesiologischen Regimen durchgeführt worden.

- *Anästhesie:* Krankenhaus 1 (Taiwan): Propofol, Fentanyl-Boli bei Bedarf, ICB, Vagusblock, Sauerstoffgesichtsmaske; Krankenhaus 2 (Spanien): Remifentanil, Midazolam-Boli bei Bedarf, PDK, high-flow-nasale Sauerstoffzufuhr 40 l/min.
- *Monitoring:* Krankenhaus 1: BIS 40–60, endtidale Kapnometrie; Krankenhaus 2: Ramsay-Sedierungs-Skala 1–2, arterielle BGA und Blutdruckmessung.
- *Chirurgie:* single-Port-Technik.

Die meisten Patienten hatten eine gute Lungenfunktion und waren weibliche, schlanke, asiatische Nichtraucher. Obwohl 61 % (119) der Patienten ein primäres Lungenkarzinom hatten, wurden ganz überwiegend nur Keilresektionen durchgeführt (91 %, n = 172). Die mittlere Tumorgröße war 9,7 mm, nur 2 Tumoren waren größer als 1 cm. Es werden keine verwertbaren Aussagen zur Lymphadenektomie gemacht (713 Lymphknoten [LK] in 128 Patienten wurden zu einer „mittleren Lymphadenektomie" von 5 LK pro Patient verrechnet). Es gab 3 Konversionen zur Intubation, darunter eine wegen intraoperativer Blutung und 2 wegen starker mediastinaler Bewegungen. Die postoperative Komplikationsrate war 8,5 % und setzte sich vor allem aus prolongierter Fistelung oder residuellem Pneumothorax zusammen. Die Autoren postulieren, dass sich die non-intubated-single-port-VATS-Keilsesektion sehr gut für Fast-track-Protokolle eigne.

Diese große Serie beschreibt zwar die gute Durchführbarkeit der non-intubated-wedge-Resektionen, hat allerdings 2 für unsere Breiten große Schwächen. Zum einen entspricht die Wedge-Resektion bei Lungenkarzinom weder den Leitlinien noch der Praxis. Zum anderen entspricht das untersuchte Kollektiv (jung, schlank, im Wesentlichen gesund) genau nicht derjenigen Zielgruppe, für die das non-intubated-Verfahren pathophysiologische Vorteile verspricht. Viel interessanter als die Machbarkeit, die schon seit den 1940er Jahren bekannt ist [1], wäre eine Analyse der Atemparameter während der Operation an entsprechend pulmonal vorerkrankten Patienten.

2.1.2 ILD

Patienten mit interstitieller Lungenerkrankung (ILD) sind Risikopatienten für thorakale Operationen. Der positive Beatmungsdruck bei Allgemeinnarkose kann eine akute Exazerbation der ILD triggern. Die Mortalität nach elektiven VATS-Lungenbiopsien bei ILD in Intubationsnarkose beträgt 3,6 %. Transbronchiale Zangenbiopsien sind für einige ILD unzureichend. Transbronchiale Kryobiopsien versprechen eine höhere Genauigkeit, die noch nicht abschließend untersucht ist, bedarf jedoch ebenfalls zumindest einer tiefen Sedierung oder einer Allgemeinnarkose; Komplikationen sind Pneumothoraces und Blutungen. Vorerst bleibt die chirurgische Diagnosesicherung daher der Goldstandard [20]. 2 aktuelle Arbeiten untersuchen die Möglichkeiten der NIVATS bei ILD-Patienten.

Die Arbeitsgruppe um Peng befasst sich mit Keilresektionen an n = 43 ILD-Patienten mit single-port-tubeless-Technik [21].

- *Anästhesie:* 30 Minuten vor Einleitung: Midazolam und Atropin i. m.; Einleitung: Propofol, Sufentanil. Aufrechterhaltung: Propofol, Remifentanil, Dexmedetomidine; Larynxmaske mit SIMV (simultane intermittierende mandatorische Ventilation).
- *Monitoring:* BIS 40–60.

- *Chirurgie:* single-Port-Technik, tubeless-Technik, Parenchymnaht mit 4-0-Prolene. Nach Parenchymnaht wird eine Thoraxdrainage eingelegt, die Wunde weitgehend verschlossen und die Drainage unter Sog entfernt, sodass sich die Lunge vollständig expandiert und die Hautnaht vervollständigt.

30 % der Patienten waren (Ex-)Raucher. Die mittlere DLCO war 58 %, die mittlere FEV_1 73 %. Die mittlere Operationsdauer betrug 22 Minuten, bei den meisten Patienten wurden 2 Stellen reseziert, wenn jedoch eine im CT repräsentative Stelle intraoperativ eindeutig identifiziert werden konnte, nur diese. In 88 % der Fälle ließ sich histologisch eine Diagnose stellen. Als Komplikationen traten auf: jeweils einmal Vorhofflimmern, Pneumonie und postoperative Thoraxdrainage bei Hautemphysem nach Husten. Es gab keine postoperative Beatmungspflicht und keine Intensivüberwachung. Die Autoren raten bei ILD-Patienten von Staplerresektionen ab, da das Parenchym bei ILD häufig rissig und ödematös ist und daher bei Staplern eher mit Blutungen und Luftfistel zu rechnen sei. Die geringe Pneumothoraxrate (1/34 Patienten) unterstreicht die Güte der Handnaht. Wegen des Verzichtes auf einen PDK bezeichnen die Autoren das anästhesiologische Setting als „simpel". In der Tat wurde aber ein beträchtlicher Aufwand für eine kleine Keilresektion in Spontanatmung gefahren. Die Studie zeigt dennoch die sichere Durchführbarkeit und kombiniert die weniger invasive Anästhesie mit minimalem chirurgischen Zugang und dem Verzicht auf Thoraxdrainagen.

Jeon et al. veröffentlichen eine retrospektive Studie mit n = 10 ILD-Patienten in der NIVATS-Gruppe und 25 in der Intubationsgruppe [22].

- *Anästhesie:* PDK, Lidocain-Inhalation, Remifentanil oder Dexmedetomidine; Sauerstoffgesichtsmaske.
- *Monitoring:* BIS 60–80, endtidale Kapnometrie, arterieller Zugang.
- *Chirurgie:* single-port-Technik in der NIVATS-Gruppe, 2-Port-Technik in der Kontrollgruppe.

Die Zuordnung zu NIVATS oder Intubationsnarkose erfolgte nach Präferenz des Operateurs und des Patienten. Alter, Geschlecht, BMI und Raucherstatus waren ähnlich verteilt, die NIVATS-Gruppe hatte einen signifikant schlechteren ASA-Status (ASA III oder IV 60 vs. 16 %) und einen tendenziell schlechteren Gasaustausch (DLCO 51 vs. 67 %). Die mittlere Sauerstoffsättigung während der Operation war hoch (97 vs. 100 %), eine relevante Hyperkapnie trat nicht auf (p_aCO_2 42 vs. 39 mmHg). Die histologische Diagnosesicherung gelang bei 100 % der Patienten.

Die geringe Patientenzahl lässt keine validen Aussagen zu Morbidität und Mortalität zu. Die Studie zeigt aber die Durchführbarkeit bei noch erhaltenem Bewusstsein. Die Patienten waren explizit noch ansprechbar und konnten Anweisungen befolgen. Andererseits wurde ein PDK verwendet; Aufrüst- und Operationszeit wurden zwar nicht berichtet, doch bedeutet eine PDK-Anlage einen beträchtlichen Aufwand für eine kurze Operation. Hervorzuheben ist die Angabe des arteriellen statt endtidalen CO_2-Partialdruckes in dieser Studie.

2.2 Anatomische Lungenresektionen

AlGhamdi et al. publizierten eine retrospektive Fallkontrollstudie mit jeweils n = 31 intubierten und nicht-intubierten VATS-Lobektomien bei Lungenkarzinomen [23].

- *Anästhesie:* ICB, intrathorakaler Vagusblock, kein PDK, TIVA: Propofol und Dexmedetomidin. Sauerstoffgesichtsmaske, keine supraglottische Atemwegssicherung.
- *Monitoring:* BIS 40–60, endtidale Kapnometrie.
- *Chirurgie:* 4-port-VATS Lobektomie mit Lymphadenektomie.

Eingeschlossen wurden Patienten mit UICC-Stadium I und II und einem BMI < 25 kg/m². Die präoperativen Patientencharakteristika und die postoperativen Komplikationsraten und Verlaufsparameter unterschieden sich nicht. Alle Patienten hatten eine gute Lungenfunktion. Die Operationsdauer war bei NIVATS kürzer, außer bei der Resektion des linken Unterlappens (gleiche Dauer); die Autoren erklären dies mit dem beim Unterlappen größeren Einfluss der Zwerchfellbewegung des spontan atmenden Patienten. Es gab eine einzige Konversion von NIVATS zur Intubationsnarkose wegen einer relevanten Blutung. In der NIVATS-Gruppe war das Ausmaß der Lymphadenektomie signifikant geringer (12 vs. 18 LK, p < 0,01). Die Autoren erklären dies mit dem doppelt so hohen Anteil an Milchglasinfiltraten in der NIVATS-Gruppe (14 vs. 7), sodass öfter bewusst nur ein Sampling statt einer systematischen Lymphadenektomie durchgeführt worden sei und mit den noch geringen Erfahrungen mit der Technik. In beiden Gruppen gab es postoperativ ein Upstaging auf Stadium IIIA bei 4 bzw. 3 Patienten.

Furak et al. berichten über 16 Patienten mit Lobektomie und Lymphadenektomie in single-port-Technik bei Patienten mit Lungenrundherden, davon 10-mal Stadium I, 3-mal Stadium II, 1-mal Stadium IIIA, 2-mal benigne Läsionen [24].

- *Anästhesie:* Lokale Infiltration, ICB, Vagusblock, Propofol, Larynxmaske.
- *Monitoring:* BIS.
- *Chirurgie:* single-port-Technik.

Es gab keine Konversionen zur Intubation, keine Mortalität, keine wesentlich postoperative Morbidität. Die mittlere OP-Dauer betrug 97 Minuten. Die Patienten waren schwerer als bei AlGhamdi (im Mittel 27 kg/m², bis zu 33 kg/m²), hatten aber ebenfalls eine gute Lungenfunktion. Im Mittel wurden 12 Lymphknoten reseziert (Spanne 7–20), wobei auch hier wieder in Abhängigkeit vom Befund nur ein Sampling durchgeführt wurde.

2.3 Tracheachirurgie

Trachealtumoren werden üblicherweise in Vollnarkose mit endotrachealer Intubation reseziert. Doch gerade bei größeren, nach endoluminal wachsenden Tumoren birgt die endotracheale Intubation ein hohes Risiko für Verletzungen des Tumors und entsprechenden Blutungen, die sowohl die Operation als auch die Ventilation des Patienten behindern. Eine Fallkontrollstudie erläutert die Besonderheiten der nicht-intubierten Tracheachirurgie.

Jiang et al. berichten über n = 18 konsekutive Patienten, 4 mit Karina- und 14 mit Trachearesektion in Spontanatmung, die mit 2 + 12 konventionell operierten Patienten retrospektiv verglichen wurden [25].

- *Anästhesie:* Einleitung: TCI Propofol, Sufentanil; Aufrechterhaltung: TCI Propofol, Remifentanil, Dexmedetominidine; Lidocain-Verneblung, Vagusblock, Larynxmaske.
- *Monitoring:* BIS 40–60; endtidale Kapnometrie.
- *Chirurgie:* 3-Port-VATS von rechts; bedarfsweise Resektion der V. azygos. Haltenähte für N. Vagus und Trachea. Das Resektionsausmaß wird intraoperativ bronchoskopisch kontrolliert. Trachearesektion: End-zu-End-Anastomose. Karinaresektion: End-zu-End-Anastomose zwischen linkem Hauptbronchus und Trachea und Seit-zu-End zwischen rechtem Hauptbronchus und Trachea. Anastomose jeweils mit 3-0-Prolene.

In die NIVATS-Gruppe wurden nur ASA-I- und -II-Patienten mit einem BMI < 25kg/m² mit einer Längsausdehnung des Tumors von < 4 cm eingeschlossen; in der Kontrollgruppe gab es 4 ASA-III-Patienten. Alle Patienten erhielten präoperativ Stufenbiopsien. Wenn die Obstruktion über 70–80 % betrug, wurden die endoluminalen Tumoranteile zuvor bronchoskopisch abgetragen.

Die NIVATS-Gruppe hatte eine deutlich geringere Operationsdauer (163 vs. 260 Minuten) und Anastomosendauer (23 vs. 45 Minuten bei Trachea- bzw. 40 vs. 86 Minuten bei Karinaresektion). Die niedrigste intraoperative Sauerstoffsättigung war in beiden Gruppen gleich (jeweils 94 %). Der höchste intraoperative endtidale CO_2-Partialdruck war in der NIVATS-Gruppe höher (48 vs. 39 mmHg). Die Autoren berichten von ihrer Erfahrung, dass intraoperative kurze Präparationspausen sowie eine gute operative Hämostase zu einem Abfall des $p_{et}CO_2$ führten. Außerdem gebe es Hinweise, dass eine milde Hyperkapnie protektive antiinflammatorische Effekte habe. Inwiefern jedoch ein nasal gemessener CO_2-Partialdruck, der den arteriellen CO_2-Partialdruck unterschätzt, nach Abhängen beider Lungen während der Trachearesektion überhaupt aussagekräftig ist, wird nicht diskutiert. Leider werden auch keine arteriellen CO_2-Partialdrücke berichtet. Positive Resektionsränder fanden sich bei einem Patienten in der NIVATS-Gruppe und 3 Patienten in der Kontrollgruppe trotz intraoperativer Schnellschnittuntersuchungen der Resektatränder.

Alle 3 Arbeitsgruppen sehen die Vorteile der non-intubated-Technik darin, dass kein Endotrachealtubus die Sicht des Operateurs behindere und dadurch die Anastomose wesentlich einfacher und schneller durchzuführen sei. Das Fehlen eines relativ starren Endotrachealtubus erlaube eine leichtere Mobilisierung der Trachea in der Präparationsphase. Alle Arbeitsgruppen haben eine Jetventilation zur cross-field-Ventilation bereitgehalten.

2.4 Thymuschirurgie

Jiang veröffentlichten eine retrospektive kontrollierte Studie zu thorakoskopischer Thymektomie bei Myasthenia gravis mit n = 34 Patienten in der NIVATS-Gruppe und 68 in der Kontrollgruppe [26].

- *Anästhesie:* Einleitung: TCI Propofol, Sufentanil; PDK; Erhaltung: Propofol, Dexmedetomidine; Lidocain-Verneblung.
- *Monitoring:* BIS 40–60.
- *Chirurgie:* 3-Port-VATS von der Seite des Thymus aus, mit Eröffnung der kontralateralen Pleura.

In die NIVATS-Gruppe wurden ASA-I- und -II-Patienten eingeschlossen, mit guter Lungenfunktion, ohne invasives oder die Lunge berührendes Thymom im CT. Es wurde eine propensity-score-Analyse mit jeweils 27 Patienten durchgeführt. In dieser Kohorte wiesen die NIVATS-Patienten eine tendenziell kürzere Operationsdauer (134 vs. 160 Minuten), eine milde Hyperkapnie (44 vs. 38 mmHg) und signifikant kürzere Verweildauer (7 vs. 9 Tage) und Komplikationsraten auf, darunter pulmonale Infektionen (0 vs. 3), myasthene Krisen (0 vs. 3) und postoperative Intubation über 24 Stunden (0 vs. 6) auf. Die Autoren erklären dies mit der erhöhten Sensibilität von Myastheniepatienten gegenüber Muskelrelaxanzien und volatilen Anästhetika, die in der Kontrollgruppe verwendet wurden. Eine Doppellumentubusintubation ohne Muskelrelaxanzien halten die Autoren für nicht vertretbar. Aktuell erarbeitet die Gruppe um Jiang ein Verfahren ohne PDK, um seine potenziellen Risiken auszuschalten.

2.5 Experimentelle Forschung

Mineo et al. untersuchten die Immunantwort bei Patienten mit Metastasektomien (NIVATS n = 55, intubiert n = 13) [27].

- *Anästhesie:* vor Einleitung: Lidocain-Inhalation; ICB; TCI Propofol + Remifentanil oder Midazolam; Sauerstoffgesichtsmaske.
- *Monitoring:* BGA, BIS.
- *Chirurgie:* single-port-Technik, Staplerresektion.

Den Patienten wurde eine Stunde vor Operation, nach 1, 7 und 14 Tagen Blut abgenommen. An den Blutproben wurden die Spiegel an Interleukin (IL) 6 und IL-10 bestimmt sowie die Lymphozytensubgruppen differenziert und quantifiziert.

Die non-intubated-Gruppe zeigte postoperativ einen milderen Anstieg von IL-6 und eine schnellere Normalisierung der Werte, außerdem waren zu allen Untersuchungszeitpunkten die natürlichen Killerzellen weniger als in der intubierten Gruppe. Die 30-Tages-Morbidität (persistierende Luftfistel, Arrhythmie, Pneumonie) war niedriger in der NIVATS-Gruppe.

Die Patientenzahl war gering und die Gruppenzuordnung nicht randomisiert, die Autoren weisen jedoch darauf hin, dass verstärkte Immunantworten nach Einlungenventilation seit den 1990ern bekannt seien und führen ihre Beobachtungen auf den Verzicht der Einlungenventilation zurück.

3 Komplikationsvermeidung

NIVATS-Operationen, die üblicherweise in Allgemeinnarkose mit Intubation durchgeführt werden, sollten in Intubationsbereitschaft durchgeführt werden. Andere Möglichkeiten der Atemwegssicherung sollten griffbereit zur Verfügung stehen (Maskenbeatmung, supraglottische Atemwegshilfen, Jetventilation). Bei Verwendung von Jetventilation darf kein Elektrokauter verwendet werden (Feuergefahr). Vor kritischen Operationsschritten muss eine ausreichende Sedationstiefe erreicht sein, um Verletzungen (Einblutungen, Parenchymrisse) durch plötzliche Hustenreize oder Pressbewegungen zu vermeiden. Hierzu ist die rechtzeitige Kommunikation mit dem kooperativen und erfahrenen Anästhesisten notwendig. Für größere Operationen mit tieferer Sedierung sollte ein CO_2-Monitoring (arterielle BGA, Kapnometrie) verwendet werden.

Fazit

- Non-intubated VATS ist ein Oberbegriff für eine heterogene Gruppe nicht-intubierter Verfahren, die zum Teil komplexer als eine Standardallgemeinnarkose mit Doppellumentubus sind.
- Nicht-intubierte thorakoskopische Operationsverfahren sind international von großem Interesse und die Indikationen werden immer weiter gefasst. Dennoch gibt es keine prospektiven Studien und auch keine retrospektiv vergleichenden Studien von nennenswerter Fallzahl.
- Alle non-intubated-Verfahren erfordern eine enge, gute Kommunikation zwischen Operateur und Anästhesist.
- Abseits der awake-VATS, die für kleine Eingriffe geeignet ist, wird die Sedationstiefe üblicherweise mit einem Bispectral-Index-Monitoring überprüft.
- Vagusblockade und Verneblung von Lidocain können Hustenreize vermindern und zentrale Präparationen ermöglichen.
- Die bisher berichteten Lymphadenektomieraten sind bei non-intubated-VATS niedriger als üblich und somit für onkologische Resektionen möglicherweise ungeeignet.
- Die aktuell veröffentlichten Studien zu pulmonalen Resektionen sind vor allem an weitgehend lungengesunden, normgewichtigen, asiatischen Patienten durchgeführt worden. Die Patientengruppe mit schweren Ventilationsstörungen, für die die non-intubated-VATS Vorteile verspricht, ist wenig untersucht.
- Eine Ausnahme stellen Patienten mit ILD dar: Der Verzicht auf Intubation und somit auf positive Beatmungsdrücke wirkt möglicherweise prophylaktisch auf eine postoperative Exazerbation im Rahmen der ILD im Sinne eines ARDS.
- Die non-intubated-Thymektomie scheint vorteilhaft zu sein, da eine myastheniebedingte prolongierte Intubationspflicht vermindert wird.

Literatur

[1] Ossipov BK: Local anesthesia in thoracic surgery: 20 years experience with 3265 cases. Anesthesia and analgesia 1960; 39: 327–332.

[2] Umari M, Falini S, Segat M et al.: Anesthesia and fast-track in video-assisted thoracic surgery (VATS): From evidence to practice. Journal of thoracic disease 2018; 10 (Suppl 4): S542–S554. doi: 10.21037/jtd.2017.12.83.

[3] Wong MKH, Sit AKY, Au TWK: Minimally invasive thoracic surgery: Beyond surgical access. Journal of thoracic disease 2018; 10 (Suppl 16): S1884–S1891. doi: 10.21037/jtd.2018.05.196.

[4] Zheng H, Hu X-F, Jiang G-N et al.: Nonintubated-Awake Anesthesia for Uniportal Video-Assisted Thoracic Surgery Procedures. Thoracic surgery clinics 2017; 27 (4): 399–406. doi: 10.1016/j.thorsurg.2017.06.008.

[5] Weinrebe W, Johannsdottir E, Karaman M, Füsgen I: What does delirium cost? An economic evaluation of hyperactive delirium. Zeitschrift für Gerontologie und Geriatrie 2016; 49 (1): 52–58. doi: 10.1007/s00391-015-0871-6.

[6] Kao M-C, Lan C-H, Huang C-J: Anesthesia for awake video-assisted thoracic surgery. Acta anaesthesiologica Taiwanica 2012; 50 (3): 126–130. doi: 10.1016/j.aat.2012.08.007.

[7] Gonzalez-Rivas D, Bonome C, Fieira E et al.: Non-intubated video-assisted thoracoscopic lung resections: The future of thoracic surgery? European journal of cardio-thoracic surgery 2016; 49 (3): 721–731. doi: 10.1093/ejcts/ezv136.

[8] Li J, Liu H, Liu J et al.: Challenges in complex video-assisted thoracoscopic surgery and spontaneous respiration video-assisted thoracoscopic surgery procedures. Journal of visualized surgery 2017; 3: 31. doi: 10.21037/jovs.2017.03.15.

[9] Zhao Z-R, Lau RWH, Ng CSH: Anaesthesiology for uniportal VATS: Double lumen, single lumen and tubeless. Journal of visualized surgery 2017; 3: 108. doi: 10.21037/jovs.2017.07.05.

[10] Xia Z, Qiao K, He J: Recent advances in the management of pulmonary tuberculoma with focus on the use of tubeless video-assisted thoracoscopic surgery. Journal of thoracic disease 2017; 9 (9): 3307–3312. doi: 10.21037/jtd.2017.08.44.

[11] Mineo TC, Ambrogi V: A glance at the history of uniportal video-assisted thoracic surgery. Journal of visualized surgery 2017; 3: 157. doi: 10.21037/jovs.2017.10.11.

[12] Nardini M, Bilancia R, Dunning J: Perspective on uniportal thoracic surgery: Where do we stand and what is the future. Journal of visualized surgery 2017; 3: 164. doi: 10.21037/jovs.2017.10.09.

[13] Bedetti B, Patrini D, Bertolaccini L et al.: Uniportal non-intubated thoracic surgery. Journal of visualized surgery 2018; 4: 18. doi: 10.21037/jovs.2017.12.09.

[14] Dinic VD, Stojanovic MD, Markovic D et al.: Enhanced Recovery in Thoracic Surgery: A Review. Frontiers in medicine 2018; 5: 14. doi: 10.3389/fmed.2018.00014.

[15] Jiang L, He J: Recent developments in minimally invasive surgery for biopsy of small pulmonary nodules. Journal of thoracic disease 2018; 10 (Suppl 7): S905–S908. doi: 10.21037/jtd.2018.01.08.

[16] Guido-Guerrero W, Bolaños-Cubillo A, González-Rivas D: Single-port video-assisted thoracic surgery (VATS)-advanced procedures & update. Journal of thoracic disease 2018; 10 (Suppl 14): S1652–S1661. doi: 10.21037/jtd.2018.05.43.

[17] Pompeo E, Rogliani P, Cristino B et al.: Staged unilateral lung volume reduction surgery: From mini-invasive to minimalist treatment strategies. Journal of thoracic disease 2018; 10 (Suppl 23): S2754–S2762. doi: 10.21037/jtd.2018.05.171.

[18] Mineo TC, Sellitri F, Fabbi E, Ambrogi V: Uniportal non-intubated lung metastasectomy. Journal of visualized surgery 2017; 3: 118. doi: 10.21037/jovs.2017.07.12. [EBM III]

[19] Wang M-L, Galvez C, Chen J-S et al.: Non-intubated single-incision video-assisted

thoracic surgery: A two-center cohort of 188 patients. Journal of thoracic disease 2017; 9 (8): 2587–2598. doi: 10.21037/jtd.2017.08.96. [EBM III]

[20] Colella S, Haentschel M, Shah P et al.: Transbronchial Lung Cryobiopsy in Interstitial Lung Diseases: Best Practice. Respiration; international review of thoracic diseases 2018; 95 (6): 383–391. doi: 10.1159/000488910. [EBM III]

[21] Peng G, Liu M, Luo Q et al.: Spontaneous ventilation anesthesia combined with uniportal and tubeless thoracoscopic lung biopsy in selected patients with interstitial lung diseases. Journal of thoracic disease 2017; 9 (11): 4494–44501. doi: 10.21037/jtd.2017.10.76.

[22] Jeon C-S, Yoon DW, Moon SM et al.: Non-intubated video-assisted thoracoscopic lung biopsy for interstitial lung disease: A single-center experience. Journal of thoracic disease 2018; 10 (6): 3262–3268. doi: 10.21037/jtd.2018.05.144. [EBM III]

[23] AlGhamdi ZM, Lynhiavu L, Moon YK et al.: Comparison of non-intubated versus intubated video-assisted thoracoscopic lobectomy for lung cancer. Journal of thoracic disease 2018; 10 (7): 4236–4243. doi: 10.21037/jtd.2018.06.163. [EBM IIb]

[24] Furák J, Szabó Z, Horváth T et al.: Nem intubált, spontán légző betegnél, egy metszésből, minimálisan invazív módon elvégzett tüdőlebeny-eltávolítás mint új műtéti eljárás klinikánk gyakorlatában. Magyar sebeszet 2017; 70 (2): 113–117. doi: 10.1556/1046.70.2017.2.1. [EBM III]

[25] Jiang L, Liu J, Gonzalez-Rivas D, Shargall Y et al.: Thoracoscopic surgery for tracheal and carinal resection and reconstruction under spontaneous ventilation. The Journal of thoracic and cardiovascular surgery 2018; 155 (6): 2746–2754. doi: 10.1016/j.jtcvs.2017.12.153. [EBM IIb]

[26] Jiang L, Depypere L, Rocco G et al.: Spontaneous ventilation thoracoscopic thymectomy without muscle relaxant for myasthenia gravis: Comparison with „standard" thoracoscopic thymectomy. The Journal of thoracic and cardiovascular surgery 2018; 155 (4): 1882–1889.e3. doi: 10.1016/j.jtcvs.2017.11.045. [EMB III]

[27] Mineo TC, Sellitri F, Vanni G et al.: Immunological and Inflammatory Impact of Non-Intubated Lung Metastasectomy. International journal of molecular sciences 2017; 18 (7). doi: 10.3390/ijms18071466. [EBM IIb]

2.4 Was gibt es Neues zur Therapie des Pleuramesothelioms?

N. Baldes, S. Bölükbas

1 Neue TNM-Klassifikation für das maligne Pleuramesotheliom

Im Jahre 2016 wurde die 7. Auflage der TNM-Klassifikation für das maligne Pleuramesotheliom (MPM) durch die International Association for the Study of Lung Cancer (IASLC) und International Mesothelioma Interest Group (IMIG) überarbeitet. Dadurch ergaben sich einige Neuerungen in der 8. Auflage der TNM-Klassifikation, basierend auf aktuellen großen retrospektiven Analysen sowie klinischen Studien. Nach der Analyse der großen IASLC-Datenbank ergaben sich einige Änderungen für die T- und die N-Komponente. Nachdem kein signifikanter Unterschied im Überleben von Patienten im Stadium T1a und T1b und somit mit oder ohne Infiltration der viszeralen Pleura festgestellt wurde, resultierte daraus die Zusammenführung der beiden Kategorien zu einer Kategorie T1. Es wurde ebenfalls ein Unterschied im Überleben in Abhängigkeit der Tumordicke festgestellt mit einem medianen Überleben von 24,2 Monaten, wenn die Tumordicke 5,1 mm nicht überschreitet, im Vergleich zu 17,7 Monaten bei einer Tumordicke von über 5,1 mm. Bei dem N-Merkmal wurde die N3-Kategorie entfernt, sodass die kontralateralen mediastinalen und die supraklavikulären Lymphknoten in der 8. Auflage zur N2-Kategorie gezählt werden. Hinzu kommt, dass die ipsilateralen mediastinalen Lymphknoten inklusive der Lymphknoten entlang der Mammaria interna-Gefäße, der peridiaphragmalen-, der interkostalen Lymphknoten sowie der Lymphknoten im perkardialen Fett nun zur N1-Kategorie gezählt werden. In der M-Komponente ergaben sich keine Änderungen [1]. Die wesentlichen Merkmale der neuen TNM-Klassifikation für das MPM sind in der *Tabelle 1* und die Stadien-Einteilung in der *Tabelle 2* dargestellt.

Fazit

In der 8. Auflage für das MPM ergeben sich einige Änderungen für die T- und die N-Komponente. Die Kategorien T1a und T1b wurden zu einer Kategorie T1 zusammengeführt. Die N3-Kategorie wurde entfernt, sodass die kontralateralen mediastinalen und die supraklavikulären Lymphknoten zur N2-Kategorie gezählt werden. Zusätzlich werden die ipsilateralen mediastinalen Lymphknoten inklusive der Lymphknoten entlang der Mammaria interna-Gefäße, der peridiaphragmalen-, der interkostalen Lymphknoten sowie der Lymphknoten im perkardialen Fett zur N1-Kategorie gezählt.

2 Multimodale Therapie

2.1 Die Rolle der Chirurgie beim malignen Pleuramesotheliom

Anders als bei anderen soliden Tumoren, ist beim MPM keine makroskopisch und mikroskopisch komplette Resektion mit adäquaten Sicherheitsabständen möglich. Daher beschränkt sich die Chirurgie auf eine makroskopisch komplette Resektion (MCR) [2]. Trotz der Ergebnisse der sogenannten MARS-Studie (*M*esothelioma *a*nd *R*adical *S*urgery) [3], bei der Patienten, die eine extrapleurale Pneumonektomie (EPP) erhielten, schlechter überlebten als chemotherapierte Patienten, sind die internationalen Guidelines divers bezüglich der Rolle und Art der Chirurgie beim MPM [4]. Zusammenfassend konnten Ricciardi et al. in ihrer Untersuchung und Vergleich der verschiedenen

Tab. 1: TNM-Klassifikation von malignen Pleuramesotheliomen (7. Aufl. TNM-Klassifikation für das maligne Pleuramesotheliom (MPM))

T-Kategorie	Definition
Tx	Primärtumor nicht beurteilbar
T1	Befall der ipsilateralen parietalen mit oder ohne viszeraler Pleura
T2	Befall der ipsilateralen parietalen und viszeralen Pleura mit Infiltration – der Fissuren – des muskulären Diaphragmas – des Lungenparenchyms
T3	Befall der ipsilateralen parietalen und viszeralen Pleura mit Infiltration von – Fascia endothoracica – Mediastinalem Fettgewebe – Solitäre, komplett resektable Tumormanifestation mit Infiltration des Weichteilgewebes der Brustwand – Nicht-transmurale Infiltration des Perikards
T4	Befall aller pleuraler Oberflächen mit Infiltration – Diffuse oder multifokale Infiltration des Weichteilgewebes der Brustwand – der Rippen – des Peritoneums durch das Zwerchfell – Mediastinale Organe – Kontralateraler Pleura – Wirbelsäule oder Plexus brachialis – Transmurale Infiltration des Perikards mit oder ohne Myokardinfiltration
N-Kategorie	**Definition**
Nx	Lymphknotenbefall nicht beurteilbar
N0	Keine Lymphknotenmetastasen nachweisbar
N1	Ipsilaterale intrapulmonale, -peribronchiale, -hiläre, -mediastinale Lymphknoten inklusive der Lymphknoten entlang der Mammaria interna-Gefäße, der peridiaphragmalen-, der interkostalen Lymphknoten sowie der Lymphknoten im perkardialen Fett
N2	Kontralaterale hiläre, -mediastinale und ipsi- oder kontralaterale supraklavikuläre Lymphknoten
M-Kategorie	**Definition**
Mx	Vorliegen von Fernmetastasen nicht beurteilbar
M0	Kein Nachweis von Fernmetastasen
M1	Nachweis von Fernmetastasen

2.4 Pleuramesotheliom

Tab. 2: Stadieneinteilung von malignen Pleuramesotheliomen (7. Aufl. TNM-Klassifikation für das maligne Pleuramesotheliom (MPM))

Stadium	TNM-Klassifikation		
IA	T1	N0	M0
IB	T2,3	N0	M0
II	T1,2	N1	M0
IIIA	T3	N1	M0
IIIB	T1-3	N2	M0
IV	T4 T1-4	N0-2 N0-2	M0 M1

internationalen Guidelines Folgendes herausarbeiten:

- Die Indikation zur Chirurgie besteht nur dann, wenn anhand der durchgeführten Diagnostik eine MCR erreichbar erscheint. Dies ist in der Regel im Falle von cT_{1-3} cN_{0-1} cM_0 möglich.
- Die Art der Chirurgie (EPP vs. Pleurektomie/Dekortikation (P/D)) hängt vom intraoperativen Befund und der Expertise des Chirurgen ab.
- Vor Therapieeinleitung ist die histologische Sicherung der Diagnose und Besprechung des Casus im interdisziplinären Tumorboard obligat.
- Die Chirurgie sollte in einem High-Volume-Zentrum mit hoher Expertise durchgeführt werden.
- Das onkologische Outcome ist bei EPP und P/D identisch, wobei nach EPP die Morbidität und Mortalität deutlich höher sind.
- P/D-Patienten sind häufiger, sowohl postoperativ als auch im Falle eines Rezidivs, weiteren Therapien zuführbar.

Der Gegenstand weiterer Studien waren adäquate Tools und Scores für die Selektion von Patienten für einen chirurgischen Eingriff. In multimodalen Therapiekonzepten betrug das Überleben der operierten Patienten im Median 82,5 Monate, wenn die Patienten vor dem chirurgischen Eingriff einen Hämoglobinwert > 15,3 g/dL und Albuminwert > 4,3 mg/dL hatten sowie keinen Gewichtsverlust zu beklagen hatten [5].

2.2 Die Rolle und Art der *Surgery for Mesothelioma After Radiation Therapy* (SMART)-Studie

Im Jahre 2014 wurden die ersten Daten der Surgery for Mesothelioma After Radiation Therapy (SMART)-Studie publiziert [6]. Das Protokoll dieser Studie sieht eine Radiatio des Hemithorax mit 25 Gy gefolgt von einer EPP innerhalb von einer Woche beim Patienten mit einem operablen MPM vor. Die ersten Daten zeigten ein vielversprechendes 3-Jahres-Überleben von 84 % beim epitheloiden MPM und 13 % beim biphasischen MPM. Ein medianes Überleben wurde zum damaligen Zeitpunkt bei einem Follow-up von 23 Monaten nicht erreicht. Bei einer späteren Auswertung mit Inklusion von mehr Patienten wurde ein medianes Überleben von 36 Monaten beim epitheloiden MPM und 16 Monaten beim biphasischen MPM bei Patienten mit N0-1 beschrieben [7]. Dieses Gesamtüberleben lässt sich mit anderen multimodalen Therapien vergleichen, wie in der Studie von Friedberg und Kollegen mit einem medianen Überleben von 36 Monaten bei Patienten mit einem epitheloiden MPM nach erweiterter P/D, intraoperativer photodynamischer Therapie sowie Chemotherapie [8]. Da die SMART-Studie nur einen Therapiearm vorsieht, ist der Vergleich mit anderen Therapieformen durch unterschiedliche Patientenkollektive erschwert. Für einen adäquaten Vergleich der Überlegenheit im Gesamtüberleben wären daher künftige randomisierte Studien wünschenswert.

2.3 Hypertherme intraoperative Chemotherapie (HITOC)-Therapie beim Pleuramesotheliom

Im Rahmen der multimodalen Therapie des MPM wird in einigen Zentren die hypertherme intraoperative Chemotherapie (HITOC) in Kombination mit einer EPP oder aber einer radikalen Pleurektomie (RP) eingesetzt. Zhao und Kollegen publizierten im Jahre 2017 ein systematisches Review sowie eine Metaanalyse über den Effekt von HITOC bei der Therapie des MPM [9]. Nachdem 21 Studien in das Review und 5 Studien in die Metaanalyse eingeschlossen wurden, zeigte sich ein längeres Gesamtüberleben bei den Patienten mit multimodaler Therapie inklusive HITOC. Diese Metaanalyse birgt jedoch zahlreiche Limitationen. Es konnten lediglich 5 Studien in die Metaanalyse eingeschlossen werden, wobei in einer Studie keine Patienten mit einem MPM, sondern lediglich Patienten mit einer Pleurakarzinose eines Lungenkarzinoms oder aber anderer Entitäten eingeschlossen wurden. Darüber hinaus variierten die Art der multimodalen Therapie sowie die intraoperative Applikation der Chemotherapie bezüglich der Medikamente, der Temperatur und des Volumens zwischen den Studien [9]. Es bedarf daher Ergebnisse prospektiver randomisierter Studien zur Überprüfung eines Überlebensvorteils für Patienten mit MPM durch HITOC.

2.4 Photodynamische Therapie beim Pleuramesotheliom

Neben der hyperthermischen intrathorakalen Chemotherapie wurde die photodynamische Therapie (PDT) als ein anderes supportives intraoperatives Verfahren beschrieben. Friedberg und Kollegen publizierten eine retrospektive Analyse von 90 Patienten mit einem epitheloiden MPM, die mit einer P/D in Kombination mit PDT therapiert wurden. Hier zeigte sich ein Gesamtüberleben von 3 Jahren, wobei ein Überlebensvorteil durch die PDT mangels Randomisierung nicht gezeigt werden konnte [8]. Im Mai 2014 begann der Abramson Cancer Center of the University of Pennsylvania mit einer randomisierten Phase-II-Studie zur Überprüfung eines Überlebensvorteils durch eine PDT im Rahmen einer P/D (NCT02153229). Diese randomisierte Studie könnte die Frage nach dem Nutzen dieses Verfahrens bei der Therapie des MPM klären.

2.5 Lasereinsatz beim Pleuramesotheliom

Eine makroskopisch komplette Resektion ist fester Bestandteil der multimodalen Therapie beim MPM. Tiefe Infiltration des Lungenparenchyms kann eine parenchymsparende radikale P/D gefährden. Folge wären die Durchführung von größeren Lungenresektionen bis hin zu einer EPP. Bölükbas und Kollegen beschrieben eine Methode zur parenchymsparenden Resektion eines MPM mit Infiltration des Lungenparenchyms [10]. Von der gleichen Arbeitsgruppe konnten in einer experimentellen Studie im ex-vivo Schweinelungenmodell die Effekte des diodengepumpten Nd:YAG-Laser Limax® 120 an der Pleura visceralis und dem darunter liegenden Lungenparenchym in Abhängigkeit von der Leistungsabgabe untersucht werden [11]. Hierbei stieg die Dicke der Karbonisationszone mit Erhöhung des Energieniveaus des Lasers sowie der Applikationsdauer signifikant an. Verglichen mit der Dicke der normalen Pleura visceralis konnte eine bis zu 17,4-fache Eindring- und somit Destruktionstiefe gemessen werden. Die Laserdestruktion einer dünnen tumortragenden Pleura visceralis könnte das Ziel einer MCR unterstützen. Weitere klinische Studien für die routinemäßige Einführung des Lasereinsatzes bei der Therapie des MPM sind notwendig.

2.6 PD-L1 und Immuntherapie beim Pleuramesotheliom

Programmed death-ligand 1 (PD-L1) wird auf Makrophagen exprimiert und kann durch Bindung an den programmed cell death 1 (PD-1)-Rezeptor die Aktivierung von T-Lymphozyten verhindern. Der PD-L1/PD-1-Signalweg ist unerlässlich für die Immunantwort in normalen Zellen, eine pathologische Aktivierung dieses Signalweges führt jedoch zur Immunevasion durch die Tumorzellen [12, 13]. Neben vielen anderen Tumorentitäten wurden auch beim MPM PD-L1 exprimierende Zellen identifiziert [12]. Inaguma und Kollegen fanden eine PD-L1-Positivität bei Patienten mit einem MPM von 33 %, wobei das Gesamtüberleben bei diesen Patienten schlechter war [12]. In der Arbeit von Thapa und Kollegen wurde die Positivität für PD-L1 bei Patienten mit MPM bei 5 % angesetzt und eine hohe Positivität bei ≥ 50 %. Hier wurde eine Positivität bei 41,7 % und eine hohe Positivität bei 9,6 % aller Patienten identifiziert. Die PD-L1-Positivität korrelierte mit dem nicht-epitheloiden histologischen Subtyp und eine hohe Positivität mit einer schlechteren Prognose in der univariaten Analyse [14].

Pembrolizumab ist ein PD-1-Antikörper und wurde bereits als Zweitlinientherapie beim MPM nach Einsatz einer Platin-basierten Chemotherapie eingesetzt. Metaxas und Kollegen zeigten hierbei in einer Gruppe von Patienten aus der Schweiz und Australien ein Ansprechen von 18 % mit einem Gesamtüberleben von 7,2 Monaten. Bei 68 % dieser Patienten bestand ein negativer PD-L1-Status [15]. In der Arbeit von Alley und Kollegen wurden die Daten von Patienten mit einer PD-L1-Positivität von mindestens 1 % dargestellt. Nach der Zweitlinientherapie mit Pembrolizumab konnte hier ein Ansprechen von 20 % gezeigt werden sowie ein stable disease bei 52 % der Patienten bei einer medianen Ansprechdauer von 12 Monaten [16]. Die Wirksamkeit sowie die Dauer des Ansprechens dieser Therapie werden künftige Follow-ups sowie weitere Studien zeigen.

Die Anwendung einer Immuntherapie birgt aber auch Gefahren. In der MAPS2-Studie wurde die Nivolumab/Ipilimumab-Duplettherapie gegenüber der Nivolumab-Monotherapie in der Zweit- und Drittlinientherapie getestet [17]. Bei der doppelten immunonkologischen Therapie betrug die Therapie-assoziierte Mortalität 5,6 %.

Im Vereinigten Königreich wurde die CONFIRM-Studie ins Leben gerufen. Für diese doppelblinde, randomisierte, Placebo-kontrollierte Phase-III-Studie sollen 336 Patienten eingeschlossen werden mit einem pleuralen oder peritonealen MPM sowie mindestens 2 Linien einer systemischen Therapie in der Eigenanamnese. Für einen Zeitraum von 12 Monaten werden diese Patienten mit einer 2 : 1-Randomisierung 240 mg Nivolumab oder aber ein Placebo erhalten. Mit dieser Studie soll der Nutzen einer systemischen Therapie mit Nivolumab beim rezidivierten MPM überprüft werden [18].

Fazit

Bei der Therapie des MPM gibt es weiterhin keine einheitlichen internationalen Guidelines. In den letzten Jahren untersuchten einige Studien multimodale Therapieformen zur Verlängerung des Gesamtüberlebens von Patienten mit MPM. Bei der SMART-Studie wurde eine Radiatio des Hemithorax mit 25 Gy, gefolgt von einer EPP durchgeführt. Zur Verbesserung der chirurgischen Resektionstechnik wurde der Laser eingesetzt. Weitere Studien untersuchten intraoperative HITOC- oder photodynamische Therapie. Ein Vorteil durch den Einsatz dieser Verfahren konnte jedoch bislang nicht gezeigt werden mangels randomisierter Studien. Nachdem bei MPM PD-L1-exprimierende Zellen identifiziert wurden, wurde in mehreren Studien der Einsatz des PD-1-Antikörpers Pembrolizumab als Zweitlinientherapie beim MPM untersucht. Ebenso untersucht die doppelblinde, randomisierte, Plazebo-kontrollierte CONFIRM-Studie den Einsatz von Nivolumab als Drittlinientherapie. Der Einsatz von PD-1-Antikörpern stellt somit eine neue Therapieoption nach einer Platin-basierten Chemotherapie für Patienten mit einem rezidivierenden MPM dar.

3 Entdeckung des BAP1-Gens beim Pleuramesotheliom

Das Tumorsuppressorgen BRCA1-associated protein 1 (BAP1) reguliert die Karzinogenese durch Umwelteinflüsse. BAP1 ist lokalisiert am endoplasmatischen Retikulum und begünstigt die Apoptose. Eine Ansammlung von Zellen, die den genotoxischen Stress durch eine Exposition durch ionisierende Strahlen, ultraviolette Strahlen oder

Asbest überleben, resultiert in einer höheren Rate von zellulären Transformationen.

Heterozygote Träger der vererbten BAP1-inaktivierenden Mutation erfahren eine oder mehrere maligne Erkrankungen im Laufe ihres Lebens. Meistens handelt es sich um das maligne Mesotheliom, es können aber auch andere maligne Erkrankungen auftreten [19]. Baumann und Kollegen untersuchten die Mesotheliomfälle in den USA aus der United States Surveillance, Epidemiology, and End Results (SEER)-Datenbank zwischen 1973 und 2010. Hieraus ergab sich ein 7-fach längeres Gesamtüberleben bei Patienten mit einem MPM sowie einer BAP1-Mutation [20]. Carbone und Kollegen untersuchten 4 Familien in den USA mit der identischen BAP1-Mutation und konnten einen gemeinsamen Vorfahren nachweisen. Es gelang dadurch nicht nur, weitere Verwandte ausfindig zu machen, sondern auch die Träger der Mutation in ein Screening-Programm für die Früherkennung von Melanomen einzuschließen [21]. Somit kann eine genetische Mutationsanalyse in Kombination mit einer Familienanalyse helfen, Träger der BAP1-Genmutation zu identifizieren und in ein Früherkennungsprogramm für maligne Tumore einzuschließen.

Fazit

Bei der Untersuchung von familiären Häufungen des Auftretens des MPM wurden vererbte Mutationen des Tumorsuppressorgens BAP1 identifiziert. Träger der Mutation erleiden im Laufe ihres Lebens eine oder mehrere maligne Erkrankungen, haben jedoch ein deutlich längeres Gesamtüberleben mit einer Mesotheliomerkrankung. Die Entdeckung dieser Mutation kann für die Träger einen deutlichen Überlebensvorteil durch Früherkennung bedeuten.

4 HMGB1 als Biomarker für das Pleuramesotheliom

Das high mobility group box protein-1 (HMGB1) ist ein verbreitetes Protein, welches passiv freigesetzt wird von nekrotischen Zellen oder aktiv freigesetzt von Immunzellen oder Krebszellen und ist verantwortlich für die Initiation und Aufrechterhaltung einer Immunantwort. Asbest verursacht eine Nekrose der Mesothelzellen und eine Freisetzung von HMGB1 in den Extrazellularraum. Dies kann eine chronische Entzündung auslösen und über Jahre zur Entstehung eines Mesothelioms führen. Somit spielt HMGB1 eine wichtige Rolle in der Pathogenese des Pleuramesothelioms [22]. Napolitano und Kollegen untersuchten die Konzentration von HMGB1 im Blut von Mesotheliompatienten, Asbest-exponierten Patienten, Patienten mit einem benignen Pleuraerguss, Patienten mit einem malignen Pleuraerguss, der nicht durch ein Mesotheliom verursacht wurde, sowie bei gesunden Probanden. Hierbei konnten mit einer Sensitivität und Spezifität von 100 % Mesotheliompatienten von Asbest-exponierten Patienten sowie gesunden Probanden unterschieden werden [23]. Darüber hinaus zeigten in vitro- sowie in vivo-Studien mit Mäusen eine Wachstumshemmung vom Mesotheliom durch eine Hemmung des HMGB1 durch Acetylsalicylsäure sowie Ethylpyruvat [22, 24]. Somit könnte HMGB1 potenziell ein Biomarker für das Mesotheliom sowie Asbestexposition werden oder sogar durch seine Hemmung eine Wachstumshemmung dieser Erkrankung erzielt werden.

Fazit

HMGB1 spielt eine Rolle bei chronischen inflammatorischen Reaktionen in Verbindung mit Asbest und dadurch bei der Entstehung des Pleuramesothelioms. Es wurden bereits unterschiedliche Konzentrationen im Serum von Patienten mit MPM sowie bei Asbest-exponierten sowie gesunden Probanden gemessen. Dadurch wird das HMGB1 zu einem potenziellen Biomarker für das Mesotheliom sowie eine Asbestexposition. Untersuchungen an Mäusen hatten bereits eine Wachstumshemmung des Mesothelioms durch eine Hemmung des HMGB1 gezeigt. Dies könnte künftig eine Rolle spielen bei der Therapie des MPM.

2.4 Pleuramesotheliom

3 Gefäßchirurgie

3.1 Was gibt es Neues zur thorakalen Aortendissektion Stanford B?

TH. SCHMITZ-RIXEN, R. T. GRUNDMANN

1 S2k-Leitlinie zur Diagnostik und Therapie der Typ-B-Aortendissektion

Im Mai 2018 wurde eine neue Leitlinie, Entwicklungsstufe S2k, für Typ-B-Aortendissektion von der AWMF [1] ins Netz gestellt, die von der Deutschen Gesellschaft für Gefäßchirurgie und Gefäßmedizin (DGG) herausgegeben wurde. Eine Kurzfassung der Leitlinie wurde anschließend publiziert [2].

Die wichtigsten Empfehlungen auf einen Blick sind:

- Bei Patienten mit akuten stärksten Thoraxschmerzen soll neben dem häufigeren akuten Koronarsyndrom auch an eine Aortendissektion gedacht werden.
- Zu den Komplikationen einer Typ-B-Dissektion gehören die Aortenruptur, die Organ- und Extremitäten-Malperfusion, die retrograde Typ-A-Dissektion, ein nicht einstellbarer Hypertonus, eine rasche Vergrößerung des Aortendurchmessers und nicht beherrschbarer Schmerz.
- Bei Verdacht auf eine akute Aortendissektion-Typ-B soll eine CT-Angiographie des Thorax und Abdomens mit Darstellung der Aorta und ihrer Äste erster Ordnung durchgeführt werden.
- Alle Patienten mit Verdacht auf oder Nachweis einer akuten Typ-B-Aortendissektion sollen in ein Zentrum weitergeleitet werden, in dem Expertise in Diagnostik (CT, MRT, TEE), konservativer Intensivtherapie und operativen und endovaskulären Behandlungsverfahren der Aortendissektion vorgehalten wird.
- Die BMT soll stets ein Teil der Behandlung von Patienten mit akuter Typ-B-Dissektion sein. Bei Patienten mit akuter Typ-B-Dissektion soll eine konservative Therapie (Blutdrucksenkung, Schmerzmittelapplikation) und intensive Überwachung der Vitalfunktionen eingeleitet werden.
- Um bei unkomplizierter akuter Typ-B-Aortendissektion aortale Komplikationen zu vermeiden, kann die frühe TEVAR selektiv in Betracht gezogen werden.
- Endovaskuläre Verfahren können durchgeführt werden, wenn bei initial unkomplizierter Typ-B-Dissektion klinische Risikokonstellationen entstehen, wie schlecht kontrollierbare Schmerzen, unzureichend einstellbarer arterieller Hypertonus, und wenn Risikofaktoren für eine chronische Expansion bestehen.
- Bei Patienten mit einer komplizierten akuten Typ-B-Aortendissektion sollen neben einer medikamentösen Behandlung invasive Therapieverfahren eingesetzt werden.
- Unter Abwägung von Effektivität und Operationsrisiko sollen die endovaskulären Verfahren gegenüber den offenen bevorzugt werden.
- Die endovaskuläre Therapie der Wahl stellt die Implantation einer endovaskulären Aortenprothese dar.
- Andere Verfahren, wie z. B. PETTICOAT, die endovaskuläre Fenestration, die Elefant-Trunk-Techniken sowie endovaskuläre und offene

Verfahren zur Revaskularisation einzelner Aortenäste können im Einzelfall sinnvoll sein.
- Bei Auswahl des Verfahrens sollten die individuellen klinischen und anatomischen Aspekte des einzelnen Patienten berücksichtigt werden.
- Bei Patienten mit einem Risiko für aortale Komplikationen (wie z. B. nur partielle Thrombose des falschen Lumens, kritischer Durchmesser des falschen Lumens oder Patienten mit einem großen Einriss an der Eintrittsstelle) und geeigneter Anatomie für einen Endograft sollte die endovaskuläre Versorgung der unkomplizierten Typ-B-Aortendissektion in der subakuten Phase in Betracht gezogen werden.
- Ein maximaler thorakaler Aortendurchmesser > 5,5 cm oder eine dokumentierte Zunahme des Aortendurchmessers von mehr als 1 cm innerhalb eines Jahres sollen bei chronischer Dissektion eine Indikation zur invasiven Behandlung darstellen.
- Die Behandlungsmethode (endovaskulär oder offen) soll anhand von Risikofaktoren und anatomischen Gegebenheiten gewählt werden.
- Eine chronische Aortendissektion soll bei Malperfusion, Aortenruptur oder Fortschreiten der Dissektion primär endovaskulär behandelt werden.
- Nach initialer Behandlung einer Typ-B-Aortendissektion soll eine regelmäßige Kontrolle in Form einer CT- oder MRT-Untersuchung zumindest jährlich durchgeführt werden.
- Die regelmäßige postprozedurale Nachsorge sollte durch das implantierende Gefäßzentrum organisiert werden. Der weiterbehandelnde Arzt soll darüber informiert werden und der Patient sollte angehalten werden, sich bei diesem vorzustellen, um Komplikationen im weiteren Verlauf rechtzeitig zu erfassen.

2 Diagnostik bei Typ-B-Aortendissektion

Da der diagnostische Ablaufpfad, um eine Aortendissektion zu diagnostizieren, in hohem Maß von der klinischen Wahrscheinlichkeit einer Aortendissektion a priori abhängig ist, empfehlen Leitlinien [1, 2] als erstes, bei dem Patienten eine Risikoabschätzung mit dem Aortic-Dissection-Detection(ADD)-Risk-Score (RS) vorzunehmen. Dabei wird nach prädisponierenden Faktoren, Schmerzmerkmalen und klinischen Untersuchungsbefunden unterschieden. Diese Parameter werden jeweils einer Hochrisikoklasse zugeteilt *(Tab. 1)*. Je nachdem, ob keine dieser 3 Risikoklassen oder alle 3 zu beobachten sind, kann klinisch ein Score von 0–3 vergeben werden. Inwieweit mit Hilfe des ADD-RS, kombiniert mit einer D-Dimer-Bestimmung, die klinische Diagnose eines Akuten Aortensyndroms (AAS) gesichert werden kann, überprüften Nazerian et al. [3] in einer prospektiven Multizenterstudie. 1 850 Patienten wurden erfasst. Von diesen hatten 438 Patienten (24 %) einen ADD-RS = 0, 1 071 Patienten (58 %) einen ADD-RS = 1 und 341 Patienten (18 %) einen ADD-RS > 1. Ein Akutes Aortensyndrom wurde bei 241 Patienten gesehen (13 %), davon 125 Patienten mit Typ-A-Aortendissektion, 53 mit Typ-B-Dissektion, 35 mit intramuralem Hämatom, 18 mit Aortenruptur und 10 mit penetrierendem Aortenulkus. Der D-Dimer-Test war positiv ($\geq$ 500 ng/mL) bei 813 Patienten (43,9 %): bei 144 (32,9 %) mit ADD-RS = 0, 441 Patienten (41,2 %) mit ADD-RS = 1 und 228 Patienten (66,9 %) mit ADD-RS > 1 ($P < 0,001$ vs. ADD-RS $\leq$ 1). In dieser Untersuchung half die Kombination von D-Dimer-Bestimmung und Erfassung des ADD-RS sowohl Fehldiagnosen als auch eine Überdiagnostik (mit zu häufiger bildgebender Diagnostik) zu vermeiden, es ergaben sich folgende Konsequenzen:

– Patienten mit einer hohen Wahrscheinlichkeit eines AAS (das sind Patienten mit einem ADD-RS > 1) sollten einer CTA oder anderen schlüssigen Bildgebung unterzogen werden, unabhängig vom D-Dimer-Spiegel.

– ADD-RS = 0 + D-Dimer < 500 ng/ml und ADD-RS $\leq$ 1 + D-Dimer < 500 ng/mL schließen ein AAS weitgehendst aus. (Vorsicht ist lediglich bei Patienten mit sehr früher Präsentation nach dem akuten Ereignis ($\leq$ 2 Stunden) oder solchen mit langanhaltenden Symptomen ($\geq$ 1 Woche) geboten).

– Patienten mit einem ADD-RS $\leq$ 1 und D-Dimer-Test $\geq$ 500 ng/ml sollten einer CTA zugeführt werden.

Tab. 1: Klinische Risikomarker bei Patienten mit akuter Aortendissektion (nach [1])

Anamnese
• Marfansyndrom
• Aortale Erkrankung in Familienanamnese
• Bekannte Aortenklappenerkrankung
• Bekanntes thorakales Aneurysma
• Vorausgegangene aortale Manipulation
Schmerzmerkmale
• Brust-, Rücken- oder Bauchschmerz beschrieben wie folgt:
– Plötzlicher oder augenblicklicher Schmerzbeginn
– Schwere Schmerzintensität
– Reißender oder rasender Schmerz
Untersuchungsbefunde
• Evidenz für ein Perfusionsdefizit:
– Pulsdefizit
– Systolische Blutdruckdifferenz
– Fokales neurologisches Defizit (in Verbindung mit Schmerz)
• Aortales diastolisches Geräusch (neu und in Verbindung mit Schmerz)
• Hypotension oder Schock

Zu einer ähnlichen Schlussfolgerung kam auch eine retrospektive Erhebung bei 376 Patienten mit Brustschmerz und Verdacht auf ein mögliches AAS [4].

3 Therapie bei Typ-B-Aortendissektion

3.1 Übersichten

Li et al. [5] erstellten eine Metaanalyse zu der Frage: endovaskuläre Therapie (TEVAR), offene Chirurgie (OR) oder beste medikamentöse Behandlung (BMT) bei Typ-B-Aortendissektion? Sie fanden 16 retrospektive Kohortenstudien mit insgesamt 10 307 Patienten für ihre Analyse geeignet. TEVAR zeigte im Vergleich zu BMT keine signifikant niedrigere 30-Tage-Letalität (Klinikletalität) (Odds Ratio = 1,23; 95 % CI: 0,72–2,09), aber ein signifikant besseres Langzeitüberleben (HR = 0,71; 95 % CI: 0,52–0,95). Für einen Vergleich TEVAR vs. OR standen 7 Studien zur Verfügung. TEVAR und OR unterschieden sich in der 30-Tage-Letalität (Klinikletalität) signifikant (Odds Ratio = 0,49; 95 % CI: 0,29–0,81), hinsichtlich des Langzeitüberlebens gab es keine signifikanten Unterschiede (HR 0,88 (95 % CI: 0,54–1,44). OR vs. BMT wurden anhand von 6 Studien miteinander verglichen. Hinsichtlich von 30-Tage-Letalität (Klinikletalität) war OR der BMT signifikant unterlegen (Odds Ratio = 3,95; 95 % CI:1,56–10,02).

Neben diesem paarweisen Vergleich wurden alle Daten einer Netzwerk-Metaanalyse unterzogen. Danach sind TEVAR und BMT im Vergleich zu OR mit einer signifikant niedrigeren 30-Tage-Letalität (Klinikletalität) assoziiert. BMT ist mit einer Wahrscheinlichkeit von 84,4 % die Therapie erster Wahl bei Typ-B-Aortendissektion, gefolgt von TEVAR (Wahrscheinlichkeit 84,2 %). OR ist mit einer Wahrscheinlichkeit von 99,6 % die am wenigsten effektive Option, was die Kliniksterblichkeit angeht. Hinsichtlich des Langzeitüberlebens war TEVAR die effektivste Vorgehensweise (Wahrscheinlichkeit 84 %), gefolgt von OR (Wahrscheinlichkeit 79 %) und BMT an letzter Stelle (Wahrscheinlichkeit 70 %). TEVAR scheint demnach zusammengefasst langfristig das effektivste Vorgehen bei Behandlung der Typ-B-Aortendissektion zu sein, mit der nicht unwesentlichen Einschränkung, dass das Schlaganfallrisiko bei TEVAR signifikant höher als bei BMT ist (Odds Ratio = 1,65; 95 % CI: 1,21–2,23).

Welche Parameter lassen ein Fortschreiten der Erkrankung bei primär medikamentös behandelten Patienten mit Typ-B-Aortendissektion vorhersagen? Dieser Frage gingen Spinelli et al. [6] in einer systematischen Übersicht auf Basis von 51 Veröffentlichungen und 8 074 Patienten nach. Sie kamen zu dem Schluss, dass der Aortendurchmesser der bestuntersuchte morphologische Parameter ist, mit einem Grenzwert von ≥ 40 mm, um unerwünschte Ereignisse und Tod im frühen und späten Verlauf vorherzusagen. Des Weiteren scheint die Größe des falschen Lumens ein wichtiger prognostischer Faktor zu sein, mit einem Grenzwert von ≥ 22 mm für den Durchmesser und 922 mm^2 für die Fläche. Umgekehrt kann die Aussage als gesichert gelten, dass eine komplette Thrombose des falschen Lumens einen protektiven Effekt hat.

Für alle anderen in dieser Arbeit untersuchten Prädiktoren war das Evidenzniveau schwach.

3.2 Registererhebungen

Wang et al. [7] fanden in der National Inpatient Sample (NIS) der USA 155 187 Patienten, die in den Jahren 2000–2012 wegen eines thorakalen Aortenaneurysmas (TAA) oder einer Aortendissektion-Typ-B erfasst wurden. Typ-B-Dissektionen machten 30,2 % (n = 46 869) der Kohorte aus. 23,3 % der Patienten mit Typ-B-Dissektion wurden operativ und 76,7 % konservativ behandelt. Die Zahl der operativen Behandlungen nahm im Erfassungszeitraum signifikant zu, von 16,2 % im Jahr 2000 auf 30,6 % im Jahr 2012. Insgesamt wurden 30,8 % aller operativen Dissektionsversorgungen endovaskulär (TEVAR) und 69,2 % offen (OR) vorgenommen, mit einem starken Anstieg von TEVAR über die Zeit (von 0,5 % im Jahr 2000 verglichen mit 44,9 % im Jahr 2012, p < 0,01). 32,4 % der TEVAR und 21,0 % der OR erfolgten elektiv. Die Autoren betonten, dass im Beobachtungszeitraum die operative Sterblichkeit bei Versorgung der Aortendissektion-Typ-B dramatisch abgenommen habe, von 24,5 % auf 10 %, trotz Zunahme der Ko-

Tab. 2: Univariate Analyse zum unmittelbaren Ergebnis der verschiedenen Behandlungsverfahren bei unkomplizierter Typ-B-Aortendissektion (nach [8])

Parameter	Medikamentöse Therapie (n = 8 717)	OR (n = 182)	TEVAR (n = 266)	P
Irgendeine Komplikation, %	49,1	71,98	54,9	< 0,01
• Paraplegie, %	2,9	9,3	3,4	< 0,01
• Respiratorisch, %	3,3	28,6	13,2	< 0,01
• Blutung, %	2,9	22,0	9,8	< 0,01
• Sepsis, %	1,8	4,4	4,5	< 0,01
• Nierenversagen, %	10,9	30,8	14,7	< 0,01
Krankenhaussterblichkeit, %				
• insgesamt	6,3	13,7	7,1	< 0,01
• innerhalb 24 Stunden nach Aufnahme, %	4,5	7,1	1,1	< 0,01
Länge stationärer Aufenthalt (Tage, Mittelwert)	6,7	15,2	11,6	< 0,01

morbiditäten in diesem Krankengut, was sie mit der Einführung von TEVAR erklärten.

Ein weiteres großes Register stellt die administrative California Office of Statewide Hospital Planning Development Datenbasis dar. In den Jahren 2000–2010 wurden dort 9 165 Patienten mit akuter unkomplizierter Aortendissektion-Typ-B erfasst [8], von denen 95 % medikamentös, 2,9 % mit TEVAR und 2,0 % mit offener Chirurgie behandelt wurden. Größere Komplikationen traten bei 49 % der Patienten mit medikamentöser Therapie, 72 % bei OR und 55 % bei TEVAR auf *(Tab. 2)*. Die Krankenhaussterblichkeit über alle machte 6,3 % bei medikamentöser Behandlung, 14 % bei OR und 7,1 % bei TEVAR aus. In der Kaplan-Meier-Schätzung war das langfristige Überleben dieser Patienten signifikant besser bei TEVAR im Vergleich zu medikamentöser Behandlung (Hazard Ratio 0,68). Als Besonderheit dieser Untersuchung sahen die Autoren zum einen die Beobachtung an, dass Patienten mit Kokainkonsum nach 5 Jahren ein deutlich erhöhtes Sterblichkeitsrisiko aufwiesen. Zum anderen betonten sie, dass dies die erste Studie zu den Krankenhauskosten bei den verschiedenen Behandlungsmaßnahmen der Typ-B-Aortendissektion sei. TEVAR war mehr als doppelt so teuer wie die medikamentöse Therapie, mit durchschnittlichen Kosten von $ 58 000 für die medikamentöse Therapie verglichen mit $ 133 000 für TEVAR und $ 200 000 für OR. Die Studie demonstrierte demnach den langfristigen Nutzen von TEVAR, forderte aber auch dazu auf, zukünftig längerfristige Kosteneffektivitätsuntersuchungen durchzuführen.

Eine populationsbezogene Untersuchung zur Versorgung der Typ-B-Aortendissektion in der Provinz Ontario (Canada) in den Jahren 2002–2014 erarbeiteten McClure et al. [9]. Es handelte sich um 3 632 Patienten mit einer Inzidenz der Dissektion von 2,7 auf 100 000. 83 % der Patienten wurden ausschließlich medikamentös behandelt, 370 (10 %) mit OR und 262 (7 %) mit TEVAR. Die operative Sterblichkeit wurde insgesamt mit 19,3 % angegeben, für TEVAR machte sie 14,8 % aus. Die Sterblichkeit über alle Ursachen blieb für die Typ-B-Dissektionen über die Zeit konstant und betrug nach 3 Jahren zwischen 27,8 % und 28,2 %.

Der Beziehung zwischen Zeitpunkt der Intervention von Aufnahme in das Krankenhaus bis TEVAR und der Komplikationsrate bei Patienten mit akuter Typ-B-Aortendissektion gingen Miyairi et al. [10] anhand der Japan Adult Cardiovascular Surgery Database (JACVSD) nach. Es handelte sich um 680 TEVAR-Prozeduren. 295 wurden innerhalb 24 Stunden nach Symptombeginn durchgeführt („hyperakut"), 97 zwischen 24 Stunden und 14 Tagen („akut") und 288 zwischen 14 Tagen und 6 Wochen („subakut"). Die Rate an Rupturen als Operationsindikation war in der hyperakuten Gruppe mit 41,0 % signifikant höher als in der akuten (7,2 %) und subakuten Gruppe (4,2 %). Gleiches galt für die Malperfusion (hyperakut 17,3 %; akut 8,3 %; subakut 5,6 %). Umgekehrt war die Rate an Dilatationen als Operationsindikation in der subakuten Gruppe mit 43,1 % signifikant höher als in der hyperakuten (2,7 %) und akuten Gruppe (15,5 %). Krankenhaussterblichkeit und die Rate an schweren Komplikationen waren in der hyperakuten Gruppe am höchsten: Krankenhaussterblichkeit hyperakut, akut, subakut 14,9 %; 0 %; 2,8 %/ schwere Komplikationen 32,5 %; 10,3 %; 8,3 %. Eine Stentgraft-induzierte neue Aortendissektion wurde bei 2 (2,1 %) Patienten in der akuten Gruppe und bei 1 (0,4 %) in der subakuten Gruppe gesehen. Während die Interventionsindikation in diesem Register in der hyperakuten Gruppe überwiegend wegen lebensbedrohenden Komplikationen gegeben war, war nach Ansicht der Autoren der Zeitpunkt bei den akuten und subakuten Interventionen zu diskutieren, da eine frühe (akute) Intervention innerhalb 14 Tagen das Operationsrisiko verglichen mit subakuten Interventionen nicht ansteigen ließ.

In einem Übersichtsartikel nahmen Evangelista et al. [11] anhand von insgesamt mehr als 7 300 Patienten mit Aortendissektion-Typ-A und -B in der International Registry of Acute Aortic Dissection (IRAD) zur Prognose der Typ-B-Dissektion Stellung. Bei einem Drittel der Patienten handelte es sich um eine komplizierte Dissektion. Die Mehrzahl der Patienten wurde medikamentös behandelt (63 %), mit einer Abnahme der konservativen Therapie über die letzten 20 Jahre von 75 % auf jetzt 57 %. Gleichzeitig nahm die endovaskuläre Behandlung zu, von 7 % auf 31 %. Die Kliniksterblichkeit über alle blieb konstant (12 % vs. 14 %), jedoch war sie bei OR mit 33,9 % signifikant höher als bei TEVAR (dort 10,6 %). Die 3-Jahres-Überlebensrate für Patienten, die entlassen werden konnten, betrug für lediglich medikamentös behandelte Patienten nach 3 Jahren nur 78 %.

3.3 Fallserien akute Typ-B-Aortendissektion – Prognoseparameter

Der Komplikationsrate der akuten Typ-B-Aortendissektion innerhalb der ersten 14 Tage nach Symptombeginn gingen in einer retrospektiven Einzelcentererhebung Reutersberg et al. [12] nach. Es handelte sich um 86 Patienten, 22 (26 %) von ihnen zeigten bereits bei stationärer Aufnahme schwere Komplikationen (Aortenruptur n = 11; Malperfusionssyndrom n = 9; Durchmesser der deszendierenden Aorta > 55 mm (n = 2)).

Im weiteren Verlauf kam es bei den 64 Patienten, die primär keine Komplikationen aufwiesen, in 24 Fällen (37,5 %) verzögert zu Komplikationen innerhalb von im Median 7,1 Tagen nach Symptombeginn (Malperfusion n = 10; frühe Expansion n = 8; refraktärer Schmerz n = 2; Hypertension n = 1). 3 Patienten entwickelten innerhalb der ersten 14 Tage eine Ruptur. Von den 24 Patienten, die verzögert Komplikationen im Verlauf aufwiesen, wurden 21 chirurgisch behandelt, in 90 % der Fälle mit TEVAR. Insgesamt verstarben 3 von 24 Patienten (12,5 %) mit verzögertem Auftreten von Komplikationen in den ersten 14 Tagen nach Symptombeginn, verglichen mit keinem Todesfall bei den 40 Patienten, die auch nach stationärer Aufnahme keine Komplikationen entwickelten und konservativ weiterbehandelt werden konnten. Die Autoren betonten, dass die Häufigkeit, mit der bei primär unkomplizierter akuter Typ-B-Dissektion in den ersten 14 Tagen nach Symptombeginn verzögert Komplikationen auftreten, möglicherweise unterschätzt wird. Die Konsequenz ist, bei morphologischen Risikofaktoren wie Kollaps des wahren Lumens, maximaler Durchmesser der deszendieren Aorta über 40 mm, großer Einriss des primären Eintritts vermehrt an TEVAR zu denken.

Auch Schwartz et al. [13] untersuchten die Komplikationsrate von Patienten mit Typ-B-Aortendissektion, die primär medikamentös behandelt wurden. Von 254 zunächst konservativ behandelten Patienten mussten in einem mittleren Nachbeobachtungszeitraum von 6,8 Jahren 97 (38 %) einer Intervention unterzogen werden (OR n = 64; TEVAR n = 33). 30 Interventionen erfolgten in den ersten 180 Tagen nach Symptombeginn, die anderen später. Die 30-Tage-Letalität dieser Interventionen machte 6,2 % aus, die häufigste Indikation zum Eingriff war eine aneurysmatische Degeneration der Aorta in 83,5 % der Fälle. Prädiktoren für eine späte Intervention waren ein Eintrittseinriss > 10 mm (Odds Ratio 2,1), ein Aortendurchmesser > 40 mm bei Einweisung (Odds Ratio 2,2), ein falsches Lumen > 20 mm (Odds Ratio 1,8) und eine Zunahme des Aortendurchmessers > 5 mm zwischen 2 bildgebenden Untersuchungen. Umgekehrt schützte eine komplette Thrombose des falschen Lumens vor einer späteren operativen Intervention (Odds Ratio 0,22). Die Autoren empfahlen, bei den genannten Risikofaktoren sowie einem frei flottierenden wahren Lumen eine elektive TEVAR innerhalb von 14–90 Tagen nach Symptombeginn bei akuter Typ-B-Aortendissektion in Erwägung zu ziehen.

Parametern, die das längerfristige Versagen einer primär medikamentösen Behandlung bei Patienten mit unkomplizierter Typ-B-Aortendissektion voraussehen lassen, gingen Codner et al. [14] anhand einer retrospektiven Auswertung der Daten von 121 Patienten nach. Das Krankengut wurde entsprechend der Größenzunahme der thorakalen Aorta in eine Wachstumsgruppe (> 10 mm oder bereits Intervention wegen Größenzunahme; n = 72) und eine Nicht-Wachstumsgruppe (n = 49) unterteilt. Bei 38 Patienten (53 %) der Wachstumsgruppe kam es zur Intervention. Zum Zeitpunkt der initialen Diagnose war der maximale Durchmesser der thorakalen Aorta in der Wachstumsgruppe mit im Mittel 45 mm größer als in der Nichtwachstumsgruppe (dort 41 mm, p < 0,01). Die Distanz des primären Intimaeinrisses zu dem Abgang der linken A. subclavia war bei Patienten mit akuter unkomplizierter Typ-B-Aortendissektion in der Wachstumsgruppe signifikant kürzer, mit 27 mm (9–66 mm), als in der Nicht-Wachstums-

Tab. 3: Outcome im Follow-up von Patienten mit unkomplizierter Typ-B-Aortendissektion in Abhängigkeit von dem initialen maximalen Durchmesser der thorakalen deszendierenden Aorta (nach [15])

Outcome	Durchmesser < 4,5 cm	Durchmesser ≥ 4,5 cm	P
Krankenhaussterblichkeit	4,8 % (6/126)	5,8 % (8/137)	0,698
• Aorteneingriff	23,8 % (30/126)	62,0 % (85/137)	< 0,001
• Sterblichkeit über alles	19,0 % (24/126)	35,8 % (49/137)	0,003
• Versagen der medikamentösen Therapie	37,3 % (47/126)	72,3 % (99/137)	< 0,001

gruppe (dort 77 mm [26–142 mm]; p< 0,01). In der Wachstumsgruppe ging eine signifikant größere Anzahl der falschen Lumina von der großen Kurvatur der Aorta aus (Wachstum 91 %; kein Wachstum 64 %, p < 0,01). In der multivariablen Cox-Regressionsanalyse waren die Entfernung des primären Intimaeinrisses von der linken A. subclavia und ein Durchmesser der thorakalen deszendierenden Aorta von 45 mm signifikante Prädiktoren für Aortenwachstum, Intervention oder Tod. Die Folgerung war, dass Patienten mit einem primären Einriss in Zone 3 der proximalen deszendierenden Aorta (von der linken A. subclavia bis Mitte Wirbel T4) eng überwacht und für eine frühe TEVAR bei akuter unkomplizierter Typ-B-Aortendissektion vorgesehen werden sollten.

Lou et al. [15] berichteten über 314 Patienten mit unkomplizierter Typ-B-Aortendissektion, die in einem einzelnen Zentrum behandelt wurden. 151 (59,4 %) Patienten hatten ein offenes falsches Lumen, 101 (39,8 %) eine partielle Thrombose und bei 2 Patienten (0,8 %) war das falsche Lumen komplett verschlossen. Die Nachuntersuchungsperiode dieser retrospektiven Erhebung gaben die Autoren mit median 5,6 Jahren an. Die Krankenhaussterblichkeit und Sterblichkeit über alles für die gesamte Kohorte wurden mit 5,1 % bzw. 26,8 % aufgeführt. In der chronischen Phase mussten 141 (44,9 %) Patienten wegen einer signifikanten Aortenexpansion entweder OR (n = 58) oder TEVAR (n = 83) unterzogen werden. Prädiktoren für ein Versagen der bestmöglichen medikamentösen Therapie waren ein Diabetes mellitus, terminales Nierenversagen, Dissektionen, die die thorakale und abdominelle Aorta betrafen, und ein Durchmesser der thorakalen deszendierenden Aorta ≥ 4,5 cm bei Diagnosestellung. Inwieweit speziell letztere Patienten von TEVAR bei der Index-Krankenhausaufnahme profitieren würden, wurde spekuliert *(Tab. 3)*.

Ein weiterer Prognoseparameter für den Verlauf nach unkomplizierter akuter Typ-B-Aortendissektion könnte die Größe der aszendierenden Aorta sein. Dies prüften Ray et al. [16] retrospektiv anhand von 131 Patienten mit unkomplizierter akuter Typ-B-Dissektion, bei denen eine ausreichende initiale diagnostische Bildgebung (CTA) und solche im weiteren Verlauf (mediane Nachbeobachtung 6,9 Jahre) zur Verfügung standen. Die Untersuchung demonstrierte, dass Patienten mit einer Fläche der aszendierenden Aorta > 12,1 cm² oder einem maximalen Durchmesser der aszendierenden Aorta > 40,8 mm ein signifikant ungünstigeres interventionsfreies Überleben aufwiesen, mit einer Hazard Ratio von 1,99. Allerdings waren weder maximale Fläche noch maximaler Durchmesser der aszendierenden thorakalen Aorta mit der Sterblichkeit zu assoziieren. Als bedeutendstes Ergebnis ihrer Untersuchung sahen die Autoren die Beobachtung an, dass sowohl maximale Fläche (> 12,1 cm²) als auch maximaler Durchmesser (> 40,8 mm) bei initialer Aufnahme signifikante Prädiktoren waren, dass später bei diesen Patienten Interventionen an aszendierender Aorta und im Aortenbogen notwendig wurden.

Über ihre Erfahrungen mit 136 konsekutiven Patienten mit akuter Typ-B-Aortendissektion über 11 Jahre berichteten Clough et al. [17]. 64 Patienten in dieser Kohorte wiesen Komplikationen auf und wurden mit TEVAR behandelt, die anderen 72 Patienten ausschließlich medikamentös. Die häufigste Komplikation war eine Endorganisch-ämie (n = 45), gefolgt von Aortenruptur (n = 17) und fortbestehenden Schmerzen bei 5 Patienten. 3 Patienten hatten beides, Ruptur und Endorganischämie. Das Überleben über alles gaben die Autoren nach 30 Tagen für die gesamte Kohorte mit 98,5 % an. Das Kaplan-Meier geschätzte kumulative Überleben über alles wurde mit 94,4 % nach 1 Jahr und 75 % nach 5 Jahren berechnet, das Überleben frei von einem Aortenereignis mit 75,6 % bzw. 58,7 %. Ein Unterschied im Überleben zwischen medikamentös und endovaskulär behandelten Patienten fand sich nicht, gleiches galt für das Überleben frei von einem Aortenereignis. In diesem Kollektiv war das Überleben vor allem vom Patientenalter abhängig, darüber hinaus bestand eine inverse Beziehung zwischen Menge der antihypertensiven Medikation und Überleben. Die Daten belegen, dass TEVAR nicht in der Lage ist, unerwünschte aortale Ereignisse im Langzeitverlauf zu verhindern. Ungefähr ein Drittel der Patienten in der TEVAR-Gruppe zeigte auch nach 2 Jahren keine Thrombose des falschen Lumens in der thorakalen Aorta, was zu einer progressiven Zunahme des thorakalen Aortendurchmessers im Follow-up führte.

Nachuntersuchungsergebnisse bei 255 Patienten mit unkomplizierter akuter Typ-B-Aortendissektion stellten Shimamoto et al. [18] vor. Die Patienten wurden konservativ behandelt, 7 Patienten (2,7 %) verstarben bei der Index-Krankenhausaufnahme. Die mittlere Nachuntersuchungsperiode betrug 54,9 Monate, 95,6 % der Patienten konnten nachverfolgt werden. Die Freiheit von Sterblichkeit jeglicher Ursache wurde mit 79,4 % nach 5 Jahren angegeben, die Freiheit von aortenbezogener Sterblichkeit mit 93,3 % und die Freiheit von unerwünschten aortalen Ereignissen mit 71,7 %. Im Follow-up entwickelten 6 Patienten eine Aortendissektion-Typ-A nach im Mittel 66,6 Monaten, 4 Patienten konnten erfolgreich operiert werden, 2 verstarben bei Aortenruptur. Die Freiheit von aortalen Ereignissen war bei Patienten mit offenem falschem Lumen signifikant geringer. Patientenalter und Durchmesser der deszendierenden thorakalen Aorta waren unabhängige Risikofaktoren für Sterblichkeit jeglicher Ursache und aortenbezogenen Tod. Unabhängige Risikofaktoren für unerwünschte aortale Ereignisse waren Durchmesser der deszendierenden Aorta, Dicke des falschen Lumens und Erweiterung der abdominellen Aorta. Die zentrale Botschaft der Autoren war, dass es sich bei der unkomplizierten Typ-B-Aortendissektion im Prinzip um eine Erkrankung mit benigner Prognose handele, dass aber Patienten mit dickem falschem Lumen und aortaler Dilatation – sowohl thorakal als auch abdominal – ein enges Follow-up benötigen.

Den Einfluss einer akuten Nierenschädigung auf das Ergebnis bei akuter Typ-B-Aortendissektion beschrieben Hoogmoed et al. [19]. In dieser Kohorte wiesen 87 von 478 (18,2 %) Patienten eine renale Malperfusion auf, bei 252 Patienten kam es zu einer akuten Nierenschädigung. Die Frühletalität betrug in diesem Krankengut 9,2 % und war signifikant erhöht bei einer akuten Nierenschädigung Stadium 2 (Odds Ratio 4,38) und 3 (Odds Ratio 6,30). Das 10-Jahres-Überleben berechneten die Autoren mit 46,5 %. Unabhängige Prädiktoren für die Spätsterblichkeit waren Aortendurchmesser (Odds Ratio 1,02), COPD (Odds Ratio 2,02), chronische Nierenerkrankung (Odds Ratio 3,51) und akute Nierenschädigung Stadium 2 (Odds Ratio 2,74) und Stadium 3 (Odds Ratio 2,26) (alle p < 0,01). Die 10-Jahres-Freiheit von Aortenruptur, Re-Dissektion und Re-Intervention machte 39,8 % aus. Zu den Parametern, die mit den späten unerwünschten aortalen Ereignissen assoziiert waren, zählten Hyperlipidämie, Aortendurchmesser und Bindegewebserkrankung, aber nicht die akute Nierenschädigung. Trotz ihres negativen Einflusses auf das Überleben führte demnach die akute Nierenschädigung nicht zu einer höheren Rate an aortalen Ereignissen.

3.4 Fallserien chronische Typ-B-Aortendissektion

Conway et al. [20] erstellten retrospektiv auf Basis des Registers der Vascular Quality Initiative (VQI) der USA eine Kohorte von 125 Patienten mit chronischer Typ-B-Aortendissektion, die mit TEVAR versorgt wurden. Das mittlere Alter der Patienten war 65 Jahre, 68 % waren männlich, der mediane Aneurysmadurchmesser betrug 5,5 cm. 49,6 % der

Patienten waren asymptomatisch, 45,6 % symptomatisch und 4,8 % wiesen eine Ruptur auf. Die Krankenhaussterblichkeit wurde mit 2,4 % angegeben, die unmittelbare Re-Interventionsrate mit 10,4 %, die Schlaganfallrate mit 0,8 % und die Paraplegierate mit 2,4 %. Bei 2 Patienten kam es bei dem Eingriff zu einer retrograden Typ-A-Dissektion. Perioperative Morbidität und Letalität waren demnach zufriedenstellend. Die mediane Nachbeobachtungszeit umfasste allerdings nur 239 Tage und bezog sich auf lediglich ein Drittel der Patienten, sodass diese nicht weiter zu erörtern ist. Die Autoren gaben denn auch zu, dass robuste Follow-up-Daten fehlen, um über die Dauerhaftigkeit dieses Vorgehens eine Aussage machen zu können.

4 Non-A-non-B-Dissektion

In den letzten Jahren wurde zusätzlich der Begriff der Non-A-non-B-Dissektion geprägt. Er bezeichnet sowohl eine Aortendissektion mit Eintrittsstelle distal vom Abgang der linken A. subclavia, bei der sich die Dissektion retrograd in den Aortenbogen ausdehnt (ohne Ausdehnung in die aszendierende Aorta) als auch Dissektionen mit primären Einrissen im Aortenbogen zwischen Tr. brachiocephalicus und linker A. subclavia. Da diese Dissektionen selten sind, ist über ihren Verlauf wenig bekannt, Carino et al. [21] erstellten hierzu eine systematische Übersicht und Metaanalyse. Sie fanden 14 Studien mit 433 Patienten, die Mehrzahl waren Männer (76 %), mittleres Alter 56 ± 8 Jahre. Bei 29 % bestand eine Malperfusion, 6 % präsentierten sich mit Ruptur. Bei 88 % erfolgte entweder ein offener oder endovaskulärer Eingriff. Für medikamentös behandelte Patienten wurde eine 30-Tage-Letalität von 14 % kalkuliert, für Patienten, bei denen eine Intervention vorgenommen wurde, schätzten die Autoren die 30-Tage-Letalität auf 3,6 %. Die Autoren machten aber die Einschränkung, dass diese Angaben mit einem erheblichen Bias behaftet sein könnten, da möglicherweise nur die besten Ergebnisse publiziert wurden. Die Botschaft dieser Analyse war, dass Non-A-non-B-Dissektionen wegen eines komplizierten Verlaufs in der großen Mehrzahl eine Intervention benötigen. Die konservative Behandlung scheint mit einer deutlich höheren Letalität als ein operatives Vorgehen verbunden zu sein.

5 Technische Aspekte

Zu den Strategien, bei der Behandlung der Typ-B-Aortendissektion mit TEVAR die supraaortalen Äste zu erhalten, gehört die Chimney-Technik. Ding et al. [22] berichteten über 159 Patienten mit einer Typ-B-Aortendissektion (67 % mit komplizierter, 33 % mit unkomplizierter Dissektion), die mit TEVAR kombiniert mit einem Chimney-Stent der linken A. subclavia versorgt wurden. Es handelte sich in 64 % der Fälle um akute, in 28 % um subakute und in 8 % um chronische Dissektionen. Die Indikation für den Chimney-Stent war eine proximale Landungszone des Aortenstentgrafts < 1,5 cm. Der Chimney-Stent wurde über die linke A. radialis oder brachialis eingebracht. Die Autoren nannten eine technische Erfolgsrate von 81 % (129/159), ein sofortiges Endoleak-Typ-Ia wurde bei 30 Patienten (19 %) gesehen. Diese Endoleaks wurden nicht zusätzlich behandelt. Die 30-Tages-Sterblichkeit der Patienten wurde mit 2 % (3/159) angegeben, eine Rückenmarkischämie trat 2-mal auf, davon 1-mal permanent. 98 % der Patienten konnten über 23 ± 16 Monate nachuntersucht werden, davon 108/156 (69 %) mit komplettem bildgebendem Follow-up. In der Follow-up-Periode verstarben 3 Patienten (je einmal an Aortenruptur, zerebraler Blutung und Rektumkarzinom), 4-mal kam es zu einem Chimney-Stent-Verschluss, 2-mal zu einem größeren Schlaganfall, 1-mal zu einem späten Endoleak-Typ-Ia und 1-mal zu einer Re-Intervention. Das Überleben der Patienten wurde nach Kaplan-Meier auf 98,1 % nach 1 Jahr und 94,4 % nach 3 Jahren geschätzt, die Freiheit von Chimney-Stent-Verschluss auf 98,6 % bzw. 96,5 %. Unterschiede in den Ergebnissen zwischen Patienten mit und ohne Endoleak-Typ-Ia fanden sich nicht. Die Autoren betonten die Sicherheit ihres Vorgehens, räumten aber auch ein, dass die relativ hohe Rate an Typ-Ia-Endoleaks längerfristige Nachuntersuchungen erforderlich mache, um die Dauerhaftigkeit dieser Technik beurteilen zu können.

XiaoHui et al. [23] berichteten über 85 Patienten mit Typ-B-Aortendissektion, bei denen bei Verlängerung der proximalen Landungszone des aortalen Stentgrafts die linke A. subclavia entweder in Chimney-Technik (n = 67) oder mit einer in situ-Fenestration (n = 18) offengehalten wurde. Die technische Erfolgsrate wurde für das Gesamtkollektiv mit 100 % angegeben, insgesamt verstarb in den ersten 30 Tagen nach Intervention 1 Patient bei retrograder Dissektion (in der Chimney-Gruppe). Im Follow-up von im Mittel 38 Monaten verstarben 2 weitere Patienten in der Chimney-Gruppe, aortenunabhängig. In der Chimney-Gruppe entwickelten 3 Patienten ein Endoleak, das in 2 Fällen interventionell behandelt wurde sowie ein Patient eine Stentkompression. Bei in beiden Gruppen zufriedenstellenden Ergebnissen sprachen sich doch die Autoren wegen der (statistisch nicht signifikant unterschiedlichen) geringeren Reinterventions- und Komplikationsrate dafür aus, die Fenestration der Chimneytechnik vorzuziehen.

Fazit

Bei Patienten mit akuter Typ-B-Aortendissektion soll eine konservative Therapie (BMT) mit Blutdrucksenkung, Schmerzmittelapplikation und intensiver Überwachung der Vitalfunktionen eingeleitet werden. Die BMT soll stets ein Teil der Behandlung von Patienten mit akuter Typ-B-Dissektion sein. Um bei unkomplizierter akuter Typ-B-Aortendissektion aortale Komplikationen zu vermeiden, kann die frühe TEVAR selektiv in Betracht gezogen werden.

Bei Patienten mit einer komplizierten akuten Typ-B-Aortendissektion sollen neben einer medikamentösen Behandlung invasive Therapieverfahren eingesetzt werden. Unter Abwägung von Effektivität und Operationsrisiko sollen die endovaskulären Verfahren gegenüber den offenen bevorzugt werden. In Registererhebungen hat die operative Sterblichkeit bei Versorgung der Aortendissektion-Typ-B im letzten Jahrzehnt dramatisch abgenommen, was mit der Einführung von TEVAR erklärt wird.

Patienten, die mit BMT zunächst erfolgreich therapiert werden, haben langfristig ein hohes Risiko, bei chronischer Typ-B-Aortendissektion ein therapiebedürftiges Aneurysma der deszendieren thorakalen Aorta zu entwickeln. Zu den Risikofaktoren für eine spätere aortale Intervention zählen ein Eintrittseinriss > 10 mm, ein Aortendurchmesser > 40 mm und ein falsches Lumen > 20 mm bei Einweisung sowie eine Zunahme des Aortendurchmessers > 5 mm zwischen 2 bildgebenden Untersuchungen. Umgekehrt schützt eine komplette Thrombose des falschen Lumens vor einer späteren operativen Intervention. Die Evidenz für Therapieentscheidungen ist noch nicht ausreichend. Zur Identifizierung von Fragestellungen hat das DIGG (Deutsches Institut für Gefäßmedizinische Gesundheitsforschung) ein entsprechendes Register (AORTIC 24) eingerichtet.

Literatur

[1] Torsello G für die Kommission Leitlinien der Deutschen Gesellschaft für Gefäßchirurgie und Gefäßmedizin: Leitlinie für „Typ B Aortendissektion". AWMF-Registernummer: 004-034. Publiziert online 13. Mai 2018. https://www.awmf.org/leitlinien/detail/ll/004-034.html [EBM Ia]

[2] Torsello G, Czerny M, Grundmann RT et al.: S2k-Leitlinie zur Diagnostik und Therapie der Typ-B-Aortendissektion. Gefäßchirurgie 2018; 23: 513–518. [EBM Ia]

[3] Nazerian P, Mueller C, Soeiro AM et al.: Diagnostic Accuracy of the Aortic Dissection Detection Risk Score Plus D-Dimer for Acute Aortic Syndromes: The ADvISED Prospective Multicenter Study. Circulation 2018; 137: 250–258. [EBM IIb]

[4] Gorla R, Erbel R, Kahlert P et al.: Accuracy of a diagnostic strategy combining aortic dissection detection risk score and D-dimer levels in patients with suspected acute aortic syndrome. Eur Heart J Acute Cardiovasc Care 2017; 6: 371–378. [EBM III]

[5] Li FR, Wu X, Yuan J et al.: Comparison of thoracic endovascular aortic repair, open surgery and best medical treatment for type B aortic dissection: A meta-analysis. Int J Cardiol 2018; 250: 240–246. [EBM Ia]

[6] Spinelli D, Benedetto F, Donato R et al.: Current evidence in predictors of aortic growth

[7] Wang GJ, Jackson BM, Foley PJ et al.: National trends in admissions, repair, and mortality for thoracic aortic aneurysm and type B dissection in the National Inpatient Sample. J Vasc Surg 2018; 67: 1649–1658. [EBM III]

[8] Iannuzzi JC, Stapleton SM, Bababekov YJ et al.: Favorable impact of thoracic endovascular aortic repair on survival of patients with acute uncomplicated type B aortic dissection. J Vasc Surg 2018; 68: 1649–1655. [EBM III]

[9] McClure RS, Brogly SB, Lajkosz K et al.: Epidemiology and management of thoracic aortic dissections and thoracic aortic aneurysms in Ontario, Canada: A population-based study. J Thorac Cardiovasc Surg 2018; 155: 2254–2264. [EBM III]

[10] Miyairi T, Miyata H, Chiba K et al.: Japan Adult Cardiovascular Database Organization: Influence of Timing After Thoracic Endovascular Aortic Repair for Acute Type B Aortic Dissection. Ann Thorac Surg 2018; 105: 1392–1396. [EBM III]

[11] Evangelista A, Isselbacher EM, Bossone E et al.: IRAD Investigators. Insights from the International Registry of Acute Aortic Dissection: A 20-Year Experience of Collaborative Clinical Research. Circulation 2018; 137: 1846–1860. [EBM III]

[12] Reutersberg B, Trenner M, Haller B et al.: The incidence of delayed complications in acute type B aortic dissections is underestimated. J Vasc Surg 2018; 68: 356–363. [EBM III]

[13] Schwartz SI, Durham C, Clouse WD et al.: Predictors of late aortic intervention in patients with medically treated type B aortic dissection. J Vasc Surg 2018; 67: 78–84. [EBM III]

[14] Codner JA, Lou X, Duwayri YM et al.: The distance of the primary intimal tear from the left subclavian artery predicts aortic growth in uncomplicated type B aortic dissection. J Vasc Surg 2019; 69: 692–700. [EBM III]

[15] Lou X, Duwayri YM, Chen EP et al.: Predictors of Failure of Medical Management in Uncomplicated Type B Aortic Dissection. Ann Thorac Surg 2019; 107: 493–498. [EBM III]

[16] Ray HM, Besho JM, Au J et al.: The role of ascending aortic size in outcomes of patients with uncomplicated acute type B aortic dissection. J Vasc Surg 2019; 69: 1011–1020. [EBM III]

[17] Clough RE, Barillà D, Delsart P et al.: Long-term Survival and Risk Analysis in 136 Consecutive Patients with Type B Aortic Dissection Presenting to a Single Centre Over an 11 Year Period. Eur J Vasc Endovasc Surg 2018 [Epub ahead of print]. [EBM III]

[18] Shimamoto T, Komiya T, Tsuneyoshi H: Fate of uncomplicated acute type B aortic dissection and impact of concurrent aortic dilatation on remote aortic events. J Thorac Cardiovasc Surg 2018. [Epub ahead of print]. [EBM III]

[19] Hoogmoed RC, Patel HJ, Kim KM et al.: Acute Kidney Injury in Acute Type B Aortic Dissection: Outcomes Over 20 Years. Ann Thorac Surg 2019; 107: 486–492. [EBM III]

[20] Conway AM, Qato K, Mondry LR et al.: Outcomes of thoracic endovascular aortic repair for chronic aortic dissections. J Vasc Surg 2018; 67: 1345–1352. [EBM III]

[21] Carino D, Singh M, Molardi A et al.: Non-A non-B aortic dissection: a systematic review and meta-analysis. Eur J Cardiothorac Surg 2019; 55: 653–659 [EBM III]

[22] Ding H, Liu Y, Xie N et al.: Outcomes of Chimney Technique for Preservation of the Left Subclavian Artery in Type B Aortic Dissection. Eur J Vasc Endovasc Surg 2019; 57: 374–381. [EBM III]

[23] XiaoHui M, Li W, Wei G et al.: Comparison of supra-arch in situ fenestration and chimney techniques for aortic dissection involving the left subclavian artery. Vascular 2019; 27: 153–160. [EBM III]

3.2 Was gibt es Neues zur akuten Extremitätenischämie?

Th. Schmitz-Rixen, R. T. Grundmann

Die Behandlung der akuten Extremitätenischämie (ALI) bleibt eine medizinische und logistische Herausforderung. Die Ergebnisse sind einem nur schwer bestimmbaren Anteil der Logistik geschuldet. Der Faktor Zeit sollte bei der Betrachtung und Nachahmung stets berücksichtigt werden.

1 Endovaskuläre und chirurgische Revaskularisation bei ALI – systematische Übersichten

Zu der Frage, ob Thrombolyse oder offene Chirurgie die effektivere initiale Behandlungsoption bei Patienten mit akuter Extremitätenischämie (ALI) wegen Thromboembolie darstellen, liegt ein Cochrane Review mit Metaanalyse vor [1]. Die Analyse konnte auf 5 randomisierte Studien (RCTs) zurückgreifen, die allerdings alle bereits in den 1990er Jahren veröffentlicht wurden. Es ergaben sich keine klaren Unterschiede in Beinerhaltungsrate, Amputation oder Tod innerhalb 30 Tagen nach Behandlungsbeginn (Odds Ratio, OR 1,02). Das gleiche galt für diese 3 Parameter über 6 Monate und 1 Jahr nach initialer Chirurgie oder initialer Thrombolyse. Nach 30 Tagen wurde ein erhöhtes Blutungsrisiko (geringe Qualität der Evidenz) und eine erhöhte Rate an distalen Embolisationen (sehr geringe Qualität der Evidenz) bei Thrombolyse beobachtet, was gegen das höhere Operationsrisiko abzuwägen war. In der Schlaganfallrate unterschieden sich beide Therapien nicht (geringe Qualität der Evidenz). Keine der Studien bewertete die Zeit bis zur Thrombolyse als einen Outcome-Parameter. Zusammengefasst gibt es demnach gegenwärtig keine Evidenz dafür, die initiale Thrombolyse oder die initiale Chirurgie bei akuter ALI wegen Thromboembolie zu bevorzugen.

Diese Aussage ändert sich auch dann nicht, wenn die Ergebnisse des endovaskulären und offenen Vorgehens bei Patienten mit ALI, deren akutes Ereignis nicht länger als 14 Tage zurückliegt, unabhängig von der Ätiologie verglichen werden. Hierzu fanden Enezate et al. [2] für eine Metaanalyse 5 RCTs und eine Beobachtungsstudie mit insgesamt 1 773 Patienten. Hinsichtlich Sterblichkeit nach 1 Monat, 6 Monaten und 1 Jahr unterschieden sich beide Gruppen nicht signifikant, wenn auch die Ereignisrate nach 12 Monaten in der Chirurgiegruppe etwas höher war. Auch bezüglich Amputationsraten nach 30 Tagen, 6 Monaten und 1 Jahr wurden keine Unterschiede gefunden. Trotz fehlender signifikanter Unterschiede sprachen sich die Autoren aber aufgrund der niedrigeren Morbidität für eine endovaskulär Erststrategie aus, zumal bei dem Alter der vorliegenden Studien neue verbesserte Kathetertechniken nicht ausreichend untersucht wurden, was in der Ergebnisdarstellung einen Bias zugunsten der Chirurgie vermuten lässt.

Eine systematische Übersicht über die Ergebnisse der katheterbasierten Thrombolyse (KBT) bei ALI und Thrombose einer nativen Arterie oder bei thrombosiertem Aneurysma oder bei Thrombose eines peripheren Bypasses erstellten Theodoridis et al. [3] anhand von 10 Studien mit 1 249 Patienten. In 6 klinischen Serien wurde rt-PA gegeben, mit einer mittleren Dosierung von 21–54,1 mg oder 0,5–1 mg/Stunde. In 3 Studien wurde Urokinase verwendet, in einer Dosierung von 10^5 Einheiten/Stunde oder $2,3 \times 10^5$ Einheiten/Stunde. Streptokinase wurde in einer Erhebung appliziert, mit einer Dosierung von 10^4 Einheiten/Stunde. Die technische Erfolgsrate wurde mit 79,3 % errechnet. Bei

Tab.1: Periinterventionelle Ergebnisse von Thrombolyse und Kombinationstherapien bei Patienten mit ALI. (Nationwide Inpatient Sample, nach [4])

Komplikationen	T + OR n = 8 479	T + ER n = 13 677	T allein n = 11 459	P
Sterblichkeit, %	5,9	3,2	6,1	< 0,0001
Schlaganfall, %	1,7	1,2	3,0	< 0,001
Kardial, %	5,5	3,6	4,1	< 0,02
Respiratorisch, %	7,3	4,0	4,6	< 0,0001
Renal, %	12,5	10,0	10,2	< 0,0001
Majoramputation, %	11,6	5,1	5,3	< 0,0001
Fasziotomie, %	16,8	2,4	2,8	< 0,0001

T + OR = Thrombolyse und offene Chirurgie; T + ER = Thrombolyse und endovaskuläre Therapie; T allein = alleinige Thrombolyse

358/1 249 Patienten (28,7 %) traten Komplikationen jeglicher Art auf, davon 286 (22,9 %) Patienten mit schwerwiegenden Komplikationen. In 9 Studien wurden die zusätzlichen Interventionen angegeben, sie waren bei 935/1 202 (77,8 %) Patienten erforderlich. Sie bestanden in intravaskulären Interventionen bei 703 (75,2 %) und offenen chirurgischen Eingriffen bei 199 (21,3 %) Patienten. Bei 33 (3,5 %) Interventionen handelte es sich um Hybrideingriffe. Die Sterblichkeit periinterventionell machte über alle 4,2 % aus, in 11,5 % (156 Patienten) kam es wegen Therapieversagen innerhalb eines Monats zur Amputation. Das amputationsfreie Überleben innerhalb 30 Tagen nach KBT betrug 88,5 % (1 105 von 1 249 Patienten). Die Autoren betonten die relativ hohe technische Erfolgsrate der KBT, bei vergleichsweise aber nicht unbeträchtlicher Rate an größeren Komplikationen.

2 Thrombolyse bei ALI

Zur Thrombolyse bei ALI liegt eine Registererhebung aus den USA vor, auf Basis der Nationwide Inpatient Sample der Jahre 2003–2013 [4]. Unter insgesamt 162 240 Patienten mit ALI erhielten 33 615 Patienten (20,7 %) notfallmäßig eine Thrombolyse als Erstmaßnahme, davon Thrombolyse + endovaskuläre Prozedur in 40,7 %, Thrombolyse allein in 34,1 % und Thrombolyse und offene Chirurgie in 25,2 %. Die Sterblichkeit über alle machte 4,9 % aus, die Schlaganfallrate 1,9 % und die Majoramputationsrate 6,8 %. Einzelheiten in den Ergebnissen der 3 Untergruppen sind in *Tabelle 1* aufgeführt. Nach diesen Daten ist die Thrombolyse eine effektive Behandlungsoption bei Patienten mit ALI, mit einer Zunahme ihres Einsatzes über die Zeit (von 2003–2013 von 16,8 % auf 24,2 % aller Fälle mit ALI). Die Thrombolyse allein wies die höchste Sterblichkeit und Schlaganfallrate auf, die Thrombolyse kombiniert mit OR die höchste Amputations- und Komplikationsrate. Obwohl die Thrombolyse effektiv war, benötigten immerhin noch 25 % der Patienten einen offenen Eingriff, was belegt, dass es weiterhin ein therapeutisches Dilemma ist, den Patienten einer Thrombolyse- oder OR-Erststrategie zuzuweisen.

Über Langzeitergebnisse bei 590 Patienten (689 Extremitäten) mit ALI, die initial mit Thrombolyse an 2 schwedischen Zentren (Uppsala und Malmö) behandelt wurden, berichteten Grip et al. [5]. Indikationen für die Thrombolyse waren Bypass- oder Stentverschluss (39,8 %), arterielle Thrombose (27,7 %), Embolus (25,1 %) und verschlossene Poplitealarterienaneurysmen (PAA) in 7,4 % der Fälle. Die technische Erfolgsrate nach 30 Tagen war: bei Embolus 86,7 %, Bypass/Stentverschluss 85,8 %, PAA 78,4 % und bei arterieller Thrombose nur 73,4 %. Die Majoramputationsrate nach 30 Tagen war am höchsten bei den verschlossenen PAA (25,5 %), gefolgt von der arteriellen Thrombose (13,6 %) und Bypass/Stentverschluss

(10,9 %). Sie war signifikant geringer bei Embolus (4,05 %). Die mittlere Nachbeobachtungsperiode betrug 59,4 Monate. In dieser Zeit waren bei 32,9 % der Patienten Re-Interventionen notwendig, 16,4 % mussten amputiert werden. Die Rate an Re-Interventionen war am höchsten in der Gruppe Bypass/Stentverschluss (48,0 %) und am niedrigsten in der Embolusgruppe (16,3 %). Die primäre Offenheit wurde nach 5 Jahren mit 83,3 % in der Embolusgruppe und (signifikant geringer) mit 43,3 % für die Gruppe Bypass/Stentverschluss kalkuliert. Das amputationsfreie Überleben nach 5 Jahren war: 63,8 % (bei PAA), 50,4 % (bei Embolus), 45,9 % (bei arterieller Thrombose) und nur 37,9 % (bei Bypass/Stentverschluss). Die Autoren folgerten, dass mit der intraarteriellen Thrombolyse gute Offenheitsraten erzielt werden können, mit akzeptabler Komplikationsrate. Zwar waren verhältnismäßig viele, überwiegend endovaskuläre adjuvante Eingriffe erforderlich. Mehr als die Hälfte der Patienten benötigte aber keine weitere Re-Intervention oder Amputation für die verbliebene Lebenszeit oder im Follow-up. Die Autoren bezeichneten aufgrund dieser Ergebnisse die intraarterielle Thrombolyse als eine sichere, effektive und dauerhafte Alternative zur offenen Chirurgie bei Patienten mit ALI.

Die Ergebnisse der KBT als Initialtherapie bei ALI wurden anhand von 249 Patienten (258 Extremitäten) retrospektiv von Urbak et al. [6] aufgearbeitet. Die mediane Nachbeobachtungszeit machte 40 (0–90) Monate aus. Bei 160 Patienten (65 %) lag eine bereits bekannte pAVK vor, bei 105 (42 %) Patienten war eine Gefäßintervention vorangegangen. Bei 32 % der Patienten war die Symptomdauer < 24 Stunden, bei 43 % 2–7 Tage. 138 Patienten (55 %) wurden initial ausschließlich mit KBT behandelt, 97 (39 %) mit KBT und ER und 14 (6 %) mit KBT und OR. Die Offenheitsrate nach 30 Tagen wurde mit 68 % bei alleiniger KBT angegeben, verglichen mit 87 % bei KBT + ER und 62 % bei KBT + OR. Der Unterschied zwischen alleiniger KBT und KBT+ER war signifikant (Odds Ratio 3,66). Insgesamt kam es bei 48 (19 %) Patienten zu Blutungskomplikationen, die in 19 Fällen (8 %) zum Abbrechen der KBT zwangen. Weitere Ergebnisse sind in *Tabelle 2* aufgeführt. Die Autoren kamen zu dem Schluss, dass bei Patienten mit ALI die initiale KBT, speziell wenn sie mit Angioplastie ± Stent kombiniert wird, eine relativ sichere und effektive

Tab. 2: Ergebnisse der initialen KBT bei Patienten mit ALI. Krankengut des Rigshospitalet Kopenhagen (nach [6])

Parameter	Ergebnisse (Gesamt n = 249)
Primäre Offenheit über alles nach 30 Tagen, n (%)	188 (76)
Chirurgischer Eingriff innerhalb 30 Tagen, n (%)	39 (16)
Zerebrale Blutung, n (%)	2 (0,8)
Gastrointestinale Blutung, n (%)	6 (2)
Minorblutungen, n (%)	40 (16)
Re-Thrombolyse innerhalb 30 Tagen, n (%)	9 (4)
Re-Thrombolyse im Follow-up, n (%)	41 (17)
Amputation innerhalb 30 Tagen, n (%)	20 (8)
Amputation im Follow-up, n (%)	41 (16 %)
Sterblichkeit innerhalb 30 Tagen, n (%)	7 (3)
Sterblichkeit im Follow-up, n (%)	54 (22)
Amputation nach 1 Monat bei distalem Run-off • 0 Gefäße • 1 Gefäß • 2 Gefäße • 3 Gefäße	42,1 % 36,8 % 5,3 % 5,3 %

Prozedur darstellt, so lange die Extremität noch nicht irreversibel ischämisch geschädigt ist. Dies gilt auch für Patienten, bei denen im primären Angiogramm kein distaler Run-off nachweisbar ist. Nichtsdestoweniger war aber ein fehlender Run-off bei der primären Angiographie mit höheren Amputationsraten im Follow-up und erhöhter 30-Tage-Letalität assoziiert.

Ebben et al. [7] stellten 109 konsekutive Patienten vor, die bei ALI einer KBT mit Urokinase unterzogen wurden. Es handelte sich um thromboembolische Verschlüsse von nativen Arterien der unteren Extremität (77 %) oder um Bypassverschlüsse (23 %). Die Behandlungsdauer machte im Median 27 (4–68) Stunden aus. Zu einer klinischen Besserung kam es in 79 %. Bei den Patienten, bei denen die Gefäßoffenheit wiederhergestellt werden konnte, musste in 46 % (n = 32) eine zusätzliche perkutane Intervention vorgenommen werden, in 1 Fall ein peripherer Bypass. Bei 39 Patienten (36 %) gelang keine vollständige Offenheit, hier waren in 26 % perkutane Interventionen (n = 10) oder chirurgische Eingriffe (33 %) erforderlich (Bypass n = 1; Thromboembolektomie n = 9; Revisionschirurgie n = 2, Majoramputation n = 1). Die Amputationsfreiheit wurde mit 94 % und 90 % nach 30 Tagen bzw. nach 6 Monaten angegeben, die Sterblichkeit mit 7 % bzw. 16 %. Die Inzidenz größerer Blutungskomplikationen betrug 13 %. Hämostase-Parameter wie APTT, INR oder Fibrinogenspiegel ließen das Auftreten von Blutungskomplikationen nicht voraussagen, sodass die Autoren eine strenge Überwachung dieser Patienten auf der Intensivstation empfahlen. Insgesamt bezeichneten die Autoren die klinische Erfolgsrate der KBT als hoch, ungünstigen Einfluss auf das Ergebnis nahmen Patientenalter, chronische Gefäßverschlüsse und das Vorhandensein eines thrombosierten PAA.

Langzeitergebnisse (mittleres Follow-up 126,3 Monate) nach KBT bei 144 konsekutiven ALI-Patienten mit Bypassthrombose oder Thrombose einer nativen Arterie wurden von Vakhitov et al. [8] mitgeteilt. 80 (51,6 %) Patienten benötigten zusätzliche endovaskuläre oder offen chirurgische Prozeduren bei der Indexhospitalisierung. Im weiteren Verlauf waren dann 190 zusätzliche Eingriffe bei 122 Patienten erforderlich, um die Gefäßoffenheit aufrecht zu erhalten. Das kumulative Überleben dieser Patienten nach KBT betrug nach 1 Jahr 78 %, nach 5 Jahren 56 % und nach 10 Jahren 29 %. 39 (25,2 %) Majoramputationen wurden während des Follow-up vorgenommen, 10 davon im ersten Monat nach Intervention. Die primäre Offenheit wurde nach 10 Jahren mit 18,7 % bei den nativen

Tab. 3: Ergebnisse der Thrombolyse bei diabetischen und nichtdiabetischen ALI-Patienten. Krankengut Malmö und Lund (nach [9])

Parameter	Diabetiker	Nicht-Diabetiker	P
Anteil Frauen, %	57,8	42,1	0,014
Alter (Median [IQR])	60 (60–73)	72 (64–79)	0,001
Niereninsuffizienz, %	40,7	28,8	0,040
Vorhandensein von Fußulzera, %	24,4	8,3	< 0,001
Clopidogrel bei Einweisung, %	18,3	8,5	0,010
Ätiologie • Verschluss native Arterie, % • Bypassverschluss, %	48,2 32,5	50,6 28,5	0,69 0,90
Therapieindikation • Thrombose, % • Embolus, %	32,5 15,7	21,2 21,5	0,032 0,24
Popliteaaneurysma, %	0	7,9	0,008
Amputation nach 30 Tagen, Odds Ratio Tod nach 30 Tagen, Odds Ratio	1,61 2,60		

Arterien und mit 15,2 % bei den Bypässen kalkuliert, die sekundäre mit 22,8 % (native Arterien) bzw. 30,5 % (Bypässe). Zunehmendes Alter und das Vorhandensein von Vorhofflimmern beeinflussten das Langzeitergebnis maßgeblich negativ.

Über den Einfluss des Diabetes mellitus (DM) auf die Ergebnisse der Thrombolyse bei ALI berichteten Butt et al. [9], wobei in einem Propensity-Score adjustierten Vergleich 83 Diabetiker mit ALI 316 ALI-Patienten ohne DM gegenübergestellt wurden. Patienten mit DM waren jünger, häufiger Frauen und wiesen häufiger eine Niereninsuffizienz, Fußulzera und Thrombosen als die ALI-Patienten ohne DM auf. Unterschiede zwischen beiden Gruppen sind in *Tabelle 3* aufgeführt. In der Propensity-Score-Analyse hatten DM-Patienten nach 1 (Odds Ratio 2,52) und 3 Jahren (Odds Ratio 2,52) eine höhere Majoramputationsrate als Nichtdiabetiker. Das amputationsfreie Überleben nach 3 Jahren war ebenfalls bei DM-Patienten niedriger (Odds Ratio 0,46). Zusammenfassend machten in diesem Krankengut Diabetiker mehr als ein Fünftel der ALI-Patienten aus, mit höherer Komorbidität und schlechterer Prognose im Vergleich zu Nichtdiabetikern.

3 Endovaskuläre vs. chirurgische Revaskularisation – Registererhebungen

Auf Basis von Daten, die in den Jahren 1994–2014 in dem schwedischen Register Swedvasc gesammelt wurden, verglichen Grip et al. [10] das amputationsfreie Überleben von Patienten mit ALI, die entweder endovaskulär (ER) oder offen (OR) behandelt wurden. Sie bildeten 2 Propensity-Score-gematchte Gruppen von je 3 365 Patienten. In der OR-Gruppe erfolgte bei 61,3 % der Patienten eine Thromboembolektomie, bei 25,6 % ein chirurgischer Bypass und bei 13,1 % eine Thrombendarteriektomie. In der ER-Gruppe unterzogen sich 49,9 % der Patienten einer alleinigen Thrombolyse, 31,7 % einer Thrombolyse mit Stent und/oder PTA und 18,4 % einem alleinigen Stenting mit oder ohne PTA. Die Hybrideingriffe (7,5 %) wurden der OR-Gruppe zugerechnet. Das mittlere Alter der Patienten war 74,7 Jahre, 47,5 % waren Frauen und die mittlere Nachbeobachtungszeit belief sich auf 4,3 Jahre. Nach 30 Tagen war die Offenheit in der ER-Gruppe signifikant besser als nach OR (83,0 % vs. 78,6 %; p < 0,001). Die Amputationsraten waren nach 30 Tagen (7,0 % nach ER, 8,2 % nach OR) und nach 1 Jahr (13,8 % vs. 14,8 %) ähnlich. Die

Tab. 4: Ergebnisse nach offener oder endovaskulärer Versorgung von Patienten mit ALI. Propensity-Score-gematchter Vergleich (nach [10])

Parameter	OR (= 3 365)	ER (n = 3 365)	P
Ätiologie (%)			
• Thrombose	63,7	63,7	1,000
• Embolus	34,1	34,1	1,000
• PAA	2,2	2,2	1,000
Ergebnisse nach 30 Tagen (%)			
• Primäre Offenheit	78,6	83,0	< 0,001
• Fasziotomie	7,5	5,4	0,014
• Herzinfarkt	3,1	2,6	0,342
• Schlaganfall	1,4	2,1	0,077
• Amputation	8,2	7,0	0,113
• Tod	11,1	6,7	< 0,001
• Amputationsfreies Überleben	82,1	87,5	< 0,001
Ergebnis nach 1 Jahr (%)			
• Amputation	14,8	13,8	0,320
• Tod	28,6	20,2	< 0,001
• Amputationsfreies Überleben	61,6	69,9	< 0,001

Sterblichkeit war nach ER signifikant niedriger als nach OR, sowohl nach 30 Tagen (6,7 % vs. 11,1 %; p < 0,001) als auch nach 1 Jahr (20,2 % vs. 28,6 %; p < 0,001). Damit war auch das amputationsfreie Überleben sowohl nach 30 Tagen als auch nach 1 Jahr bei ER signifikant besser (Tab. 4). Auch noch 5 Jahre nach dem Eingriff hatte ER die bessere Überlebensrate (HR 0,78), aber die wesentlichen Unterschiede zwischen beiden Gruppen ergaben sich im ersten Jahr. Nach dieser Analyse reduziert ein primär endovaskuläres Vorgehen bei Patienten mit ALI im Vergleich zur offenen Chirurgie die Sterblichkeit, ohne irgendeinen Unterschied im Amputationsrisiko.

Eine Erhebung aus Michigan (45 Krankenhäuser) erfasste 1 480 Patienten, die bei ALI (Rutherford-Klasse II a und II b) in den Jahren 2012–2015 behandelt wurden (ER n = 818; OR n = 195; Hybrid-Revaskularisation n = 467) [11]. Die häufigsten endovaskulären Prozeduren waren Angioplastie (93 %) und Thrombolyse (49,8 %), die häufigsten chirurgischen Revaskularisationen bestanden in femoropoplitealem Bypass (32,8 %), femorotibialem Bypass (28,2 %) und Thrombektomie (19 %). Bei ER war die Transfusionsrate signifikant geringer (OR vs. ER Odds Ratio 2,7), gleiches galt für die Majoramputationsrate 30 Tage nach Intervention (OR vs. ER Odds Ratio 3,4). Hinsichtlich Freiheit von Re-Intervention, Herzinfarkt, Schlaganfall/TIA und Sterblichkeit innerhalb 30 Tagen unterschieden sich aber alle 3 Gruppen (ER/OR/Hybrid) nicht. Die Morbidität war demnach bei ER geringer als in den anderen Gruppen, wie sich dies aber auf das längerfristige Ergebnis auswirkt, konnte diese Untersuchung nicht sagen.

4 Endovaskuläre Revaskularisation

Inagaki et al. [12] benutzten die Datenbasis der Vascular Study Group of New England (VSGNE) der Jahre 2010–2014, um die Ergebnisse nach peripheren endovaskulären Interventionen bei Patienten mit ALI und kritischer Extremitätenischämie (CLI) zu vergleichen. 365 Patienten mit ALI wurden 1 : 5 zu 1 808 Patienten mit CLI nach Behandlungsjahr und betroffenen arteriellen Segmenten gematcht. ALI-Patienten hatten im Vergleich zu CLI-Patienten häufiger eine frühere ipsilaterale Revaskularisation (39 % vs. 32 %) und einen peripheren Bypass (10 % vs. 15 %). Sie wurden seltener mit selbstexpandierenden Stents (33 % vs. 42 %) und häufiger mit Thrombolyse (25 % vs. 5 %) behandelt, alle Unterschiede statistisch signifikant. ALI war mit einer höheren Rate an technischem Versagen (Odds Ratio 1,7), einer höheren Rate an distalen Embolisationen (Odds Ratio 2,7), längerem Krankenhausaufenthalt und höherer Krankenhaussterblichkeit (Odds Ratio 2,8) assoziiert. Nach 1 Jahr waren aber keine Unterschiede im Amputationsrisiko (Majoramputationsrate in beiden Gruppen 6 %, Sterblichkeit 15 %) zu beobachten. Zusammenfassend wurden demnach bei ALI-Patienten verglichen mit CLI-Patienten die ungünstigeren periinterventionellen Ergebnisse gesehen, aber keine Unterschiede im Ergebnis nach 1 Jahr gefunden. Die Aussagen dieses Vergleichs werden allerdings dadurch eingeschränkt, dass in der Datenbasis der VSGNE nur für ca. 20 % der Patienten Follow-up-Daten über 1 Jahr vorliegen, sodass die niedrigen Amputationsraten möglicherweise auf mangelnder Berichterstattung beruhen.

5 Spezielle Fragestellungen

5.1 Versorgungsmanagement von Patienten mit ALI

Langenskiöld et al. [13] gingen anhand des Krankenguts des Sahlgrenska University Hospital, Göteborg, der Frage nach, welche Schwächen in der Versorgung von ALI-Patienten bestehen und wie sie beseitigt werden könnten. Es handelte sich um 195 Patienten, 117 Patienten (60 %) wurden über einen Notfalltransport eingewiesen. Die mediane Zeit von Symptombeginn bis Revaskularisation betrug 23 Stunden für die notfallmäßig eingebrachten Patienten, für die nichttransportierten Patienten aber 93 Stunden (p < 0,01). Die Zeit von Symptombeginn bis Ankunft im Krankenhaus machte 5 Stunden (Notfalltransport) bzw. 48 Stunden (kein Transport) aus. Die Zeit, bis die notfallmäßig eingewiesenen Patienten nach Ankunft im Krankenhaus von einem Arzt untersucht wurden, betrug im Mittel 51 Minuten, bei den nicht notfallmäßig eingetroffenen Patienten aber 80 Minuten (p = 0,01). Niedermolekulares Heparin wurde 72 % der Patienten in der Notfallaufnahme verabreicht. Eine multivariate Analyse zeigte, dass die Gabe von niedermolekularem Heparin einen günstigen Einfluss auf das Outcome hatte. Umgekehrt waren die Zeit vom Auftreten der Symptome bis zum Eintreffen im Krankenhaus, eine pAVK in der Anamnese und aktueller Nikotinkonsum mit einem Funktionsverlust (Kompositendpunkt von 30-Tage-Sterblichkeit, Extremitätenverlust oder persistierendem motorischem Defizit) assoziiert. Gleiches galt für weibliches Geschlecht und motorisches Defizit bei Aufnahme. Die Autoren weisen auf die Defizite in der Versorgung dieser Patienten hin: Obwohl 56 % der Patienten ein motorisches Defizit und 45 % eine Zyanose aufwiesen, verbrachten die Patienten im Median 162 Minuten in der Notfallaufnahme. Selbst die Patienten, die notfallmäßig eingewiesen wurden, wurden erst nach im Mittel 9 Stunden nach Krankenhausaufnahme revaskularisiert. Es wurde eine schnellere Versorgung dieser Patienten und eine frühere und grundsätzliche Gabe von niedermolekularem Heparin bei diesen Patienten angemahnt.

Eine weitere Untersuchung zum Versorgungmanagement bei ALI-Patienten stammt aus den USA. Auch Wang et al. [14] überprüften den zeitlichen Ablauf bei der Behandlung von ALI-Patienten und die Antikoagulation. Es handelte sich um 87 Patienten, die einem Schwerpunktzentrum von anderen Kliniken zugewiesen wurden. Die Zeit von Symptombeginn bis erste ärztliche Untersuchung in der Zuweiserklinik betrug im Mittel 18,3 Stunden. Zu diesem Zeitpunkt wiesen 53,8 % der Patienten eine Ischämie Rutherford-Klasse IIa und 36,3 % IIb auf. Bei 87,4 % wurde eine Heparinbehandlung vor dem Transport eingeleitet, jedoch erreichten nur 44 Patienten (57,9 %) therapeutische Spiegel vor definitiver Revaskularisation. Die Re-Interventionsrate für alle Patienten betrug 36,8 %, sie war signifikant höher (66,7 %) bei den Patienten, die erst > 48 Stunden nach Symptombeginn heparinisiert wurden, verglichen mit einer Re-Interventionsrate von 23,5 % bei Patienten mit einem Beginn der Heparintherapie innerhalb 6 Stunden. Allerdings beeinflusste der Beginn der Heparintherapie nicht die Majoramputationsrate, Interventionsoffenheitsrate und 30-Tage-Sterblichkeit, die für das Gesamtkollektiv mit 13,1 %, 72,2 % und 7,9 % angegeben wurden. Bei der signifikant geringeren Re-Interventionsrate bei frühem Heparineinsatz forderten die Autoren grundsätzlich eine frühere Heparintherapie bei ALI-Patienten ein.

5.2 Akute Ischämie bei thrombosiertem Popliteaarterienaneurysma

Jungi et al. [15] berichteten in einer retrospektiven Erhebung eines einzelnen Zentrums über 51 konsekutive Patienten, die bei akuter Ischämie (Rutherford IIa/IIb und III) wegen eines thrombosierten PAA offen chirurgisch behandelt wurden (44 Bypässe/3 Interpositionen/4 (8 %) primäre Majoramputationen). Bei 43/47 (91 %) Patienten, die primär revaskularisiert werden konnten, wurde die V. saphena magna als Gefäßersatzmaterial verwendet. Eine intraoperative intraarterielle Thrombolyse war bei 17/47 Patienten (36 %) erforderlich, eine Fasziotomie bei 15/51 (29 %) Patienten. Die primären Amputationen ausgeschlossen, betrug die Majoramputationsrate nach 30 Tagen 9 % (4/47), insgesamt also 16 %. 2 (4 %) Patienten verstarben innerhalb 30 Tagen. Die Stärke dieser Untersuchung ist die hohe Follow-up-Rate (Follow-up-Index 0,99). Nach einem medianen Follow-up von 41 Monaten lebten noch 32 Patienten, weitere Majoramputationen wurden nicht notwendig. Die Autoren schätzten den Extremitätenerhalt nach 4 Jahren auf 84 %, die primär assistierten und sekundären Bypassoffenheitsraten auf 82 % respektive 87 % nach ebenfalls 4 Jahren. Betont wurde, dass bei diesen Patienten mit der offenen Chirurgie trotz ungünstiger Run-off-Bedingungen gute Bypassoffenheitsraten und eine niedrige Claudicatiorate erzielt werden konnten, ohne präoperative Thrombolyse.

5.3 Katheterbasierte Thrombolyse mit und ohne pharmakomechanische Thrombektomie

In einer retrospektiven Erhebung verglichen Gandhi et al. [16] die Ergebnisse einer KBT mit oder ohne zusätzliche pharmakomechanische Thrombektomie (PMT) bei insgesamt 83 ALI-Patienten. 54 Patienten erhielten PMT + KBT, 29 Patienten ausschließlich KBT. In der PMT + KBT-Gruppe wurde zunächst mit dem AngioJet-Katheter eine mechanische Thrombektomie vorgenommen, anschließend erfolgte die Thrombolyse. Die technische Erfolgsrate war 87 % (PMT + KBT) bzw. 89 % (KBT), die mittlere Lysezeit belief sich auf 2,03 vs. 2,38 Tage. Auch hinsichtlich der periprozeduralen Komplikationen gab es keine statistisch signifikanten Unterschiede. Die Offenheit nach 30 Tagen und 1 Jahr wurde mit 72 % vs. 76 % und 40 % vs. 48 % angegeben (PMT + KBT vs. KBT). Die Beinerhaltungsraten im Follow-up waren 85 % vs. 79 %, das amputationsfreie Überleben 4,2 vs. 4,6 Jahre (PMT + KBT vs. KBT). Nach diesen Daten hat die zusätzliche PMT keinen signifikanten Einfluss auf Dauer und Wirksamkeit der KBT. Die Autoren schränkten aber ihre Folgerungen insofern ein, als sie das AngioJet-System unter Verwendung von heparinisierter Kochsalzlösung einsetzten. Inwieweit die Ergebnisse bei Verwendung von tPA statt heparinisierter Kochsalzlösung oder mit der Puls-Spray-Technik verbessert würden, ließen sie offen.

5.4 ALI im pädiatrischen Krankengut

In der Datenbasis des Healthcare Cost and Utilization Project (HCUP) der USA identifizierten Lim et al. [17] 1576 pädiatrische Patienten mit ALI unter 6 122 535 pädiatrischen Krankenhausaufnahmen (26 pro 100 000 Einweisungen). Es handelte sich um 424 Kleinkinder (Alter ≤ 1 Jahr), 283 Kinder und 869 Heranwachsende. Das mittlere Alter der Patienten war 9,9 Jahre. 1 313 Patienten wurden konservativ behandelt, 263 unterzogen sich einer chirurgischen Revaskularisation. Als konservativ wurde jede nicht-chirurgische Maßnahme definiert, wie Antikoagulation (n = 52), systemische Thrombolyse (n = 42) und KBT (n-Zahl war nicht eruierbar). Ursachen der ALI waren kongenital bedingt, iatrogen und Trauma. Die Studie ermittelte eine 17%ige Revaskularisationsrate bei pädiatrischen Patienten, eine Amputationsrate < 2 % und eine Sterblichkeit von 4 %. Die Sterblichkeit bei konservativem Management und bei chirurgischer Revaskularisation war nicht unterschiedlich (5,0 % vs. 3,4 %), gleiches galt für die Amputationsrate (1,9 % vs. 1,1 %). In der Subgruppenanalyse hatten Kleinkinder eine geringere Rate an orthopädischen Verletzungen als Kinder anderer Altersgruppen. Umgekehrt wurde bei Kindern eine höhere Rate an assoziierten Verletzungen der oberen Extremität und operativen Revaskularisationen gesehen als bei Kleinkindern und Heranwachsenden. Zusammengefasst war die Krankenhaussterblichkeit bei Kleinkindern mit ALI höher als in den anderen Altersgruppen. Die offene Revaskularisation führte zu keiner verbesserten Majoramputationsrate oder Krankenhaussterblichkeit, sodass für die meisten pädiatrischen Patienten das nicht-operative Management die Initialbehandlung darstellt.

Neben dieser Analyse einer großen administrativen Datenbank wurde eine Einzelzenterstudie publiziert, die über die nichtoperative Behandlung von 25 Kleinkindern, mittleres Alter 3,5 Monate, mit ALI berichtete [18]. Bei gut der Hälfte der Kleinkinder (54 %) bestand wenigstens eine kongenitale Komorbidität, am häufigsten eine Herzfehlbildung. Die ALI war in den meisten Fällen (88 %) iatrogen bedingt, verursacht entweder durch eine nicht angepasste Größe der arteriellen Blutdruckkanülierung (n = 20) oder Membranoxygenator-Kanüle (n = 2). 84 % der Gefäßverschlüsse betrafen die untere Extremität. Bei 80 % der Kleinkinder bestand die initiale Behandlung in der intravenösen Applikation von Heparin. Bei 2 Patienten kam es zum Versagen der nichtoperativen Behandlung, sie wurden einer Thrombolyse unterzogen. Innerhalb 30 Tagen wurde keine Majoramputation notwendig, 3 Patienten verstarben an Ursachen, die nicht mit einer Extremitätenischämie assoziiert waren. Die überlebenden Kinder konnten für 53,5 ± 38,5 Monate nachverfolgt werden. Bei einem Kleinkind wurde 6 Wochen nach Diagnosestellung eine Oberschenkelamputation erforderlich, was für das Gesamtkollektiv einen Extremitätenerhalt von 96 % im Follow-up bedeutete. Im Langzeitverlauf kam es einmal zu einer Diskrepanz im Extremitätenwachstum, Claudicatio wurde von keinem Kind berichtet. Bei einem Kind musste 3 Jahre nach dem akuten Ereignis wegen einer chronischen Wundheilungsstörung eine Hauttransplantation vorgenommen werden, bei einem weiteren Kind kam es bei multiplen kongenitalen Abnormitäten zur chronischen Osteomyelitis, was weitere orthopädische Eingriffe notwendig machte. Die Folgerung ist, dass Kleinkinder im Gegensatz zum Erwachsenen bei ALI ausschließlich mit Antikoagulantien behandelt werden sollten, bei guten funktionellen Ergebnissen im Langzeitverlauf. Welch technische Möglichkeiten hier mittlerweile die endovaskuläre Therapie bietet, zeigt der Fallbericht einer Neugeborenen, bei der nach der Geburt ein blasser kalter rechter Arm auffiel, was auf einer rechtsseitigen A. subclavia-Thrombose beruhte [19]. Mit einer KBT ließ sich die Thrombose erfolgreich behandeln, mit keinen negativen Auswirkungen im Follow-up nach einem halben Jahr.

5.5 ALI nach herzchirurgischen Eingriffen

Folkert et al. [20] berichteten in einer retrospektiven Monozenterstudie über 11 343 Patienten mit offener Herzchirurgie, bei denen es in 156 Fällen (1,4 %) zur ALI kam. Signifikante Risikofaktoren waren unter anderem gegenwärtiger Raucher, pAVK, nicht-selektiver Eingriff, Einsatz des Membranoxygenators oder der intraaortalen Pumpe und Klappeneingriff. Prinzipiell waren kleine Personen mit erkrankten Arterien, bei denen ein Notfalleingriff erforderlich wurde und die potenziell die Instrumentalisierung ihres arteriellen Systems mit großkalibrigen Devices benötigten, am stärksten ALI-gefährdet. Bei 105 (67 %) Patienten war ein Eingriff notwendig – am häufigsten eine Thrombektomie (n = 43 [28 %]), gefolgt von einer Fasziotomie (n = 20 [13 %]). Bei 27 (17 %) Patienten kam es zur Amputation (21 Major-/6 Minoramputationen), darunter 2 Amputationen an der oberen Extremität. Patienten, die nach einem herzchirurgischen Eingriff eine ALI entwickelten, hatten eine signifikant höhere Klinikletalität verglichen mit den anderen Patienten der betreffenden Indexoperation. Des Weiteren war das Langzeitüberleben signifikant reduziert (HR 3,7). In der Kaplan-Meier-Schätzung nannten die Autoren für die herzchirurgischen ALI-Patienten eine Überlebensrate nach 5 Jahren von 25,7 %, verglichen mit 75,3 % bei den übrigen herzchirurgischen Patienten. Neben einer strengen Überwachung der Risikopopulation empfahlen die Autoren, bei ALI-gefährdeten herzchirurgischen Patienten – wenn immer möglich – auf eine femorale arterielle Kanülierung zu verzichten.

6 Indikation und Ergebnisse der Majoramputation der unteren Extremität

In dem Register der Vascular Quality Initiative (VQI) für die Jahre 2013–2015 identifizierten Gabel et al. [21] 2 939 Patienten mit Majoramputationen, 1 656 unterhalb (BKA) und 1 283 oberhalb des Kniegelenks (AKA). Die meisten Amputationen wurden wegen ischämischem Gewebeverlust erforderlich (BKA 51,1 %, AKA 54,06 %), gefolgt von unkontrollierbaren Infektionen (BKA 33,65 %, AKA 25,5 %). Eine akute Ischämie lag nur 6,11 % der BKA und 10,43 der AKA zugrunde, ein ischämischer Ruheschmerz 5,86 % (BKA) bzw. 9,02 % (AKA) der Fälle. Die 30-Tages-Sterblichkeit belief sich auf 7 % (AKA) bzw. 3 % (BKA), die Komplikationsrate über alles auf 17,87 % (BKA) bzw. 12,24 % (AKA). Gehfähig bei Entlassung waren nur 2 % der Patienten. 53,38 % (BKA) bzw. 55,03 % (AKA) benötigten einen Rollstuhl und 7,79 % (BKA) bzw. 17,23 % waren bettlägerig. Nach Hause entlassen werden konnten lediglich 21,81 % der Patienten mit BKA und 27,67 % der AKA-Patienten. Die Autoren wollten diese Analyse als Bestandsaufnahme der gegenwärtigen Epidemiologie der Majoramputation verstanden wissen, mit dem Hinweis, dass die Ischämie die Hauptursache von Majoramputationen darstellt.

Fazit

Aufgrund des Fehlens neuerer randomisierter Studien gilt die Frage, ob bei akuter Extremitätenischämie die Thrombolyse oder die offene Chirurgie als Initialtherapie bevorzugt werden sollte, mangels Evidenz als ungelöst. Trotzdem ist in allen Registererhebungen ein deutlicher Anstieg der initialen Thrombolyse zu beobachten, auch kenntlich daran, dass sich die neuen Publikationen in großer Mehrzahl mit der Thrombolyse und ganz wenige noch mit dem offenen Vorgehen beschäftigen. Zumindest in den weniger fortgeschrittenen Stadien der ALI scheint eine initiale Thrombolyse, in einem hohen Prozentsatz kombiniert mit einem endovaskulären Eingriff, hinsichtlich perioperativer Morbidität und Mortalität der offenen Chirurgie überlegen zu sein. Die langfristigen Erhebungen in den skandinavischen Ländern favorisieren sogar eindeutig die initiale Thrombolyse. Unabhängig von dem Therapieverfahren ist die rasche Behandlung dieser Patienten entscheidend für das Outcome, hier gibt es in der täglichen Praxis noch einen deutlichen Verbesserungsbedarf. Dies gilt auch für die in den Leitlinien geforderte sofortige Heparinbehandlung bei Diagnosestellung, die immer noch in einem nicht unerheblichen Prozentsatz nicht konsequent umgesetzt wird. Eine spezielle Situation stellen Kleinkinder und Kinder mit ALI dar. Im Gegensatz zur Behandlung des erwachsenen Patienten mit ALI ist in diesen seltenen Fällen bei mehrheitlich iatrogener oder traumatischer Ursache die initiale Heparinbehandlung angesagt, falls notwendig kombiniert mit einer Thrombolyse. Der Stellenwert der chirurgischen Revaskularisation ist aufgrund der sehr heterogenen Einschlusskriterien im Jahr 2018 einer Beantwortung nicht nähergebracht worden.

Literatur

[1] Darwood R, Berridge DC, Kessel DO et al.: Surgery versus thrombolysis for initial management of acute limb ischaemia. Cochrane Database Syst Rev 2018: CD002784. [EBM Ia]

[2] Enezate TH, Omran J, Mahmud E et al.: Endovascular versus surgical treatment for acute limb ischemia: a systematic review and meta-analysis of clinical trials. Cardiovasc Diagn Ther 2017; 7: 264–271. [EBM Ia]

[3] Theodoridis PG, Davos CH, Dodos I et al.: Thrombolysis in Acute Lower Limb Ischemia: Review of the Current Literature. Ann Vasc Surg 2018; 52: 255–262. [EBM IIa]

[4] Bath J, Kim RJ, Dombrovskiy VY et al.: Contemporary trends and outcomes of thrombolytic therapy for acute lower extremity ischemia. Vascular 2019; 27: 71–77. [EBM III]

[5] Grip O, Wanhainen A, Acosta S et al.: Long-term Outcome after Thrombolysis for Acute Lower Limb Ischaemia. Eur J Vasc Endovasc Surg 2017; 53: 853–861. [EBM III]

[6] Urbak L, de la Motte L, Rørdam P et al.: Catheter-Directed Thrombolysis in the Treatment of Acute Ischemia in Lower Extremities Is Safe and Effective, Especially with Concomitant Endovascular Treatment. Ann Vasc Dis 2017; 10: 125–131. [EBM III]

[7] Ebben HP, van Burink MV, Jongkind V et al.: Efficacy versus Complications in Arterial Thrombolysis. Ann Vasc Surg 2018; 48: 111–118. [EBM III]

[8] Vakhitov D, Oksala N, Saarinen E et al.: Survival of Patients and Treatment-Related Outcome After Intra-Arterial Thrombolysis for Acute Lower Limb Ischemia. Ann Vasc Surg 2019; 55: 251–259. [EBM III]

[9] Butt T, Gottsäter A, Apelqvist et al.: Outcome of intra-arterial thrombolysis in patients with diabetes and acute lower limb ischemia: a propensity score adjusted analysis. J Thromb Thrombolysis 2017; 44: 475–480. [EBM III]

[10] Grip O, Wanhainen A, Michaëlsson K et al.: Open or endovascular revascularization in the treatment of acute lower limb ischaemia. Br J Surg 2018; 105: 1598–1606. [EBM III]

[11] Davis FM, Albright J, Gallagher KA et al.: Early Outcomes following Endovascular, Open Surgical, and Hybrid Revascularization for Lower Extremity Acute Limb Ischemia. Ann Vasc Surg 2018; 51: 106–112. [EBM III]

[12] Inagaki E, Farber A, Kalish JA et al.: Vascular Study Group of New England: Outcomes of

Peripheral Vascular Interventions in Select Patients with Lower Extremity Acute Limb Ischemia. J Am Heart Assoc 2018; 7 (8). pii: e004782. [EBM III]

[13] Langenskiöld M, Smidfelt K, Karlsson A et al.: Weak Links in the Early Chain of Care of Acute Lower Limb Ischaemia in Terms of Recognition and Emergency Management. Eur J Vasc Endovasc Surg 2017; 54: 235–240. [EBM III]

[14] Wang SK, Murphy MP, Gutwein AR et al.: Perioperative Outcomes are Adversely Affected by Poor Pretransfer Adherence to Acute Limb Ischemia Practice Guidelines. Ann Vasc Surg 2018; 50: 46–51. [EBM III]

[15] Jungi S, Kuemmerli C, Kissling P et al.: Limb Salvage by Open Surgical Revascularisation in Acute Ischaemia due to Thrombosed Popliteal Artery Aneurysm. Eur J Vasc Endovasc Surg 2019: 57: 393–398. [EBM III]

[16] Gandhi SS, Ewing JA, Cooper E et al.: Comparison of Low-Dose Catheter-Directed Thrombolysis with and without Pharmacomechanical Thrombectomy for Acute Lower Extremity Ischemia. Ann Vasc Surg 2018; 46: 178–186. [EBM III]

[17] Lim S, Javorski MJ, Halandras PM et al.: Epidemiology, treatment, and outcomes of acute limb ischemia in the pediatric population. J Vasc Surg 2018; 68: 182–188. [EBM III]

[18] Wang SK, Lemmon GW, Drucker NA et al.: Results of nonoperative management of acute limb ischemia in infants. J Vasc Surg 2018; 67: 1480–1483. [EBM III]

[19] Pereira K, Salamo RM, Tallman BM et al.: Catheter-Directed Thrombolysis for Acute Upper Limb Ischemia in the Neonate. J Vasc Interv Radiol 2018; 29: 742–744. [EBM III]

[20] Folkert IW, Foley PJ, Wang GJ et al.: Impact of acute postoperative limb ischemia after cardiac and thoracic aortic surgery. J Vasc Surg 2018; 67: 1530–1536. [EBM III]

[21] Gabel J, Jabo B, Patel S et al.: Vascular Quality Initiative: Analysis of Patients Undergoing Major Lower Extremity Amputation in the Vascular Quality Initiative. Ann Vasc Surg 2018; 46: 75–82. [EBM III]

4 Herzchirurgie

4.1 Was gibt es Neues in der extrakorporalen Zirkulation?

A. El-Essawi, I. Breitenbach, W. Harringer

1 Minimal-invasive Herz-Lungen-Maschinen

Durch die Einführung minimal-invasiver Techniken in die Herzchirurgie wurde es möglich, das Patienten-Outcome auch nach komplexen kardiochirurgischen Eingriffen in den letzten Jahren signifikant zu verbessern. Das Hauptaugenmerk lag hier initial in der Weiterentwicklung der chirurgischen Technik, wie z. B. im Bereich der Koronarchirurgie die Entwicklung der Off-Pump-Technik.

Neben der chirurgischen Technik hat jedoch auch die verwendete Herz-Lungen-Maschine einen essenziellen Einfluss auf das Patienten-Outcome. Diese Erkenntnis führte zu einer Weiterentwicklung im Bereich der extrakorporalen Zirkulation. Erfolgten zunächst die Miniaturisierung und Minimierung der Komponenten der Maschinen, so begann in der letzten Dekade die Optimierung der Systeme bezüglich des Erhalts der Homöostase durch die Vermeidung des physiologischen Traumas, welches z. B. durch die Hämodilution, die Inflammation und die Hämolyse hervorgerufen wird.

Die Weiterentwicklung der Herz-Lungen-Maschinen, die von verschiedenen Anwendern und Firmen vorangetrieben wurden, führte zu einer unübersichtlichen Vielfalt der Systeme und Strategien und machte unter anderem die Vergleiche in der Literatur zwischen den unterschiedlichen Studien fast unmöglich. Zudem existierte für die minimal-invasive Herz-Lungen-Maschine keine einheitliche Definition. Dieses führte dazu, dass in der Literatur häufig auch diskrepante Ergebnisse erzielt wurden.

Um dem Rechnung zu tragen, wurde im Jahr 2014 die Gesellschaft für minimal-invasive extrakorporale Technologien (MiECTiS) gegründet und in einem Positionspapier im Jahr 2016 erstmalig die Definition des Terminus „minimal-invasive extrakorporale Zirkulation" sowie eine Klassifikation der Systeme in Abhängigkeit von den eingesetzten Komponenten festgelegt [1].

Die minimal-invasive extrakorporale Zirkulation (MiECC) bezieht sich demzufolge auf eine umfassende Strategie aus chirurgischem Vorgehen, anästhesiologischem Management und Perfusionsmanagement und ist somit nicht auf den extrakorporalen Kreislauf beschränkt. Auch wird erstmalig definiert, welche wesentlichen Komponenten eine Herz-Lungen-Maschine enthalten muss, um als MiECC klassifiziert zu werden. Eine MiECC besteht demnach aus einem geschlossenen extrakorporalen Kreislauf unter Verwendung von biologisch inerten Oberflächen mit verringertem Primingvolumen, in den eine Zentrifugalpumpe, ein Membranoxygenator, ein Kardioplegiesystem, eine venöse Blasenfalle bzw. ein venöser Luftabscheider, ein Wärmetauscher und ein Managementsystem für Wundblut integriert sind.

Abbildung 1 zeigt die Klassifikation der MiECC. Hier werden die Systeme der ersten Generation (bestehend aus einer Zentrifugalpumpe, einem Oxygenator und einem Schlauchsystem) ohne Möglichkeit der Luftblasendetektion oder Elimina-

4.1 Extrakorporale Zirkulation

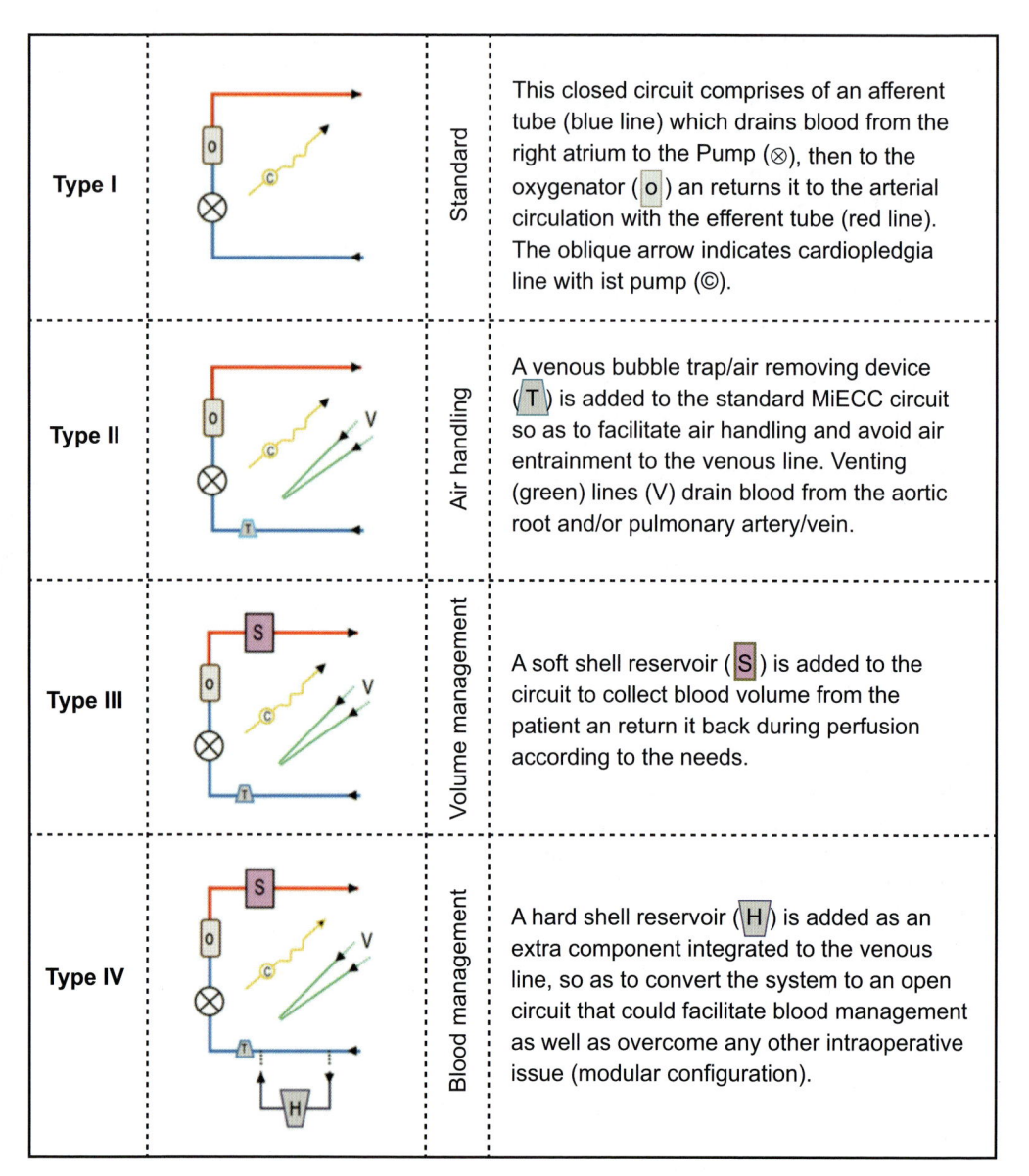

Type I		Standard	This closed circuit comprises of an afferent tube (blue line) which drains blood from the right atrium to the Pump (⊗), then to the oxygenator (o) an returns it to the arterial circulation with the efferent tube (red line). The oblique arrow indicates cardiopledgia line with ist pump (©).
Type II		Air handling	A venous bubble trap/air removing device (T) is added to the standard MiECC circuit so as to facilitate air handling and avoid air entrainment to the venous line. Venting (green) lines (V) drain blood from the aortic root and/or pulmonary artery/vein.
Type III		Volume management	A soft shell reservoir (S) is added to the circuit to collect blood volume from the patient an return it back during perfusion according to the needs.
Type IV		Blood management	A hard shell reservoir (H) is added as an extra component integrated to the venous line, so as to convert the system to an open circuit that could facilitate blood management as well as overcome any other intraoperative issue (modular configuration).

Abb. 1: Klassifikation der MiECC-Kreisläufe. Zu beachten ist, dass es sich bei dem modularen Kreislauf Typ IV praktisch um den Typ III mit einer Stand-by-Komponente handelt, die nur bei Bedarf eingesetzt wird
X: Pumpe; O: Oxygenator; C: Kardioplegie; T: Blasenfalle/Luftabscheider; V: Vent (aortal/pulmonal); S: Weichbeutelreservoir; H: Hartschalenreservoir
Aus: Anastasiadis, Kyriakos; Murkin, John: Use of minimal invasive extracorporeal circulation in cardiac surgery: principles, definitions and potential benefits. A position paper from the Minimal invasive Extra-Corporeal Technologies international Society (MiECTiS). Mit freundlicher Genehmigung von Oxford University Press

tion von denen des Typ II unterschieden. Die letzte Stufe (Typ IV) beschreibt modulare Systeme, die bei Bedarf bis zu einem konventionellen System aufgerüstet werden können.

Gleichzeitig wurden im Positionspapier die Vorteile des MiECC-Konzepts im Vergleich zu den konventionellen Systemen, basierend auf der vorhandenen Literatur, hervorgehoben. Die Verwendung von MiECC-Systemen führt hiernach zu einer Verringerung der Hämodilution und der postoperativen Blutung. Dieses schlägt sich in einer Verringerung der Erythrozytentransfusionen nieder. Weiterhin führen MiECC-Systeme zu einer Verringerung der Inzidenz des postoperativen Vorhofflimmerns und zu einem Erhalt der Nierenfunktion sowie zu einer Verbesserung der Myokardprotektion (für alle Punkte ergab sich ein Empfehlungsgrad Klasse I mit einem Evidenzgrad A).

1.1 Modulare (Typ IV) MiECC – eine universelle Lösung

Obwohl der ursprüngliche Gedanke hinter der Einführung der ersten Generation der MiECC-Systeme in der Konkurrenz zur Off-Pump-koronaren Bypasschirurgie zu sehen ist, kam es zu keiner nennenswerten Verbreitung der Systeme über die Bypasschirurgie hinaus, da wichtige Sicherheitsfeatures fehlten.

Erst durch die Einführung der modularen Systeme (Abb. 1) bestand die Möglichkeit, bei Bedarf das MiECC-System durch die Integration zusätzlicher Komponenten (im Wesentlichen einen Wundsauger und/oder ein Hartschalenreservoir) zu modifizieren. Diese Entwicklung hat die Achillesferse der MiECC (Handhabung plötzlicher größerer Blutverluste oder vermehrtes Eintreten größerer Luftmengen in die Maschine) praktisch eliminiert und somit den universellen Einsatz der Maschinen bei allen Herzoperationen ermöglicht. Die Möglichkeiten dieses universellen Einsatzes wurden durch 2 Publikationen [2, 3] bestätigt. Prof. Anastasiadis und seine Arbeitsgruppe [2] in Thessaloniki gelang es, ein Typ-IV-System im Hybrid-Aufbau bei 50 konsekutiven Herzoperationen einzusetzen. Hierbei handelte es sich unter anderem um

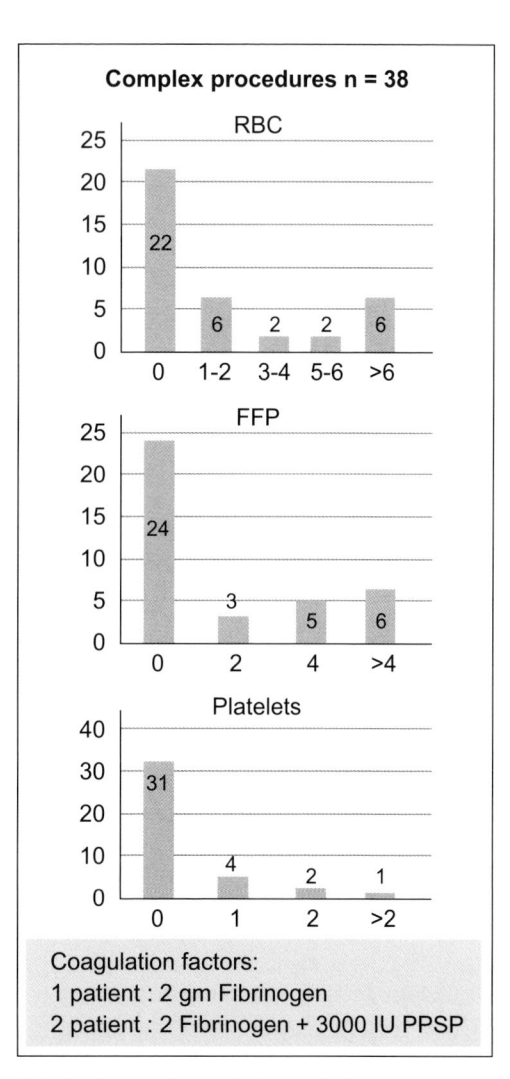

Abb. 2: Transfusionsbedarf der Patienten, die sich komplexeren Operationen mithilfe des MiECC-Systems unterzogen haben. Die Anzahl der Patienten wird gegenüber der Anzahl der benötigten Erythrozytenkonzentrate, gefrorenes Frischplasma, Thrombozytenkonzentrate sowie der benötigten Gerinnungsfaktoren wiedergegeben
Aus: El-Essawi A, Breitenbach I, Haupt B, Brouwer R, Morjan M, Harringer W. Aortic valve replacement with or without myocardial revascularization in octogenarians. Can minimally invasive extracorporeal circuits improve the outcome? Mit freundlicher Genehmigung von Perfusion

4.1 Extrakorporale Zirkulation

Complex Procedures n = 38

Mortality = 2,6 %

Patient at risk ■
Died

Cumulative Log. EuroSCORE I > 600
EuroSCORE II > 400

Risk group	Patient at risk	Died
< 5 %	9	None
5-15 %	13	None
15-30 %	8	None
30-40 %	5	None
> 40 %	3	1

Logistic EuroSCORE I

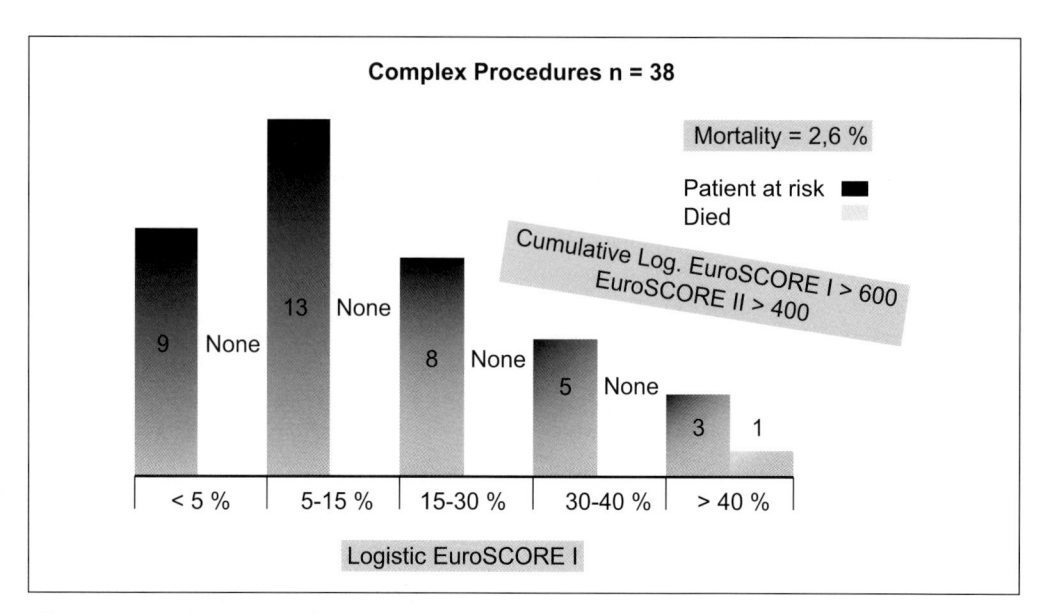

Abb. 3: Mortalität der Patienten, die sich komplexeren Operationen mithilfe des MiECC-Systems unterzogen haben. Die Anzahl der Patienten in jeder Risikogruppe (errechnetes Mortalitätsrisiko nach dem EuroSCORE I) wird gegenüber der Anzahl der tatsächlich verstorbenen Patienten wiedergegeben
Aus: El-Essawi A, Morjan M, Breitenbach I, Bechri A, Brouwer R, Harringer W. Modular minimal invasive extracorporeal circuits: another step toward universal applicability? Mit freundlicher Genehmigung von Perfusion

Mitral- und Aortenklappeneingriffe sowie Aortenwurzelersätze. In Braunschweig wurde ein modulares System im Plug-and-Play-Aufbau in einem Zeitraum von einem Jahr durch einen Chirurgen bei über 100 Patienten (unter anderem mehrfach Klappeneingriffe, komplexe Wurzeleingriffe aber auch 15 Re-Operationen) verwendet [3].

Die Verwendung von MiECC-Systemen im Rahmen dieser komplexen kardialen Operationen führte zu einer niedrigen Transfusionsrate und zu einer Reduktion der tatsächlichen Mortalität in Bezug zur erwarteten Mortalität *(Abb. 2 und 3)*. Zusätzlich zeigte sich eine sehr niedrige Inzidenz des neu aufgetretenen postoperativen Vorhofflimmerns von nur 14 %; hierbei ist zu erwähnen, dass diese in der Literatur bei vergleichbaren Patienten, die mit konventionellen Herz-Lungen-Maschinen operiert wurden, eher bei 20–40 % liegt.

1.2 Einsatz der minimal-invasiven extrakorporalen Zirkulation im Rahmen der minimal-invasiven Klappenchirurgie

Die größte prospektiv-randomisierte Studie hierzu veröffentlichten Baumbach und Mitarbeiter [4] im Jahr 2016. Es wurden 200 Patienten randomisiert, von denen ca. 25 % der Patienten einen Mitralklappeneingriff und 75 % einen Aortenklappeneingriff erhielten. Postoperativ zeigte sich ein signifikanter Vorteil der MiECC-Gruppe in Bezug auf die Dauer der postoperativen Ventilation, des Intensivaufenthalts und der Inzidenz des postoperativen Deliriums sowie der Anzahl der postoperativ transfundierten Erythrozytenkonzentrate. Ebenfalls zeigte sich anhand des postoperativen Verlaufs verschiedener inflammatorischer Mediatoren speziell des Procalcitonins Vorteile in der MiECC-Gruppe.

1.3 Erhalt der physiologischen Reserven und der Effekt auf die Mortalität

Da herkömmliche Herz-Lungen-Maschinen über Jahrzehnte eine sichere und gute Perfusion geleistet haben, stellt sich die Frage, welche Patienten von diesem minimal-invasiven Ansatz am meisten profitieren würden?

Hier ist anzumerken, dass bisher ein Mortalitätsvorteil nur in 2 Metaanalysen gezeigt werden konnte. Es ist jedoch zu bedenken, dass sich die bisherigen Studien im Wesentlichen auf Vergleiche bei Niedrigrisikopatienten, die sich einer koronaren Bypassoperation unterzogen haben, beschränkten.

Da der Nutzen einer Herzoperation nur auf Kosten eines anatomischen und physiologischen Traumas zu erzielen ist und der Sinn der MiECC im Erhalt der Homöostase zu sehen ist, muss davon ausgegangen werden, dass die Patienten mit den wenigsten physiologischen Reserven am meisten von dem Konzept profitieren.

Angelehnt an diese These konnte in 2 retrospektiven Studien [5, 6] an über 80-jährigen Patienten, die sich einer koronaren Bypassoperation [5] oder einem Aortenklappenersatz mit oder ohne koronarer Bypassoperation [6] unterzogen haben, deutliche Vorteile zugunsten des minimal-

Variables	MiECC ($n = 126$)	CECC ($n = 126$)	P-value
30-day mortality, n (%)	3 (2.4)	12 (9.5)	0.02
Reoperation for bleeding/tamponade, n = (%)	2 (1.6)	4 (3.2)	0.7
Ventilation time (h)	18 ± 18	40 ± 157	0.1
ICU stay (days)	2.3 ± 3.9	3.3 ± 6.9	0.2
Hospital stay (days)	12.1 ± 5.0	11.1 ± 8.4	0.2
Myocardial infarction, n (%)	1 (8.0)	4 (3.2)	0.4
Low cardiac output, n (%)	0 (0)	7 (5.6)	0.01
IABP, n (%)	0 (0)	5 (4.0)	0.06
Resuscitation, n (%)	1 (0.8)	5 (4.0)	0.2
Cerebrovascular events, n (%)			
Stroke	7 (5.6)	4 (3.2)	0.4
Delirium	15 (12)	21 (17)	0.3
Dialysis, n (%)	3 (2.4)	3 (2.4)	1.0
Pneumonia; n (%)	1 (0.8)	5 (4.0)	0.2
Reintubation for respiratory insufficiency, n (%)	1 (0.6)	7 (4.5)	0.07
Sepsis, n (%)	2 (1.6)	3 (2.4)	1.0
Sternal infection, n (%)	7 (5.6)	3 (2.4)	0.2
GIT complications, n (%)	2 (1.6)	1 (0.8)	1.0
Multi-organ failure, n (%)	1 (0.8)	1 (0.8)	1.0
Optimal, n (%)	20 (16)	14 (11)	0.3

MiECC: minimally invasive extracorporeal ciculation;   CECC: conventional extracorporeal circuit;
ICU: intensive care unit;   IABP: intra-aortic balloon pump;   GIT: gastrointestinal tract.
Definitions for myocardial infarction, low cardiac output, stroke and optimum outcome are available in the Supplementary Material.

Abb. 4: Postoperative Ergebnisse nach Propensity Score Matching der Gruppen der über 80-Jährigen nach koronarer Bypassoperation
Aus [5] mit freundlicher Genehmigung der Oxford University Press

4.1 Extrakorporale Zirkulation

unmatched

n = 169 : 155
p = 0.005

- RBC: 85% / 72%
- FFP: 45% / 39%
- Platelets: 4% / 3%

Transfusion	MiECC	CECC	p =
Packed RBC OR	1.0 ± 1.4	2.1 ± 1.6	< 0,001
FFP OR	0.3 ± 1.4	0.6 ± 1.1	0.06
Platelets OR	0.02 ± 0.2	0.01 ± 0.1	0.3
Packed RBC ICU	1.3 ± 1.7	1.4 ± 2.5	0.7
FFP ICU	1.4 ± 3.3	1.2 ± 2.5	0.6
Platelets ICU	0.03 ± 0.2	0.04 ± 0.2	0.7
Packed RBC total	2.3 ± 2.3	3.4 ± 3.2	< 0.001
FFP total	1.8 ± 3.7	1.8 ± 2.8	0.9
Platelets total	0.05 ± 0.3	0.05 ± 0.2	0.9

Propensity matched

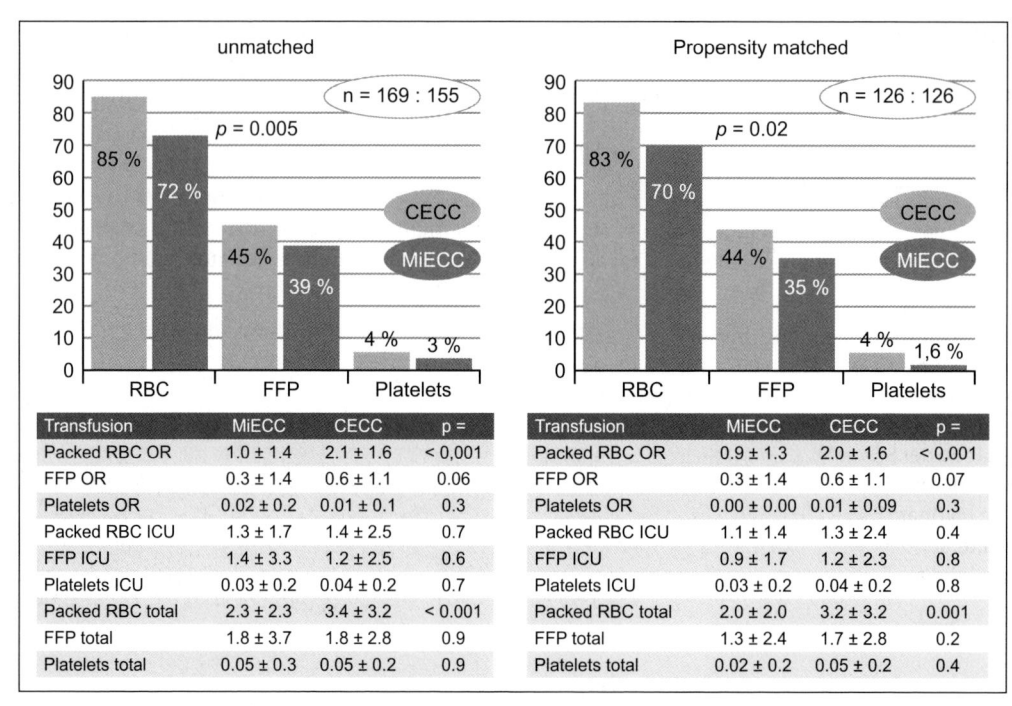

n = 126 : 126
p = 0.02

- RBC: 83% / 70%
- FFP: 44% / 35%
- Platelets: 4% / 1,6%

Transfusion	MiECC	CECC	p =
Packed RBC OR	0.9 ± 1.3	2.0 ± 1.6	< 0,001
FFP OR	0.3 ± 1.4	0.6 ± 1.1	0.07
Platelets OR	0.00 ± 0.00	0.01 ± 0.09	0.3
Packed RBC ICU	1.1 ± 1.4	1.3 ± 2.4	0.4
FFP ICU	0.9 ± 1.7	1.2 ± 2.3	0.8
Platelets ICU	0.03 ± 0.2	0.04 ± 0.2	0.8
Packed RBC total	2.0 ± 2.0	3.2 ± 3.2	0.001
FFP total	1.3 ± 2.4	1.7 ± 2.8	0.2
Platelets total	0.02 ± 0.2	0.05 ± 0.2	0.4

Abb. 5: Transfusionsbedarf (sowohl vor als auch nach dem Propensity Score Matching) der Gruppen der über 80-Jährigen nach koronarer Bypassoperation
Aus [5] mit freundlicher Genehmigung der Oxford University Press

invasiven Ansatzes gezeigt werden. Diese Vorteile kumulierten in einer signifikanten Reduktion der 30-Tage- [5] bzw. der 90-Tage-Mortalität [6] in den o. g. Studien. Zusätzlich zeigte sich eine Reduktion des Transfusionsbedarfes an Erythrozytenkonzentraten [5, 6] sowie eine verbesserte Organprotektion [5] (niedrigere Inzidenz des Low-cardiac-output-Syndroms, der postoperativen respiratorischen Insuffizienz sowie der Reanimation). Da beide Studien retrospektiver Natur waren, ist zu beachten, dass die Unterschiede zwischen den Gruppen bezüglich der präoperativen Variablen mittels eines Propensity-Score-Matching ausgeglichen wurden. *Abbildung 4* zeigt die postoperativen Ergebnisse der Gruppen der Ü-80-Jährigen nach koronarer Bypassoperation (nach dem Propensity-Score-Marching), wobei *Abbildung 5* den Transfusionsbedarf der Patienten widerspiegelt.

1.4 Metaanalyse zum Vergleich zwischen der MiECC, der konventionellen extrakorporalen Zirkulation sowie der Off-Pump-koronaren Bypasschirurgie

In der bisher größten Metaanalyse [7] zum Vergleich der 3 Verfahren wurden insgesamt 134 randomisierte Studien mit 22 778 Patienten eingeschlossen. Hierbei zeigte sich das MiECC-Verfahren gegenüber den beiden anderen Verfahren sowohl in der 30-Tage-Mortalität, der Inzidenz an postoperativen Myokardinfarkten und der postoperativen renalen Funktion überlegen. Keine Unterschiede zeigten sich bezüglich der Inzidenz des postoperativen Schlaganfalls oder des postoperativen Vorhofflimmerns zwischen den MiECC- und dem OPCAB-Gruppen, wobei beide Gruppen der konventionellen extrakorporalen Zirkulation überlegen waren.

Fazit

Obwohl sich minimal-invasive Konzepte, die einen Erhalt der anatomischen Integrität propagieren, in einem deutlich kürzeren Zeitraum etablieren konnten, erscheint nun nach Integration aller wichtigen Sicherheitsmerkmale ein idealer Zeitpunkt für die breitere Umsetzung der minimal-invasiven extrakorporalen Zirkulation, die den Erhalt der physiologischen Integrität anstrebt.

Ziel der Kombination minimal-invasiver Operationstechniken und Perfusionstechniken muss ein optimales Patienten-Outcome sein. Der modulare Aufbau der Systeme hat zusätzlich bewiesen, dass sich deren Einsatzmöglichkeiten nicht länger auf die koronare Bypasschirurgie alleine beschränken sollte, sondern vielmehr auch im Rahmen komplexer kardiale Eingriff zum Einsatz kommen sollten.

2 Goal-Directed-Perfusion

Herz-Lungen-Maschinen wurden konzipiert, um Operationen am stillgelegten Herzen zu ermöglichen. Während des Herzstillstandes übernehmen sie die Versorgung des Blutes mit Sauerstoff sowie die Beförderung des Blutes im Gefäßsystem. Anhand eines berechneten Flussindex analog zum indizierten Herzzeitvolumens wird der individuelle Bedarf des jeweiligen Patienten berechnet. Ein Blutfluss an der Herz-Lungen-Maschine von 2,4 l/min/m² Körperoberfläche wird traditionell als ausreichend angesehen, um den Patientenbedarf zu decken.

Wurden in der Vergangenheit die Perfusionsziele der extrakorporalen Zirkulation schlicht über diesen Zielfluss definiert, so geht die Tendenz in den letzten Jahren mehr und mehr zu einer sogenannten „Goal-Directed-Perfusion" über. Hierbei wird die Qualität der Perfusion nicht alleine über die Flussrate definiert, sondern es werden zusätzliche Parameter wie die Menge des transportierten Sauerstoffes, des eliminierten Kohlendioxids und die regionale zerebrale Sauerstoffsättigung kontinuierlich erfasst, um eine bedarfsgerechte kontinuierliche Anpassung der Perfusion zu ermöglichen.

Klarheit bezüglich der Wertigkeit der unterschiedlichen Parameter besteht noch nicht. Dieses liegt zum Teil an einer beschränkten Möglichkeit der Messung und Dokumentation dieser Parameter in der Vergangenheit.

Durch die Implementierung moderner Datenverarbeitungstools werden in Zukunft die großen Datenmengen verarbeitet und ausgewertet werden können. Hierdurch wird es möglich sein, neue Qualitätsindikatoren mit den dazugehörigen Grenzwerten zu definieren und eine neue Ära der optimalen Perfusion mit Software-gesteuerter Anpassung der Perfusion zu etablieren.

Im Jahr 2017 veröffentlichten Magruder und Mitarbeiter aus Baltimore eine Pilot-Studie [8] zur Evaluierung des Konzepts einer Goal-Directed-Perfusion. Zielsetzung war eine Initiative zur Verbesserung der Qualität der extrakorporalen Zirkulation. Hierfür wurden folgende Goal-Directed-Perfusion-Indikatoren anhand der gängigen Literatur definiert: Sauerstoffzufuhr von > 300 ml O_2/min/m² sowie eine Reduktion der Gabe an Vasopressoren. Im Rahmen der Studie wurden 88 Patienten, bei denen diese Zielsetzung verfolgt wurde, mit 88 Patienten gematcht (mittels Propensity-Score), die in der Vergangenheit operiert wurden. Das Ziel der Studie war, den Effekt des Goal-Directed-Perfusion-Konzepts auf die postoperative Nierendysfunktion innerhalb der ersten 72 postoperativen Stunden zu ermitteln.

Es zeigte sich, dass Patienten in der Kontrollgruppe signifikant höhere Dosierungen von Phenylephrine während der extrakorporalen Zirkulation benötigten und einen signifikant niedrigeren Wert bezüglich des minimalen Sauerstofftransportes aufwiesen (241 vs. 301 ml O_2/min/m²). Die postulierte Verbesserung der Perfusion führte zu einer signifikanten Reduktion der postoperativen akuten Nierenschädigung (24 % vs. 9 %; $p = 0,008$). Gleichzeitig zeigte sich postoperativ ein signifikant geringer Anstieg des Ausgangs-Kreatinins in der Goal-Directed-Perfusion-Gruppe (10 % vs. 27 %; $p < 0,001$).

Im Jahr 2018 veröffentlichten Ranucci und Mitarbeiter [9] ihre Ergebnisse einer prospektiv-randomisierten Multicenterstudie. Bei 350 Patienten wurde der Einfluss einer Goal-Directed-Perfusion (definiert als DO_2 von 280 ml/min/m² an der Herz-Lungen-Maschine) auf die postoperative Nierenschädigung untersucht. Bei Patienten in der Kontrollgruppe wurde die Perfusion entsprechend der Körperoberfläche und der Temperatur gesteuert, angelehnt an einem Zielfluss von 2,4 l/min/m² bei Normothermie. Ausgeschlossen wurden Patienten mit einer schweren Nierendysfunktion (Dialyse oder Kreatinin von mehr als 3 mg/dl), Notfall-Operationen sowie Patienten mit einem prä-operativen Hämatokrit von < 32 % und Patienten, bei denen eine Hypothermie von unter 32°C bei der Operation zu erwarten war. Intraoperativ wurde der Zielwert des DO_2 ggf. zunächst durch die Erhöhung des Blutflusses erzielt. Bei niedrigem Hämatokrit oder fehlender Möglichkeit zur weiteren Erhöhung des Blutflusses zum Erhalt des DO_2 wurde ein Erythrozytenkonzentrat transfundiert, wenn die venöse Sauerstoffsättigung unter 68 % und/oder die Sauerstoffextraktionsrate > 40 % betrug.

Es konnte gezeigt werden, dass die Inzidenz der erstgradigen Nierenschädigung durch die Goal-Directed-Perfusion signifikant reduziert werden konnte (11,5 % vs. 22,4 %; $p = 0,01$), wobei die Inzidenz der höhergradigen Nierenschädigungen keine Unterschiede zwischen den Gruppen zeigte (3,8 % vs. 2,4 %; $p = 0,5$). Eine Subanalyse von Patienten mit einer extrakorporalen Zirkulationszeit von 1–3 Stunden (ca. 140 Patienten in jeder Gruppe) zeigte, dass die Inzidenz jeglicher Nierenschädigung in der Goal-Directed-Perfusion-Gruppe signifikant geringer war (15,5 % vs. 27,1 %, $p = 0,02$).

Fazit

Zielte die Kreislaufunterstützung an der Herz-Lungen-Maschine in der Vergangenheit auf die Aufrechterhaltung einer Perfusion, um das Überleben des Patienten zu gewährleisten, so hat sich in den letzten Jahren das Ziel mehr und mehr zu einer Optimierung der Perfusion zur Vermeidung jeglicher Organschäden verlagert. Bereits subklinische Schädigungen, wie z. B. die erstgradige Nierenschädigung, stehen im Fokus des Interesses. Dieses bedingt allerdings eine Verfeinerung der Qualitätsmerkmale einer Perfusion an der Herz-Lungen-Maschine. Eine optimale Perfusion kann nicht mehr alleinig durch eine definierte Flussmenge erreicht werden, sodass der Begriff einer Goal-Directed-Perfusion mehr und mehr an Bedeutung gewinnt. Ein Konsensus zur einheitlichen Definition der Kriterien dieser Goal-Directed-Perfusion besteht allerdings noch nicht. Zur Festsetzung der Qualitätsindikatoren mit den dazugehörigen Grenzwerten sind größere Studien notwendig. Essenziell sind auch moderne Software- und Hardwarelösungen, die eine Aufzeichnung und eine Analyse der Daten möglich machen.

Sollte es gelingen, einheitliche Qualitätsindikatoren aufzustellen, so steht einer optimalen Perfusion mit kontinuierlicher, automatisierter Anpassung in der Zukunft nichts mehr im Wege.

Literatur

[1] Anastasiadis K, Murkin J, Antonitsis P et al.: Use of minimal invasive extracorporeal circulation in cardiac surgery: principles, definitions and potential benefits. A position paper from the Minimal invasive Extra-Corporeal Technologies international Society (MiECTiS). Interact CardioVasc Thorac Surg 2016; 22: 647–662. [EBM Ia]

[2] Anastasiadis K, Antonitsis P, Argiriadou H et al.: Modular minimally invasive extracorporeal circulation systems; can they become the standard practice for performing cardiac surgery? Perfusion 2015; 30: 195–200. [EBM III]

[3] El-Essawi A, Morjan M, Breitenbach I et al.: Modular minimal invasive extracorporeal circuits: another step towards universal applicability? Perfusion 2017; 32: 598–605. [EBM III]

[4] Baumbach H, Rustenbach C, Ahad S et al.: Minimally invasive extracorporeal bypass in minaimally invasive heart valve operations: A prospective randomized trial. Ann Thorac Surg 2016; 102: 93–101. [EBM Ib]

[5] El-Essawi A, Breitenbach I, Haupt B et al.: Impact of minimally invasive extracorporeal circuits onoctogenarians undergoing coronary artery bypass grafting. Have we

been looking in the wrong direction? Eur J Cardiothorac Surg 2017; 52: 1175–1181. [EBM IIa]

[6] El-Essawi A, Breitenbach I, Haupt B et al.: Aortic valve replacement with or without myocardial revascularization in octogenarians. Can minimally invasive extracorporeal circuits improve the outcome? Perfusion 2018. doi: 10.1177/0267659118811048. [EBM IIa]

[7] Kowalewski M, Pawliszak W, Raffa G et al.: Safety and efficacy of miniaturized extracorporeal circulation when compared with off-pump and conventional coronary artery bypass grafting: evidence synthesis from a comprehensive Bayesian-framework network meta-analysis of 134 randomized controlled trials involving 22778 patients. Eur J Cardiothorac Surg 2016; 49: 1428–1440. [EBM Ia]

[8] Magruder T, Crawford T, Harness H et al.: A pilot goal-directed perfusion initiative is associated with less acute kidney injury after cardiac surgery. J Thorac Cardiovasc Surg 2017; 153: 118–125. [EBM IIa]

[9] Ranucci M, Johnson I, Willcox T et al.: Goal-directed perfusion to reduce kidney injury: A randomized trial. J Thorac Cardiovasc Surg 2018; 156: 1918–1927. [EBM Ib]

4.2 Was gibt es Neues in der thorakalen Organtransplantation?

R. Schramm, J. F. Gummert

1 Herztransplantation

Im Jahr 2018 ist die Zahl der von der Deutschen Stiftung Organtransplantation (DSO) gemeldeten Organspender im Vergleich zum Vorjahr um ca. 20 % auf 955 (exklusive Lebendspender) etwas gestiegen (www.dso.de). Parallel dazu ist im Jahr 2018 auch die Zahl der in Deutschland gespendeten Herzen um ca. 18 % auf 295 gestiegen. Bedingt durch zusätzliche Spenden im Ausland wurden in Deutschland im selben Zeitraum 318 Herzen transplantiert, das sind knapp 24 % mehr als im Vorjahr. Demgegenüber standen zu Beginn des vergangenen Jahres 703 bei Eurotransplant gemeldete Empfänger, die in Deutschland auf eine isolierte Herztransplantation warteten (www.eurotransplant.org). Die im vergangenen Jahr von Eurotransplant veröffentlichte Jahresstatistik 2017 zeigte, dass das mittlere Alter der Herzspender wie in den Vorjahren erhöht zwischen 40 und 45 Jahren lag. Das durchschnittliche Alter der Herzempfänger lag zwischen 50 und 55 Jahren. Im Gegensatz hierzu zeigen die internationalen Registerdaten der International Society for Heart and Lung Transplantation (ISHLT) ein deutlich geringeres durchschnittliches Spenderalter in Nordamerika, bei vergleichbarem durchschnittlichen Empfängeralter [1]. Auf den Eurotransplant-Wartelisten waren knapp 15 % aller Patienten mit hoher Dringlichkeit gelistet. Ungefähr 2/3 aller Herztransplantationen im Jahr 2017 wurden bei Patienten mit hoher Dringlichkeit durchgeführt. In nur 14 Fällen (2,5 %) wurde das Herz in Kombination mit anderen Organen transplantiert. Das Institut für Qualitätssicherung und Transparenz im Gesundheitswesen (IQTIG) veröffentlichte 2018, dass das 1-Jahres-Überleben nach isolierter Herztransplantation für das Erfassungsjahr 2017 bei den im Jahr 2016 transplantierten Patienten bei rund 78 % lag (www.iqtig.org). Die ISHLT-Daten attestieren ein medianes Überleben nach Herztransplantation bei Erwachsenen von knapp 11, bei Kindern von knapp 17 Jahren [1].

Bei den zugrundeliegenden Erkrankungen, die zu einer Herztransplantation führen, stellen die Kardiomyopathien weiterhin den größten Anteil dar (DSO) [1]. Bis zu 2/3 der jüngeren Patienten unter 40 Jahren werden aufgrund einer nicht-ischämischen Kardiomyopathie transplantiert. Mit steigendem Empfängeralter nimmt aber der Anteil der ischämischen Kardiomyopathien auf bis zu ca. 50 % zu [1]. Zusätzlich hat der Anteil der Herztransplantierten, die einen vorausgegangenen herzchirurgischen Eingriff hatten und die bis zur Transplantation mit einer mechanischen Kreislaufunterstützung überbrückt wurden, in den vergangenen Jahren deutlich zugenommen. Das ISHLT-Register zeigt, dass im Jahr 2016 bereits über 50 % der Herztransplantierten mit einer mechanischen Kreislaufunterstützung überbrückt wurden. Hierbei spielen linksventrikuläre Unterstützungssysteme (LVADs) die Hauptrolle [1].

Die Allokation von Spenderherzen folgt weiterhin der Dringlichkeit („transplantabel" oder „hochdringlich") und innerhalb desselben Dringlichkeitsstatus der Wartezeit (Eurotransplant). Die im Transplantationsgesetz geforderte Berücksichtigung des Nutzens der Herztransplantation für einen potenziellen Empfänger, d. h. das individuell kalkulierte 1-Jahres-Überleben, soll mit der Einführung des sogenannten Cardiac-Allocation-Scores (CAS) erfüllt werden. Ein entsprechender Allokationsalgorithmus befindet sich derzeit in Überarbeitung und ist noch nicht implementiert. Insbesondere die Abbildung von Patienten mit ventrikulären Unterstützungssystemen stellt eine noch nicht gelöste Herausforderung dar [2].

Joyce et al. haben gezeigt, dass eine Vorhersage des 1-Jahres-Überlebens klar von Risikofaktoren sowohl des Empfängers wie auch des Spenders abhängt [3]. Inwieweit eine solche Risikostratifizierung aber Einzug in die tägliche Transplantationsaktivität der einzelnen Zentren haben kann, ist unter dem Druck des gegenwärtigen Organmangels zumindest fraglich.

Zur ex-vivo Maschinenperfusion von Spenderherzen bietet das Organ-Care-System (OCS, Transmedics®) zurzeit die einzige klinisch zur Verfügung stehende Plattform [4]. Im Jahr 2017 wurde eine 2-jährige Zentrumserfahrung eines Teils der in die PROCEED-II-Studie eingeschlossenen Patienten veröffentlicht, wobei die normotherme Perfusion mit dem OCS dem Standard der kalten Konservierung von transplantationsfähigen Spenderherzen nicht unterlegen war [4, 5]. Weitere Arbeiten werden zeigen müssen, ob die ex-vivo Maschinenperfusion von Spenderherzen eventuell für verlängerte Transportzeiten eingesetzt werden kann. Internationale Arbeitsgruppen berichten über positive Erfahrungen mit der ex-vivo Maschinenperfusion im Rahmen der Organspende nach Kreislaufstillstand [6]. Letztere ist aber in Deutschland nicht zugelassen.

Zum Ende des vergangenen Jahres wurden interessante, vorläufige experimentelle Daten zur xenogenen Herztransplantation veröffentlicht [7]. Dabei hielten orthotop transplantierte Herzen von genetisch modifizierten Schweinen die Empfängerprimaten bis zu 195 Tage am Leben.

Fazit

Die Herztransplantation stellt bei guten Langzeitergebnissen immer noch den Goldstandard in der Behandlung der terminalen Herzinsuffizienz dar. Die Implantation von LVAD-Systemen wird mittlerweile als Standardtherapie zur Überbrückung bis zur Herztransplantation (Bridge-To-Transplantation, BTT) genutzt, zunehmend auch als Dauertherapie bei Kontraindikationen gegen eine Herztransplantation. Aufgrund des Spenderorganmangels in Deutschland sind die Chancen für LVAD-Patienten, im T-Status transplantiert zu werden, etwa bei 1 %, sodass gegenwärtig die meisten LVAD-Patienten auch bei bestehender BTT-Indikation mit einer dauerhaften LVAD-Therapie leben müssen. Die ex-vivo Maschinenperfusion von Spenderherzen hat derzeit in der klinischen Routine keinen relevanten Stellenwert und mögliche Einsatzgebiete müssen in weiteren Studien geprüft werden. Eventuell könnte die xenogene Herztransplantation in der Zukunft eine attraktive zusätzliche Behandlungsalternative werden.

2 Lungentransplantation

Die Allokation von Spenderlungen folgt seit gut 5 Jahren dem Lung-Allocation-Score (LAS). Auf der Basis von Empfängerdaten wird durch einen komplexen Algorithmus ein Wert zwischen 0 und 100 berechnet, welcher gemäß der gesetzlichen Vorlage im Sinne einer verbesserten Verteilungsgerechtigkeit die Dringlichkeit und die Erfolgsaussicht, d. h. das individuell kalkulierte 1-Jahres-Überleben, abbildet. Erste mittelfristige Analysen zeigen an, dass die Einführung des LAS in Deutschland zu einer verringerten Wartelistensterblichkeit und zu vermehrter Transplantation von Patienten mit interstitiellen Lungenerkrankungen geführt hat [8], jedoch sind starke Unterschiede der Transplantationsaktivitäten der einzelnen Zentren zu berücksichtigen [9]. Interstitielle und obstruktive Lungenerkrankungen sind weiterhin die häufigsten Indikationen, die zu einer Lungentransplantation führen [8–10].

Die Anzahl der im Jahr 2018 von der DSO gemeldeten und in Deutschland gespendeten Lungen stieg im Vergleich zum Vorjahr um knapp 30 % auf 338 (www.dso.de). Es wurden 375 Lungen transplantiert. Dabei sind Spenden aus dem Ausland und Einzellungentransplantationen zu berücksichtigen. Die von Eurotransplant veröffentlichten Transplantationszahlen aus dem Jahr 2017 zeigen, dass Einzellungentransplantationen bei unter 10 % der Patienten durchgeführt wurden (www.eurotransplant.org). Zum Ende des Jahres 2017 waren in Deutschland 377 Patienten bei Eurotransplant zur Lungentransplantation angemeldet, davon knapp 5 % mit einem hohen LAS ≥ 50.

Etwa 20 % der 2017 in Deutschland Transplantierten war mit einem hohen LAS gelistet. Das mittlere Alter der Lungenspender und -empfänger folgte dem ansteigenden Trend der vergangenen Jahre und lag jeweils um 50 Jahre [10]. Lungentransplantationen bei Kindern unter 18 Jahren werden mit nur knapp 5 % selten durchgeführt. Auch die kombinierte Transplantation von Lungen mit anderen Organen spielt mit rund 10 Fällen weiterhin eine untergeordnete Rolle.

Das vom IQTIG im vergangenen Jahr veröffentlichte 1-Jahres-Überleben nach Lungentransplantation in Deutschland liegt bei ca. 85 % (www.iqtig.org). Die internationalen Registerdaten zeigen ein medianes Überleben nach isolierter Lungentransplantation von 6 Jahren im Erwachsenen- und von 5,5 Jahren im Kindesalter [10]. Im Allgemeinen ist das Überleben nach doppelseitiger Lungentransplantation mit im Median 7,6 Jahren besser als nach Transplantation nur eines Lungenflügels, ohne jedoch Unterschiede der beiden Empfängergruppen zu berücksichtigen. Zudem hat die Doppellungentransplantation in weiten Teilen die kombinierte Herz- und Lungentransplantation abgelöst. Letztere spielt mit 5 Fällen pro Jahr im gesamten Eurotransplant-Gebiet eine untergeordnete Rolle und ist vornehmlich komplexen angeborenen Vitien vorbehalten.

Langer et al. konnten zeigen, dass der Einsatz einer extrakorporalen Membranoxygenierung (ECMO) als Überbrückung zur Lungentransplantation auch bei längerer Unterstützungszeit mit guten Ergebnissen eingesetzt werden kann [11]. Hierbei scheint die Spenderorganqualität eine entscheidende Rolle zu spielen. Das Überleben nach erneuter Lungentransplantation ist deutlich eingeschränkt. Wiederholte Lungentransplantationen sind aber mit ca. 5 % selten.

Die ex-vivo Lungenperfusion wurde im Rahmen einer klinischen Studie bei der Konservierung von akzeptablen Standardlungen untersucht und war dem Standardverfahren der kalten Konservierung nicht unterlegen [12]. Eindeutige Daten, die einen gewinnbringenden Einsatz dieser Technologie für verlängerte Konservierungszeiten oder zur Rekonditionierung von primär nicht transplantationsfähigen Lungen zeigen, liegen zurzeit jedoch nicht vor.

Fazit

Die Lungentransplantation stellt bei der Behandlung der terminalen Lungeninsuffizienz den Goldstandard dar und ist alternativlos. Die Allokation der Spenderlungen folgt dem LAS und sorgt so für eine bessere Verteilungsgerechtigkeit.

Literatur

[1] Khush KK, Cherikh WS et al.: The International Thoracic Organ Transplant Registry of the International Society for Heart and Lung Transplantation: Thirty-fifth Adult Heart Transplantation Report 2018; Focus Theme: Multiorgan Transplantation. J Heart Lung Transplant 2018; 37 (10): 1155–1168. [EBM IIa]

[2] Sargut TA, Julia S, Pergantis P et al.: Adjusting preoperative risk models of post heart transplant survival to a European cohort in the age of a new cardiac allocation score in Europe. Heart Surg Forum 2018; 21 (6): E527–E533. [EBM IIb]

[3] Joyce DL, Li Z, Edwards LB et al.: Predicting 1-year cardiac transplantation survival using a donor-recipient risk-assessment tool. J Thorac Cardiovasc Surg 2018; 155 (4): 1580–1590. [EBM IIb]

[4] Van Raemdonck D, Rega F, Rex S, Neyrinck A: Machine perfusion of thoracic organs. J Thorac Dis 2018; 10 (Suppl 8): S910–S923. [EBM IV]

[5] Chan JL, Kobashigawa JA, Reich HJ et al.: Intermediate outcomes with ex-vivo allograft perfusion for heart transplantation. J Heart Lung Transplant 2017; 36 (3): 258–263. [EBM IIb]

[6] Page A, Messer S, Large SR: Heart transplantation from donation after circulatory determined death. Ann Cardiothorac Surg 2018; 7 (1): 75–81. [EBM IV]

[7] Längin M, Mayr T, Reichart B et al.: Consistent success in life-supporting porcine cardiac xenotransplantation. Nature 2018; 564 (7736): 430–433. [EBM IIb]

[8] Gottlieb J, Smits J, Schramm R et al.: Lung Transplantation in Germany Since the Introduction of the Lung Allocation Score. Dtsch Arztebl Int 2017; 114 (11): 179–185. [EBM IIa]

[9] Schuba B, Scheklinski M, von Dossow V et al.: Five-year experience using the Lung Allocation Score: the Munich Lung Transplant Group. Eur J Cardiothorac Surg 2018; 54 (2): 328–333. [EBM IIb]

[10] Chambers DC, Cherikh WS, Goldfarb SB et al.: The International Thoracic Organ Transplant Registry of the International Society for Heart and Lung Transplantation: Thirty-fifth adult lung and heart-lung transplant report-2018; Focus theme: Multiorgan Transplantation. J Heart Lung Transplant 2018; 37 (10): 1169–1183. [EBM IIa]

[11] Langer F, Aliyev P, Schäfers HJ et al.: Improving Outcomes in Bridge-to-Transplant: Extended Extracorporeal Membrane Oxygenation Support to Obtain Optimal Donor Lungs for Marginal Recipients. ASAIO J 2018. doi: 10.1097/MAT.0000000000000843. [Epub ahead of print]. [EBM IIb]

[12] Warnecke G, Van Raemdonck D, Smith MA et al.: Normothermic ex-vivo preservation with the portable Organ Care System Lung device for bilateral lung transplantation (INSPIRE): a randomised, open-label, non-inferiority, phase 3 study. Lancet Respir Med 2018; 6 (5): 357–367. [EBM Ib]

4.2 Thorakale Organtransplantation

5 Kinderchirurgie

5.1 Was gibt es Neues in der MIC-Kinderurologie?

A. Springer, M. L. Metzelder

Neues in der MIC-Kinderurologie der vergangenen 2 Jahre betraf sowohl ablative als auch rekonstruierende Verfahren der oberen und der unteren ableitenden Harnwege. Neben minimal-invasiven Re-Operationsverfahren nach vorangegangener offener Operation, liegt im folgenden Kapitel ein weiterer Fokus auf dem Vergleich laparoskopischer versus Roboter-assistierter Verfahren.

1 Rekonstruierende minimal-invasive Verfahren

1.1 Retrokavaler Ureter

Ein retrokavaler Ureter ist eine seltene angeborene Anomalie, die aber bereits im Kindesalter symptomatisch und zu einer Abflussstörung der rechten Niere führen kann. Von chirurgischer Seite kommen konventionell offene Operationstechniken und nach Einführung der Laparoskopie zunehmend Roboter-assistierte Verfahren zur Anwendung. Allen Verfahren ist gemeinsam, dass der retrokaval eingeengte Ureter durchtrennt und ventral der Vena cava über eine End-zu-End-Ureteroureterostomie reanastomosiert wird. In diesem Zusammenhang führten Escolino et al. [1] eine retrospektive Studie an 12 Kindern (5-Jahres-Zeitraum) durch und analysierten das Outcome nach laparoskopischer (n = 5), Roboter-assistierter (n = 4) und offener (n = 3) Technik. Bei vergleichbarer Demographie der Patienten konnte bis auf einen Patienten aus der Laparoskopiegruppe mit Notwendigkeit einer laparoskopischen Re-Operation wegen Ausbildung einer Anastomosenstenose, bei allen übrigen Patienten die Abflussstörung erfolgreich beseitigt werden. Als wesentlicher Unterschied gegenüber der laparoskopischen und gegenüber der offenen Operation fand sich bei der Roboter-assistierten Technik eine kürzere Operationsdauer. Bei allen Patienten erfolgte die Anastomose über einen passager gelegten Double-J-Stent. Limitierend für die Aussagekraft der Studie war jedoch, dass die Roboter-assistiert operierten Kinder mit einem mittleren Alter von 15,5 Jahren deutlich älter als die Kinder der Laparoskopiegruppe (7,5 Jahre) und der offenen OP-Gruppe (8,1 Jahre) waren. Die Autoren schlussfolgerten anhand ihrer Daten, dass minimal-invasive Techniken zur Korrektur eines retrokaval verlaufenden Ureters bevorzugt zur Anwendung kommen sollten – und wenn vorhanden – der Roboter-assistierten Technik aufgrund der Präzision in der Ausführung der Anastomose der Vorzug zu geben sei.

1.2 Primär obstruktiver Megaureter

Die Behandlung des primären obstruktiven Megaureters (POM) ist eine Herausforderung, da der beste Zeitpunkt und die Art der Intervention zur Beseitigung der Abflussstörung noch nicht ausreichend geklärt sind. Als operatives Standardverfahren ist die Ureter-Neuimplantation mit dem Risiko einer Re-Stenose vergesellschaftet. Alternativ wird zunehmend die zystoskopisch durchgeführte en-

5.1 MIC-Kinderurologie

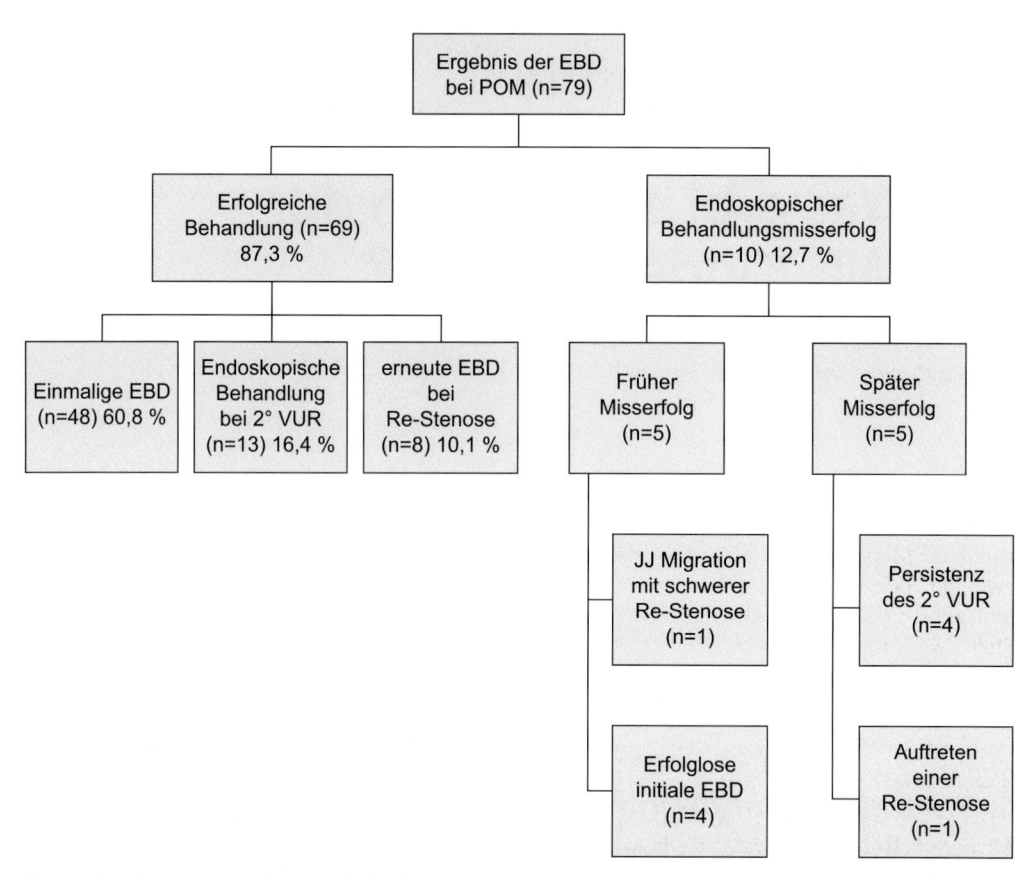

```
                    Ergebnis der EBD
                    bei POM (n=79)
                   /                \
      Erfolgreiche                   Endoskopischer
      Behandlung (n=69)              Behandlungsmisserfolg
      87,3 %                         (n=10) 12,7 %
```

- Einmalige EBD (n=48) 60,8 %
- Endoskopische Behandlung bei 2° VUR (n=13) 16,4 %
- erneute EBD bei Re-Stenose (n=8) 10,1 %

- Früher Misserfolg (n=5)
  - JJ Migration mit schwerer Re-Stenose (n=1)
  - Erfolglose initiale EBD (n=4)
- Später Misserfolg (n=5)
  - Persistenz des 2° VUR (n=4)
  - Auftreten einer Re-Stenose (n=1)

Abb. 1: Modifiziert nach Ortiz et al. [2]; Ergebnisse nach endoskopischer Ballondilatation bei primär obstruktivem Megaureter

doskopische Ballondilatation (EBD) eingesetzt, deren Stellenwert an der Erfolgsrate über einen längeren Nachbeobachtungszeitraum gemessen werden muss.

Anhand der bislang größten Patientenserie berichteten Ortiz et al. [2] über ihre Ergebnisse von 100 Ballondilatationen bei 92 konsekutiven Patienten (medianes Alter bei Operation 4 Monate (15 Tage bis 3,6 Jahre) über den Zeitraum von 2004–2016. Im Detail wurde zunächst der Ballonkatheter zystoskopisch in das Ureterostium in Höhe der vesikoureteralen Enge eingelegt und anschließend unter Durchleuchtung der Ballon mit Kontrastmittel aufgefüllt, bis eine komplette Aufdehnung der Stenose radiologisch sichtbar wurde. Anschließend wurde ein Double-J-Stent in altersabhängig entsprechender Größe passager eingelegt. Eine erfolgreiche Dilatation gelang in 94,4 % (75 Fälle), während in 2 Fällen der ureterovesikale Übergang zystoskopisch nicht aufgefädelt werden konnte und die Patienten einer operativen Ureter-Neuimplantation zugeführt wurden. Bei 2 weiteren Patienten führte das Manöver zu einem temporären Erfordernis einer Nephrostomie bei distaler Ureterverletzung und konsekutiver Ureter-Neuimplantation. Anhand ihrer Ergebnisse (medianer Nachbeobachtungszeitraum von 9,5 Monaten) empfahlen die Autoren, dass bei akzeptabler Inzidenz von endoskopisch gut therapierbarem vesikoureteralem Reflux (VUR) in Folge der Dilatation und akzeptabler Rate an sekundär notwendiger Ureter-Neuimplantation der EBD *(Abb. 1)* gegenüber der operativen Ureter-Neuimplantation der Vorzug in der Behandlung des primär obstruktiven Megaureters (POM) gegeben werden sollte.

Trotz dieser zahlenmäßig großen Studie sei angemerkt, dass konträr zur obigen Vorgehensweise andere Zentren viel konservativer agieren. Drlik et al. konnten in diesem Zusammenhang nachweisen, dass eine verminderte seitengetrennte Funktion beim POM keine Indikation zur operativen Sanierung darstellt, wenn der Patient asymptomatisch ist und stabile anatomische Verhältnisse unter entsprechendem Monitoring zeigt [3].

Fazit

Für die zukünftige Behandlung des primär obstruktiven Megaureters sind Datenerhebungen zwingend erforderlich, die einen Konsens für die Indikation zur Intervention ermöglichen, um den Stellenwert von neuen Techniken beurteilen zu können.

1.3 Vesikoureteraler Reflux

Mit Entwicklung von geeignetem Instrumentarium hat auch die Roboter-assistierte Ureter-Neuimplantation (RALUR) zur Behandlung des vesikoureteralen Refluxes im Kindesalter Einzug gehalten und muss sich am Standard der offenen Ureter-Neuimplantation (OUR) messen lassen. Vor diesem Hintergrund führten Deng et al. [4] eine bislang erste Metaanalyse an insgesamt 7 122 Kindern (6 eingeschlossene US-Studien) durch.

Die Auswertung ergab keine signifikanten Unterschiede bezüglich der Erfolgsrate bei einem Nachbeobachtungszeitraum länger als 1 Jahr. Ein signifikanter Unterschied zeigte sich bei einer kürzeren Krankenhausverweildauer (LOS) in der RALUR-Gruppe gegenüber den OUR-Fällen (mittlere LOS – 17,80 Stunden; 95 % Konfidenzintervall (CI): 21,18–14,42; $p < 0.00001$). Von Seiten der Operationsdauer wurde demgegenüber in 5 von 6 Studien eine signifikant längere Operationsdauer in der RALUR-Gruppe ermittelt (mittlere Operationsdauer 66,69 Minuten; 95 % Konfidenzintervall (CI); 41,71–91,67; $p < 0.00001$).

Da die eingeschlossenen Studien sämtlich retrospektive Studien waren und der wesentliche Aspekt des Patientenalters in der Analyse nicht verwendet werden konnte, sind zukünftige Studien in Form von randomisiert-kontrollierten Studien erforderlich, wenngleich die vorliegende Metaanalyse bereits gleichwertig hohe Erfolgsraten aufzeigen konnte.

Gegenüber der obigen Einschätzung sei an dieser Stelle die konträre Beurteilung von Kurtz et al. [5] erwähnt. Die Autoren verglichen ebenso die Ergebnisse von RALUR und UOR. Dazu verwendeten sie die Daten der Premier Hospital Database. Die Autoren identifizierten 17 Krankenhäuser, in denen sowohl pädiatrische RALUR (n = 108) als auch UOR (n = 1 494) durchgeführt wurden. RALUR dauerte signifikant länger als UOR. Die 90-Tage-Komplikationsrate war bei RALUR signifikant höher. Die Unterschiede blieben auch beim multivariaten Regressionsmodell bestehen. Die Kosten waren für RALUR höher ($ 9 128 vs. $ 7 273). Die Studie verdeutlicht, dass neue Methoden kritisch betrachtet und bei begrenzter Fallzahl in prospektiven Registern geführt werden sollten.

Fazit

Mit zunehmender Verwendung von Roboter-assistierten Techniken ist die präzise Durchführung insbesondere von Nahttechniken auch im Kindesalter überzeugend, jedoch müssen neben höheren Kosten insbesondere Alter, Gewicht und Größe der Kinder und davon abhängig das Komplikationsprofil speziell bei vergleichenden Studien mit dem Goldstandard der offenen Operationstechnik berücksichtigt werden. Prospektive randomisierte Studien gibt es bislang nicht.

2 Re-Do rekonstruierende minimal-invasive Verfahren

2.1 Laparoskopische Re-Pyeloplastik

Eine aktuelle Metaanalyse von Alhazmi aus dem Jahre 2018 [6] untersuchte den Stellenwert der laparoskopischen Re-Do-Pyeloplastik im Vergleich zur offenen Re-Do-Pyeloplastik zur Korrektur einer Rezidiv-Ureterabgangsstenose. In diese erstmalig publizierte Metaanalyse konnten von 48 potenziell verwertbaren insgesamt 6 retrospektive Studien mit 88 laparoskopisch und 153 offen reoperierten Patienten eingeschlossen werden. Die Auswertung ergab eine gleich gute und ausgezeichnete Erfolgsrate (OR: 1,2; p = 0,51) und vergleichbare niedrige Komplikationsrate (OR: 0,8; p = 0,50) für beide verglichenen Zugangswege, bei signifikant kürzerem Krankenhausaufenthalt in der Laparoskopiegruppe.

2.2 Roboter-assistierte Re-Pyeloplastik

Eine weitere bislang zahlenmäßig größte Studie von Jacobson et al. im vergangenen Jahr [7] handelte in diesem Zusammenhang vom Stellenwert der Roboter-assistierten Re-Operation bei Rezidivstenose nach vorangegangener Pyeloplastik. Insgesamt 36 Kinder mit einem medianen Alter von 3,7 Jahren (0,6–15,2 Jahre) erhielten eine Roboter-assistierte laparoskopische Re-Operation (31 Pyeloplastiken, 5 Ureterokalikostomien) nach einem medianen Zeitraum von 24,3 Monaten (3,9–136,7 Monate) nach initialer Operation. Die Re-Operationsdauer betrug im Median 285 Minuten (207–556 Minuten). Der mediane Krankenhausaufenthalt betrug 1 Tag (1–8 Tage).

Interessanterweise fanden sich bei 8 von 30 zuvor offen operierten Fällen in der Folgeoperation sogenannte aberrante überkreuzende Unterpolgefäße als Ursache der Obstruktion, jedoch in keinem Fall der 6 laparoskopisch voroperierten Kinder.

Bei 6 von 36 Kindern (16,7 %) traten Komplikationen (4 Fälle mit Clavien-Grad 1–2; 2 Fälle mit Clavien-3- bzw. -5-Komplikation).

Bei einem medianen Nachbeobachtungszeitraum von 35,3 Monaten (1,4–108,3 Monate) zeigten sich bei 31 Kindern (91,2 %) verbesserte, bei 2 Kindern (5,9 %) kompensiert stabile und bei 1 Kind (2,9 %) verschlechterte Abflussverhältnisse nach dem Re-Eingriff, was die sichere Durchführbarkeit der Roboter-assistierten Re-Do-Prozedur mit hoher Erfolgsrate unterstreicht.

3 Stellenwert der minimal-invasiven Chirurgie beim Nephroblastom (Wilms-Tumor)

Ob eine radikale Tumornephrektomie beim Nephroblastom (Wilms-Tumor) laparoskopisch sicher und benefiziell für die Patienten durchgeführt werden kann, richtet sich nicht nur nach dem Tumorstadium, sondern muss wesentlich an der Inzidenz von Tumorrezidiven im Vergleich zur konventionell offen durchgeführten Operation über längere Nachbeobachtungszeiträume gemessen werden.

In diesem Zusammenhang untersuchten Bouty et al. [8] die Rezidivrate bei 18 eigenen Patienten (Zeitraum 2010–2017) und 86 Patienten über eine englischsprachige Literaturrecherche (Zeitraum 2004–2017), die eine laparoskopische radikale Tumornephrektomie bei Wilms-Tumoren erhielten. Details zu den Ein- und Ausschlusskriterien sowie zu den Ergebnissen sind in der *Abbildung 2* aufgeführt.

Die Auswertung ergab eine Rezidivrate von 3,8 % bei 4 Lokalrezidiven (eigene Patienten), respektive 2 Lokalrezidiven (Literaturrecherche).

Mit der Einschränkung, dass die Tumore, die für die laparoskopische Tumornephrektomie in Betracht kamen, womöglich kleiner, ein niedrigeres Sta-

MIC-Kinderurologie 5.1

Patientendatenrecherche aus der Literatur 2004–2017

((Wilms ODER Nephroblastoma) UND (Laparoscopy ODER minimally-invasive Surgery) UND 2004:3000)
88 Artikel

Ausgeschlossen:
- Ungeeignet (49)
- Review (12)
- Kommentar (6)
- Aktualisierte Folge-Serie (4)
- Retroperitoneal (1)
- NSS (5)

Laparoskopische radikale Nephrektomie für WT
11 Artikel
86 Patienten

Eigene Patientenserie 2010–2017

Laparoskopische radikale Nephrektomie für WT
18 Patienten

Laparoskopische Operation für WT
21 Patienten

Laparoskopische NSS
1 Patient

Contralaterale NSS
2 Patienten

**Laparoskopische radikale Nephrektomie für WT
104 Patienten**

Histologie:
- Unbekannt: 14 Patienten
- COG: 29 Patienten
  - Günstig: 27 Patienten
  - Ungünstig: 2 Patienten
- SIOP: 61 Patienten
  - Niedriges Risiko: 6 Patienten
  - Intermediär: 50 Patienten
  - Hochrisiko: 5 Patienten

Stadium:
- I: 49 Patienten
- II: 28 Patienten
- III: 9 Patienten
- Unbekannt: 18 Patienten

**Tumorrezidiv
6 Patienten**

- Literaturdaten: 2 Patienten
- **Eigene Serie: 6 Patienten**

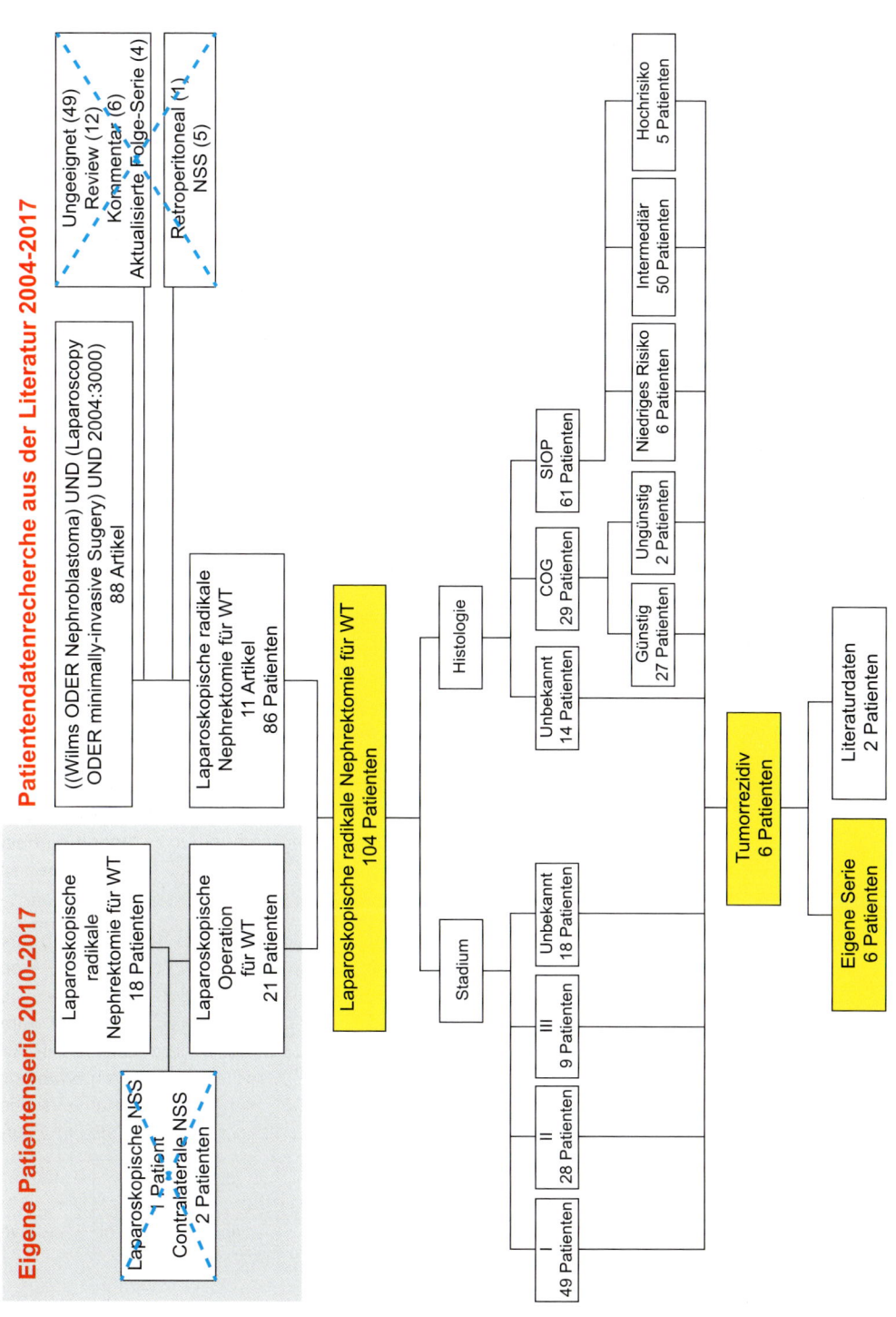

Abb. 2: Modifiziert nach Bouty et al. [8]; Flow-Chart der Ein- und Ausschlusskriterien und Zusammenfassung der Ergebnisse

dium und eine prognostisch günstigere Histopathologie, verglichen mit dem Spektrum der offen operierten Tumoren aufweisen, zeigte sich bei der Auswertung, dass die Inzidenzrate von Tumorrezidiven mit 3,8 % geringer als beispielsweise die von Irtan et al. [9] zuletzt 2015 in einer großen Kohorte berichtete Inzidenzrate von 7,9 % ist.

Ein wichtiger Aspekt in der Beurteilung der Rolle der Laparoskopie betrifft die zur Stadieneinteilung und Risikostratifizierung erforderliche Lymphknotengewinnung, die gemäß SIOP-Protokoll mindestens 6 Lymphknoten betragen soll und in der vorliegenden Arbeit zum Teil zahlenmäßig bei den Patienten mit Tumorrezidiv unterschritten wurde *(Tab. 1)*, da bei weniger untersuchten Lymphknoten ein unterschätztes Tumorstadium und dadurch möglicherweise eine inadäquate adjuvante Therapie mit dem erhöhten Risiko für ein Tumorrezidiv nicht ausgeschlossen werden kann.

Fazit

Für die sichere Beurteilung der laparoskopischen Tumornephrektomie beim Nephroblastom hinsichtlich Lokalrezidivraten sind bei der derzeitigen Datenlage die zwingend gleichen Anforderungen wie bei der offenen Operation (Beispiel Lymphknotensampling > 6 LK (SIOP-Protokoll) einzuhalten.

4 Intraabdominale Hodenlage

Bislang gibt es noch keinen ausreichenden Konsens bezüglich der besten chirurgischen Strategie bei Kryptorchismus mit intraabdominal hoch gelegener Hodenposition. In diesem Zusammenhang erfolgte eine aktuelle Metaanalyse [10] der Fowler-Stephens-Orchiopexie (FS) bei hohem Bauchhoden, die 60 Studien enthielt (seit 1991). Verglichen wurden dabei die Fowler-Stephens-Orchidopexie einzeitig mit Durchtrennung der Testikulargefäße und Hodenverlagerung gegenüber dem zweizeitigen Vorgehen mit Testikulargefäßdurchtrennung im 1. Schritt und konsekutiver Hodenverlagerung im Intervall in einer 2. Operation. Einbezogen wurden zudem das laparoskopische als auch offen operative Vorgehen. Die Resultate zeigten eine 85%ige Erfolgsrate beim einzeitigen und 87%ige Erfolgsrate beim zweizeitigen Vorgehen mit einer Gesamthodenatrophierate von 10 % für beide Techniken. Bei Unterteilung in einzeitige Operation, offen und laparoskopisch, zeigten sich Erfolgs-

Tab. 1: Modifiziert nach Bouty et al. [8]; Tumorcharakteristik bei 4 Patienten mit Tumorlokalrezidiv

Patient	Alter bei Operation (Monate)	Lage	Neoadjuvante Chemotherapie	Stadium	Volumen vor Operation (m)	Anzahl der Lymphknoten	Gewicht des Resektats (Gramm)	Histologie	Resektionsränder
1	73	Rechte Niere, mittlere Region	VA 4 Wochen	I	331	2	246	Intermediär	Tumorfrei
2	NB	Linker Oberpol	JA	I	NB	NB	NB	Intermediär	NB
3	43,3	NB	VA 4 Wochen	I	NB	3	254	Hochrisiko (Blastem)	Tumorfrei
4	NB	NB	NB	III	NB	NB	NB	NB	NB
NB = nicht beschrieben; VA = Vincristin-Actinomycin, AVD = Actinomycin D-Vincristin-Doxorubicin									

raten von 83 % bzw. 87 % (Atrophierate 12 % und 8 %), gegenüber zweizeitiger Operation mit 81 % bzw. 89 % (Atrophierate 17 % und 8 %). Wenngleich alle verglichenen Verfahren akzeptabel hohe Erfolgsraten aufwiesen, empfehlen die Autoren das zweizeitige laparoskopische FS-Verfahren als bevorzugtes Verfahren aufgrund der höchsten Erfolgs- und niedrigsten Hodenatrophierate.

5 Varikozelen

Die Vor- und Nachteile einer chirurgischen oder radiologischen Intervention gegenüber keiner Intervention bei Varikozelen im Kindes- und Jugendalter werden weiterhin kontrovers betrachtet. Aus diesem Grund war eine systematische Analyse für das Kurz- und Langzeit-Outcome an großen Patientenkohorten erforderlich. 2 Metaanalysen behandelten das Management der Varikozele im Kindesalter mit Fokus auf das Hodenvolumen und die Spermienkonzentration der betroffenen verglichen mit der nichtbetroffenen Hodenseite der untersuchten Patienten. Die Arbeitsgruppe von Locke et al. schlossen 9 RCTs (Patienten < 21 Jahre, Studien bis 2016) [11] ein und konnten für die Patienten nach Intervention eine Zunahme des Hodenvolumens (mittlere Differenz 3,18 ml; 95 % Konfidenzintervall (CI): 1,94–4,42) als auch eine Zunahme der Spermienanzahl (mittlere Differenz 25,54 × 10^6/ml; Konfidenzintervall (CI): 12,84–38,25) gegenüber Patienten mit konservativer Behandlung aufzeigen. Zu ähnlichen Ergebnissen kam eine weitere Metaanalyse, die RCTs (12 Studien), nicht-randomisierte Vergleichsstudien und einarmige, nicht-randomisierte Vergleichsstudien enthielt [12]. Eingeschlossen waren alle relevanten Publikationen mit einem Minimum von 50 Patienten. Von 1 550 Artikeln flossen 98 Publikationen mit insgesamt 16 130 Patienten in die Studie ein. Bezüglich des verbesserten Hodenvolumens konnte eine mittlere Differenz von 1,52 ml (95 % Konfidenzintervall (CI): 0,73–2,31) und bezüglich Erhöhung der Spermienkonzentration eine mittlere Differenz von 25,54 (95 % Konfidenzintervall (CI): 12,84–38,25) nach Intervention gegenüber Observation der Varikozele aufgezeigt werden. Offene und laparoskopische Prozeduren zeigten dabei gleich gute Ergebnisse. Basierend auf der vorgestellten Datenlage gibt es derzeit eine gering- bis mittelgradige Evidenz, dass die Varikozelenbehandlung das Hodenvolumen vergrößert und die Spermienkonzentration verbessert. Langzeitstudien hinsichtlich Paternität und Fertilität fehlen jedoch. Die Technik der Varikozelensanierung, offen oder minimal-invasiv, spielt keine Rolle, wobei bei Lymphgefäß-erhaltenden Prozeduren das Risiko der postoperativen Hydrozele am geringsten ist.

Literatur

[1] Escolino M, Masieri L, Valla JS et al.: Laparoscopic and robotic-assisted repair of retrocaval ureter in children: a multi-institutional comparative study with open repair. World J Urol 2018. [Epub]. [EBM IV].

[2] Ortiz R, Parente A, Perez-Egido L et al.: Long-Term Outcomes in Primary Obstructive Megaureter Treated by Endoscopic Balloon Dilation. Experience After 100 Cases. Front Pediatr 2018; 6: 275. [EBM III].

[3] Drlik M, Flogelova H, Martin K et al.: Isolated low initial differential renal function in patients with primary non-refluxing megaureter should not be considered an indication for early surgery: A multicentric study. J Pediatr Urol 2016; 12: 231.e1–4. [EBM IIb].

[4] Deng T, Liu B, Luo L et al.: Robot-assisted laparoscopic versus open ureteral reimplantation for pediatric vesicoureteral reflux: a systematic review and meta-analysis. World J Urol 2018; 36: 819–828. [EBM III].

[5] Kurtz MP, Leow JJ, Varda BK et al.: Robotic versus open pediatric ureteral reimplantation: Costs and complications from a nationwide sample. J Pediatr Urol 2016; 12: 408.e1–.e6. [EBM III].

[6] Alhazmi HH: Redo laparoscopic pyeloplasty among children: A systematic review and meta-analysis. Urol Ann 2018; 10: 347–353. [EBM III].

[7] Jacobson DL, Shannon R, Johnson EK et al.: Robot-assisted laparoscopic reoperative

repair for failed pyeloplasty in children: an updated series. J Urol 2018. [Epub]. [EBM III].

[8] Bouty A, Burnand K, Nightingale M et al.: What is the risk of local recurrence after laparoscopic transperitoneal radical nephrectomy in children with Wilms tumours? Analysis of a local series and review of the literature. J Pediatr Urol 2018; 14: 327.e1–327.e7 [EBM III].

[9] Irtan S, Jitlal M, Bate J et al.: Risk factors for local recurrence in Wilms tumour and the potential influence of biopsy – the United Kingdom experience. Eur J Cancer 2015; 51: 225–232. [EBM IIb].

[10] Yu C, Long C, Wei Y et al.: Evaluation of Fowler-Stephens orchiopexy for high-level intra-abdominal cryptorchidism: A systematic review and meta-analysis. Int J Surg 2018; 60: 74–87. [EBM Ib].

[11] Locke JA, Noparast M, Afshar K: Treatment of varicocele in children and adolescents: A systematic review and meta-analysis of randomized controlled trials. J Pediatr Urol 2017; 13: 437–445. [EBM Ia].

[12] Silay MS, Hoen L, Quadackaers J et al.: Treatment of Varicocele in Children and Adolescents: A Systematic Review and Meta-analysis from the European Association of Urology/European Society for Paediatric Urology Guidelines Panel. Eur Urol 2018. [Epub]. [EBM Ib].

5.2 Was gibt es Neues in der MIC bei angeborenen Fehlbildungen des Ösophagus?

R. Metzger

1 MIC bei Ösophagusatresie

Die weltweit erste thorakoskopische Korrektur einer Ösophagusatresie erfolgte bereits 1999 vor nunmehr 20 Jahren in Berlin durch Lobe, Rothenberg und Waldschmidt [1]. In den folgenden Jahren wurden kleine Fallserien mit den ersten Erfahrungen zur Durchführbarkeit und den ersten Ergebnissen publiziert [2-4]. Nahezu 20 Jahre nach der ersten minimal-invasiven Korrektur einer Ösophagusatresie haben sich die Vor- und Nachteile der Thorakoskopie im Vergleich zur Thorakotomie herauskristallisiert (Tab. 1). In zahlreichen Zentren weltweit ist die thorakoskopische Korrektur inzwischen Routine. Diese Tatsache hat sich entsprechend in der Literatur niedergeschlagen.

1.1 Langstreckige Ösophagusatresie

Während sich die kurzstreckigen Ösophagusatresien unstrittig gut thorakoskopisch korrigieren lassen, sind langstreckige und komplexe Ösophagusatresien umstritten. Rothenberg hat in einer Studie gezielt langstreckige Ösophagusatresien nachuntersucht, die keinen klassischen Vogt-IIIb(Gross C)-Atresien entsprechen.

Insgesamt wurden 23 Patienten (Typ II n = 13, Typ IIIa n = 4 und H-Fisteln n = 6) in der Studie untersucht. Die Patienten erhielten über einen Zeitraum von 4–9 Wochen eine Gastrostomie. Die Distanzen zwischen oberem und unterem Blindsack lagen zwischen 4–7 1/2 Wirbelkörpern. Alle Korrekturen wurden thorakoskopisch abgeschlossen. Die durchschnittliche Operationszeit betrug 95 Minuten für Typ II, 115 Minuten für Typ IIIa und 50 Minuten für H-Fisteln. 2 Patienten zeigten Leckagen, die konservativ behandelt wurden. Ein Patient mit einer H-Fistel wurde reintubiert und dabei die Fistel erneut eröffnet. Dies machte eine thorakoskopische Re-Operation mit Einnaht eines Interkostalmuskellappens erforderlich. Kein Patient zeigte verschmolzene Rippen, Brustwandasymmetrien, Schultergürtelschwächen oder eine Scapula alata. Somit ist auch die thorakoskopische Korrektur langstreckiger und komplexer Ösophagusatresien sicher und effektiv. Die thorakoskopisch exzellente Visualisierung des inneren Thorax ermöglicht eine umfassende Mobilisierung der

Tab. 1: Thorakoskopie versus Thorakotomie [5–8]

Vorteile	Idem	Nachteile
Frühe Extubation	Leckagen	Lange OP-Dauer
Kurze Aufenthaltsdauer	Stenosen/Strikturen	Konversionsrisiko
Schneller Kostaufbau	GERD	Stimmlippenparese
Weniger Thoraxdeformitäten	Pulmonale Komplikationen	
	Blutungsrisiko	

Ösophagusstümpfe und eine gute Darstellung auch hoher Fisteln. Mit der Thorakoskopie werden die Verletzungen benachbarter Strukturen reduziert, Halsinzisionen und Brustwanddeformitäten lassen sich vermeiden [9].

Eine niederländische Arbeitsgruppe konnte an 10 Patienten zeigen, dass thorakoskopisch assistierte Elongationstechniken analog zur Foker-Technik bei langstreckiger Ösophagusatresie gut durchführbar sind und heutzutage auch direkt nach der Geburt und ohne Anlage einer Gastrostomie durchgeführt werden können. Auch Bougierungstechniken mit anschließender thorakoskopischer Anastomose werden beschrieben [10].

1.2 Rechtsdeszendierende Aorta

Der optimale chirurgische Zugang bei Neugeborenen mit rechtsseitigem Aortenbogen und Ösophagusatresie ist noch immer Gegenstand zahlreicher Diskussionen. Es wurde eine internationale Fragebogenanalyse durchgeführt. Mitglieder der wichtigsten Gesellschaften in der endoskopischen Kinderchirurgie wurden befragt: die International Pediatric Endosurgery Group (IPEG) und die European Society of Paediatric Endoscopic Surgeons (ESPES). 144 Chirurgen aus 23 Ländern füllten den Fragebogen aus. 71,5 % der Mitglieder, die an der Umfrage teilnahmen, hatten mehr als 10 Jahre Erfahrung in der endoskopischen Chirurgie. Eine präoperative Echokardiographie wurde nahezu einheitlich durchgeführt (93,1 %). 31,9 % der befragten Chirurgen hatten noch nie eine Ösophagusatresie mit rechtsseitigem Aortenbogen behandelt. Die restlichen 98 Chirurgen hatten Erfahrung mit 279 Fällen von Ösophagusatresien mit rechtsseitigem Aortenbogen. Die Thorakotomie wurde für 54,2 % der Chirurgen als bevorzugter Zugang angesehen und 51,9 % wählten einen rechtsseitigen Zugang. Wenn der rechtsseitige Aortenbogen ein intraoperativer Befund war, führten 76 % eine kontralaterale Thorakotomie durch, wenn Probleme mit der Präparation auftraten.

Die Thorakoskopie wurde von 45,8 % der Chirurgen bevorzugt. Bei einem präoperativen Verdacht auf einen rechtsseitigen Aortenbogen bevorzugten 63,1 % eine linksseitige Thorakoskopie und nur 24,2 % würden die Thorakotomie bevorzugen. Wenn sich erst intraoperativ der Befund einer rechtsdeszendierenden Aorta herausstellte und eine sichere chirurgische Korrektur durch die rechtsseitige Thorakoskopie nicht erreicht werden konnte, entschieden sich 51,5 % für eine linksseitige Thorakoskopie, anstatt zur Thorakotomie überzugehen.

Die präoperative Echokardiographie ist essenziell für die Operationsplanung. Die präoperative Diagnose, aber auch der intraoperative Befund einer rechtsdeszendierenden Aorta sollte nicht von einem thorakoskopischen Zugang abhalten [11].

1.3 Stimmlippenparese

Die thorakoskopische Korrektur einer Ösophagusatresie scheint im Vergleich zur Thorakotomie mit einer höheren Rate an Stimmlippenparesen einherzugehen. Es wird angenommen, dass der Grund dafür die thorakoskopisch leicht mögliche Mobilisation des oberen Blindsackes bis weit in die obere Thoraxapertur ist [12].

1.4 Posteriore Tracheopexie

Die Ösophagusatresie ist häufig mit einer Tracheomalazie assoziiert. Bei schweren Formen einer Tracheomalazie ist eine Aortotruncopexie indiziert. In einer niederländischen Studie wird ein neuer Ansatz vorgestellt, bei dem die posteriore Tracheopexie direkt während der primären thorakoskopischen Korrektur der Ösophagusatresie durchgeführt wird. 9 aufeinanderfolgende Patienten mit Ösophagusatresie und tracheoösophagealer Fistel wurden vor der thorakoskopischen Korrektur starr tracheobronchoskopiert. Bei 4 Patienten wurde eine schlaffe Pars membranacea diagnostiziert. Während des anschließenden thorakoskopischen Eingriffs wurde nach dem Fistelverschluss und der Mobilisation des kranialen und kaudalen Ösophagus die Pars membranacea mit 2–3 nicht resorbierbaren Nähten am vorderen Ligamentum longitudinale fixiert. Anschließend wurde die Ösophagoösophagostomie durchgeführt. Die mediane Zeit pro Naht betrug 6 Minuten (4–12 Minuten). Alle Eingriffe verliefen ohne Zwischenfälle. Nach einer medianen Nachbeobachtungszeit von 6 Monaten (4–9 Monate) zeigten alle Patienten keine Symptome einer Tracheomalazie. Die Autoren resümieren, dass mit dieser Technik die Entwicklung einer relevanten Tracheomalazie und ein Zweiteingriff verhindert werden kann [13].

1.5 Thorakale Deformitäten

Die Thorakotomie zur Korrektur der Ösophagusatresie birgt das Risiko einer Verformung des Brustkorbs und folglich einer sekundären thorakalen Skoliose. In einer großen nationalen Studie in Frankreich wurden die Thoraxdeformitäten multizentrisch erfasst und analysiert. Kinderchirurgien aus dem nationalen Netzwerk wurden gebeten, Thorax-Röntgenaufnahmen und OP-Berichte der Patienten zu übermitteln, die zwischen 2008 und 2010 mit einer Ösophagusatresie geboren wurden. Die Röntgenaufnahmen wurden doppelt blind ausgewertet, um Anomalien der Rippen und der Wirbelsäule festzustellen. Von den 322 erfassten Patienten aus insgesamt 32 Zentren waren 110 (34,2 %) Röntgenaufnahmen normal und 25 (7,7 %) zeigten thorakale Fehlbildungen. Bei 187 (58,1 %) Patienten zeigten sich die Folgen einer Thorakotomie im Bereich der Rippen, darunter 85 Hypoplasien, 47 Rippenanomalien, 46 Interkostalraumanomalien, 21 Rippenfusionen und 12 Skoliosen, wobei einige Patienten mehrere Folgeerscheinungen aufwiesen. Die Rate der thorakalen Deformitäten wurde nicht durch das Interventionsalter, das Geburtsgewicht, den Atresietyp, die Anzahl der Thorakotomien oder die Größe des Zentrums beeinflusst. Die thorakalen Deformitäten waren nach einer klassischen Thorakotomie (59,1 %) deutlich höher als nach einer Thorakoskopie (22,2 %; p = 0,04). Etwa 60 % der Patienten nach Korrektur einer Ösophagusatresie via Thorakotomie leiden im Verlauf an einer Thoraxwanddeformität. Minimal-invasive Techniken reduzierten die Thoraxwandmorbidität deutlich [14].

1.6 Anatomische Korrektur der Ösophagusatresie

Die thorakoskopische Korrektur einer Ösophagusatresie mit tracheoösophagealer Fistel bietet eine hervorragende Sicht und ermöglicht die Anastomose unter Erhalt der Vena azygos. In einer retrospektiven „Single center"-Studie wurde die thorakoskopische Korrektur bei anatomisch liegender Ösophagus-Anastomose unter der Vena azygos (n = 7) ausgewertet und mit der klassischen Anastomose ventral der Vena azygos (n = 4) verglichen. Statistisch gab es keinen signifikanten Unterschied zwischen den beiden Gruppen. Postoperativ hatte ein Patient der Vergleichsgruppe eine schwere Anastomoseninsuffizienz mit einem Pleuraempyem, welches eine chirurgische Intervention erforderte. Die Rate relevanter Anastomosenstenosen wird in beiden Gruppen gleich beschrieben. Kein Patient entwickelte ein Fistelrezidiv. Die Autoren resümieren, dass die anatomische Korrektur einer Ösophagusatresie technisch bei den meisten Patienten möglich ist und ähnliche Langzeitergebnisse aufweisen [15].

1.7 Intraoperative Azidose, Hyperkapnie und Oxygenierung

Eine intraoperative Hyperkapnie und Azidose wurde bei thorakoskopischen Eingriffen bei angeborener Zwerchfellhernie und Ösophagusatresie beobachtet. In einer retrospektiven Studie wurden die Auswirkungen von Azidose und Hyperkapnie auf das postoperative Ergebnis analysiert. Insgesamt wurden 187 Neugeborene mit angeborener Zwerchfellhernie offen (n = 153) oder thorakoskopisch (n = 34) und 205 Neugeborene mit Ösophagusatresie offen (n = 180) oder thorakoskopisch (n = 25) versorgt. In beiden Gruppen wurde eine intraoperative Azidose und Hyperkapnie unabhängig vom chirurgischen Zugang beobachtet. Dieses Phänomen ist jedoch gravierender während der Thorakoskopie. Eine negative Auswirkung der intraoperativen Azidose auf das postoperative Ergebnis konnte jedoch nicht festgestellt werden. Die Auswirkungen von Azidose und Hyperkapnie auf das Gehirn sind unbekannt,

5.2 Angeborene Fehlbildungen des Ösophagus

eine gute Oxygenierung könnte der Schlüssel sein, um Schäden zu vermeiden. Aus diesem Grunde sollte ein perioperatives Neuromonitoring durchgeführt werden, welches sich durch die nicht-invasive Nahinfrarotspektroskopie (near-infrared spectroscopy, NIRS) realisieren lässt. Die NIRS misst die regionale zerebrale Sauerstoffsättigung (regional cerebral oxygen saturation, $rScO_2$). Chirurgen und Anästhesisten müssen sich der intraoperativen Azidose bewusst sein. Für die Thorakoskopie sollten möglichst niedrige Insufflationseinstellungen verwendet werden [16, 23].

1.8 Lernkurve

Die thorakoskopische Korrektur einer Ösophagusatresie mit tracheoösophagealer Fistel bleibt auch für die erfahrensten Kinderchirurgen eine große Herausforderung. In einer retrospektiven Studie wurden die Ergebnisse nach thorakoskopischer Korrektur analysiert und die Lernkurve dafür bestimmt. Das mittlere Alter und das Geburtsgewicht betrugen 1 Tag (Bereich 1–3 Tage) und 2,8 kg (Bereich 2,5–3,7 kg). Die thorakoskopische Korrektur konnte in allen Fällen ohne Komplikationen erfolgreich durchgeführt werden. Die mediane Operationszeit betrug 230 Minuten (164–383 Minuten). Es gab keine Anastomoseninsuffizienzen. Ein Patient mit einer langstreckigen Ösophagusatresie zeigte eine refraktäre Anastomosenstriktur. Fistelrezidive sind nicht aufgetreten. Die Operationsdauer war bei Patienten mit einer langstreckigen Ösophagusatresie (Distanz > 20 mm) signifikant länger als bei Patienten mit kurzstreckiger Ösophagusatresie. Betrachtet man nur die kurzstreckigen Ösophagusatresien, nahm die Operationszeit mit der steigenden Fallzahl kontinuierlich ab. Die Operationszeit und Fallzahl gleicht dabei einer logarithmischen Kurve (Operationszeit in Minuten = 300 − 62 × log (Fallzahl), R^2 = 0,8359, P = 0,0015). Die Ergebnisse zeigen, dass die Thorakoskopie zur Korrektur einer Ösophagusatresie ein sicheres Verfahren ist. Es existiert eine beträchtliche Lernkurve, erfordert jedoch fortgeschrittene endoskopisch-chirurgische Fertigkeiten [17].

1.9 Geburtsgewicht

Die minimal-invasive Versorgung von Neugeborenen unter 3 kg Körpergewicht ist abhängig von den Komorbiditäten eine sehr komplexe kinderchirurgische Herausforderung. In einer retrospektiven Studie wurden alle Säuglinge mit einem Gewicht von weniger als 3 kg untersucht, die minimal-invasiv oder offen-chirurgisch versorgt wurden (Ösophagusatresie, GÖR, Duodenalatresie, Ladd-Bänder, Zwerchfellhernie, Pylorusatresie). Insgesamt wurden 45 Fälle minimal-invasiv und 17 Fälle offen-chirurgisch versorgt. Die minimal-invasive Chirurgie bei Neugeborenen mit einem Körpergewicht von weniger als 3 kg und niedriger Mortalität kann sicher durchgeführt werden, zeigt akzeptable Konversionsraten und ähnliche Komplikationsraten wie bei offenen Verfahren [18].

1.10 Transanastomotische Ernährungssonden

Die Notwendigkeit der transanastomotischen Sonde wird in einer „Single center"-Studie hinterfragt. Transanastomotische Ernährungssonden nach Korrektur einer Ösophagusatresie ermöglichen den frühen enteralen Kostaufbau. Unklar ist jedoch die Wertigkeit bezüglich der Entwicklung einer Anastomosenstenose oder -insuffizienz. Es wurden 110 Patienten retrospektiv ausgewertet. Insgesamt wurden 94 Patienten thorakotomiert, 10 thorakoskopisch versorgt und 6 konvertiert. Transanastomotische Ernährungssonden wurden bei 74 % der Patienten angewendet. Die Strikturrate mit Ernährungssonde lag bei 56 % gegenüber 17 % ohne Ernährungssonde (p = 0,0005). Es gab keinen Unterschied hinsichtlich der Leckagen (p = 0,27). Die Autoren resümieren, dass die Verwendung von transanastomotischen Ernährungssonden nicht vor einer Anastomoseninsuffizienz schützt und sogar zu einer Zunahme der Strikturrate führt [19].

1.11 Thoraxdrainage

Nach Korrektur der Ösophagusatresie wird häufig eine Thoraxdrainage belassen, um eine postoperative Anastomoseninsuffizienz frühzeitig zu erkennen und konservativ zu behandeln. Die Notwendigkeit einer Thoraxdrainage ist jedoch umstritten.

Retrospektiv wurden 120 Neugeborene mit Ösophagusatresie ausgewertet. Bei 69 Neugeborenen wurde intraoperativ eine Thoraxdrainage eingelegt, bei 51 Neugeborenen nicht. Es gab keinen statistisch signifikanten Unterschied zwischen den Gruppen in Bezug auf die Dauer des Krankenhausaufenthalts (31 ± 12 vs. 36 ± 16 Tage, p = 0,5) oder den Komplikationsraten (13 % vs. 12 %, p = 0,9) [20].

2 Technik der minimalinvasiven Korrektur der Ösophagusatresie

Liegt klinisch eine Ösophagusatresie vor (Abb. 1), wird bei der Anästhesieeinleitung in Rückenlage zunächst eine starre Tracheobronchoskopie durchgeführt. Sie dient der Lokalisation der Fistel und dem Ausschluss einer weiteren Fistel und anderer Anomalien. Letztlich dient sie auch der finalen Entscheidung für die chirurgische Vorgehensweise. Unabhängig von der chirurgischen Vorgehensweise wird die Fistel mit einem Katheter geschient und mit dem Bildwandler die korrekte Lage des Katheters im Magen dokumentiert (Abb. 2). Der Katheter gewährleistet bei der Korrektur der Ösophagusatresie die rasche und sichere Identifikation der Fistel und verhindert damit einen unter Umständen erheblichen Präparations- und Zeitaufwand.

Der Patient wird anschließend in eine Linksseitenlage mit leichter Anteposition umgelagert. In Abhängigkeit vom Gewicht des Kindes wird eine 3-mm- oder eine 5-mm-Optik mit entsprechendem Trokar kaudal der Skapulaspitze platziert. Die Arbeitsinstrumente werden ventral und dorsal der Optik im ergonomischen Winkel perkutan oder mittels 3-mm-Trokar im 4.–6. Interkostalraum gesetzt (Abb. 3). Nach Insufflation mit einem Druck von 4–6 mmHg und einem Fluss von 1 l/min ist die Sicht auf den Situs der Ösophagusatresie exzellent. Das Kind braucht zunächst eine unterschiedlich lange Adaptationsphase, in der der Chirurg und der Anästhesist die Insufflations- und Beatmungsparameter absprechen müssen, erst dann beginnt die Präparation. Perioperativ ist ein Neuromonitoring (NIRS) zur Messung der intrazerebralen Oxygenierung ($rScO_2$) sinnvoll.

Der obere Blindsack, die Trachea, der Nervus vagus und die Vena azygos lassen sich als wichtige Landmarken leicht identifizieren. Die Pleura wird kranial der Vena azygos über ca. 2 cm eröffnet. Nun wird der Nervus vagus etwas nach ventromedial mobilisiert. Anschließend beginnt die Mobilisation des oberen Blindsackes unter Separation des Ösophagus von der trachealen Hinterwand. Durch Anstellen der Sonde im oberen Blindsack wird die Mobilisation unterstützt. Nach ausreichender Mobilisation des oberen Blindsackes beginnt die Präparation und Mobilisation der tracheoösophagealen Fistel und des kaudalen Öso-

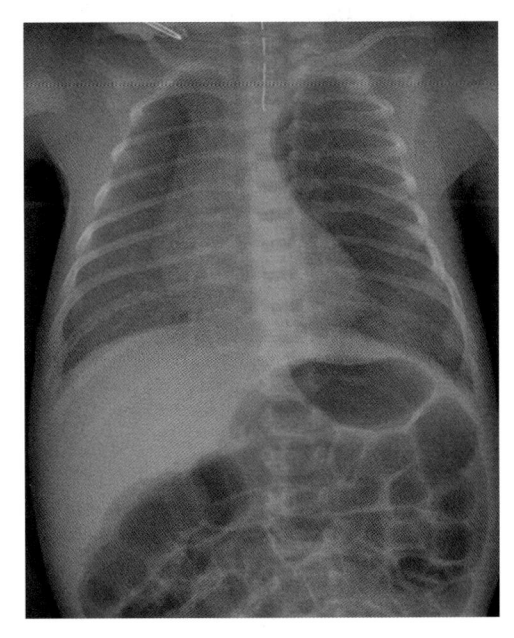

Abb. 1: Typisches Bild einer Ösophagusatresie Vogt IIIb mit einer Schlürfsonde im oberen Blindsack und luftgefülltem Gastrointestinaltrakt

5.2 Angeborene Fehlbildungen des Ösophagus

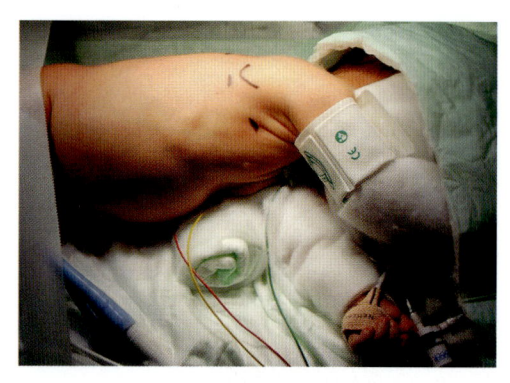

Abb. 3: Lagerung des Patienten in Linksseitenlage in leichter Anteposition. Die Markierungen zeigen die Trokarpositionen und die Skapulaspitze

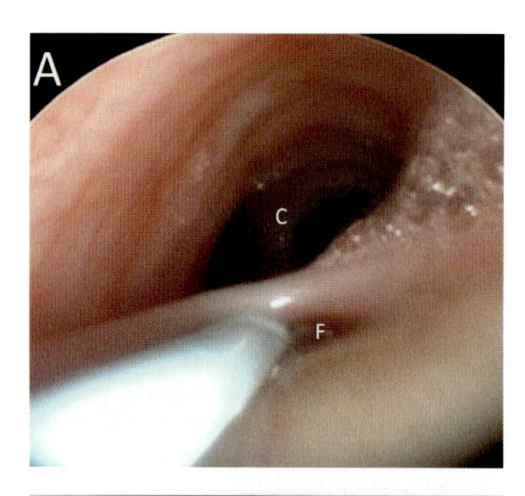

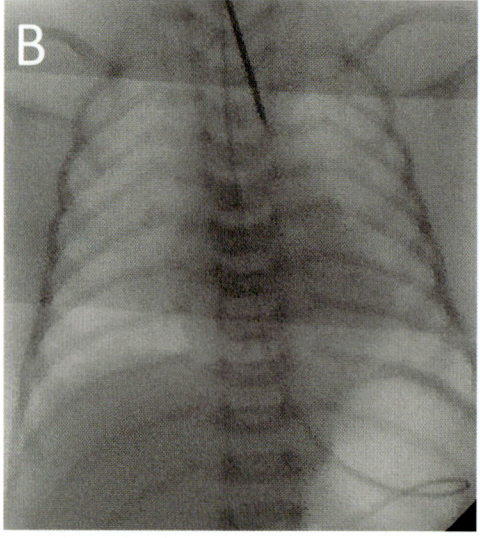

Abb. 2a, b: Intraoperative Tracheoskopie und Schienung der tracheoösophagealen Fistel. A: Intraoperativ wird in Rückenlage eine starre Tracheoskopie zur Lokalisation und Schienung der Fistel durchgeführt. Der blaue Katheter intubiert bereits die Fistel (F), distal erscheint die Carina (C). B: Mit dem Bildwandler wird die korrekte Lage des 3 Charrière durchmessenden Katheters im Magen sichergestellt

phagus. Das Auffinden und die Präparation der Fistel werden durch die liegende Schienung deutlich vereinfacht. Bei der klassischen kurzstreckigen Ösophagusatresie Vogt IIIb bleibt die Vena azygos und die Pleura kaudal der Vene intakt. Lediglich bei den weiter distal gelegenen tracheoösophagealen Fisteln ist die Eröffnung der Pleura kaudal der Vena azygos und evtl. die Durchtrennung der Vene erforderlich. Nun wird die Fistelschienung entfernt und die tracheoösophageale Fistel mit einer nicht resorbierbaren Durchstechungsligatur verschlossen *(Abb. 4)*. Für einen Clip-Verschluss sind bislang 5-mm-Instrumente erforderlich. Nach Teildurchtrennung der Fistel erfolgt eine Wasserprobe unter Überdruckbeatmung zur Überprüfung des suffizienten Fistelverschlusses.

Im nächsten Schritt wird der obere Blindsack eröffnet und eine End-zu-End-Anastomose mit resorbierbarem Nahtmaterial der Stärke 5–0 mit intrakorporaler Knüpftechnik analog zur offenen Technik durchgeführt. Nach Platzierung der ersten Naht wird die Fistel komplett durchtrennt. Meist sind nur 3 Einzelknopfnähte für die Rückwand erforderlich, die innenseitig auf der Schleimhaut geknüpft werden. Nach Naht der Rückwand wird die transanastomotische Ernährungssonde unter Sicht im Magen platziert. Die Sonde erleichtert die Komplettierung der Anastomose durch außen geknüpfte Einzelknopfnähte. Abschließend zeigt die Anastomose den typischen Kalibersprung *(Abb. 5)*. Fakultativ sind die Einlage einer Thoraxdrainage und eine Kontrastmitteldarstellung nach 10 Tagen *(Abb. 6)*.

Angeborene Fehlbildungen des Ösophagus 5.2

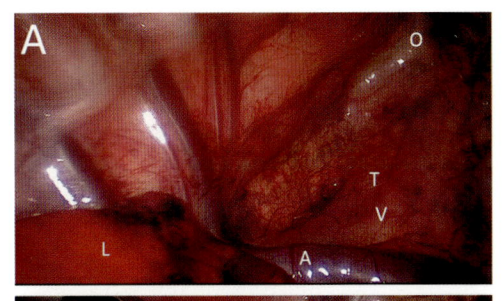

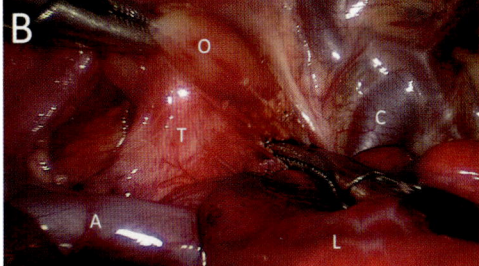

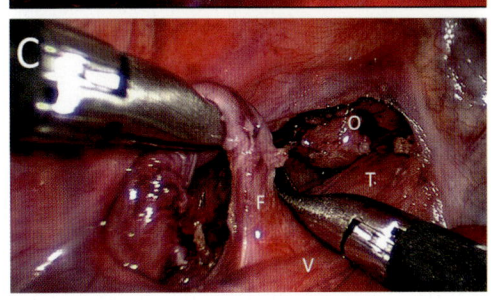

Abb. 4a–c: Situs und Präparation. A: Situs der Ösophagusatresie bei noch intakter Pleura. Der obere Blindsack, die Trachea und der Nervus vagus schimmern andeutungsweise durch die obere Thoraxapertur. Deutlich zu sehen sind die Vena azygos und die kollabierte Lunge. B: Nach der Eröffnung der Pleura kranial der Vena azygos beginnen wir mit der Mobilisation des oberen Blindsackes und der Separation des Ösophagus von der trachealen Hinterwand. Topographisch nahe die Vena cava. C: Nach ausreichender Mobilisation des oberen Blindsackes beginnt die Präparation und Mobilisation der tracheoösophagealen Fistel. Die Vena azygos bleibt bei trachealer Fistel intakt
Oberer Blindsack (O), Trachea (T), Nervus vagus (V), Vena azygos (A), Lunge (L), Vena cava (C), tracheoösophageale Fistel (F)

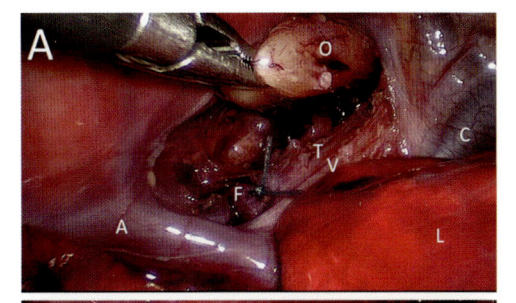

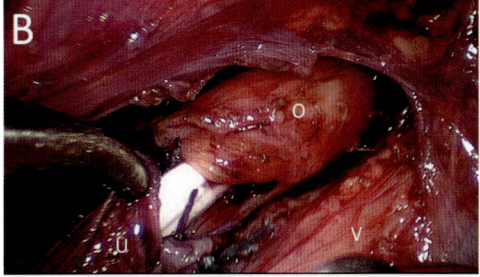

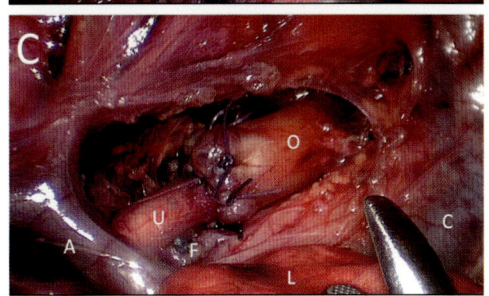

Abb. 5a–c: Fistelverschluss und Anastomose. A: Die tracheoösophageale Fistel (F) wird mit einer nicht resorbierbaren Durchstechungsligatur (Pfeil) verschlossen. B: Nach Prüfung der Dichtigkeit wird der obere Blindsack eröffnet und eine End-zu-End-Anastomose mit resorbierbarem Nahtmaterial analog zur offenen Technik durchgeführt. C: Die Anastomose zeigt den typischen Kalibersprung
Oberer Blindsack (O), Trachea (T), Nervus vagus (V), Vena azygos (A), Lunge (L), Vena cava (C), tracheoösophageale Fistel (F), distaler Ösophagus (U)

5 Kinderchirurgie

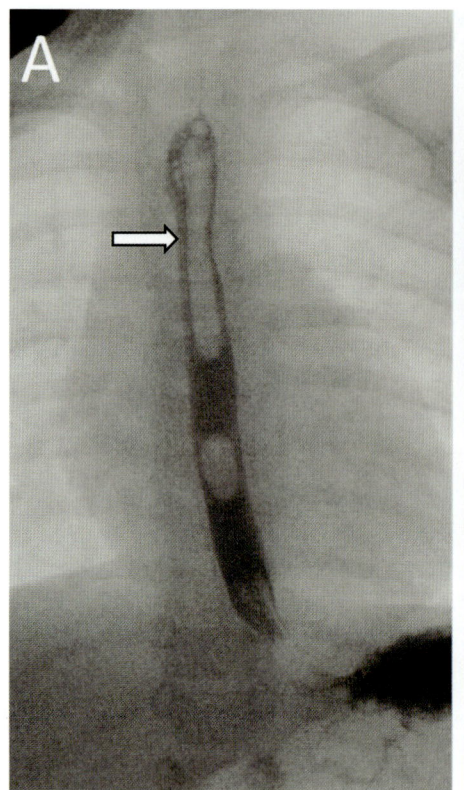

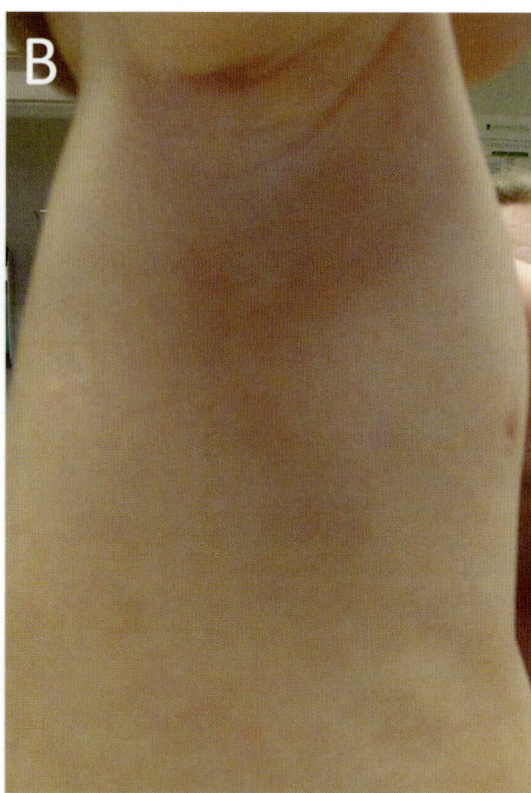

Abb. 6: Ergebnis: A: Die Kontrastmitteldarstellung nach 10 Tagen zeigt die angedeutete Taillierung im Anastomosenbereich (Pfeil). B: Das klinische Bild nach 6 Monaten ist nahezu unauffällig

3 Diskussion und Ausblick

Trotz der positiven Berichte zur thorakoskopischen Korrektur der kurz- und langstreckigen Ösophagusatresie profitieren weniger als 10 % der Kinder in Europa von dieser Technik [21, 22]. Die Gründe hierfür sind vermutlich vielschichtig. Ein großes Problem ist hier die mangelhafte Datenlage aus kontrolliert-randomisierten Studien. Insbesondere im deutschsprachigen Raum wird die Umsetzung multizentrischer Studien durch die niedrigen Fallzahlen in den einzelnen Kliniken und die letztlich doch sehr unterschiedliche Versorgung erschwert. Beispiele für diese Heterogenität sind:

- Präoperative Tracheobronchoskopie?
- Bestimmung des „Gap"?
- Elongationstechniken?
- Operativer Zugang?
- Versorgung der TEF?
- Nahtmaterial?
- Nahttechnik?
- Transanastomotische Ernährungssonde?
- Kostaufbau?
- Thoraxdrainage?
- Postoperative Kontrastmitteldarstellung?
- etc.

Während die Thorakoskopie grundsätzlich akzeptiert ist, spielt möglicherweise die Robotik in der Zukunft für die thorakoskopische Versorgung einer Ösophagusatresie eine Rolle. Die derzeit verfügbaren Robotersysteme sind jedoch in ihren Größendimensionen derzeit für die Versorgung von Neugeborenen und Säuglingen ungeeignet.

Fazit

- Die thorakoskopische Korrektur der kurzstreckigen Ösophagusatresie mit tracheoösophagealer Fistel (Vogt IIIb) ist eine sichere und zunehmend akzeptierte Methode.
- Das Komplikationsrisiko der thorakoskopischen Korrektur ist bezüglich Leckagen und Stenosen identisch zu den Ergebnissen nach Thorakotomie.
- Thorakale Deformitäten sind nach thorakoskopisch versorgter Ösophagusatresie deutlich seltener.
- Die Vena azygos lässt sich bei thorakoskopischer Korrektur in der Regel schonen und die Ösophagoösophagostomie kann in anatomischer Position durchgeführt werden.
- Langstreckige Ösophagusatresien lassen sich grundsätzlich auch thorakoskopisch korrigieren.
- Die präoperative Echokardiographie und intraoperative Tracheobronchoskopie mit Darstellung und Schienung der Fistel sind für die thorakoskopische Operationsplanung essenziell.
- Eine rechtsdeszendierende Aorta bei Ösophagusatresie prädisponiert für eine linksseitige Thorakoskopie, eine Thorakotomie ist nicht zwingend erforderlich.
- Stimmlippenparesen sind häufiger bei der Thorakoskopie und sollten bei der Präparation des oberen Blindsackes bedacht werden.
- Die posteriore Tracheopexie ist bei der primären Versorgung der Ösophagusatresie leicht möglich.
- Die intraoperative Azidose, Hyperkapnie und Gehirndurchblutung sollten anästhesiologisch und chirurgisch bedacht und monitorisiert werden.
- Die thorakoskopische Korrektur der kurzstreckigen Ösophagusatresie zeigt in der Regel eine steile Lernkurve.
- Ein Geburtsgewicht unter 3 000 g ist keine Kontraindikation für die thorakoskopische Korrektur einer Ösophagusatresie.
- Die transanastomotische Ernährungssonde erleichtert intraoperativ die Komplettierung der Anastomose und ermöglicht postoperativ einen frühen Kostaufbau, führt jedoch möglicherweise zu einer erhöhten Strikturrate und schützt nicht vor einer Anastomoseninsuffizienz.
- Die Einlage einer Thoraxdrainage hat keine Evidenz.
- Grundsätzlich ist die Datenlage bezüglich der Korrektur der Ösophagusatresie schlecht, da es an experimentellen, multizentrischen und kontrolliert-randomisierten Studien mangelt.

Literatur

[1] Lobe TE, Rothenberg S, Waldschmidt J, Stroedter L: Thoracoscopic repair of esophageal atresia in an infant: a surgical first. Ped Endosurg Innov Techniques 1999; 3: 141–148. [EBM IV]

[2] Bax KM, van Der Zee DC: Feasibility of thoracoscopic repair of esophageal atresia with distal fistula. J Pediatr Surg 2002; 37 (2): 192–196. [EBM IV]

[3] Rothenberg SS: Thoracoscopic repair of tracheoesophageal fistula in newborns. J Pediatr Surg 2002; 37 (6): 869–872. [EBM IV]

[4] Holcomb GW3rd, Rothenberg SS, Bax KM et al.: Thoracoscopic repair of esophageal atresia and tracheoesophageal fistula: a multi-institutional analysis. Ann Surg 2005; 242 (3): 422–428; discussion 428–430. [EBM III]

[5] Wu Y, Kuang H, Lv T, Wu C: Comparison of clinical outcomes between open and thoracoscopic repair for esophageal atresia with tracheoesophageal fistula: a systematic review and meta-analysis. Pediatr Surg Int 2017; 33 (11): 1147–1157. [EBM III]

[6] Yang YF, Dong R, Zheng C et al.: Outcomes of thoracoscopy versus thoracotomy for esophageal atresia with tracheoesophageal fistula repair: A PRISMA-compliant systematic review and meta-analysis. Medicine (Baltimore) 2016; 95 (30): e4428. [EBM III]

[7] Woo S, Lau S, Yoo E et al.: Thoracoscopic versus open repair of tracheoesophageal fistulas and rates of vocal cord paresis. J Pediatr Surg 2015; 50 (12): 2016–2018. [EBM IV]

[8] Robie DK: Initial experience with thoracoscopic esophageal atresia and tracheoesophageal fistula repair: lessons learned

[9] Rothenberg SS: Thoracoscopic management of non-type C esophageal atresia and tracheoesophageal atresia. J Pediatr Surg 2017; pii: S0022-3468(17)30647-4. [EBM IV]

[10] van der Zee DC, Gallo G, Tytgat SH: Thoracoscopic traction technique in long gap esophageal atresia: entering a new era. Surg Endosc 2015; 29 (11): 3324–3330. [EBM IV]

[11] Aguilera-Pujabet M, Gahete JAM, Guillén G et al.: Management of neonates with right-sided aortic arch and esophageal atresia: International survey on IPEG AND ESPES members experience. J Pediatr Surg 2018; 53 (10): 1923–1927. [EBM IV]

[12] Woo S, Lau S, Yoo E et al.: Thoracoscopic versus open repair of tracheoesophageal fistulas and rates of vocal cord paresis. J Pediatr Surg 2015; 50 (12): 2016–2018. [EBM IV]

[13] Tytgat SHAJ, van Herwaarden-Lindeboom MYA, van Tuyll van Serooskerken ES, van der Zee DC: Thoracoscopic posterior tracheopexy during primary esophageal atresia repair: a new approach to prevent tracheomalacia complications. J Pediatr Surg 2018; 53 (7): 1420–1423. [EBM IV]

[14] Bastard F, Bonnard A, Rousseau V et al.: Thoracic skeletal anomalies following surgical treatment of esophageal atresia. Lessons from a national cohort. J Pediatr Surg 2018; 53 (4): 605–609. [EBM III]

[15] Fonte J, Barroso C, Lamas-Pinheiro R et al.: Anatomic Thoracoscopic Repair of Esophageal Atresia. Front Pediatr 2017; 4: 142. [EBM III]

[16] Zani A, Lamas-Pinheiro R, Paraboschi I et al.: Intraoperative acidosis and hypercapnia during thoracoscopic repair of congenital diaphragmatic hernia and esophageal atresia/tracheoesophageal fistula. Paediatr Anaesth 2017; 27 (8): 841–848. [EBM III]

[17] Okuyama H, Tazuke Y, Ueno T et al.: Learning curve for the thoracoscopic repair of esophageal atresia with tracheoesophageal fistula. Asian J Endosc Surg 2018; 11 (1): 30–34. [EBM III]

[18] Wall JK, Sinclair TJ, Kethman W et al.: Advanced minimal access surgery in infants weighing less than 3kg: A single center experience. J Pediatr Surg 2018; 53 (3): 503–507. [EBM III]

[19] Fusco JC, Calisto JL, Gaines BA, Malek MM: A large single-institution review of tracheoesophageal fistulae with evaluation of the use of transanastomotic feeding tubes. J Pediatr Surg 2017; pii: S0022-3468(17)30648-6. [EBM III]

[20] Gawad N, Wayne C, Bass J, Nasr A: A chest tube may not be needed after surgical repair of esophageal atresia and tracheoesophageal fistula. Pediatr Surg Int 2018; 34 (9): 967–970. [EBM III]

[21] Zani A, Eaton S, Hoellwarth ME et al.: International survey on the management of esophageal atresia. Eur J Pediatr Surg 2014; 24 (1): 3–8. [EBM IV]

[22] Lal DR, Gadepalli SK, Downard CD et al.: Midwest Pediatric Surgery Consortium. Perioperative management and outcomes of esophageal atresia and tracheoesophageal fistula. J Pediatr Surg 2017; 52: 1245–1251. [EBM IV]

[23] Stolwijk LJ, van der Zee DC, Tytgat S et al.: Brain Oxygenation During Thoracoscopic Repair of Long Gap Esophageal Atresia. World J Surg 2017; 41 (5): 1384–1392. [EBM III]

5.3 Was gibt es Neues in der Versorgung kongenitaler Bauchwanddefekte?

F. G. Schnekenburger, A. Strack, P. Illing

1 Laparoschisis

1.1 Einfluss pränataler Diagnostik auf den postnatalen Verlauf

Während die Sonografie das entscheidende Instrument zur pränatalen Diagnose einer Laparoschisis darstellt, bleibt die Vorhersagekraft sonografischer Parameter auf den Ausgang des postpartalen Verlaufs weiter gering. D´Antonio et al. [1] haben in einer ausführlich angelegten Metaanalyse aus 26 Arbeiten mit 2 023 Föten mit Laparoschisis unter anderem zwar herausgearbeitet, dass die Wahrscheinlichkeit auf das Vorliegen einer Darmatresie bei einem Polyhydramnion 3,76-fach (Odds Ratio) höher ist als normal, bei einer pränatalen Darmdilatation sogar 5,48-fach. Diese Erkenntnis mussten sie aber deshalb relativieren, weil die Definitionen der Parameter in den verschiedenen Arbeiten zu weit differierten (z. B. Darmdilatation zwischen > 6 und > 18 mm). Vorhersagen für den postpartalen Verlauf (Dauer des Nahrungsaufbaus und der parenteralen Ernährung, letaler Ausgang) erschienen den Autoren aus diesem Grund oder wegen zu kleiner Fallzahlen in den Studien nicht sinnvoll. In einer retrospektiven nationenweiten Studie an 700 Kindern mit Laparoschisis konnten Youssef et al. [2] für die kanadische Bevölkerung allerdings einen signifikanten Zusammenhang zwischen einer pränatalen Darmdilatation einerseits und der Dauer der totalen parenteralen Ernährung und des Krankenhausaufenthalts andererseits nachweisen. Dabei haben sie nur die sogenannten einfachen Laparoschisen untersucht, also ohne zusätzliche Darmproblematik (s. u.). Diese Autoren sehen in diesen Fällen eine pränatale Darmdilatation als besten Prognosefaktor für den postpartalen Verlauf an.

1.2 Zeitpunkt und Art der Entbindung bei Laparoschisis

Ob eine spontane Entbindung bei einer Laparoschisis abgewartet, eine vaginale Entbindung eingeleitet werden sollte oder eine Sectio – zu welchem Zeitpunkt auch immer – zu bevorzugen ist, ist seit langer Zeit strittig. Wissanji und Puligandla [3] haben einige auch ältere diesbezügliche Studien aktuell in einem Review zusammengefasst.

In einem systematischen Review (18 Studien, 1 430 Fälle) haben Landisch et al. [4] statistisch signifikant aufzeigen können, dass nach elektiven vorzeitigen Entbindungen weniger Sepsen, eine kürzere Zeit bis zum Nahrungsaufbau und eine um 11 Tage kürzere totale parenterale Ernährung als bei Reifgeborenen zu verzeichnen waren. In Studien, die statt der Angabe einer geplanten vorzeitigen Entbindung lediglich ein frühgeburtliches Alter mit Reifgeborenen verglichen, lag der Vorteil allerdings auf Seiten der Reifgeborenen. Somit wollen diese Autoren keine eindeutige Empfehlung abgeben.

Gupta und Cabacungan [5] konnten in einer retrospektiven Studie aufzeigen, dass Frühgeborene mit einem Gestationsalter von 33–34 Wochen signifikant häufiger eine NEC erlitten, eine Darmresektion und Bluttransfusionen erhalten hatten als Neugeborene höheren Gestationsalters bei der Geburt. Zwischen späten Frühgeborenen (35–36 Wochen) und Reifgeborenen konnten sie keinen Unterschied feststellen, also auch keinen Vorteil der vorzeitigen Geburt. Die Autoren folgern daraus, dass ein Abwarten der spontanen Entbindung keinen Nachteil darstellt.

Eine Ausnahme stellen die Fälle mit einer sich pränatal verschließenden Laparoschisis dar. Hier kommt es häufig zur Einschnürung des eventrierten Darmanteils mit konsekutiver Ausbildung einer Atresie und evtl. auch Nekrose. Um die damit verbundene Gefahr eines Kurzdarms zu vermeiden, ist bei sonografischen Hinweisen auf einen sehr kleinen Bauchdeckendefekt eine vorzeitige Entbindung eindeutig von Vorteil [6].

Kirollos und Abdel-Latif [7] haben systematisch 83 Studien statistisch daraufhin untersucht, ob eine Sectio einer vaginalen Entbindung hinsichtlich des Verlaufs des Neugeborenen mit Laparoschisis überlegen ist. Sie konnten dabei keinerlei Unterschied der beiden Entbindungsarten hinsichtlich Gesamtmortalität, neonataler Mortalität, Möglichkeit des primären Defekt-Verschlusses, NEC, Sepsis, Kurzdarmsyndrom, Zeit bis zum Nahrungsaufbau und Dauer des Krankenhausaufenthalts nachweisen. Sie weisen auch darauf hin, dass aufgrund unterschiedlicher Details bezüglich der Entbindung und des nachfolgenden Verlaufs innerhalb und zwischen den Studien die Aussagekraft ihrer Ergebnisse begrenzt ist. Sie haben insgesamt aber keine Evidenz für die Bevorzugung einer der beiden Entbindungsformen ermitteln können.

1.3 Operative Versorgung des Bauchwanddefekts

Für die Beschreibung des therapeutischen Vorgehens hat es sich bewährt, zwischen der einfachen und der komplexen Laparoschisis zu unterscheiden. Bei der komplexen Form liegt zusätzlich zum Bauchwanddefekt und der Eventeration eine weitere kongenitale Darmproblematik (Atresie, Volvulus, Ischämie, Perforation, s. u.) vor.

1.3.1 Einfache Laparoschisis

Nach Petrosyan und Sandler [8] gilt für die einfache Laparoschisis weiterhin, dass der primäre Bauchdeckenverschluss kurz nach der Entbindung die für das Kind günstigste Versorgungsform darstellt. Voraussetzung ist natürlich, dass die Bauchhöhle in der Lage ist, die eventrierten Organanteile aufzunehmen. Beim Verschluss der Bauchwand sollte der intraabdominelle Druck (z. B. intravesikal) gemessen werden. Dabei wird ein Druck bis zu 15 mmHg als unproblematisch angesehen, ein Druck über 20 mmHg kann zu einem Kompartmentsyndrom führen [8].

Verschiedene Möglichkeiten sind in der Vergangenheit für den primären nahtlosen Verschluss der Bauchwand beschrieben worden. Pet et al. [9] haben kürzlich über 53 Patienten aus 5 Jahren berichtet, bei denen kurz postpartal eine Abdominalverlagerung des eventrierten Darms erfolgte, der Defekt wurde anschließend mit der auf die passende Länge gekürzten Nabelschnur bedeckt und trocken verbunden. Ergänzende Maßnahmen waren die stimulierte Mekoniumentleerung mittels Hegar-Dilatation des Anus vor und die wiederholte Magenentleerung mittels Sonde während der Prozedur. Bei 23 Patienten haben sie die Behandlung primär ohne Intubation angestrebt, bei 15 davon erfolgreich. Diese 15 hatten überraschend ein signifikant geringeres Gestationsalter (ca. 2 Wochen) und ebenfalls ein signifikant geringeres Geburtsgewicht (ca. 700 g) als die Patienten, die für die gleiche Versorgung eine Intubation benötigten. Als mögliche Gründe dafür führen die Autoren u. a. den bei Frühgeborenen zarteren und weniger geblähten Darm einerseits und die weichere Bauchmuskulatur andererseits an. Im weiteren Verlauf beobachteten sie keine nennenswerten Unterschiede zwischen den intubiert und nicht-intubiert behandelten Kindern. Pet et al. sehen damit den nahtlosen Verschluss der Laparoschisis ohne Intubation insbesondere bei Frühgeborenen als zu bevorzugendes Vorgehen an, um die bei Intubation und Beatmung möglichen Komplikationen zu vermeiden.

Um primär eine operative Behandlung zu umgehen und das Risiko eines abdominellen Kompartmentsyndroms zu minimieren, wird jedoch von vielen Kinderchirurgen der schrittweise Verschluss des Bauchwanddefekts angestrebt. Dabei hat sich besonders die postpartale Anlage eines Silos etabliert, der die eventrierten Organe aufnimmt und dessen mit einem Federring armierter Rand dann unter die Bauchdecke eingebracht wird *(Abb. 1)*. Diese nahtlose Versorgung ist im Kreißsaal oder im Inkubator mit geringem Zeitaufwand durchführbar und daher für das Neugeborene besonders wenig belastend. Der Bauchwandverschluss erfolgt dann geplant operativ nach 1–3 Wochen, nachdem sich die Bauchhöhle spontan erweitert und den größten Teil der eventrierten Organe aufgenommen hat.

Eine Kombination aus primärer Silo-Behandlung und sekundär durchgeführtem nahtlosen Defektverschluss mit Nabelschnur beschreiben Haddock et al. [10]. Sie behandeln nach der Einführung eines standardisierten Vorgehens inzwischen 83 % der Patienten damit nahtlos und können ihnen Vollnarkosen und Beatmung damit weitgehend ersparen. Nachteile für die Patienten im weiteren Verlauf haben sie in ihrer Studie nicht beobachtet; als Nebeneffekt sehen die Autoren eine deutliche Kostenreduktion durch die Vermeidung von Narkose und Beatmung. Ein systematisches Review von Youssef et al. [11] über 12 Studien bezüglich des nahtlosen sekundären Defektverschlusses hat ebenfalls vergleichbare Ergebnisse für Mortalität, Ernährungsverlauf und Krankenhausaufenthalt ergeben wie bei anderen Methoden.

Dennoch ergeben die Studien im Vergleich des nahtlosen mit dem vernähten Defektverschluss keine einheitlichen Ergebnisse. Bruzoni et al. [12] haben in einer kleinen prospektiven randomisierten Studie für die nahtlos versorgten Patienten längere Zeiten für den Nahrungsaufbau ermittelt. Dies widerspricht einer größeren retrospektiven Studie mit Multivarianzanalyse von Orion et al. [13], die sowohl geringere Beatmungszeiten als auch Sepsisneigung bei gleich langer Dauer des Nahrungsaufbaus ergab.

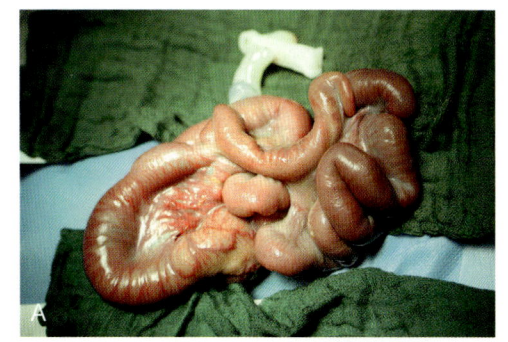

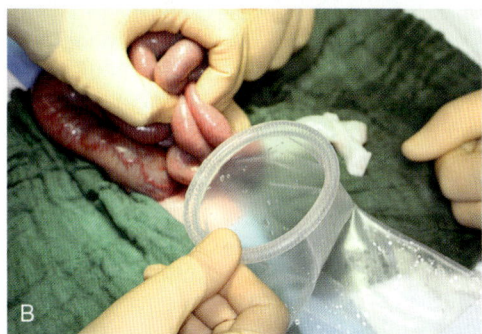

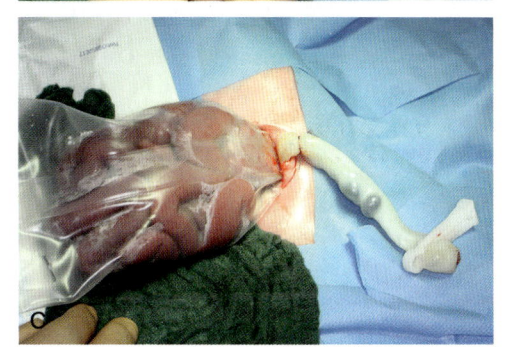

Abb. 1a–c: Primärversorgung der Laparoschisis mit einem Federring-armierten Silikonbeutel. A: Nahezu komplett eventriertes Intestinum. B: Einführen des Darms in den Silikonbeutel. C: Nach Einbringen des Federrings unter die Bauchwand; der Beutel wird vertikal aufgerichtet, die Spitze am Dach des Inkubators angebunden

1.3.2 Komplexe Laparoschisis

Seit langem ist bekannt, dass Laparoschisis-Patienten mit zusätzlicher Darmproblematik ein deutlich höheres Risiko für Komplikationen besitzen, entsprechend häufig einen problematischeren Verlauf und eine deutlich höhere Mortalität aufweisen. Daher werden sie in Studien gerne von den übrigen „einfachen" Laparoschisen getrennt betrachtet. Allerdings gibt es bislang für den Begriff „komplex" keine allseits anerkannte Definition.

Puligandla et al. [14] haben jetzt den Gastroschisis Prognostic Score revidiert, der ein paar Jahre zuvor von der gleichen Arbeitsgruppe anhand landesweiter Daten aus Kanada erarbeitet worden war. Sie haben inzwischen festgestellt, dass die bei einigen Laparoschisen bei der Geburt vorliegende ausgeprägte Verschwellung und Verklebung der Darmanteile (das sog. „matting") keine wesentliche Beeinträchtigung des Behandlungsverlaufs darstellt und somit nicht in die Definition „komplex" einbezogen werden sollte. Emil [6] empfiehlt daher, lediglich Fälle mit einer kongenitalen Darmproblematik (Atresie, Volvulus, Perforation oder Nekrose) für die komplexe Laparoschisis zu berücksichtigen, nur damit sei eine Standardisierung und Vergleichbarkeit in Studien denkbar. Dieser Einschätzung folgen die Autoren in der vorliegenden Arbeit.

Nach Emil [6] ist das operative Vorgehen bei komplexen Laparoschisen grundsätzlich immer individuell in Abhängigkeit der vorliegenden Problematik zu planen. Das Ziel sollte das Erreichen einer möglichst frühen Darmkontinuität und der Erhalt möglichst langer Darmanteile sein. Die Art des Bauchwandverschlusses hängt nicht unbedingt von der zusätzlichen Darmproblematik ab. Bei primär unsicherer Darmdurchblutung ist es jedoch sinnvoll, diesen Darm in einem transparenten Silo zu lagern, um die Entwicklung in den nächsten Tagen beobachten und eine Nekrotisierung rechtzeitig erkennen zu können. Eine Atresie kann bei Vorliegen eines entzündlichen Darmkonglomerats nach der Geburt unentdeckt bleiben und den Nahrungsaufbau unmöglich machen. Andererseits ist die Darmmotilität bei vielen Laparoschisis-Patienten in den ersten Wochen noch nicht intakt und kann eine Obstruktion vortäuschen. Emil [6] empfiehlt daher eine operative Revision, wenn 4 Wochen postpartal ein Nahrungsaufbau noch nicht möglich und eine Durchgängigkeit des Darmes radiologisch nicht eindeutig nachzuweisen sind.

Wenn bei der Erstversorgung einer Laparoschisis eine Darmresektion erfolgen muss, ist der Zeitpunkt für eine Reanastomosierung umstritten. Bei günstigen Bedingungen (übriger Darm gut beurteilbar, gute Durchblutung) kann primär anastomosiert werden. Wenn dies zu riskant erscheint, kann nach Emil [6] dennoch eine Stomaanlage vermieden werden, indem der Darm blind verschlossen in der Bauchhöhle verbleibt und eine frühe Reanastomosierung nach etwa 2 Wochen angestrebt wird. Anhand einiger älterer und jüngerer Studien widerspricht er damit der weit verbreiteten, aber nicht durch Evidenz gestützten Ansicht, eine Revision des Darmes sei erst 4–6 Wochen postoperativ sinnvoll.

Fawley et al. [15] haben in einer längerfristigen Nachuntersuchung festgestellt, dass Patienten nach einer Laparoschisis in den ersten Lebensjahren aufgrund der Malrotation und der fehlenden Darmfixierung in etwa 1 % einen Volvulus ausbilden. Sie empfehlen daher beim Bauchwandverschluss eine Ladd-Prozedur.

1.3.3 Material

Wenn ein direkter Faszienverschluss bei ausgeprägter Laparoschisis nicht möglich ist, ergibt sich ggf. die Notwendigkeit der Verwendung eines Patches. Über das dafür am besten geeignete Material wird weiterhin diskutiert. Gute Ergebnisse mit verschiedenen biologischen Materialien haben Zmora et al. [16] jetzt berichtet, eine eindeutige Priorisierung lässt sich daraus aber auch nicht ableiten *(s. Abschn. 2.2)*.

1.4 Ernährung bei Laparoschisis

Bekanntermaßen ist die Ernährung bei den meisten Laparoschisis-Patienten problematisch. Aufgrund der oft erst spät in Gang kommenden Peristaltik ist über längere Zeit eine suffiziente parenterale Ernährung erforderlich. Allerdings führt eine längerfristige parenterale Ernährung häufig zu einer Cholestase und in deren Folge zu einer Leberschädigung. Um dieses zu vermeiden, muss ein möglichst früher und rascher enteraler Nahrungsaufbau das Ziel sein. Shores et al. [17] konnten kürzlich zeigen, dass mittels eines Standards mit forcierter enteraler Ernährung sowohl das Risiko einer Cholestase als auch deren Ausmaß deutlich reduziert werden kann; dabei handelte es sich um eine Untersuchung an Darm-operierten Säuglingen, also nicht nur bei Laparoschisis. Zusätzlich wird durch eine kürzere parenterale Ernährung das Risiko einer Katheterinfektion gesenkt. Eine große Metaanalyse von Daten bei Laparoschisis-Patienten ergab ebenfalls Hinweise dafür, dass die Dauer des Nahrungsaufbaus und der parenteralen Ernährung umso geringer ist, je früher die enterale Nahrung verabreicht wird [18]. Ob dies einen ursächlichen Zusammenhang darstellt, blieb dabei jedoch ungeklärt. Es könnte auch daran liegen, dass kränkere Kinder eben erst später ernährbar sind und auch länger für den Nahrungsaufbau benötigen.

1.5 Standardisierung der Behandlung der Laparoschisis

Insbesondere bei seltenen Erkrankungen empfiehlt es sich, hausinterne Standards zu implementieren, die eine möglichst gleichartige Behandlung aller Patienten unabhängig von den aktuell handelnden Personen ermöglichen. 2 kürzlich erschienene Arbeiten unterstreichen dies auch für die Laparoschisis. Durch die Einführung eines multidisziplinären Standards bezüglich Antibiose, parenteraler Ernährung, operativen Vorgehens und Analgesie konnten Haddock et al. [9] die Beatmungsdauer von im Mittel 4 Tagen auf 1 Tag reduzieren. Mansfield et al. [19] berichten von einer Reduktion des Krankenhausaufenthalts bei Laparoschisis im Mittel von 34 auf 29 Tage nach Einführung ihres interdisziplinären Standards.

2 Omphalozele

2.1 Wertigkeit der pränatalen Diagnostik für die Behandlung der Omphalozele

Wesentlich für die Behandlung und Prognose von Omphalozelen ist die relativ hohe Rate an weiteren Fehlbildungen. Interessant ist in dieser Hinsicht eine Studie von Conner et al. [20], in der an einem Referenz-Perinatalzentrum 2/3 der Fehlbildungen erst postnatal diagnostiziert wurden, diese dann aber meist von geringerer Bedeutung für die Prognose und Lebensqualität waren. Die Autoren empfehlen, dieses bei der pränatalen Aufklärung der Eltern zu berücksichtigen. Ebenfalls wurden in dieser Studie bei den kleineren Omphalozelen deutlich häufiger zusätzliche Fehlbildungen (v. a. Syndrome und Chromosomenanomalien) festgestellt als bei den großen, was älteren Angaben in der Literatur widerspricht. Möglicherweise ist dies dem begrenzten Studienumfang geschuldet (42 Schwangerschaften, 25 Lebendgeburten).

Diemon et al. [21] haben versucht, anhand des Thoraxdurchmessers und der Defektgröße im pränatalen Ultraschall eine Aussage über die postpartale Prognose des Kindes zu erhalten, konnten aber keinen Zusammenhang feststellen.

2.2 Chirurgische Therapie der Omphalozelen

Hinsichtlich der Therapie muss zwischen kleinen, großen und rupturierten Omphalozelen unterschieden werden. Rupturierte Omphalozelen können bei größeren Verlusten des Zelensackes wegen der frei liegenden Abdominalorgane wie eine Laparoschisis behandelt werden, bei einer kleineren Zelenruptur lässt sich nach Nahtverschluss der Rupturstelle das Kind auch weiter wie mit einer geschlossenen Omphalozele behandeln *(Abb. 2)*. Während kleinere Omphalozelen in der Regel kurz nach der Geburt primär operativ verschlossen werden können, bleibt der Umgang mit großen Omphalozelen eine Herausforderung. Daher gehen wir in dieser Zusammenstellung auf die aktuellen Entwicklungen der Versorgung von letzteren ein. Als große Omphalozelen sehen die meisten Autoren Defekte mit mindestens 5 cm Durchmesser und/oder Anteilen der Leber in der Zele an, die nicht primär verschlossen werden können.

Die Herangehensweise bei der Versorgung großer Omphalozelen unterscheidet sich grundsätzlich. Manche Kinderchirurgen streben einen möglichst frühen operativen Verschluss der Bauchdecke an, der meist in mehreren operativen Schritten erzielt wird. Andere Kollgeinnen und Kollegen gehen konservativ vor. Dabei wird auf die spontane

5.3 Kongenitale Bauchwanddefekte

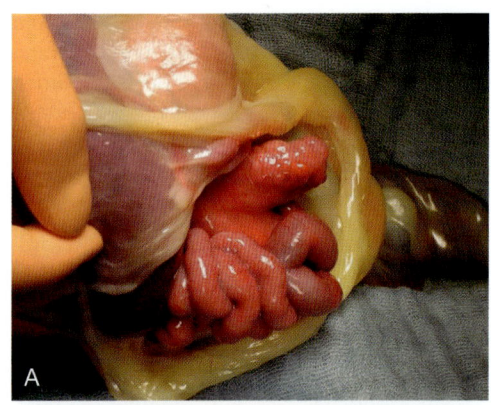

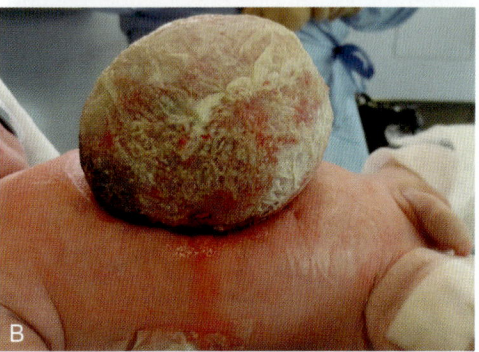

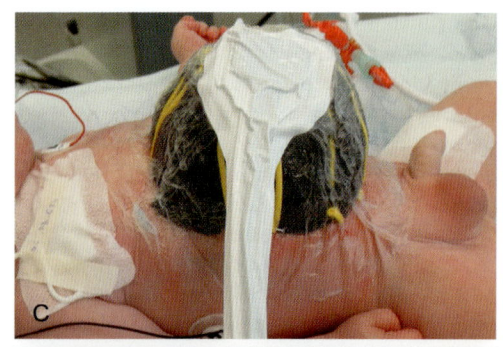

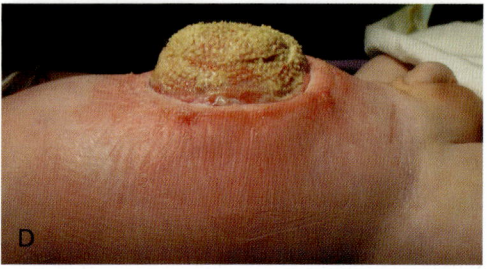

Abb. 2a–d: Therapie der Omphalozele mit Vakuumverband. A: Rupturierte große O. mit Leber, Magen und Darm postpartal, Omphalozelenwand wurde anschließend mit Naht verschlossen und belassen. B: Nach 9 Wochen. C: Mit Vakuumverband, die gelben Zügel über dem Vakuumschwamm dienen zur Dehnung der Haut. D: Nach 4 Monaten

Größenzunahme der Bauchhöhle gewartet, die dann nach und nach den Zeleninhalt aufzunehmen in der Lage ist. Dies beinhaltet in der Regel die Behandlung der Zelenwand mit je nach Klinik verschiedenen Applikationen, um Gerbung und Epithelialisierung derselben zu erzielen und eine Infektion zu vermeiden. Damit kann ein operativer Verschluss der Faszie auch um viele Monate aufgeschoben werden. Es existieren viele Berichte, die diverse Varianten dieser operativen und konservativen Vorgehensweisen als effektiv und empfehlenswert darstellen, kaum aber werden diese miteinander verglichen.

Eine Arbeitsgruppe um Bauman [22] hat nun einen Review einiger verschiedener operativer und konservativer Methoden zusammengestellt und eine Metaanalyse dazu durchgeführt. Die Autoren beschreiben zunächst diese Methoden mit deren Vor- und Nachteilen. Auf der operativen Seite sahen sie insgesamt Nachteile durch eine längere Beatmungszeit, höhere Infektionsraten, den Operationsstress und das erhöhte Narkoserisiko. Hinsichtlich der Mortalität zeigte sich kein Unterschied. Die Zeit bis zu einem vollen enteralen Nahrungsaufbau ist auf der operativen Seite mit 23,5 Tagen signifikant länger als auf der konservativen Seite mit 14,6 Tagen. Bei ihrer Schlussfolgerung beziehen sie sich auf eine Arbeit von Danzer [23]. Dieser hat nachweisen können, dass die neurologische Entwicklung von Omphalozelenkindern besser ist, wenn sie einen rascheren Nahrungsaufbau und weniger Beatmung erfahren haben. Bauman et al. empfehlen wegen des rascheren Nahrungsaufbaus daher ein primär konservatives Vorgehen und dabei als Applikation für den Zelensack Sulfadiazin.

Eine zunehmende Verbreitung erfährt auch das konservative Vorgehen mit Versorgung der Zele mit einem Vakuumverband. Dieser hat den Vorteil eines guten Schutzes vor Infektion und mechanischer Irritation, was das Kind mobiler und damit den Körperkontakt zwischen Kind und Eltern in gewünschter Weise möglich macht. Unter einem Sog am Verband von 25–50 mmHg haben z. B. Aldridge et al. [24] Rupturen, Infektionen und Fistelbildung komplett vermieden und einen vollständigen Nahrungsaufbau nach median 19 Tagen erreicht. Den operativen Faszienverschluss haben sie nach bis zu 6 Monaten vorgenommen.

Prinzipiell wäre nach Erreichen des vollständigen Nahrungsaufbaus auch eine häusliche Weiterbehandlung mit wöchentlichen Vorstellungen zum Wechsel des Vakuumverbands denkbar; eine ambulante Vakuumtherapie ist jedoch bislang nicht als Hilfsmittel anerkannt und wird von den deutschen Krankenkassen nur auf Antrag und nicht in allen Fällen finanziert.

Wird der Bauchwandverschluss angestrebt, ohne dass eine Naht der Faszienränder möglich ist, kommen Patches oder Netze diverser resorbierbarer und nicht resorbierbarer Materialien zum Einsatz. Erfahrungen mit 5 verschiedenen biologischen Materialien für den Bauchwandverschluss bei Kindern (ganz überwiegend < 3 Monate alt) beschreiben Zmora et al. [16]. Sie geben eine postoperative Komplikationsrate von 30 % an und haben innerhalb von 16 Monaten postoperativ lediglich in 17 % eine Bauchwandhernie festgestellt. Sie empfehlen diese Patches insbesondere bei kontaminierten Wunden oder bei einem benachbarten Stoma aufgrund einer geringeren Infektionsgefahr als bei Kunststoffmaterialien.

Wie bereits bei der Laparoschisis erwähnt, besteht auch bei Omphalozelen nach Angaben von Fawley et al. [15] aufgrund der Malrotation im Verlauf ein nennenswertes Risiko für das Auftreten eines Volvulus. Mit 4 % ist dies noch signifikant höher als bei der Laparoschisis.

2.3 Allgemeiner Verlauf bei Omphalozelen-Patienten

Unabhängig von der Therapieform haben Saxena und Rajcevic [25] die Mortalität von Kindern mit großer Omphalozele untersucht. In einer Analyse von 23 Studien mit fast 400 Fällen ermittelten sie eine Gesamtmortalität von etwa 20 %. Dies betraf überwiegend Frühgeborene mit pulmonaler Problematik. Hauptkomplikation insgesamt war die Sepsis.

Hijkoop et al. [26] haben Kinder mit einer Omphalozele im weiteren Verlauf beobachtet und im Alter von 2 Jahren mit Normwerten verglichen. Während in diesem Alter Körpergröße und Gewicht bei Omphalozelen-Kindern signifikant unter der Norm gemessen wurden, stellten sie keine Unterschiede bei der mentalen Entwicklung fest. In der motorischen Entwicklung gab es aber signifikant größere Verzögerungen bei den großen Omphalozelen als bei den kleinen. Sie empfehlen daher eine engmaschige Beobachtung dieser Kinder und ggf. eine frühzeitige Physiotherapie.

Fazit

In der aktuellen Literatur zu Laparoschisis und Omphalozele finden sich einige aufwändige Reviews und Metaanalysen, die einige zumeist aus der Erfahrung bekannte Details in Art und Ausmaß statistisch belegen. Eindeutige Handlungsempfehlungen ergeben sich daraus nur wenig.

Bezüglich einer Reifgeburt bei der Laparoschisis, auch spontan, gibt es weiterhin keine belegbaren Nachteile im weiteren Verlauf. Bei der Omphalozele scheinen sich Vorteile für die konservative Therapie abzuzeichnen. Wichtig ist in jedem Fall das frühe Erreichen der enteralen Ernährung.

Zur besseren Abwägung der diversen Vorgehensweisen fehlen für beide Fehlbildungen prospektive randomisierte Studien, die aufgrund der geringen Fallzahl nur im Zusammenschluss mehrerer Zentren möglich und daher nicht leicht umzusetzen sind. Hilfreich kann aber auch schon die Beteiligung an einer nationalen oder internationalen Erfassung der Patienten sein, die statistische Auswertungen bestimmter Parameter ermöglicht.

Literatur

[1] D'Antonio F, Virgone C, Rizzo G et al.: Prenatal risk factors and outcomes in gastroschisis: a meta-analysis. Pediatrics 2015; 136 (1): e159–e169.

[2] Youssef F, Laberge JM, Puligandla P, Emil S: Determinants of outcomes in patients with simple gastroschisis. J Ped Surg 2017; 52: 710–714. [EBM IIc]

[3] Wissanji H, Puligandla PS: Risk stratification and outcome determinants in gastroschisis. Sem Ped Surg 2018; 27: 300–303.

[4] Landisch RM, Yin Z, Christensen M et al.: Outcomes of gastroschisis early delivery: A systematic review and meta-analysis. J Ped Surg 2017; 52 (12): 1962–1971. [EBM III]

[5] Gupta R, Cabacungan ET: Outcome of neonates with gastroschisis at different gestational ages using a national database. J Ped Surg 2018; 53 (4): 661–665. [EBM IIb]

[6] Emil S: Surgical strategies in complex gastroschisis. Sem Ped Surg 2018; 27: 309–315.

[7] Kirollos DW, Abdel-Latif ME: Mode of delivery and outcomes of infants with gastroschisis: a meta-analysis of observational studies. Arch Dis Child Fetal Neonatal Ed 2018; 103 (4): 355–363.

[8] Petrosyan M, Sandler AD: Closure methods in gastroschisis. Sem Ped Surg 2018; 27 (5): 304–308.

[9] Pet GE, Stark RA, Meehan JJ, Javid PJ: Outcomes of bedside sutureless umbilical closure without endotracheal intubation for gastroschisis repair in surgical infants. Am J Surg 2017; 213 (5): 958–962. [EBM IV]

[10] Haddock C, Al Maawali AG, Ting J, Bedford J et al.: Impact of Multidisciplinary Standardization of Care for Gastroschisis: Treatment, Outcomes, and Cost. J Ped Surg 2018; 53 (5): 892–897. [EBM III]

[11] Youssef F, Gorgy A, Arbash G et al.: Flap versus fascial closure for gastroschisis: a systematic review and meta-analysis. J Ped Surg 2016; 51 (5): 718–725.

[12] Bruzoni M, Jaramillo JD, Dunlap JL: Sutureless vs sutured gastroschisis closure: a prospective randomized controlled trial. J Am Coll Surg 2017; 224 (6): 1091–1096. [EBM Ib]

[13] Orion KC, Krein M, Liao J, Shaaban AF: Outcomes of plastic closure in gastroschisis. Surgery 2011; 150 (2):177–185. [EBM III]

[14] Puligandla PS, Baird R, Skarsgard ED et al.: Outcome prediction in gastroschisis: the gastroschisis prognostic score (GPS) revisited. J Ped Surg 2017; 52 (5): 718–721. [EBM IIb]

[15] Fawley JA, Abdelhafeez AH, Schultz JA et al.: The risk of midgut volvulus in patients with abdominal wall defects: A multi-institutional study. J Ped Surg 2017; 52: 26–29. [EBM III]

[16] Zmora O, Castle SL, Papillon S, Stein JE: The biological prosthesis is a viable option for abdominal wall reconstruction in pediatric high risk defects. Am J Surg 2017; 214: 479–482. [EBM III]

[17] Shores DR, Alaish SM, Aucott SW et al.: Postoperative enteral nutrition guidelines reduce the risk of intestinal failure-associated liver disease in surgical infants. J Pediatr 2018; 195: 140–147. [EBM IIa]

[18] Dama M, Rao U, Gollow I et al.: Early Commencement of Enteral Feeds in Gastroschisis: A Systematic Review of Literature. Eur J Ped Surg 2017; 27: 503–515. [EBM III]

[19] Mansfield SA, Ryshen G, Dail J et al.: Use of quality improvement (QI) methodology to decrease length of stay (LOS) for newborns with uncomplicated gastroschisis. J Ped Surg 2018; 53 (8): 1578–1583. [EBM IIb]

[20] Conner P, Hammarqvist Vejde J, Burgos CM: Accuracy and impact of prenatal diagnosis in infants with omphalocele. Ped Surg Int 2018; 34 (6): 629–633. [EBM III]

[21] Diemon N, Funke K, Hammer K et al.: Thoraxto-head ratio and defect diameter-to-head ratio in giant omphaloceles as predictor for fetal outcome. Arch Gynecol Obstet 2017; 295 (2): 325–330. [EBM III]

[22] Bauman B, Stephens D, Gershone H et al.: Management of giant omphaloceles: A sys-

[23] Danzer E, Gerdes M, D'agostino J et al.: Patient characteristics are important determinants of neurodevelopmental outcome during infancy in giant omphalocele. Early Hum Dev 2015; 91 (3): 187–193. [EBM IIa]

[24] Aldridge B, Ladd AP, Kepple J et al.: Negative pressure wound therapy for initial management of giant omphalocele. Am J Surg 2016; 211 (3): 605–609. [EBM III]

tematic review of methods of staged surgical vs. nonoperative delayed closure. J Ped Surg 2016; 51 (10): 1725–1730.

[25] Saxena AK, Raicevic M: Predictors of mortality in neonates with giant omphaloceles. Minerva Pediatr 2018; 70 (3): 289–295.

[26] Hijkoop A, Peters NCJ, Lechner RL et al.: Omphalocele: from diagnosis to growth and development at 2 years of age. Arch Dis Child Fetal Neonatal Ed 2019; 104 (1): 18–23. [EBM III]

5.4 Was gibt es Neues zur Transition von der Kinderchirurgie in die Erwachsenenmedizin?

J. Dingemann, St. Märzheuser

1 Transitionsmedizin

Unter Transition von Patienten wird im Gegensatz zum einfachen Transfer ein geplanter, zielgerichteter, begleiteter Übergang eines Jugendlichen mit einer chronischen Krankheit oder angeborenen Fehlbildung vom kinderzentrierten zum erwachsenenzentrierten medizinischen Versorgungssystem verstanden. Dieser Übergang findet üblicherweise im Alter von 16–18 Jahren statt. Die Transition geschieht nicht selbstverständlich: Vielen chronisch kranken Jugendlichen gelingt es selbst nicht, einen strukturierten Übergang in die Erwachsenenmedizin zu organisieren. Sie verlieren den Kontakt zur notwendigen Spezialbetreuung und stellen sich oft erst dann wieder vor, wenn – möglicherweise vermeidbare – Komplikationen aufgetreten sind. Langjährige Bemühungen zur Vermeidung von Krankheitsfolgen können so in kurzer Zeit zunichte gemacht werden

Patienten mit angeborenen Fehlbildungen des Gastrointestinal- oder Urogenitaltraktes werden in der Regel bis zum 18. Lebensjahr in kinderchirurgischen oder kinderurologischen Spezialeinrichtungen betreut, die sich in diesem Umfang in der Erwachsenenmedizin nicht wiederfinden. Erwachsenenmediziner sind in den meisten Fällen nicht mit dem erforderlichen Spezialwissen für die Therapie von seltenen angeborenen Erkrankungen vertraut. Ohne einen strukturierten Ablauf in der Zeit des Übergangs gehen häufig wichtige Informationen, langfristig erarbeitete Therapieansätze und individuelle Faktoren verloren. Notwendige Hilfsangebote finden keine Fortsetzung.

Man geht heute davon aus, dass bei der Transition in die Erwachsenenmedizin bis zu 40 % der Jugendlichen mit besonderem Versorgungsbedarf den Kontakt zur Spezialversorgung verlieren. Dies hat möglicherweise Auswirkungen auf Therapie und Compliance. Es kann zu erhöhten direkten und indirekten Krankheitskosten kommen. Transitionsprogramme, die als zentrales Element ein prozessorientiertes Fallmanagement haben, können diese Rate von 40 % auf etwa 10 % reduzieren [1]. Es mangelt allerdings vielerorts nicht nur an der praktischen Umsetzung der Erkenntnisse, sondern auch an ihrer Operationalisierung und Integration in die Gesundheitssysteme. Die Relevanz der Transitionsproblematik wird seit vielen Jahren in Deutschland als vordringlich zu lösende Aufgabe im Rahmen der Weiterentwicklung der medizinischen Versorgung hervorgehoben. So hat der Sachverständigenrat zur Begutachtung der Entwicklung im Gesundheitswesen bereits im Jahr 2009 der Transition ein eigenes Kapitel in seinem Sondergutachten gewidmet. In seinen Empfehlungen fordert der Rat explizit die verstärkte Förderung von Modellversuchen zur Transition und die Aufnahme der multidisziplinären Versorgung von Jugendlichen in der Transitionsphase in den Katalog hochspezialisierter Leistungen.

2 Grundlagen für erfolgreiche Transition

Medizinische Terminologie und Operationsstrategien unterliegen einem ständigen Wandel, daher ist es für die Transparenz und das Verständnis der

Fehlbildung hilfreich, wenn alle wesentlichen Behandlungsschritte und Operationen zuverlässig dokumentiert werden. Mit klarer Strukturierung und gezielter Unterstützung kann die Transition so gestaltet werden, dass es zu einem harmonischen und medizinisch erfolgreichen Wechsel in die Erwachsenenmedizin kommt. Der Übergang muss längerfristig vorbereitet werden. Bei Patienten, bei denen eine lebenslange medizinische Behandlungsnotwendigkeit voraussehbar ist, sollte daher idealerweise von Geburt an eine Dokumentation aller wesentlichen Operationen und Behandlungen in einem separaten Befundordner erfolgen.

Die eigentliche Transition kann ab dem Alter von etwa 14 Jahren beginnen [2]. Die Jugendlichen müssen gezielt gefordert und gefördert werden, um ihre Kenntnisse und ihre Selbständigkeit im Umgang mit der Erkrankung zu verbessern. Sie sollen sich nicht mehr nur auf ihre Eltern und das vertraute Team verlassen. Die Eltern müssen auf die Abgabe von Verantwortung vorbereitet und dabei unterstützt werden. Dies ist erfahrungsgemäß ein mühsamer Prozess.

Durch den betreuenden Kinderchirurgen/Kinderarzt muss sichergestellt werden, dass die weiterbetreuenden Erwachsenenmediziner ausreichend über die Vorgeschichte des Patienten informiert sind. Dies kann als schriftliche Transitionsepikrise, in einer gemeinsamen Transitionssprechstunde oder in einer interdisziplinären Fallkonferenz erfolgen. Insbesondere Patienten, bei denen mehrere Organsysteme betroffen sind, müssen in der organspezifisch-orientierten Erwachsenenmedizin häufig interdisziplinär behandelt werden, um allen medizinischen Facetten gerecht werden zu können. Es ist daher hilfreich, wenn ein Fallmanager während der Transitionsphase die organisatorische Übersicht behält.

3 Relevante Publikationen zu kinderchirurgischen Indexdiagnosen

Die Versorgung und postoperative Nachbetreuung angeborener Fehlbildungen des Gastrointestinal- und Urogenitaltraktes darf als kinderchirurgische Kernkompetenz angesehen werden. Die Langzeitverläufe sind sehr variabel. In vielen Fällen kann eine einzige Operation dazu führen, dass ein völlig beschwerdefreies Leben mit unbeeinträchtigter Lebenserwartung geführt werden kann. In Abhängigkeit von der Schwere der Fehlbildung und der assoziierten Begleitfehlbildungen kann man häufig bereits im Säuglingsalter einen komplizierten Verlauf mit chronischer Symptomatik bis in das Erwachsenenalter erwarten. Da es in der Kinderchirurgie keine explizite Organspezialisierung gibt, bleibt der Kinderchirurg bis zur Volljährigkeit der kontinuierliche Ansprechpartner der betroffenen Patienten. Die Organisation der Transition in die Erwachsenenmedizin ist besonders anspruchsvoll, da zunächst definiert werden muss, an welche Subspezialität der Erwachsenenmedizin die Patienten übergeben werden sollen. In Fällen von kombinierten Fehlbildungen mehrerer Organsysteme werden häufig unterschiedliche Fachrichtungen benötigt (Tab. 1). Im Folgenden werden die relevanten Publikationen zur Transition kinderchirurgischer Patienten geordnet nach typischen angeborenen Fehlbildungen dargestellt.

4 Ösophagusatresie

Gastrointestinale und respiratorische Residuen sind nach Korrektur einer Ösophagusatresie häufig (Tab. 2). Die persistierenden Symptome beeinflussen die Lebensqualität der Patienten in erheblichem Ausmaß. Es konnte gezeigt werden, dass die generische Lebensqualität von Patienten mit korrigierter Ösophagusatresie im Langzeitverlauf gegenüber einem Normalkollektiv signifikant vermindert ist und dass die Ausprägung und die Form der Ösophagusatresie die entscheidenden Faktoren dafür sind. Das Alter der Patienten und assoziierte Fehlbildungen anderer Organsysteme (z. B. anorektale Fehlbildungen) scheinen hingegen für die Lebensqualität keine Rolle zu spielen [3].

In einer prospektiven Follow-up-Studie aus den Niederlanden wurden bei 151 erwachsenen Patienten nach Korrektur einer Ösophagusatresie (medianes Alter 25,4 Jahre) endoskopische Kontroll-

5.4 Transition von Kinderchirurgie in Erwachsenenmedizin

Tab. 1: Typische kinderchirurgische Krankheitsbilder und notwendige Transitionspartner aus der Erwachsenenmedizin

Fehlbildung	Typisches Residuum	Notwendiger Transitionspartner	Ggf. weitere Transitionspartner	Lokales Transitionsprogramm etabliert
Ösophagusatresie	• ösophago-gastro-intestinal • pulmonal	Gastroenterologie Pulmonologie	Viszeralchirurgie	X
Analatresie (ARM)	• anorektal • urogenital	Gastroenterologie	Viszeralchirurgie Urologie Gynäkologie	X
M. Hirschsprung	• anorektal	Gastroenterologie	Viszeralchirurgie	X
Gallengangatresie	• gastrointestinal • hepatobiliär	Gastroenterologie Hepatologie	Transplantationschirurgie	
Zwerchfellhernie	• pulmonal • ösophago-gastro-intestinal • neurologisch	Pulmonologie Gastroenterologie	Neurologie Viszeralchirurgie	
Urologische Fehlbildungen	• urogenital • nephrologisch	Urologie Nephrologie		
Spina bifida	• urogenital • anorektal • neurologisch • nephrologisch • orthopädisch	Urologie Gastroenterologie Neurologie Neurochirurgie Orthopädie	Nephrologie	X

untersuchungen durchgeführt. Es konnte gezeigt werden, dass die Inzidenz einer Barrett-Metaplasie des Ösophagus gegenüber der Normalbevölkerung um den Faktor 4 erhöht war. Außerdem wurden bei 3 Patienten (Alter 42–60 Jahre) frühe Ösophaguskarzinome diagnostiziert. Das entspricht einer um den Faktor 108 erhöhten Inzidenz gegenüber der gesunden Normalbevölkerung in diesem Kollektiv. Aus Sicht der Autoren ergibt sich aus diesen Zahlen zweifelsfrei die Notwendigkeit der Transition dieser Patienten in die Erwachsenenmedizin. Sie empfehlen eine lebenslange endoskopische Nachsorge [4].

Um den betroffenen jugendlichen Patienten die Notwendigkeit der Transition nahezubringen, wurden modulare Schulungsprogramme für unterschiedliche Krankheitsbilder entwickelt. Unsere Arbeitsgruppe konnte im Rahmen einer prospektiven Interventionsstudie mit Patienten nach Korrektur einer Ösophagusatresie und deren Eltern zeigen, dass das präinterventionelle transitionsspezifische Wissen im untersuchten Kollektiv gering ist. Durch die Teilnahme an ei-

Tab. 2: Typische Langzeit-Residuen nach Korrektur einer Ösophagusatresie

Residuum	Häufigkeit
Dysphagie und ösophageale Motilitätsstörung	bis 65 %
Gastroösophageale Refluxkrankheit	> 40 %
Barrett-Metaplasie	bis > 40 %
Tracheomalazie	10 %
Respiratorische Symptomatik	> 30 %

Tab. 3: Typische Langzeit-Residuen nach Korrektur einer anorektalen Malformation

Residuum	Häufigkeit
Stuhlinkontinenz	25 %
Obstipation	50 %
Anorektaler Schleimhautprolaps	bis 40 %
Neurogene Blasenentleerungsstörung/Urininkontinenz	10–20 %
Epididymitis	ca. 20 %
Sexuelle Dysfunktion	bis 50 %

nem systematischen Schulungsprogramm konnte dieses Wissen signifikant verbessert werden. Die Zufriedenheit mit dem Programm war hoch und 90 % der Patienten und 67 % der Eltern erwarteten einen positiven Effekt auf die zukünftige Krankheitsentwicklung [5].

Fazit

- Die Lebensqualität von Patienten nach Korrektur einer Ösophagusatresie ist gegenüber einer gesunden Kontrollgruppe erheblich eingeschränkt.
- Das Risiko einer Barrett-Metaplasie und eines Ösophaguskarzinoms scheint nach Korrektur einer Ösophagusatresie um ein Vielfaches erhöht zu sein.
- Systematische Schulungsprogramme sind ein effektives Instrument, um transitionsspezifisches Wissen an Patienten und Eltern zu vermitteln.

5 Anorektale Malformation (ARM) und Morbus Hirschsprung

Bei komplexen Krankheitsbildern wie ARM mit einer Vielzahl von betroffenen Organsystemen wie Gastrointestinaltrakt, Nieren und ableitenden Harnwegen, gynäkologischen und urologischen Problemen fehlen kompetente spezialisierte Partner in der Erwachsenenmedizin. Die funktionellen Langzeitergebnisse nach Operation einer ARM sind von der Komplexität der ARM selbst und der Schwere der assoziierten Fehlbildungen abhängig.

Generell gilt, dass Patienten mit komplexen Fehlbildungsvarianten (rekto-vesikale Fistel, rekto-prostatische Fistel) eine relevante Rate an Inkontinenz – sowohl für Stuhl als auch für Urin – aufweisen, während für Patienten mit weniger komplexen Fehlbildungsvarianten (rekto-perineale Fistel, rekto-vestibuläre Fistel) eine Obstipationsneigung typisch ist. Bei allen Formen der ARM gibt es einen Prozentsatz von 30–50 % von Patienten mit Residualsymptomen (Tab. 3), die eine lebenslange medizinische Betreuung notwendig machen.

In ähnlicher Weise gilt dies für Patienten nach Korrektur eines M. Hirschsprung. Die typischen Residuen und deren Häufigkeit finden sich in Tabelle 4.

Eine gute Übersicht über mögliche Probleme im Langzeitverlauf nach angeborenen kolorektalen Fehlbildungen geben Acker et al. [6]. Die in dieser Arbeit vorgestellte Serie umfasst 88 erwachsene Patienten (18–60 Jahre) mit kolorektalen Fehlbildungen, davon 51 anorektale Malformationen und 3 M. Hirschsprung. Die Patienten wurden aufgrund typischer Residualsymptome in den kinderchirurgischen Zentren der Autoren vorstellig und insgesamt 88 Operationen waren notwendig, davon eine erhebliche Anzahl von Eingriffen, die zur kinderchirurgischen Kernkompetenz gezählt werden dürfen, wie die posterior-sagittale Anorektoplastik, die Malone-Prozedur oder die Mitrofanoff-Appendikostomie. Die Autoren unterstreichen daher die Notwendigkeit eines interdisziplinären Transitionsansatzes, bei der Erwachsenenmediziner in der Betreuung dieser Patienten eng mit Kinderchirurgen zusammenarbeiten.

In weiteren interessanten Publikationen werden die Langzeitverläufe nach anorektaler Malforma-

Tab. 4: Typische Langzeit-Residuen nach Korrektur eines M. Hirschsprung

Residuum	Häufigkeit
Stuhlinkontinenz	12 %
Obstipation	10 %
Rezidivierende Enterokolitis	bis 16 %
Urininkontinenz	ca. 6 %
Sexuelle Dysfunktion	10 %

tion und M. Hirschsprung an Hand von standardisierten Interviews und systematischen Patientenbefragungen beurteilt.

Nah et al. [7] untersuchten die körperlichen, sozialen und emotionalen Auswirkungen der im Säuglingsalter korrigierten Fehlbildungen bei 11 Jugendlichen und jungen Erwachsenen (7 ARM, 4 M. Hirschsprung, Alter 14–21 Jahre). Mit der Hilfe von ausführlichen standardisierten Interviews (ca. 60 Minuten) wurden 4 Themengebiete identifiziert, die für die Betroffenen von besonderer Bedeutung sind:

1. Soziale Unterstützung (Freunde und Familie)
2. Kognitive und emotionale Veränderung (Anerkennung der Erkrankung)
3. Auswirkungen körperlicher Symptome (z. B. Darmfunktion, Kontinenz)
4. Medizinische Betreuung (als wichtigste Informationsquelle)

Es zeigte sich, dass die Patienten während der physiologischen sozio-kognitiven Entwicklung in der Adoleszenz eine Phase durchlaufen („Lightbulb"), in der eine exponentielle Entwicklung des Verständnisses für die eigene Erkrankung und der Autonomie für die eigene Gesundheitsentwicklung stattfindet. Die Autoren unterstreichen die Bedeutung der Kommunikation mit den Patienten in dieser Phase, die initial vom kindermedizinischen Behandler ausgehen sollte.

Cairo et al. [8] konnten an Hand einer Online-Befragung von 93 Patienten mit ARM (n = 66) und M. Hirschsprung (n = 27) bzw. deren Familien bestätigen, dass ein großer Teil (> 40 %) unter anhaltenden Symptomen leidet. Allerdings gaben 80 % der über 18 Jahre alten Patienten an, dass das Thema Transition vom betreuenden Arzt nie angesprochen wurde. 35 % der über 18 Jahre alten Patienten berichteten, mindestens einmal initiativ den Weg in die Erwachsenenmedizin gesucht zu haben, sich letztlich aber aufgrund von Unzufriedenheit mit der Betreuung wieder abwendeten. Die höchste Transitionsbarriere besteht nach den Ergebnissen dieser Umfrage darin, dass bei den betroffenen Patienten der Eindruck entstanden ist, dass es in der Erwachsenenmedizin keinen Betreuer gibt, der die persistierenden Probleme ihrer Grunderkrankung verstehen und behandeln kann. Des Weiteren wurden von den befragten Patienten in diesem Zusammenhang eine geringere Sensibilität der Erwachsenenmediziner und ein subtiles Misstrauen ihnen gegenüber angegeben. Die Autoren halten aus diesen Gründen eine frühe Implementierung systematischer Transitionsprogramme für unabdingbar, um den Übergang in die Erwachsenenmedizin sicherzustellen.

In der Arbeit von van der Bent et al. [9] werden die Ergebnisse der vorgenannten Arbeit bestätigt. In dieser Studie wurden 243 Patienten > 18 Jahre mit korrigierter ARM identifiziert und zur Teilnahme an einer Befragung eingeladen. Auf elektronischem Wege wurde ein transitionsfokussierter Fragebogen verteilt, der von 26 Patienten komplettiert wurde. Im Wesentlichen konnten die Autoren die bekannten Zahlen für persistierende Residuen nach ARM bestätigen (76 % Einschränkung des täglichen Lebens durch gestörte Darmfunktion). Obwohl nur noch 33 % der Patienten trotz fortgeschrittenen Alters weiter kindermedizinisch betreut wurden, gaben 2/3 des Kollektivs an, die Themen „Transition und Transfer" seien nie adressiert worden. 71 % der Patienten gaben an, seitens des kinderchirurgischen Betreuers nie eine Empfehlung für eine mögliche Weiterbetreuung in der Erwachsenenmedizin bekommen zu haben. Die aktuell betreuenden Fachärzte erstreckten sich über 14 verschiedene Fachdisziplinen. Die Liste der angegebenen Transitionsbarrieren ähnelt stark den oben beschriebenen Ergebnissen von Cairo et al. [8]. Die Autoren kommen zur Schlussfolgerung, dass eine geregelte Transition von Patienten mit ARM unabdingbar notwendig ist, bisher aber nicht stattfindet. Einen der wichtigsten Gründe für dieses Problem sehen die Autoren im Mangel an interessierten und qualifizierten Fachärzten für diesen Bereich unter den Erwachsenenmedizinern.

Ein weiterer Aspekt der Transition betrifft Kinderwunsch und Entbindungsmodalitäten bei betroffenen Patientinnen. Die Frage, ob eine vaginale Entbindung komplikationsarm möglich ist, sollte im Vorfeld einer Schwangerschaft geklärt werden. Eine individualisierte Evaluation vor der Entbindung bei betroffenen Frauen ist erforderlich. Die Kontinenzsituation der Betroffenen kann nicht als zuverlässiges diagnostisches Kriterium herangezogen werden, da sie die persönliche Anatomie der Patienten nicht adäquat reflektiert. Der Beckenboden erwachsener Frauen mit ARM weist relevante Defekte auf. Daher sollte auf eine vaginale Entbindung zum Schutz vor sekundären Schäden verzichtet werden. Eine Risikoanalyse vor der Auswahl des Entbindungsmodus und eine großzügige Indikation für eine Sectio scheinen aktuell die besten Voraussetzungen für eine komplikationsarme Entbindung der Betroffenen zu sein. Nach der aktuellen Datenlage besteht ein erhöhtes Risiko für Frühgeburten bei Müttern mit kloakaler Fehlbildung, deshalb muss die Schwangerschaft engmaschig kompetent überwacht werden [10].

Eine ausführliche, konsensbasierte Zusammenfassung über die Empfehlungen zur systematischen Transition von Patienten mit ARM gibt der Review-Artikel des ARM-net Konsortiums [2].

Fazit

- Ein großer Teil der jugendlichen und erwachsenen Patienten mit korrigierter ARM und M. Hirschsprung hat körperliche Residualsymptome.
- Die wichtigen transitionsmedizinischen Themengebiete sind aus Sicht der Patienten klar definiert.
- Fertilität, Schwangerschaft und Entbindungsmodus bei Betroffenen mit unterschiedlichen Fehlbildungsvarianten erfordern besondere Aufmerksamkeit.
- Aufgrund unterschiedlicher Transitionsbarrieren findet eine systematische Transition im überwiegenden Teil der Fälle nicht statt.

6 Gallengangatresie und angeborene Cholestasesyndrome

Die Notwendigkeit einer systematischen Transition, zumindest aber eines detaillierten Transfers in die Erwachsenenmedizin ist auch für angeborene Cholestasesyndrome unbestritten. Es finden sich allerdings für diese Krankheitsbilder in der Literatur bisher kaum Studien oder Konzepte, die diesen Prozess wissenschaftlich begleiten. Eine gute Übersicht über die verschiedenen Krankheitsbilder und die Relevanz für den Erwachsenenmediziner bietet die Arbeit von Junge et al. [11]. In dieser Arbeit findet sich zumindest ein kurzer Verweis auf das Transitionsseminar für 15–18 Jahre alte lebertransplantierte Patienten, das in der Institution der Autoren regelmäßig angeboten wird und das Krankheitsverständnis, die Eigenverantwortlichkeit, das Selbstwertgefühl und den Austausch unter den Jugendlichen fördern soll.

Eine kleinere Serie jüngerer lebertransplantierter Patienten (n = 32; mittleres Alter 23 Jahre) wurde von Ferrarese et al. [12] hinsichtlich des Outcomes im Rahmen der Transitionsphase untersucht (Transplantatüberleben, Leberfunktion, Therapietreue für Immunsuppression). Alle Patienten wurden vor dem Transfer in die Erwachsenenmedizin von einem interdisziplinäre Transitionsteam, bestehend aus Kinder- und Erwachsenenmedizinern, Pflegepersonal und „Ausbildungspersonal" hinsichtlich der Transitionsfähigkeit individuell bewertet und gegebenenfalls geschult. Als Folge dieser Maßnahme wird ein hervorragendes Patienten- und Transplantatüberleben (96 bzw. 93 %) beschrieben. Allerdings ist der Anteil der chronischen Transplantatabstoßung mit 18 % nicht unerheblich und die Therapietreue für die Immunsuppression in bis zu 25 % eingeschränkt. Diese Zahlen reflektieren die Problematik der sensiblen Transitionsphase für die Jugendlichen und machen deutlich, wie wichtig eine systematische Transition ist. Auch wenn die Studie keine Kontrollgruppe beinhaltet und daher eingeschränkt aussagefähig bleibt, weisen die Autoren den richtigen Weg hinsichtlich der systematischen Vorbereitung jedes einzelnen Patienten.

Fazit

- Es ist für den erwachsenenmedizinischen Weiterbehandler unabdingbar, die Besonderheiten der angeborenen Cholestasesyndrome zu kennen.
- Für Patienten nach Lebertransplantation ist eine systematische Transition essenziell für das Transplantat- und Patientenüberleben.

7 Urologische Fehlbildungen

Viele angeborene urologische Fehlbildungen prädisponieren für eine lebenslange Nachbetreuung. Im deutschsprachigen Raum werden Kinder mit urologischen Fehlbildungen entweder durch Kinderchirurgen oder Kinderurologen behandelt. Die Weiterbehandlung nach Vollendung des 18. Lebensjahres ist nicht einheitlich geregelt, wobei es nahe liegt, dass auch diese Patienten von einer systematischen Transition profitieren würden. Eine interessante Publikation von Zillioux et al. [13] behandelt die Frage, wie die Transition dieser Patienten in den USA aus Sicht der kinderurologischen Behandler geregelt ist. Zudem werden die Meinungen der Behandler zu diesem Themenfeld gut aufgearbeitet. An einer anonymisierten Umfrage unter allen Mitgliedern der amerikanischen Gesellschaft für Kinderurologie beteiligten sich 124 Kinderurologen (53 % der Befragten). Ein systematisches Transitionsprogramm gehörte bei etwa 1/3 zum Portfolio der Institution. Die Teilnehmer, bei denen ein Transitionsprogramm etabliert war, gaben eine höhere Motivation für das Thema „Transition" an als diejenigen ohne formale Regelung und waren der Meinung, dass dadurch die Behandlung qualitativ besser im Vergleich zu anderen Institutionen sei. Dabei machte es keinen Unterschied, ob die Teilnehmer an einer universitären Einrichtung oder an einer nicht-universitären Klinik arbeiteten. Ein Großteil der Befragten (64 %) gab an, dass erwachsene Patienten mit einer angeborenen Fehlbildung am besten durch Erwachsenenmediziner versorgt werden, allerdings sind die etablierten Transitionsprogramme in über der Hälfte der Fälle personell mit Kinderurologen besetzt.

Der Artikel zeigt eine deutliche Diskrepanz zwischen Meinungen und realer Praxis. Obwohl die Vorteile eines systematischen Transitionsprogramm gesehen werden, ist die praktische Umsetzung immer noch nicht die Regel. Die Autoren sehen hier für die Zukunft ein wichtiges Betätigungsfeld für die Kinderurologie.

8 Spina bifida

Das komplexe Krankheitsbild der Spina bifida stellt eine besondere Herausforderung für die Transition der betroffenen Patienten dar. Zum einen betrifft die Fehlbildung unterschiedliche Organsysteme (ZNS, Urogenitaltrakt, Bewegungsapparat, Gastrointestinaltrakt) und zum anderen ist die Ausprägung der Folgeerscheinungen heterogen. Bei der Spina bifida wird besonders deutlich, dass die Betreuung bei der Transition von einem oder nur wenigen Behandlern auf eine Vielzahl von Organspezialisten ausgeweitet werden muss. Eine multidisziplinäre Betreuung fordert einen hohen organisatorischen Aufwand, den zu leisten die Patientinnen und Patienten – insbesondere bei mangelnder Autonomie durch psychomotorische Beeinträchtigung – kaum im Stande sind.

Eine kinderurologische Arbeitsgruppe aus Indianapolis, USA, konnte zeigen, dass eine erfolgreiche Transition von Patienten mit Spina bifida trotz Etablierung eines systematischen Transitionsprogrammes in weniger als der Hälfte der Fälle gelingt [14]. In der Institution der Autoren werden die Patienten bis zur Volljährigkeit in einer interdisziplinären Ambulanz betreut. Zum Zeitpunkt der letzten Vorstellung in dieser Ambulanz erfolgte die „Einladung zur Transition" in Form einer schriftlichen Empfehlung zur Vorstellung in der urologischen Transitionssprechstunde innerhalb der nächsten 12 Monate. Eine erfolgreiche Transition wurde als Wiedervorstellung in der Transitionssprechstunde oder bei einem Kinder- oder Erwachsenenurologen nach Wahl des Patienten definiert. Von 77 Patienten, die im Studienzeitraum aus der kinderurologischen Nachsorge entlassen wurden, hatten trotz der verschiedenen Angebote und der expliziten Empfehlung nach einem Follow-up von 4,7 Jahren nur 31 (40 %) eine erfolgreiche Transition durchlaufen. Patienten mit Symptomatik zum Zeitpunkt der Transition waren in der Gruppe der erfolgreich übergeleiteten Patienten überrepräsentiert. Patienten die erfolgreich in die Erwachsenenmedizin oder in die Transitionssprechstunde übergeben wurden, mussten seltener eine ungeplante urologische Notfallbehandlung in Anspruch nehmen. Die Autoren kommen zu der Schlussfolgerung, dass allein das Angebot einer systematischen Transition für den Erfolg nicht ausreichend ist. Vielmehr müssen die Transitionsbarrieren individuell identifiziert und eliminiert werden. Als wichtig wird zudem die Vermittlung des krankheitsspezifischen Wissens an die Jugendlichen und jungen Erwachsenen angesehen.

9 Aktuelle Situation in Deutschland

Von einer flächendeckenden systematischen Transition kann in Deutschland heute für kein einziges pädiatrisches Krankheitsbild die Rede sein. Bestenfalls gibt es individuelle, sonderfinanzierte Transitionsprogramme, die überwiegend Patienten aus der Kinder- und Jugendmedizin betreffen [15]. Für die von Kinderchirurgen versorgten angeborenen Fehlbildungen gibt es nur sehr wenige lokale Transitionsprogramme wie beispielsweise diejenigen an der Medizinischen Hochschule Hannover (Ösophagusatresie; anorektale Malformationen; M. Hirschsprung; hepatobiliäre Fehlbildungen; urologische Fehlbildungen) [16], der Charité Universitätsmedizin Berlin (anorektale Malformationen und M. Hirschsprung) [17] oder der interdisziplinären Spina bifida Ambulanz in Mainz [18].

Die Gründe für den strukturellen Mangel an systematischen Transitionsprogrammen sind vielfältig. Ein wichtiger Faktor ist die ungenügende finanzielle Abbildung des erheblichen personellen Aufwandes in einer Hochschulambulanz. Die Finanzierung der Leistungen durch die gesetzlichen Krankenversicherungen ist bisher nicht gegeben. Als mögliche Finanzierungskonzepte kommen grundsätzlich die „integrierte Versorgung" nach § 140 SGB V oder als „Fachambulanz für seltene Erkrankungen" nach § 116b SGB V in Frage. Allerdings sind hier zurzeit bestenfalls regionale Lösungen möglich, in vielen Fällen beruht die Finanzierung immer noch auf Einzelfallentscheidungen.

Allerdings muss auch konstatiert werden, dass die Transition am Mangel an erwachsenenmedizinischen Partnern scheitert. Angebote zur Verbesserung des interdisziplinären Engagements bietet die „Gesellschaft für Transitionsmedizin" (*www.transitionsmedizin.de*), die es sich zu Aufgabe gemacht hat, den interdisziplinären fachlichen Austausch in der Transitionsmedizin zu fördern. Bislang nehmen jedoch nur vereinzelt Erwachsenenmediziner an den Kongressen teil oder engagieren sich individuell in den existierenden wissenschaftlichen Foren der Gesellschaft.

Die flächendeckende Transition von Patienten mit seltenen angeborenen Fehlbildungen kann nur gelingen, wenn die unterschiedlichen Fachgesellschaften in der Erwachsenenmedizin das Thema priorisieren und gesundheitspolitische und finanzielle Anreize geschaffen werden, sich mit diesem komplexen Problem auseinanderzusetzen.

Fazit

- Die Transition kinderchirurgischer Patienten ist für viele Indexdiagnosen essenziell.

- Systematische Transitionsprogramme sind in Deutschland nur punktuell etabliert.
- Die Finanzierung von Transitionsprogrammen ist nicht einheitlich geregelt.
- Die interdisziplinäre Zusammenarbeit mit Erwachsenenmedizinern muss hinsichtlich der Transition verbessert werden.

Literatur

[1] Van Walleghem N, Macdonald CA, Dean HJ: Evaluation of a systems navigator model for transition from pediatric to adult care for young adults with type 1 diabetes. Diabetes Care 2008; 31 (8): 1529–1530. doi: 10.2337/dc07-2247. [EBM III]

[2] Giuliani S, Grano C, Aminoff D et al.: Transition of care in patients with anorectal malformations: Consensus by the ARM-net consortium. J Pediatr Surg 2017; 52 (11): 1866–1872. doi: 10.1016/j.jpedsurg.2017.06.008. [EBM IV]

[3] Flieder S, Dellenmark-Blom M, Witt S et al.: Generic Health-Related Quality of Life after Repair of Esophageal Atresia and its Determinants within a German-Swedish Cohort. Eur J Pediatr Surg 2018. doi: 10.1055/s-0038-1672144. [EBM III]

[4] Vergouwe FWT, Ijsselstijn H, Biermann K et al.: High Prevalence of Barrett's Esophagus and Esophageal Squamous Cell Carcinoma After Repair of Esophageal Atresia. Clin Gastroenterol Hepatol 2018; 16 (4): 513–521.e6. doi: 10.1016/j.cgh.2017.11.008. [EBM III]

[5] Dingemann J, Szczepanski R, Ernst G et al.: Transition of Patients with Esophageal Atresia to Adult Care: Results of a Transition-Specific Education Program. Eur J Pediatr Surg 2017; 27 (1): 61–67. doi: 10.1055/s-0036-1587334. [EBM III]

[6] Acker S, Peña A, Wilcox D et al.: Transition of care: a growing concern in adult patients born with colorectal anomalies. Pediatr Surg Int 2018. doi: 10.1007/s00383-018-4401-7. [EBM III]

[7] Nah SA, Ong CCP, Lie D et al.: Understanding Experiences of Youth Growing Up with Anorectal Malformation or Hirschsprung's Disease to Inform Transition Care: A Qualitative In-Depth Interview Study. Eur J Pediatr Surg 2018; 28 (1): 67–74. doi: 10.1055/s-0037-1605351. [EBM III]

[8] Cairo SB, Chiu PPL, Dasgupta R et al.: Transitions in care from pediatric to adult general surgery: Evaluating an unmet need for patients with anorectal malformation and Hirschsprung disease. J Pediatr Surg 2018; 53 (8): 1566–1572. doi: 10.1016/j.jpedsurg.2017.09.021. [EBM III]

[9] van der Bent A, Duggan EM, Fishman LN, Dickie BH: Reality check: What happens when patients with anorectal malformations grow up? A pilot study of medical care transition from the adult patient perspective. J Pediatr Surg 2018; 53 (9): 1722–1726. doi: 10.1016/j.jpedsurg.2018.02.057. [EBM III]

[10] Vilanova-Sanchez A, McCracken K, Halleran DR et al.: Obstetrical Outcomes in Adult Patients Born with Complex Anorectal Malformations and Cloacal Anomalies: A Literature Review. J Pediatr Adolesc Gynecol 2019; 32 (1): 7–14. [EBM IV]

[11] Junge N, Dingemann J, Petersen C et al.: Biliary atresia and congenital cholestatic syndromes: Characteristics before, after and during transition. Internist (Berl) 2018; 59 (11): 1146–1156. doi: 10.1007/s00108-018-0506-2. [EBM IV]

[12] Ferrarese A, Germani G, Lazzaro S et al.: Short-term outcomes of paediatric liver transplant recipients after transition to Adult Healthcare Service. Liver Int 2018; 38 (7): 1316–1321. [EBM III]

[13] Zillioux JM, Jackson JN, Herndon CDA et al.: Caring for urologic transition patients: Current practice patterns and opinions. J Pediatr Urol 2018; 14 (3): 242.e1-242.e5. doi: 10.1016/j.jpurol.2018.02.007. [EBM III]

[14] Szymanski KM, Cain MP, Hardacker TJ, Misseri R: How successful is the transition to adult urology care in spina bifida? A single center 7-year experience. J Pediatr Urol 2017; 13 (1): 40.e1-40.e6. doi: 10.1016/j.jpurol.2016.09.020. [EBM III]

[15] Sinnig M, Dingemann J: Transition kinderchirurgischer Patienten in die Erwachsenenmedizin – eine interdisziplinäre Herausforderung. Passion Chirurgie 2017; 7 (05): Artikel 03_01. [EBM IV]

[16] Dingemann J, Schneider AS, Ure BM: Gastrointestinale und hepatobiliäre Fehlbildungen. In: Oldhafer M (Hrsg.): Transitionsmedizin: Multiprofessionelle Begleitung junger Erwachsener mit chronischer Krankheit. Schattauer, Berlin 2015; 158–168. [EBM IV]

[17] Märzheuser S, Schwarzer N: Langzeitkomplikationen bei anorektalen Fehlbildungen, mit Transition wär's nicht passiert. Monatsschr Kinderheilkd 2014; (Suppl 2) 162: 173. doi.org/10.1007/s00112-014-3204-8. [EBM IV]

[18] Bredel-Geißler A: Die interdisziplinäre Behandlung von erwachsenen Menschen mit Spina bifida und Hydrocephalus als Beispiel für das Versorgungskonzept von Patienten mit Mehrfachbehinderungen. Ärzteblatt Rheinland-Pfalz 2011; 10: 18–21. [EBM IV]

5.4 Transition von Kinderchirurgie in Erwachsenenmedizin

6 Orthopädie und Unfallchirurgie

6.1 Was gibt es Neues in der Skoliosechirurgie?

H. Koller, E. Shiban, B. Meyer

1 Einleitung

Aus der großen Menge neuer Publikationen zum Thema Skoliose aus dem Jahr 2018 sollen den Lesern die relevanten Werke, ihre Kernaussagen und ihre Bedeutung in Zusammenschau mit bisherigen Erkenntnissen und ausstehender Forschung vermittelt werden.

2 Grundlagenforschung: Ursachen

Neue Daten zur vielschichtigen Ätiologie zur idiopathischen Skoliose (IS) kommen aus der Grundlagenforschung. In einem Zebrafisch-Modell für IS wurde bereits vor ein paar Jahren ein direkter Zusammenhang zwischen Eigenschaften der Cerebrospinalflüssigkeit (CFS) und der Entstehung von Wirbelsäulendeformität nachgewiesen. Eine Mutation in dem Protein Tyrosinkinase-7 (ptk7) führt letztlich zu einer Störung in der Funktion der Ependymzellen (eine Zelllage, die die inneren Flüssigkeitsräume des Ventrikelsystems im Gehirn sowie den Zentralkanal im Rückenmark auskleidet). Dadurch wird der CSF-Fluss gestört und es kommt zur Entwicklung von spinalen Deformitäten. Genauere Erkenntnisse über die Pathomechanismen sind aber erst 2018 publiziert worden. Hierbei konnte gezeigt werden, dass in der CFS andrenerge Signale transportiert werden, die eine Produktion von Urotensin-Neuropeptid in den Neuronen nach CSF-Kontakt induzieren. Urotensine aktivieren ihre Rezeptoren auf sog. „sSow-twitch"-Muskelfasern der dorsalen Somiten. Die Kontraktion dieser Fasern führt wahrscheinlich zu einer Begradigung der Körperachse. Eine Mutation des Urotensinrezeptors beim Zebrafisch führte bei ihnen zu einer schweren Skoliose [1]. Ferner ist mittels RNA-Sequenzierung von ptk7-Mutanten eine eindeutige Skoliose-assoziierte immunologische Reaktion mit Aktivierung von Akut-Phase-Proteinen nachgewiesen worden. In einer anderen Arbeit führte die fokale Aktivierung von proinflammatorischen Signalen im Rückenmark zu einer Induktion von Wirbelsäulenkrümmungen. Es reduziert jedoch die Verabreichung von Acetylsalicylsäure oder N-Acetylcystein an ptk7-Mutanten die Häufigkeit und die Schwere der Skoliose [2].

Diese Beobachtungen erklären und implizieren eine Rolle für den Liquorfluss während der embryonalen Entwicklung der Wirbelsäule, sodass eine erneute Untersuchung der Anatomie, Physiologie und Genetik des Liquorflusses beim Menschen erforderlich ist. Letztendlich kann die Tatsache, dass eine pharmazeutische Manipulation der Produktion und/oder der Downstream-Interpretation von Liquor-Signalen möglich ist, erhebliche therapeutische Konsequenzen bergen. So könnte dies möglicherweise bei einigen IS-Patienten die weitere Progression der Skoliose bereits nach dem Auftreten stoppen. Bis dahin ist aber noch viel Forschung notwendig.

3 Konservative Therapie und Koresettbehandlung

In der 3. Ausgabe der „Society on Scoliosis Orthopaedic and Rehabilitation Treatment" (SOSORT)-Leitlinien von 2018 wurden Empfehlungen anhand der aktuellen Literatur der letzten 5 Jahre ausgesprochen *(Tab. 1)*. Obwohl diese Empfehlungen auf der Basis von mehreren hochwertigen Studien basieren, ist aufgrund der Studienheterogenität die Generalisierbarkeit der Empfehlung begrenzt [3].

Die erlebte Deformität kann beim wachsenden Kind psychische Auswirkungen haben. Dies muss bei der konservativen Therapie einer fortgeschrittenen Skoliose bedacht werden. So konnte der auch psychologisch positiv greifende Effekt der Skoliosekorrektur in einer Arbeit von Negrini et al. [3] unter Einsatz von validierten Fragebögen bestätigt werden. Ebenfalls sehr interessant sind die Erkenntnisse aus einer Beobachtungsstudie mit einer Minimum-Nachuntersuchungszeit von 23 Jahren nach Korsettbehandlung der IS. 30 Patientinnen mit einer medianen Nachuntersuchungszeit von 27,7 Jahren wurden mit 42 gesunden Frauen hinsichtlich Selbstbild, psychischer Gesundheit, Schmerzen und Alltagsaktivität verglichen. Dabei waren die Patientinnen auch nach 2 Dekaden weiterhin mehr besorgt über ihr äußeres Erscheinungsbild. Überraschenderweiser hatten sie höhere Scores in den Schmerz- und Funktions-/Aktivitätsbereichen erzielt, was ein besseres Funktionieren in diesen Bereichen bedeutet. Die Autoren postulieren, dass dies das Resultat aus den medizinischen und physiotherapeutischen Behandlungen während sowie nach der Korsettbehandlung sein könne. Überraschend war auch die Tatsache, dass es keine Unterschiede in den weiteren untersuchten Bereichen psychische Gesundheit oder Selbstbild gab [4].

Tab. 1: Empfehlungen/Evidenz der Korsettbehandlung

Empfehlung	Stärke	Evidenz
Zur Behandlung von IS bei Jugendlichen ist eine Korsettbehandlung empfohlen.	B	I
Korsettbehandlung bei juveniler und infantiler IS wird als erste Therapiemaßnahme empfohlen, um eine Operation zu vermeiden oder um die Operation bis zu einem angemessenen Alter zu verschieben.	B	III
Korsettbehandlung ist bei einer Skoliose > 25° während des Wachstums empfohlen, in solchen Fällen ist eine alleinige PSSE (ohne Korsett) nur durch Skolios-Experten zu verschreiben.	B	I
Rumpfgipsbehandlung (oder rigide Korsettbehandlung) ist bei infantiler IS empfohlen, um die Deformität zu stabilisieren.	B	IV
Korsettbehandlung wird bei Patienten mit Kurven unter 15°±5° nicht empfohlen, es sei denn, dies wird von einem Experten in der Konservativbehandlung von Skoliosen indiziert.	B	V
Korsettbehandlung wird bei Patienten mit Kurven von mehr als 20°±5° während des Wachstums (Risser 0–3) empfohlen, bei denen ein Fortschreiten der Deformität oder ein erhöhtes Risiko einer Verschlechterung vorliegt, es sei denn, dies wird von einem Experten in der konservativen Behandlung von Skoliosen als nicht indiziert betrachtet.	B	I
Behandlung mit einem rigiden Korsett (Rumpfgipsbehandlung) ist bei Kurven zwischen 45°±60° empfohlen, dabei wird versucht, eine Operation zu vermeiden.	C	IV
Jedes Behandlungsteam soll das Korsett bereitstellen, mit dem das Team am meisten Erfahrung hat. Dies beruht auf der Tatsache, dass kein bestimmtes Korsett anderen überlegen ist.	C	IV

Das Korsett soll zu Beginn der Behandlung ganztägig oder mindestens 18 Stunden pro Tag getragen werden, es sei denn, dies wird von einem Experten in der Konservativbehandlung von Skoliosen anders indiziert.	B	II
Da der Therapieerfolg mit der Dauer des Korsetttragens stark korreliert, soll dieser vom Ausmaß der Deformität, dem Alter, dem Behandlungsziel und der erreichbaren Compliance abhängig gemacht werden.	B	II
Das tägliche Tragen eines Korsetts soll vom Ausmaß der Deformität, dem Alter, dem Behandlungsziel und der zu erwartenden Compliance abhängig gemacht werden.	B	II
Die Korsettbehandlung soll bis zum Ende des Wirbelknochenwachstums erfolgen, danach kann die Tragedauer allmählich verkürzen werden, es sei denn, dies wird von einem Experten in der Konservativbehandlung von Skoliosen anders indiziert.	B	V
Es wird empfohlen, dass während der Reduktion der Tragedauer PSSE durchgeführt werden, um eine Adaptation des Halteapparats zu ermöglichen und um die Therapieergebnisse zu erhalten.	B	IV
Es wird empfohlen, jedes Mittel zur Förderung der Compliance zu verwenden, einschließlich der sorgfältigen Einhaltung der Empfehlungen, die in den SOSORT-Leitlinien für die Korsettbehandlung definiert sind.	B	IV
Es wird empfohlen, die Compliance regelmäßig zu überprüfen.	B	V
Es wird empfohlen, die Qualität der Orthese durch eine Röntgenaufnahme in der Orthese zu überprüfen.	B	IV
Es wird empfohlen, dass der behandelnde Orthopäde und der Medizintechniker die Expertise besitzen, die in den SOSORT-Leitlinien festgelegt ist.	C	VI
Es wird empfohlen, dass die Korsettbehandlung von einem gut ausgebildeten therapeutischen Team durchgeführt wird, das aus einem Arzt, einem Medizintechniker und einem Therapeuten besteht.	B	V
Es wird empfohlen, dass alle Phasen der Korsettbehandlung (Verschreibung, Konstruktion, Kontrolle, Korrektur, Nachsorge) für jedes einzelne Korsett gemäß den in den SOSORT-Leitlinien für Korsettbehandlung festgelegten Kriterien sorgfältig befolgt werden.	B	V
Es wird empfohlen, dass das Korsett speziell für die Art der zu behandelnden Kurve entworfen wird.	B	V
Es wird empfohlen, dass das zur Behandlung einer skoliotischen Deformität in der koronaren und horizontalen Ebene vorgeschlagene Korsett die sagittale Ebene so weit wie möglich berücksichtigt.	A	V
Es wird empfohlen, dass zur Behandlung einer skoliotischen Deformität das Korsett mit der niedrigsten Invasivität benutzt wird, um die psychologischen Auswirkungen zu reduzieren und eine bessere Compliance des Patienten sicherzustellen.	A	V
Es wird empfohlen, dass das Korsett die Thoraxexkursion nicht so stark einschränkt, dass die Atmungsfunktion beeinträchtigt wird.	B	V
Es wird empfohlen, dass alle Phasen der Korsettbehandlung (Verschreibung, Konstruktion, Kontrolle, Korrektur, Nachsorge) ambulant durchgeführt werden.	B	V
Es wird empfohlen, das Korsett regelmäßig entsprechend dem Wachstum und/oder der spezifischen Pathologie zu ändern, wie dies von einem Skoliose-Experten indiziert wird.	B	V
Es wird empfohlen, regelmäßig Röntgenaufnahmen durchzuführen, um die Wirksamkeit der Korsettbehandlung zu überprüfen: Die Anzahl der Stunden ohne Korsett vor der Röntgenaufnahme sollte mit der täglichen Entwöhnungszeit korrespondieren.	B	V
Legende: PSSE: Physiotherapeutic scoliosis-specific exercises; IS idiopatische Skoliose, SOSORT: Society on Scoliosis Orthopaedic and Rehabilitation Treatment.		

4 Blut- und Volumenmanagement

Trotz großer Fortschritte bei den operativen Methoden zu Deformitätskorrekturen bleibt das korrekte Blut- und Volumenmanagement ein entscheidender Faktor für eine reduzierte Morbidität bei diesen Eingriffen. Ferner ist das Ausmaß einer medizinisch und technisch möglichen aufwendigen Korrekturoperation im Besonderen von einem guten Blut- und Volumenmanagement der Anästhesie abhängig.

Trotz einer relativ großen Menge neuer Literatur, die sich auf den perioperativen Blutverlust konzentriert, haben bisher keine Studien versucht, dieses Wissen umfassend darzustellen. In einer aktuellen Arbeit wurde mittels des Delphi-Verfahrens (ein systematisches, mehrstufiges Befragungsverfahren von Experten) eine konsens-

Tab. 2: Konsensbasierte Leitlinie für ein optimiertes perioperatives Blut- und Volumenmanegment (mod. von Flechter 2018)

Erythropoietin sollte verwendet werden, um den präoperativen Hämatokrit zu erhöhen.	Nein
Eine Beurteilung des Blutvolumens des Patienten sollte präoperativ durchgeführt werden (Großes Blutbild, Hämoglobin, Hämatokrit).	Ja
Bluttyp-Bestimmung oder Kreuzblutproben sollte präoperativ durchgeführt werden.	Ja
Bei allen Patienten sollte Kreuzblut bestellt werden.	Ja
Eine Beurteilung der Koagulopathie sollte präoperativ erfolgen (PTT/Quick oder Thrombozytenfunktion).	Ja
Die Eisenwerte sollten präoperativ gemessen werden.	Nein
Die Patienten sollten angewiesen werden, präoperativ Eigenblutspende durchzuführen.	Nein
Patienten und Angehörige sollten präoperativ auf Gerinnungsstörungen untersucht werden.	Nein
Patienten und Angehörige sollten befragt werden, ob religiöse oder kulturelle Einwände gegen Blutprodukte bestehen.	Ja
Familien sollten routinemäßig präoperativ Spenderblut zur Verfügung stellen.	Nein
Die Hämodilution sollte zur Minimierung des Blutverlusts durchgeführt werden.	Nein
Ein Ultraschall-Knochenschneider kann verwendet werden, um den Blutverlust zu minimieren.	Ja
Eine Bipolare kann verwendet werden, um den Blutverlust zu minimieren.	Ja
Antifibrinolytika (z. B. Tranexamsäure) sollten routinemäßig verwendet werden, um den Blutverlust zu minimieren.	Ja
Der mittlere arterielle Blutdruck soll während der unterschiedlichen Phasen der Operation (Zugang, Instrumentierung) speziell eingestellt werden.	Ja
Die Monopolare sollte hoch (> 40) eingestellt werden, um den Blutverlust zu minimieren.	Ja
Assistenzärzte dürfen routinemäßig Pedikelschrauben platzieren.	Ja
Fachärzte („Fellows") dürfen routinemäßig Pedikelschrauben platzieren.	Ja
Ein hämostatischer Schwamm kann verwendet werden, um den Blutverlust zu minimieren.	Ja
Verzicht auf das Vorbohren vor dem Einsetzen der Schraube, um den Blutverlust zu verringern.	Ja
Unabhängig von den klinischen Symptomen ist eine Transfusion bei einem postoperativen Hämoglobin von < 7 notwendig.	Ja

basierte Leitlinie für das optimale perioperative Blut- und Volumenmanagement entwickelt [5]. Hierbei wurden initial 35 Fragen formuliert, die über eine elektronische Umfrage gestellt wurden. Davon erreichten nur 13 einen anfänglichen Konsens. Ein anschließendes Gruppentreffen führte zu einer Umformulierung der Fragen und durch eine Gruppendiskussion der aktuellen Praktiken zur Formulierung von 27 Fragen. Nach Durchsicht relevanter Literatur durch die Gruppe und einer weiteren Gruppensitzung wurden diese auf 29 Fragen erhöht, bei denen ein Konsens in über 21 Fragen erreicht wurde *(Tab. 2)*. Insgesamt befassen sich diese Maßnahmen mit einer besseren präoperativen Blutungsanamnese und einer standardisierten laborchemischen Analyse sowie mit der Optimierung der Ausgangssituation hinsichtlich des Hämoglobinwertes. Es werden auch intraoperative Maßnahmen zur Blutverlustminimierung behandelt wie die prophylaktische Gabe von Antifibrinolytika, die gezielte Blutdruckeinstellung (Hypotension während des Zugangs und Normotension während der Instrumentierung und Korrektur), eine höhere monopolare Einstellung sowie der Verzicht von Hämodilution und der Verzicht auf das Vorbohren der Pedikel vor Schraubenplatzierung.

Alle aufgeführten Maßnahmen zu Blutverlustminimierung basierend auf Expertenmeinungen. In Anbetracht der zum Teil erheblichen Zusatzkosten sind noch mehrere Studien notwendig, bevor ein Routineeinsatz dieser Produkte empfohlen werden kann.

5 Early-Onset-Skoliosen (EOS)

Die wichtigsten Ziele bei der Behandlung der jungen Patienten mit EOS bleiben auch 2018 bestehen. Es geht einerseits darum, die meist progressive Skoliose zu korrigieren und diese Korrektur andererseits während des Wachstums zu halten. Besteht die Indikation zum operativen Eingreifen bei rasch progressiver Skoliose, gilt es die Frage zu klären, wie die Korrektur der Deformität und der Wachstumserhalt sowie die Lenkung im individuellen Fall am zielgerechtesten koordiniert werden können. 2018 zeigte sich besonders, dass die zur Verfügung stehenden Therapieoptionen einander gut ergänzen können, sich jedoch hinsichtlich ihrer Charakteristik in Wachstumsstimulierung und Wachstumslenkung unterscheiden. Sinnvolle Kombinationen als Hybridtechniken,

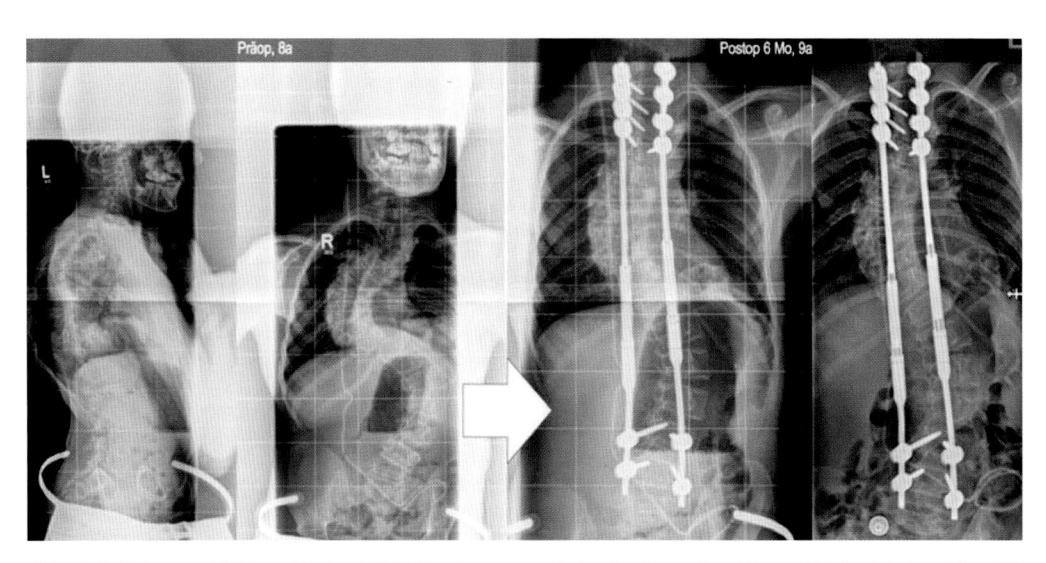

Abb. 1: 8-jähriges gehfähiges Kind mit EOS, Syndrom-assoziierter Skoliose. Korrektur mit Halbwirbelresektion T3, MAGEC-Rod-Distraktionsverfahren T1–L4

6.1 Skoliosechirurgie

z. B. die Kombination aus Magnetstab-basiertem Distraktionsverfahren und Trolley-Type-wachstumslenkender Komponenten, konnten erfolgreich umgesetzt werden [6]. Die aktuell vertretbaren Therapieoptionen lassens sich 2018 wie in *Tabelle 3* zusammenfassen. Eine besondere Herausforderung besteht weiterhin in der Selektion des optimalen Behandlungswegs in Anbetracht komplizierender Grund- und Systemerkrankungen, dystropher Wachstumsbedingungen und

Tab. 3: Therapie-Optionen bei der kongenitalen Skoliose

Verfahren/Therapieart	Charakteristik und Anmerkung
Korrektur, Resektion und Fusion	Definitive Therapie mit idealer Indikation bei kongenitaler Skoliose mit Segmentations- und Formationsstörung, wie z. B. bei Halbwirbelbildung. Die Kombination der fokal-resezierenden Therapie bei kongenitaler Skoliose mit übergreifender Behandlung der sekundären Krümmungen mit einem wachstumslenkenden und/oder -stimulierenden Verfahren ermöglicht eine gute Korrektur und Lenkung der Deformität *(Abb. 1)*.
Periapikale konvexe Epiphysiodese	Therapieoption bei kongenitaler Skoliose mit regional umschriebenem sog. „unilateral bar" oder in Kombination mit mono-/multisegmentalen Halbwirbelresektionen bei multisegmentaler kongenitaler Fehlbildung, wie z. B. auch bei hemimetamerem Shift.
Magnetstab-Distraktionsverfahren	Relativ junges Verfahren. 2011 Einführung in Deutschland durch den Autor, mittlerweile auch in Deutschland akzeptiertes Growing-Rod-Verfahren zur sequenziellen Distraktion bei EOS. Der Vorteil gegenüber dem klassischen Distraktionsverfahren liegt in einer Reduktion der notwendigen offenen chirurgischen Nachdistraktionen, da diese über den externen elektronisch gesteuerten Magneten erfolgen. Studien im Jahre 2018 beschäftigten sich mit den Implantat-spezifischen Komplikationen und der Effizienz des Verfahrens. Eine Studie an 35 Kindern mit EOS und 3,5 Jahren Untersuchungszeitraum [7] berichtet über eine 1 : 1-Übertragung der Distraktionslängen auf das Implantat gemäß der digitalen Geräteeinstellung. Dies ist bei einer postoperativen Korrektur von initial 52° auf postoperativ 37° und Einsatz des Magnetstabes bei flexiblen, kleinen Krümmungen (im untersten Indikationsbereichs des Verfahrens) auch nicht verwunderlich. Die Arbeit darf kritisch gelesen werden, da ein maximales Anschieben des internen Magneten durch das externe Steuerungsgerät eher den international üblichen Gebrauch der Technik im klinischen Alltag bei größeren Krümmungen darstellt. Dies insbesondere deswegen, da der tatsächliche Distraktionseffekt in situ mit steigender Konstruktrigidität im Behandlungsverlauf und somit mit der Anzahl der Nachdistraktionen für gewöhnlich nachlässt („Law of diminishing returns"). Dazu beitragen kann auch die Tatsache, wie 2018 in einer Arbeit von Poon et al. [8] aufgezeigt wird, dass der maximale Distraktionseffekt Implantat-bedingt über den Behandlungszeitraum hinweg etwas nachlässt. Die Ergebnisse eines Finite-Element-Modells von Agarwal et al. [9] über das ideale Distraktionsintervall sind hierbei ebenfalls interessant. Die Autoren konnten steigende Stresswerte im Schrauben-Stab-System in Abhängigkeit von variierenden Distraktionsintervallen, Skolioseausmaß, Distraktionsstärke und wachsender Systemrigidität bei andauernder Langzeitbehandlung ermitteln und somit Risikobereiche für die Entstehung von Stabbrüchen durch Stressmaxima ermitteln. Die Labordaten liefern interessante Ansätze für die Entwicklung individueller Distraktionszeiträume bei EOS. Die Magnetstab-Therapie reduziert nachweislich die Rate an operativen Folgeeingriffen nach Erstkorrektur einer EOS im Vergleich zum klassischen Growing-Rod-Verfahren. Sie sollte als Doppelstabverfahren angewandt werden. Kinderkrankheiten der neuen Technologie wurden zunehmend abgeschafft. Indikationen sind die nicht-kongenitale progressive EOS. Systemrigidität der Implantate sowie die Weichteildeckung über den Stäben und Körpergröße beim sehr kleinen EOS-Patienten können relative Kontraindikationen zum Verfahren darstellen. Die Durchführbarkeit von MRT bei einliegendem Magnetstab wurde mehrfach dargelegt [10].

Growth-Guiding/ Trolley-Type/wachstumslenkende Therapie	Der instrumentierten Korrektur der Skoliose in einem Ersteingriff folgt die Wachstumslenkung durch Schrauben-Stab-Verbindungen, welche ein axiales Gleiten der instrumentierten Wirbelsäulenabschnitte zulassen. Großes Gebiet mit Zukunftspotenzial, da die initiale Korrektur im Vergleich zum klassischen Growing-Rod-Verfahren auch bei hochgradigen Krümmungen und die Anzahl der operativen Folgeeingriffe reduziert sein kann. Nachteil: Nicht kontinuierlich wachstumsstimulierend.
Klassisches Growing-Rod-Distraktionsverfahren	Sowohl Korrektur, Wachstum und Wachstumslenkung durch serielle Distraktion möglich. Nachteil sind die erneuten offenen Eingriffe bis Wachstumsabschluss alle 6 Monate und die alleinige Korrektur initial und im Verlauf durch Distraktion. Auch 2018 konnte eine weitere große multizentrische Sammelstudie die perioperativen Risiken in der Behandlung von EOS herausarbeiten [11]. Die chirurgische Komplikationsrate bei schweren und moderaten EOS bezifferte sich hier bei insgesamt 214 Patienten auf 73 % bzw. 57 %, die Revisionsrate auf 68 % bzw. 56 %. Besonders hervorzuheben sind mit der Wunde assoziierte Komplikationen bei 22 % und 15 % sowie neurologische – meist temporäre – Defizite bei 8 % und 6 % der Behandlungen. Die gesteigerte Komplikatonsrate bei den hochgradigen EOS fordert ein zeitgerechtes Intervenieren mit geeigneten Verfahren auch beim jungen und sehr jungen Kind mit EOS. Insbesondere zeigten die doch recht beträchtlichen Krümmungen am Ende einer Growing-Rod-Therapie mit 57° bzw. 39° und einen Höhengewinn von insgesamt knapp 10 cm nach 6 Jahren. Demnach gilt es, die effektive Korrektur sowie den Größenzuwachs nebst der Komplikationsrate durch Optimierung der Indikationen und Technik bestehender Verfahren und Evaluierung auch neuer Wege zu verbessern.
Hybridverfahren: Unilateral wachstumslenkend plus kontralateral Magnetstabverfahren	Kombination aus initial gesteigerter Korrektur (durch unilaterale Instrumentierung mit Standardstab und Kraftverteilung über mehrere periapikale Schrauben) mit Wachstumslenkung und kontralateral axiale Distraktion und Wachstumsstimulierung durch den Magnetstab mit externer serieller Distraktionsmöglichkeit [6]. Skov et al. [6] stellten 2018 erstmals ihre Ergebnisse aus der Behandlung von 17 Patienten mit milden bis moderaten EOS vor. Betont wurde der distrahierende Effekt des Magnetstabs unilateral konkavseitig mit dem primär besser korrigierenden und postoperativen wachstumslenkenden Effekt eines Trolley-Type-Schrauben-Stab-System. Das Konzept hat insbesondere in der Behandlung von hochgradigen und rigiden EOS Zukunftspotenzial *(Abb. 2)*.
Anterior spinal tethering	Ventrale transthorakale oder retroperitoneale Instrumentierung der Wirbelsäule mit Schrauben-Tether-System. D.h. die Schrauben sind mit einer Kordel verbunden. Diese ermöglicht eine initiale Skoliosekorrektur und Wachtumslenkung. Zunehmend werden Indikationen und Ergebnisse für progressive idiopathische EOS thorakal und lumbal publiziert. Die Definition der idealen Indikation bleibt offen [12]. Schwierig ist die Beurteilung der idealen Korrektur (in %) beim Ersteingriff mit Gefahr der Unter- und Überkorrektur, fehlenden Informationen über Langzeitverlauf mit möglicher Degeneration der instrumentierten, aber initial noch beweglichen Bewegungssegmente und das systemabhängige Komplikationspotenzial.
VEPTR-Behandlung	Entwickelt zur Behandlung der „Chest-Cage Insufficiency Syndromes". Anwendungen im klassischen Bereich der Growing-Rod-Verfahren haben in hoher Anzahl zu ungünstigen Behandlungsverläufen geführt [13] und erscheinen bei EOS obsolet. Die Revision von Kindern nach VEPTR-Behandlung ist insbesondere durch Spontanfusionen im Rippenverlauf erschwert *(Abb. 3)*. Die Fehler in der Behandlung der infantilen und juvenilen Skoliose werden meist im adoleszenten und erwachsenen Alter ersichtlich, dann, wenn die Kinder bereits die therapeutischen Altersgrenzen der Behandlung in Pädiatrie und Kinderorthopädie überschritten haben.
Korsett-Therapie	Therapieoption bei EOS, insbesondere zum zeitlichen Hinauszögern einer operativen Intervention beim sehr jungen EOS-Kind oder im Übergang zum Adoleszentenstatus.

spinalen Dysplasien. Körpergewicht, Weichteilstatus, Anästhesierisiko und Compliance des jungen Patienten können die Wahl des Verfahrens erheblich beinflussen. Wichtig ist der richtige Zeitpunkt der Operation und somit die Genauigkeit der Mittel, welche zur Beurteilung des Wachstums herangezogen werden. Dieses erfolgt bei EOS-Kindern international vornehmlich anhand der Risser-Klassifikation und in Kombination mit klinischen Maturitätszeichen, der Skolioseform und radiologischen spinalen Indizes. Troy et al. [14] konnten in einer Konsensusstudie die in Eu-

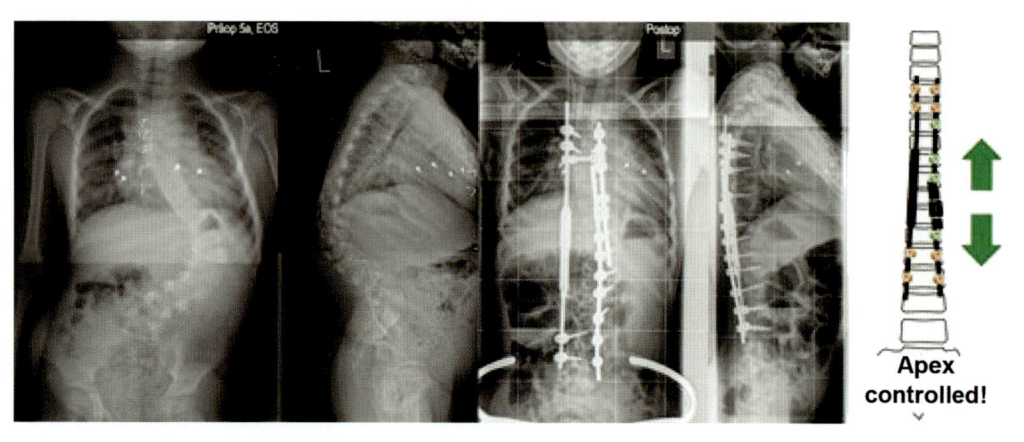

Abb. 2: 4,5 Jahre altes Kind mit EOS und Kardiomyopathie. Korrektur im Hybridverfahren: unilateral wachstumslenkend plus kontralateral, Magnetstabverfahren. Korrektur im Magnetstab nach 4 Monaten +8 mm (BV-Kontrolle, nicht dargestellt)

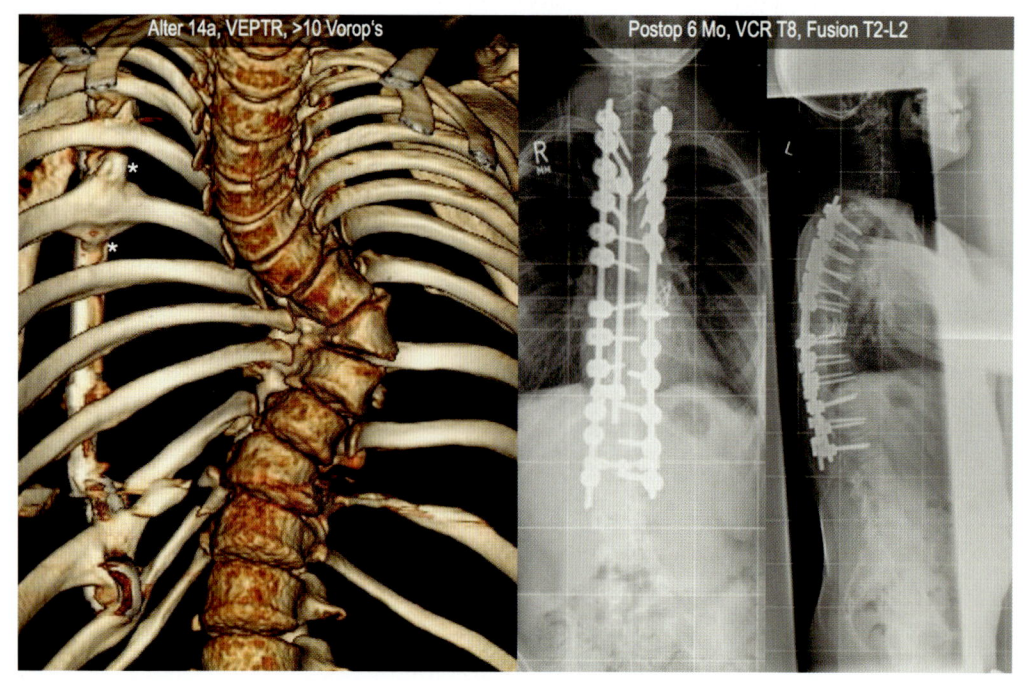

Abb. 3: 14-jähriger Patient, vorstellig mit Vorgeschichte multipler Korrekturversuche inkl. VEPTR-Behandlung. Korrektur-OP als Revisionseingriff mit VCR T8 und Fusion T2–L2

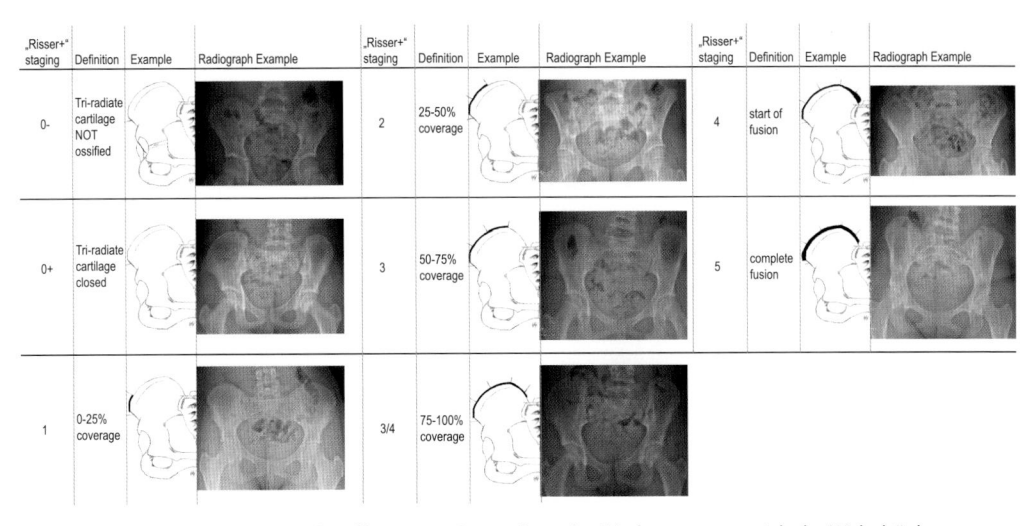

Abb. 4: Neue („revised") Risser+-Klassifikation zur Beurteilung des Wachstumspotenzials der Wirbelsäule
Aus [14] mit freundlicher Genehmigung

ropa und Nordamerika etablierten Varianten der Risser-Klassifikation zusammenführen und in Interobserver-Tests eine ordentliche Verlässlichkeit der sog. Risser+-Klassifikation *(Abb. 4)* erreichen. Ein besonderes Merkmal stellt die Akzentuierung des Reifegrades der Y-Fuge am Acetabulum (Risser 0+ vs. Risser 0-) und der Übergang von Grad 3 zum Verschluss der Beckenkammapophyse (Grad 5) dar (Risser 3/4). Ihr Einsatz im Alltag macht Sinn und soll die Vergleichbarkeit von Studienergebnissen in Zukunft verbessern helfen. In einer Arbeit zur Beurteilung des postoperative Rumpfwachstums bei idiopathischer thorakaler Skoliose zeigten Bao et al. [15], dass bei ähnlichen postoperativen Korrekturwerten der maximale Rumpfhöhengewinn im Risser-Stadium 3 und 4 deutlich größer ausfiel als im Stadium 0–2, wenngleich die basierend auf der Beckenhöhe vorhergesagte „normale" Rumpfhöhe auch bei Kindern, die im Risser-Stadium 0–2 operiert wurden, erreicht werden konnte. Risiken, wie das Entstehen von Adding-on und eine lumbale Dekompensaton bei „zu früher" Korrektur und Fusion (z. B. Risser 0–2), konnte die Arbeit jedoch nicht beurteilen.

6 Idiopathische Skoliosen (IS)

6.1 Das koronare Profil

Dass Kreuz- und Rückenschmerzen bei Kindern mit operationswürdigen Krümmungen eine der Indikationen zur Operation stellen, wird gerne vergessen. Die Arbeit von Djurasovic et al. [16] belebt diesen Sachverhalt in 2018. Unter 1 005 Adoleszentenskoliosen lag bei 33 % ein signifikanter Schmerz-Score gemäß dem SRS-Fragebogen vor. Die operative Korrekturspondylodese konnte eine signfikante Reduktion der präoperativen Beschwerden herbeiführen (3.3 ad 4 Punkten auf der Domain-Pain des SRS-Scores).

3 Diskussionsschwerpunkte bei den idiopathischen Skoliosen haben in 2018 wissenschaftlichen Zuwachs erlebt: Es geht um das sog. *Adding-on* Phänomen (AOP), die sog. *Shoulder height difference* (SHD) und das sog. *Sacral slanting* (SSL). Das SSL betreffend konnte eine Arbeit aus Seoul [13] die Informationsbreite über dieses noch junge Thema erweitern. Bekannt ist, dass eine koronare Kippung der Sakrumendplatte in Relation zur Horizontalen (= SSL; *Abb. 5*) verursacht sein kann durch

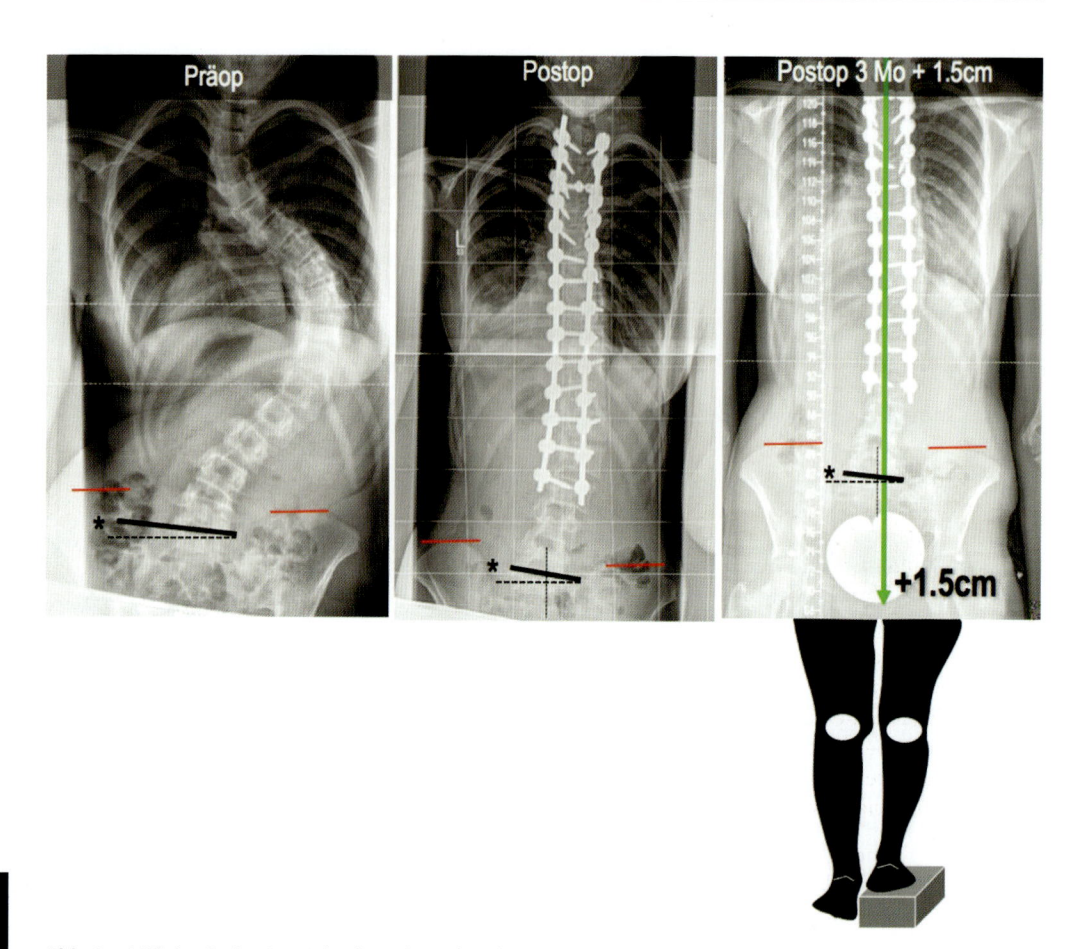

Abb. 5: 16-jährige Patientin mit hochgradiger thorakaler Skoliose und „Sacral slanting", d. h. sakrale Kippung der Endplatte („Take-off") asymmetrisch zur Horizontalen (*). Ferner Beckentiefstand rechts (Beck-Tilt). Postoperativ nach Korrektur der Skoliose zeigt sich in der rechtsseitig erhöhten ap-Aufnahme die reale Beinlängendifferenz (1,5 cm) maßgeblich als Ursache des „Sacral slanting" präoperativ

a) eine reale Beinlängendifferenz, dann liegt auch meist eine asymmetrische Beckeneinstellung zur Horizontalen vor;

b) eine funktionelle Beinlängendifferenz infolge kompensatorisch einseitig gebeugtem Kniegelenk, um durch Beckenkippung die Fehlstatik bei größerer Skoliose zu balancieren;

c) eine Formationsstörung des Sakrums oder Übergangsstörung L5–S1, dann spricht man auch von einem angelegten asymmetrischen „Take-off" des Sakrums und des benachbarten L5-Wirbels. Die Ursachen wurde in der Arbeit von Joo et al. [17] nicht weiter definiert, dennoch konnten die Autoren bei 126 Patienten immerhin in 29 % ein SSL charakterisieren. Die Kippung des Sakrums wies dabei zumeist in die Richtung der lumbalen Krümmung. Weitere Arbeiten zum Thema aus 2018 [18] und 2019 (Mitteilung des Autors) beschäftigen sich mit der Frage, inwieweit dieses Phänomen am Ausbleiben einer guten postoperativen lumbalen Spontankorrektur oder auch am Auftreten eines mitunter revisionsbedürftigen AOP verantwortlich ist.

AOP bezeichnet ein Phänomen mit Klaffen des Bandscheibenfachs unterhalb einer Fusion beim Skoliosepatienten. Adding-on ist ein Stellregler, wodurch sich eine residuale Skoliose bzw. der

Rumpf postoperativ balancieren kann. Ursache ist meist die zu frühe Fusion beim prämaturen Kind, eine zu kurze Fusionsstrecke bzw. ein zu weit proximal gewählter Endwirbel oder auch eine zu geringe Korrektur und eine residuale postoperative Schulterhöhendifferenz, die im Bereich der LWS im Verlauf kompensiert wird. Die Pathogenese des AOP, wie sie in der Literatur abgebildet wird, haben ferner Yang et al. [19] ähnlich in einem Literatur-Review zusammengetragen.

Die SHD *(Abb. 6)* kann ein postoperatives Ärgernis nach Korrektur der Adoleszentenskoliose darstellen. Während die thorakale Hauptkrümmung mit modernen Methoden verlässlich ≥ 70–80 % korrigiert werden kann, ist die Einstellung des medialen Schulterdreiecks und inbesondere des lateralen Schulterdreiecks, welche auch die Schultereckgelenke einschließt, mitunter schwierig. Diese Einstellung hängt nicht nur vom Ausmaß der spontanen postoperativen Korrekturfähigkeit nicht instrumentierter Abschnitte ab, sondern auch von der allgemeinen Rumpfbalance und der möglichen Kompensationsfähigkeit lumbaler mobiler Segmente zum Ausgleich einer postoperativen SHD [20]. Eine postoperative Untersuchung an 98 AIS-Patienten mit Lenke-1- und -2-Krümmungen bestätigt 2018 diese Zusammenhänge und betont, dass die Ausrichtung des obersten instrumentierten Wirbels in hohem Maße auch die Einstellung des T1-Tilts in der Koronaren widerspiegelt. Letztere ist postoperativ ein gesicherter Indikator für ein kosmetisch harmonisches mediales Schulterdreieck. Mit dem Thema Endwirbelselektion in Bezug auf die Einstellung balancierter Schultern (SHD ≤ 1 cm) beschäftigt sich eine Studie [21] über 626 Adoleszentenskoliosen. Ein signifikanter Unterschied zwischen der Wahl von T2 oder T3 und insbesondere T2 oder T4 als Endwirbel konnte identifiziert werden. Eine Garantie stellte die oft postulierte Wahl von T2 als Endwirbel zur Vermeidung einer SHD nicht dar. Die Studienpopulation war sehr heterogen. Eine Eingrenzung auf Problemsituationen, wie sie häufig bei den Lenke-2-Doppelkrümmungen vorkommen, hätte weiterführende Informationen liefern können.

Eine auch im Jahr 2018 weiterhin gern diskutierte Fragestellung zu den am häufigsten vorkommen-

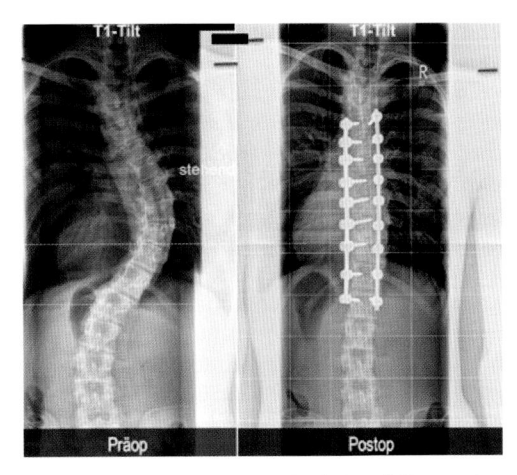

Abb. 6: Postoperative Schulterhöhendifferenz bei Lenke-2-Krümmung infolge guter Korrektur der Hauptkrümmung unter Vernachlässigung der kleinen rigiden oberen thorakalen Krümmung

den idiopathischen Skoliosen vom Typ 1 und 2 nach Lenke betrifft die Entscheidung zum selektiven Vorgehen, d. h. Durchführung einer selektiv thorakalen Korrektur und Fusion mit dem Ziel der spontanen Korrektur der lumbalen Nebenkrümmung postoperativ. Hier sind v. a. die sog. Lenke 1C und 2C in Diskussion. Eine Untersuchung von 44 Patienten [22] mit Lenke-C-Modifier berichtet bei STF über eine postoperative koronare Rumpfdekompensation bei 21 % der Fälle, 9 % wiesen eine lumbale Dekompensation mit Zunahme der Krümmung im Verlauf auf und 25 % der Patienten zeigten ein AOP.

In der Behandlung der idiopathischen thorakalen Adoleszentenskoliose bleibt daher die präoperative Einschätzung der postoperativen lumbalen Spontankorrektur weiter eine schwierige Frage. 2018 beschäftigte sich ein systematischer Literatur-Review mit der Vorhersagegenauigkeit diverser Flexibilitätsmesstechniken in Bezug auf die postoperative thorakale Krümmung. Die klassische Bending-Aufnahme zeigte sich als die am weitesten verbreitete Technik. Die Fulcrum-Bending-Technik bewies hingegen die höchste Vorhersagegenauigkeit bezüglich des postoperativen Skoliosekorrekturindex. Letzterer berechnet sich als Relativwert aus dem postoperativen Cobb-Winkel der thorakalen oder lumbalen Krümmung und setzt diesen in Relation zum präoperativen Winkel auf ap-Aufnahmen und auf den Bending-Aufnahmen. Eine Vorhersagegenauigkeit in Winkelgraden konnte jedoch nicht untersucht werden. Die Studie verschleierte ferner auch die Tatsache, dass die klassische Bending-Aufnahme dem Untersucher eine Information über die postoperative aktive Spontankorrektur, z. B. der lumbalen Krümmung bei STF, ermöglicht. Die Fulcrum-Aufnahme hingegen hilft einigen Chirurgen bei der Beurteilung, wieviel Aufwand operativ geleistet werden müsste, um die Krümmung zu korrigieren. Die Studie zieht ferner nicht in Betracht, dass gerade eine mobile lumbale Krümmung postoperativ maßgeblich vom Ausmaß der thorakalen instrumentierten Korrektur abhängig ist. Hier ist neben dem Potenzial zur Spontankorrektur der Chirurg der maßgebliche Stellungsregler des postoperativen lumbalen Krümmungsausmaßes. Weitere Studien zum Thema werden 2019 genauere Prädiktionsmodelle für die Vorhersagbarkeit der postoperativen Korrektur der lumbalen Krümmung bieten (Mitteilung des Autors).

In Bezug auf die STF und das Verhalten der spontanen lumbalen Nebenkrümmung im Langzeitverlauf ist eine Arbeit von Lonstein aus 2018 [23] anzuführen. Hier betrug nach Ø37 Jahren die lumbale Krümmung Ø37° und präoperativ betrug sie Ø35° bei. Technikbedingt konnte bei der Korrektur der thorakalen Hauptkrümmung nur Ø39° erreicht werden bei präoperativ Ø56°. Das geringe Ausmaß der präoperativen Deformität und die moderate Korrektur thorakal und lumbal mögen zu einer langen Stabilität der lumbalen Krümmung beigetragen haben. 25 % der Patienten nahmen wöchenlich oder intermittierend NSAR ein. Daten über den Degenrationsgrad lumbal bei Ø40°-Lumbalskoliosen konnten leider nicht geliefert werden. Hingegen konnte eine Arbeit aus Japan [24] zeigen, dass unter 129 Patienten mit milden, mittleren und schweren Skoliosen, welche operativ oder konservativ behandelt wurden, jeweils 10 Jahre nach Therapiebeginn jene Patientengruppe ohne Operation bei initial schwerer Skoliose (hier: Ø46° lumbale Krümmung) signifikant häufiger fortgeschrittene degenerative Veränderungen der LWS im MRT aufwies (82 %) und ebenfalls signifikant häufiger (84 %) über lumbale Beschwerden berichtete.

Die Frage nach der Auswirkung langer Fusionen auf die Nachbarsegmente beim Kind und auf eine ggf. postoperativ gesteigerte Beweglichkeit in diesen Segmenten wurde 2018 von Holejwin et al. [25] bei 12 Patienten untersucht. In der Gang- und Bewegungsanalyse konnte jedoch ein Mehr an Beweglichkeit zwischen fusionierter Wirbelsäule und Becken nicht nachgewiesen werden. Eine Einschränkung der Aussagekräftigkeit der Beobachtungen besteht durch die Untersuchungstechnik mit externen Oberflächenmarkern. Weiterführende Arbeiten sind interessant, insbesondere, wenn es um längere Fusionen bis L3 im Vergleich zu L4 geht. Mit den Langzeitkonsequenzen der nicht operativ behandelten thorakolumbalen Skoliosen mittleren Ausmaßes (hier: Ø37° bei 49 Patienten) nach Abschluss der Adoleszenz beschäftige sich ebenfalls eine Arbeit aus Japan [26]. Der Beobachtungszeitraum der Ø39 Jahre alten Patienten betrug Ø25 Jahre und der Zuwachs der Krümmung Ø10° (< 0,5°/Jahr). Das Risiko für eine größere Progredienz (> 0,5°/Jahr) stieg mit dem Ausmaß der apikalen vertebralen Translation zu Untersuchungsbeginn und dem Ausmaß der L3-Kippung gegenüber der Horizontalen. Im Abgleich der radiologischen Variablen mit den klinisch validierten Fragebögen (alle Patienten wiesen schlechtere Werte als gesunde Probanden einer Kontrollgruppe auf) und mit MRT-Bildern der LWS zeigte, dass eine gesteigerte L4-Kippung gegenüber der Horizontalen > 16° einen signifikanter Prädiktor für schlechtere klinische Ergebnisse und das gehäufte Auftreten degenerativer Veränderung der distalen LWS darstellt.

6.2 Neue Techniken in der Skoliosekorrektur

Die Korrektur hochgradiger idiopathischer Krümmungen unter Einsatz von Osteotomien geht mit einem neurologisch potenziell erhöhten Risiko einher. Buckland et al. [27] berichten über eine signifikant erhöhte Rate von Neuromonoring-Alerts beim Einsatz von Ponte-Osteotomien im Vergleich zu einem Verzicht auf Ponte-Osteotomien (9 % vs.

4 %). Die Daten betonen die Notwendigkeit besonderer Sorgfalt beim Setzen und v. a. Stanzen von Ponte-Osteotomiedefekten, gerade am konkaven Apex bei hochgradigen Krümmungen. Über die Herausforderungen der Korrektur rigider und hochgradiger Krümmungen mit einem noch jungen Verfahren berichtete 2018 die Arbeitsgruppe um Jain et al. [28]. So wurden in Baltimore dorsalseitig unter Einsatz von Ponte-Osteotomien und sog. Posterolateralen Diskektomien bei 37 Kindern mit rigider Skoliose diese von Ø91° auf Ø13° korrigiert. Detaildaten zur Flexibilität des gemischten Kollektivs werden nicht genannt. Dennoch ist es die größte Serie, welchen den positiven Release-Effekt der additiven Diskektomien über einen dorsalseitigen Zugang nachuntersucht hat. Die Technik stellt ein weiteres sinnvolles Werkzeug im Armamentarium der OP-Techiken dar und hat das Potenzial, die verkürzenden und potenziell neurologisch komplikationsreicheren VCR-Operationen (Vertebral Column Resection) zu vermeiden. Schwere Komplikationen traten immerhin noch bei 18 % der Patienten auf, Infektionen bei 14 % [24]. Der Blutverlust war mit Ø > 1 500 ml beträchtlich.

Der die Wirbelsäulenhöhe verkürzende Charakter der VCR-Technik stellt einen Nachteil bei hochgradigen Skoliosen dar. Über eine VCR kann idealerweise eine sehr große Korrektur bei rigiden angulären Skoliosen erreicht werden. Bei den meist langbogigen idiopathischen hochgradigen Deformitäten besteht der Nachteil in der weiteren Verkürzung der oftmals bereits schlechten Ratio aus Rumpf-Beinlänge. Eine Arbeit der Autoren um Koller et al. [29], hat sich daher mit diesem Thema beschäftigt. Bei 10 Patienten mit hochgradigsten Krümmungen konnte eine Korrektur des Cobb-Winkels von Ø117° (90–138°) bei einer Flexibilität von nur Ø19,5% auf Ø46° erzielt werden. Noch wichtiger war der Anstieg der Rumpfhöhe um Ø91 mm. Die Korrektur wurde mit einem neuen Verfahren zweizeitig erreicht.

1. Dorsales Release, Instrumentierung, erweiterte Ponte-Osteotomien *(Abb. 7)*, temporäre Implantation eines Magnetstabs und Teilkorrektur durch Distraktion und
2. definitive dorsale Korrektur mit Langkopfschrauben-basierter, segmentaler Instrumentierung unter Neuromonitoringkontrolle.

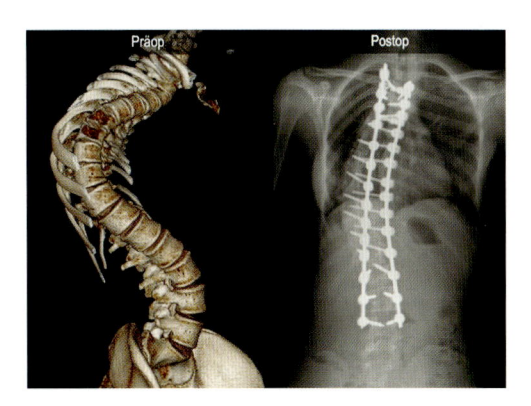

Abb. 7: Korrekturergebnis bei 16-jähriger Patientin im Verfahren der temporären Magnetstabtherapie („Internal Halo-Traction therapy") mit definitiver Korrekturspondylodese im 2. Eingriff

Zwischen den beiden Operationen erfolgte die externe Distraktion über den Magnetstab. Infektionen oder neurologische Komplikationen wurden nicht beobachtet. Die Major-Komplikationsrate betrug 0 %.

Eine vergleichende Arbeit über die Korrektur hochgradiger Skoliosen (100°) mit rein dorsalem Verfahren (pVCR) vs. ventro-dorsalem Verfahren mit ventralem Release vor der dorsalen segmentalen Korrektur von Zhou et al. [30] konnte zeigen, dass sich die Korrekturraten mit Ø66 % und Ø51 % unterscheiden. Das Besondere der Arbeit war die gute Gruppenvergleichbarkeit bezüglich der Ausgangskrümmung und Flexibilität. Es konnte nochmals objektiviert werden, dass kombinierte Verfahren beim nicht pulmonal-kompromittierten Kind mit nicht-angulärer Skoliose eine echte Alternative zur dorsalen pVCR-Operation darstellen. Ebenso konnte die Studie zeigen, dass die pVCR-Operation die größeren Korrekturwerte bringt.

Die Korrektur der Skoliose, ihrer Rotation und des Rippenbuckels hängt maßgeblich von der Flexibilität der Wirbelsäule und des Rippenkäfigs sowie des intraoperativen Release ab. In Anbetracht der möglichen Morbidität einer Rippenbuckelresektion oder konkaven Thorakoplastik haben Hughes et al. [31] ein neues Verfahren im biomechanischen Modell evaluiert. Die partiell dorsalseitige Ausdünnung der Rippen lateral des Angulus costae führte zu einer 4,5-fach erhöhten Flexibilität der Rippe.

Die Arbeit gibt interessante Anreize zur klinischen multisegmentalen Evaluierung der Technik, insbesondere bei Patienten mit höhergradigen Krümmungen und Rippenbuckelrigidität.

6.3 Sagittales Profil bei Skoliose

Die Untersuchung des sagittalen Profils der Wirbelsäule prä- und postoperativ in der idiopathischen Skoliosechirurgie wird auch vermehrt eingesetzt. Ein systemischer Literatur-Review [32] konnte aufzeigen, dass sich die ummittelbar postoperativ abbildende sagittale Imbalance mit Lotverschiebung des Sakrums nach ventral und insbesondere dorsal nach einigen Monaten postoperativ normalisiert. Die postoperative sagittale Imbalance beim Skoliosekind darf als funktionelle Anpassungsstörung an eine neue koronare Statik gewertet werden. Hier wird mit Zuwarten und Beratung sowohl der Patient als auch die Familie vorerst am besten behandelt. 2018 versuchte eine französische Arbeit die häufig vorkommenden, aber unterschiedlichen sagittalen Wirbelsäulenprofile bei idiopathischer Skoliose zu differenzieren und zu klassifizieren. Die 4 Typen der sagittalen idiopathischen Skolioseklassifikation differenzieren sich demnach durch thorakale Kyphose oder Hypokyphose und das Vorliegen einer betonten zervikothorakalen oder thorakolumbal gesteigerten Kyphose *(Abb. 8)*. Während

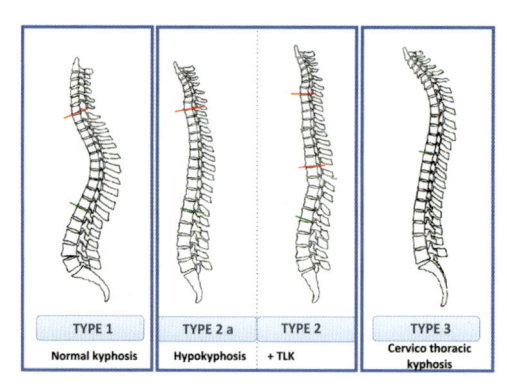

Abb. 8: Vorgeschlagene Klassifikation des sagittalen Profils bei idiopathischer Skoliose aus der Arbeitsgruppe von Roussouly et al.
Aus [14] mit freundlicher Genehmigung

die Einteilung in zukünftigen Studien nach Komplikationen wie proximale und distale junktionale Kyphose oder AOP relevant sein kann, liegt der Nachteil für die Praxis darin, dass die Klassifizierung des sagittalen Profils auf 2D-Aufnahmen von 100 thorakalen Skoliosen erarbeitet wurde. Eine 3D-Beurteilung, der sog. „True-Plane of major kyphosis", konnte nicht einbezogen werden. Letztere liegt entsprechend dem Ausmaß der vertebralen Rotation meist 30–45° außerhalb der in der seitlichen Röntgenaufnahme erfassten Ebene. Das Ausmaß des auch als „thorakale Lordose" bei idiopathischer Skoliose erfassten Profils ist nur dem rein sagittalen 2D-Bild entnommen und päroperativ mehr kyphotisch als es der „True-Plane of major kyphosis" entspricht. Das Verständnis über das Ausmaß der wahren thorakalen sagittalen Krümmung der am häufigsten als Lordoskoliose vorliegenden Adoleszentenskoliose ist entscheidend für die Beurteilung prä- und postoperativer Röntgenbilder und somit auch für die Planung von Operationsverfahren und Entwicklung von Korrekturtechniken [33]. 3D-Vektor-basierte Rekonstruktionen von Skoliosen und ihres Sagittalprofils sind auf Wirbelsäulenganzaufnahmen mit dem EOS-System möglich. Dieses Verfahren ist noch zeit- und personalaufwendig. 2018 konnte Gajny et al. [34] Fortschritte in der quasi-automatisierten 3D-Rekonstruktion der Wirbelsäule von Skoliosepatienten, basierend auf klassischen digitalen biplanaren Wirbelsäulenganzaufnahmen, aufzeigen. Mit weiterer Reifung des Verfahrens hat diese Technologie Potenzial zu geringeren Kosten als sie durch das EOS-Verfahren entstehen und könnte dann einem breiteren Anwenderkreis Zugang zur 3D-Interpretation von Skoliosen im Alltag ermöglichen. So konnte in ähnlicher Vorgehensweise, allerdings CT-basiert, bei 80 idiopathischen Skoliosen von der Arbeitsgruppe um Castelein die Ebene der maximalen Kyphose rekonstruiert und aufgezeigt werden, dass die ventrale Höhe der thorakalen Krümmung Ø4 % länger ist als ihre dorsale Länge. Der Unterschied lag maßgeblich in der Differenz der Bandscheibenkonfiguration bei den Skoliosepatienten im Vergleich zu einer gesunden Vergleichsgruppe. Die Identifikation des wahren Kyphoseausmaßes durch Auswertung von 3D-Rekonstruktionen prä- vs. postoperativ bringt neue Informationen für die Beurteilung und Weiterentwicklung von Korrekturtechniken, welche das Ziel haben, postoperativ eine physiologische thorakale Kyphose beim Skoliosepatienten wiederherzustellen.

Dass die Rekonstruktion der physiologischen thorakalen Kyphose beim Kind mit Lordoskoliose besonders technischen und somit Operateurspezifischen Aspekten unterliegt, zeigte erneut die Arbeitsgruppe um Seki et al. [35]. Einen wesentlichen Einfluss auf Kyphosewiederherstellung und Rippenbuckelkorrektur hatte in dieser Studie bei 40 thorakalen Adoleszentenskoliosen die differenzierte Stabkonturierung vor der thorakalen Skoliosoekorrektur mit Überbiegung des Stabes konkavseitig und Unterkonturierung auf der konvexen Seite.

Gerne wird bei adulten Deformitäten über Vor- und Nachteile des Einsatzes von Haken im Endsegment bei langen Fusionen insbesondere in Hinsicht auf das Entstehen proximaler junktionaler Kyphosen diskutiert. Dieser hatte nach einer Arbeit von Pahys et al. [36] mit Analyse von über 270 Adoleszentenskoliosen keinen signifikanten Effekt. Auf den Einsatz von Haken in der Skoliosechirurgie kann heutzutage infolge effektiverer Mittel verzichtet werden.

7 Kongenitale Skoliosen

Bei der kindlichen progressiven kongenitalen Skoliose stellt sich die Frage, wann und wie „aggressiv" in Anbetracht des natürlichen Verlaufs („natural course") operiert werden sollte. In einer beachtlichen Studie von Soliman vermittelt der ägyptische Chirurg die Ergebnisse einer klinischen Befragung von 134 nicht-operativ behandelten Patienten im Alter von Ø17 Jahren. Die Krümmung der kongenitalen Kyphoskoliosen und Kyphosen bemittelte sich auf annähernd Ø100°. Es zeigte sich, dass die Lebensqualität der Patienten bei unbehandelter Deformität im Vergleich zum Kontrollkollektiv gesunder Probanden schwer eingeschränkt war. Der Nutzen frühzeitiger und effizienter Korrekturen kongenitaler Deformitäten wurde betont. Aufwendige Wirbelresektionen ermöglichen eine effektive Aufrichtung schwerer und schwerster

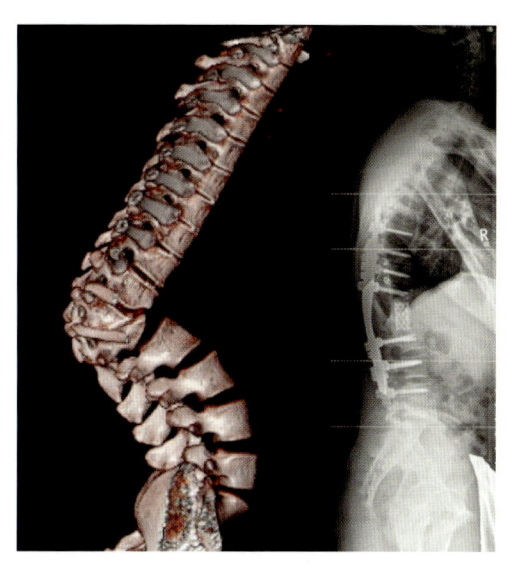

Abb. 9: Korrektur einer angulären Kyphoskoliose durch bisegmentale VCR-Operation

vornehmlich angulärer Kyphosen, Skoliosen und Kyphoskoliosen. In einer großen Serie (N = 82) eines pädiatrischen Patientenkollektivs [37] konnte gezeigt werden, dass das neurologische Risiko bei Resektion eines Wirbelsegmentes geringer ist als bei multisegmentaler Wirbelresektion (0 % vs. 10 %). Auch das Risiko zur Revision steigt bei multisegmentaler Resektion (47 % vs. 70 %). Sofern es die Anatomie ermöglicht, sollten anguläre Korrekturen daher möglichst segmental korrigiert werden und multisegmentale Resektionen besonderen Situationen vorbehalten bleiben (Abb. 9).

Die zumindest neurologisch potenziell risikoreiche Korrektur gerade kongenitaler Deformitäten und hochgradiger Skoliosen ist heutzutage ohne Einsatz von intraoperativem Neuromonitoring (IONM) kaum denkbar. 2018 konnte eine sehr akribische und langfristig ausgelegte Arbeit aus der Schweiz [38], aufbauend auf der Analyse von 2 728 Operationen mit einem Anteil von 27 % Deformitäten aufzeigen, dass die Vorhersagegenauigkeit bei multimodalem IONM mit falschnegativen Ereignissen von nur 0,3 % sehr hoch ist. Ebenso konnten die Autoren zeigen, dass durch einen kontinuierlichen Lernprozess eines OP-Teams, bestehend aus Operateur, Neurophysiologe und Anästhesist und durch adäquate Reaktion auf int-

6.1 Skoliosechirurgie

raoperative sog. „Alerts" das Eintreten definitiver neurologischer Komplikationen vermieden werden kann. Dass der Einsatz von IONM seltene und postoperativ verzögert eintretende neurologische Komplikationen nicht vollständig vermeiden helfen kann, wurde ebenfalls klar erörtert.

Die Standardisierung der Operationstechniken einzelner Institutionen ermöglichten es mittlerweile auch, sicher und in hoher Fallzahl Korrekturen kongenitaler Skoliosen an HWS und oberer BWS durchzuführen. So berichtet Chen et al. [39] über die Erfahrung aus der Behandlung von 24 Patienten mit zervikothorakaler kongenitaler Skoliose. Über durchschnittlich 5 Segmente konnten die Skoliosen von Ø39° auf Ø16° korrigiert werden. Der Klavikelwinkel konnte um Ø47 % korrigiert werden. Aus der gleichen Arbeitsgruppe um Prof. Qiu (Drumtower Hospital Nanjing) wurden die Erfahrungen aus der Korrektur von kongenitalen Skoliosen bei Kindern und Kleinkinder berichtet [40]. Die Nachuntersuchung von 189 Kindern mit Halbwirbelresektion und dorsaler Korrekturspondylodese, ØAlter 4,5 Jahre und Nachuntersuchungszeitraum > 4 Jahre, erfolgte an der weltweit größten Abteilung für Deformitätenchirurgie. Die auf Komplikationen und ihre Ursache fokussierte Arbeit konnte eine PJK-Rate von 12 % feststellen. Meist waren die Ursachen ligamentärer Genese und ereigneten sich zu 95 % innerhalb von 6 Monaten. Die Primärkyphose der betroffenen Kinder mit PJK war größer (Ø27° vs. Ø17°). Der PJK-Winkel, welcher von präoperativ Ø4,9° auf postoperativ Ø18,5° gestiegen war, betrug zuletzt nach Ø+4 Jahren Ø15°. Eine operative Revision wurde bei keinem der Kinder indiziert. Der Langzeitverlauf des Korrekturerfolges dieser Gruppe bis ins Erwachsenenalter bleibt abzuwarten. Als häufigste Ursache für PJK nach Korrektur kongenitaler Skoliosen werden ligamentäres und muskuläres Versagen (intraoperative Dissektion am Endsegment) sowie Schraubenfehllagen im obersten Segment ausgemacht. Letzteres bestärkt die Notwendigkeit zur primär hohen Schraubengenauigkeit in der Behandlung von Kleinkindern mit Schrauben-Stab-Rekonstruktion *(Abb. 10)*. In einer weiteren Untersuchung der Arbeitsgruppe über 161 Kinder [39] mit dorsaler Halbwirbelresektion im Alter < 5 Jahre konnte die Arbeitsgruppe ferner die Rate der postoperativen koronaren Dekompensation mit 10 % bestimmen. Als Risikofaktoren wurden eine präoperativ gesteigerte koronare Abweichung des zuletzt instrumentierten Wirbels von der Mittellinie (> 15 mm) sowie ein kaudal davon erhöhter präoperativer Bandscheibenfachwinkel (> 6°) ausgemacht. Die Daten aus sehr erfahrener Hand können bei der Planung derartiger Eingriffe helfen.

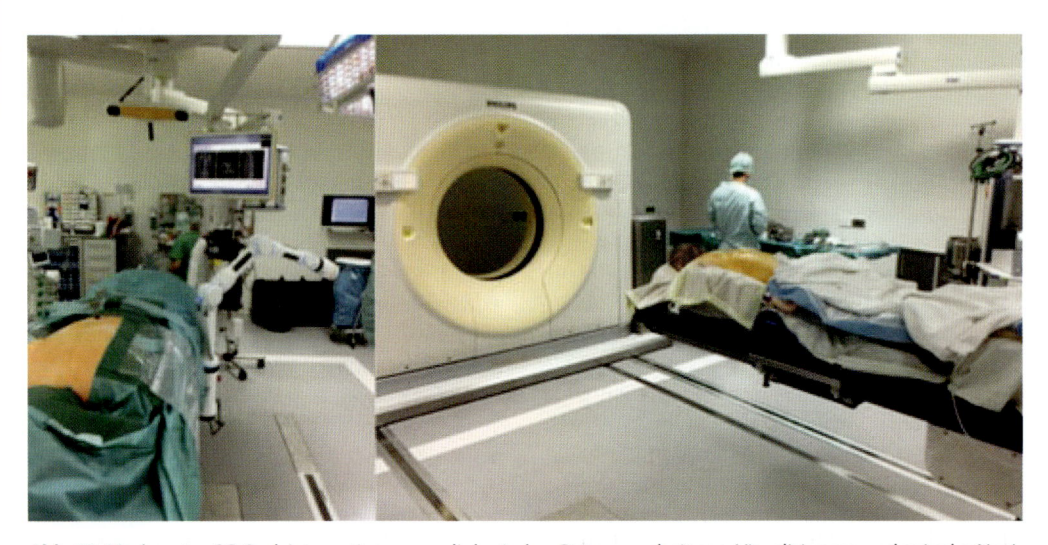

Abb. 10: Modernster OP-Saal. Integration von radiologischer Datenverarbeitung, Visualisierung und spinaler Navigation mit attraktiver ergonomischer Benutzeroberfläche und großflächiger Raumgestaltung

8 Neuromuskuläre und Syndrom-assoziierte Skoliosen

Die neuromuskulären Skoliosen machen 5 % aller behandlungsbedürftigen Skoliosen aus. Hierbei wird die Deformität durch eine neurologische Erkrankung verursacht. Es werden myopathische und neuropathische Ätiologien unterschieden, so zum Beipiel die Poliomyelitis und infantile Zerebralparese oder die Duchenn'sche Muskeldystrophie oder die Friedrisch'sche Ataxie. Durch diese neurogenen oder muskulären Funktionsausfälle führt die neuromuskuläre Skoliose zu Verlust der Gehfähigkeit und letztendlich zu Rollstuhlpflichtigkeit.

Die Herausforderung in der Behandlung der neuromuskulären und Syndrom-assoziierten Skoliosen liegt in dem häufig rigiden Skoliosecharakter, welcher per se hohe Korrekturkräfte erfordert. Die Behandlung wird kompliziert durch oftmals entwicklungs-, ernährungs- und immobilitätsbedingte Knochendichtereduktion, spinale Dysplasien und dystrophen Körperwuchs sowie Begleiterkrankungen. Diese Herausforderungen unterstreicht 2018 eine Arbeit von Yao et al. [41] über 59 dystrophe Skoliosen und Kyphoskoliosen bei Neurofibromatose Typ I. Implantat- und/oder auf das Konstrukt bezogene Komplikationen wurden bei 29 % der Kinder (Ø8 Jahren) beobachtet. Als führende Risikofaktoren konnten die Operationsbedingungen bei einem Alter von < 9 Jahre und einer maximalen Kyphose von > 50° identifiziert werden. Der den Behandlungsverlauf komplizierende pulmonale Aspekt als häufige Komorbidität beim Patienten mit Syndrom-assoziierter Skoliose konnte in einer Arbeit von Li et al. [42] über 48 Patienten mit Arthrogryposis multiplex und einer Lungenfunktion von Ø49 % (FVC%) betont werden. Die Behandlung derartiger Deformitäten erfordert ein im postoperativen pulmonalen Management erfahrenes Anästhesie- und Chirurgenteam. Demnach ist auch beim kardiologisch und inbesondere pulmologisch kompromittierten Kind eine erfolgreiche und sichere Therapie bei adäquater Infrastruktur umsetzbar [43]. Die präoperative Halo-Traktionsbehandlung, nachweislich effektiv zur präoperativen Konditionierung der Lungenfunktion, bleibt auch 2018 wichtiger Bestandteil der pädiatrischen Deformitätenchirurgie.

Die geeignetste Technik zur pelvinen Abstützung langer Fusionskonstrukte bei neuromuskulär nicht gehfähigen Kindern ist Gegenstand einer Arbeit von Abousamra et al. [44]. Dabei berücksichtigt er bei 70 Patienten Erkenntnisse aus einem Nachuntersuchungszeitraum von 5 Jahren. Der Einsatz von Ilium-Schrauben mit Konnektoren zeigte sich hierbei nachteilig im Vergleich zum Einsatz sog. S2-Alar-Ilium (S2AI)-Schrauben in Bezug auf die Häufigkeit Implantat-spezifischer Komplikationen und Korrekturverlust. Der Low-Profile-Charakter von S2AI-Schrauben und das Vermeiden von Konnektoren wie bei Ilium-Schrauben wurde als Ursache für die beobachteten Unterschiede diskutiert. Angemerkt werden muss hierbei, dass die Platzierung von S2AI-Schrauben in suffizienter Länge bei neuromuskulär geschädigten Kindern durch dysplastische Beckenverhältnisse gehäuft, erschwert oder sogar unmöglich ist. Die Konnektion von Ilium-Schrauben in-line mit Schrauben in S1, L5 und weiter proximal kann dann einen technischen Vorteil bringen.

Dass die Fusion bis L5 reichen kann und nicht stets dogmatisch bis zum Becken erfolgen muss, zeigte eine der seltenen Studien über paralytische neuromuskuläre thorakolumbale Skoliose (z. B. Duchenn'sche Muskeldystrophie). Bei 20 Patienten konnten, bei präoperativ kleiner Beckenkippung (< 15°), gute Korrekturergebnisse und ein stabiler pelviner Befund erreicht werden. Infektionen und anderen Komplikationen wurden nicht beobachtet. Dass hochgradige neuromuskuläre Skoliosen mit schwerem Beckenschiefstand vom Beckeneinschluss und der Durchführung von 3-Säulenosteotomien profitieren können und dadurch eine bessere postoperative horizontale Beckeneinstellung (Ø84 % vs. Ø59 % Korrektur des Becken-Tilt) erreicht wird, konnte die Arbeitsgruppe um Yazici aus Ankara [45] nachweisen. Die Untersuchung von 22 Patienten mit > 15°-Becken-Tilt auf Zugaufnahmen zeigte im Schnitt eine postoperative Korrektur auf unter 10° bei Einsatz asymmetrischer Pedikelsubtraktionsosteotomien (PSO) vs. > 10° bei Standardversorgung mit dorsaler segmentaler Korrekturspondylodese unter Einsatz von Ponte-Osteotomien. Signifikante Komplikationen wurden nicht beobachtet. Die Arbeit zeigt recht deutlich den Effekt der asymmetrischen PSO bei rigider neuromuskulärer Skoliose. Die Indikation der Technik wird durch Komorbiditäten des Patienten, die generell erhöhte Blutungsneigung bei neuromuskulärer Skoliose im Vergleich zur idiopathischen Skoliose und die Erfahrung des jeweiligen Operateurs im Einsatz der potenziell blutungsreichen PSOs relativiert.

Eine besonders sorgfältige Wundbehandlung und ein feingliedriger Wundverschluss können das Risiko für postoperative Wundkomplikationen beim neuromuskulären Kind reduzieren. Dies zeigte in 2018 eine Arbeit von Imahiyerobo et al. [46]. Im Vergleich hatten 56 neuromuskuläre Kinder mit Standardversorgung gegenüber 59 Patienten mit Einsatz besonderer Wundkautelen und Wundverschlusstechnik durch den plastischen Chirurgen eine erhöhte Rate an Wundinfekten (9 % vs. 2 %). Ob der Einsatz des Plastikers bedingt notwendig ist, kann die Arbeit nicht beweisen, die Darstellung der Wundverschlusstechnik und weiterer Maßnahmen zeigt jedoch sehr schön einen guten Standard auf und lädt zur Übernahme für alle jene ein, welche mit Wundheilungsstörungen gehäuft Schwierigkeiten haben.

9 Pädiatrische Revisionschirurgie

Die wachsende Verbreitung und Erleichterung des Einsatzes moderner Schrauben-Stab-Instrumentierungen auch bei Kindern hat zu einer Häufung von Revisionssituationen mit voroperierten Kindern, mit und ohne Skoliose, beigetragen *(Abb. 11)*. Wissenschaftliche Arbeiten aus dem Bereich der Revisionschirurgie im Kindesalter und insbesondere bei Skoliosen sind jedoch selten. Um so erfrischender war 2018 eine Arbeit aus einem europäischen Zentrum [47] über Kinder unter 5 Jahren mit Wirbelsäulendeformitäten insbesondere infolge von infektiösen Erkrankungen (z. B. Tbc). Einer Revisionsrate von immer noch 16 % wurde bei den Kleinkindern das Konzept des mehrheitlich ventro-dorsalen Vorgehens statt einer dorsal angelegten Wirbelresektion und Korrekturspondylodese entgegengesetzt. Dysplasien des Pedikel-Wirbelkomplexes und fehlende knöcherne Reife der Wirbelstrukturen erschweren die stabile Instrumentierung bei Kindern im infantilen und juvenilen Alter. In diesem Zusammenhang soll der Einsatz modernster Navigationssysteme auch bei der Behandlung von schweren Skoliosen im Kindesalter genannt werden. Rajasekaran et al. [48] konnte mit Einsatz einer auf den Wirbel-Pedikel-Komplex abgezielten Klassifikation mit steigen-

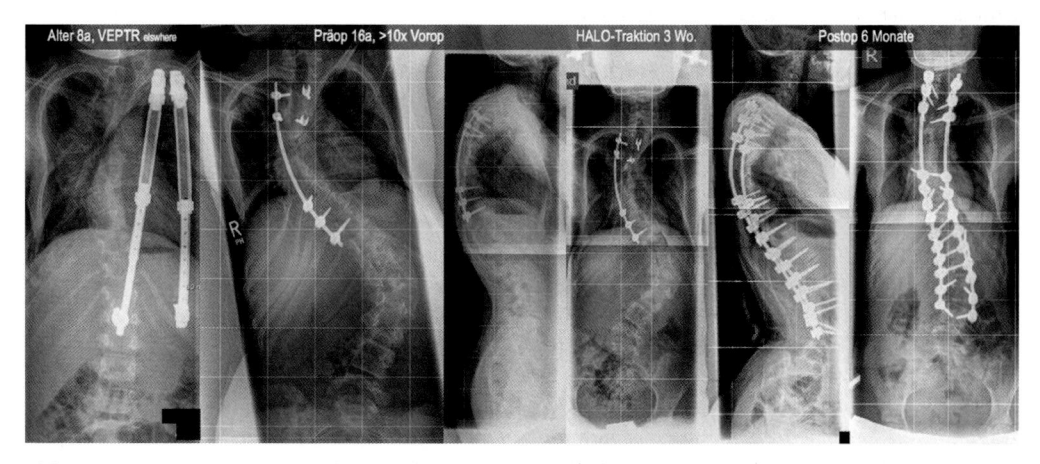

Abb. 11: Präsentation einer 15-jährigen Kindes nach mehr als 10 Voroperationen inkl. VEPTR-Behandlung und Infektion. Progressive Kyphoskoliose mit Indikation zur Revision mit 1.) Halo-Traktionsbehandlung bei myelopatischem Myelon thorakal und 2.) dorsale Korrekturspondylodese mit Ponte-Osteotomie

Tab. 4: Einteilung der Ursachen von Komplikationen in der Behandlung der kindlichen Skoliose

Technische Fehler	• Implantatfehllagen • Pseudoarthrose • Korrekturverlust • Konstruktinstabilität • Insuffiziente Korrektur
Konzeptionelle Fehler	• Fehlende Dekompression • Falsche Indikation • Ungeeignete Verfahrenswahl • Falsche Fusionslänge
Fehler in Planung und Vorbereitung	• Intraspinale Pathologien • OP-, Flüssigkeits- und Blutungsmanagement
Systemische Ursachen	• Komplikation bei Grunderkrankung (z. B. Syndrom-assoziierte Skoliose)

dem Dysplasie- und Deformationsgrad aufzeigen, dass in geübter Hand unter Einsatz einer intraoperativen Navigation der neuesten Generation selbst bei herausfordernden Pedikelverhältnissen eine sehr hohe Genauigkeit in der Platzierung der Pedikelschrauben erreicht werden kann. Dies erfolgt für den Autor in zeitlich attraktivem Umfang.

Die Ursachen für die häufigsten Komplikationen und Behandlungsfehler sind in *Tabelle 4* zusammengefasst.

10 Adulte Skoliosechirurgie

2 für die Behandlung der adulten Skoliose spezifische Arbeiten können aus dem Jahr 2018 genannt werden. Zum einen ist es die Arbeit von Obeid et al. [49] aus Bordeaux, welcher eine der wenigen praktisch nützlichen, Therapie-orientierten Klassifikationen zu adulten Skoliosen vorgestellt hat. Die Klassifikation wurde im Konsensusvorgehen erstellt und differenziert die adulten Skoliosen nach Rigidität vs. Flexibilität, nach Lokalisation des Apex (z. B. lumbal vs. lumbosakral), nach Orientierung des Apex der Hauptkrümmung (Konkavität vs. Konvexität) *(Abb. 12)* und nach Richtung der globalen koronaren Lotabweichung in Relation zur Konkavität/Konvexität. Die angeführten Konzepte sind nicht neu, jedoch haben es die Autoren sehr gut verstanden, das chirurgische Vorgehen strukturiert darzustellen und einen Behandlungsalgorithmus abzuleiten.

In einer weiteren Konsensusstudie bestätigen die Autoren die Wertigkeit und den Trend hin zur Renaissance ventraler Eingriffe bei der Behandlung adulter Deformitäten und Skoliosen. Hier wird eine Nomenklatur für ventrale und kombiniert ventro-dorsale Korrekturtechniken im Sinne einer anatomischen Osteotomie- und ventralen Realignment-Klassifikation vorgestellt. Innerhalb der Klassifikation kann über die Kombination bekannter Korrekturtechniken (z. B. multisegmentales Release mit dorsaler Korrektur mit/ohne Gelenkresektion) und unterschiedliche Korrekturausmaße in der sagittalen Ebene (und ergo auch in der koronaren Ebene) gemäß publizierter Daten entschieden werden. In einer guten Literaturauswahl wird der aktuelle Informationsstand zum Thema „ventrales Realignment" übersichtlich und aufgefrischt dargestellt.

Fazit

Die Deformitätenchirurgie unterliegt auch 2018 einem weiteren Wandel. Komplexe Techniken konnten weiter verfeinert und Komplikationen reduziert werden; dies in erfahrener Hand in spezialisierten Zentren auch bei sehr kleinen oder kardio-pulmonal kompromittierten Patienten. Zunehmend homogene Gruppenbildungen in klinischen Studien und fundiertere Ergebnisse ermöglichen es, auch für Detailfragen zur Behandlung der verschiedenen Skolioseformen klare Behandlungsempfehlungen auszusprechen.

6.1 Skoliosechirurgie

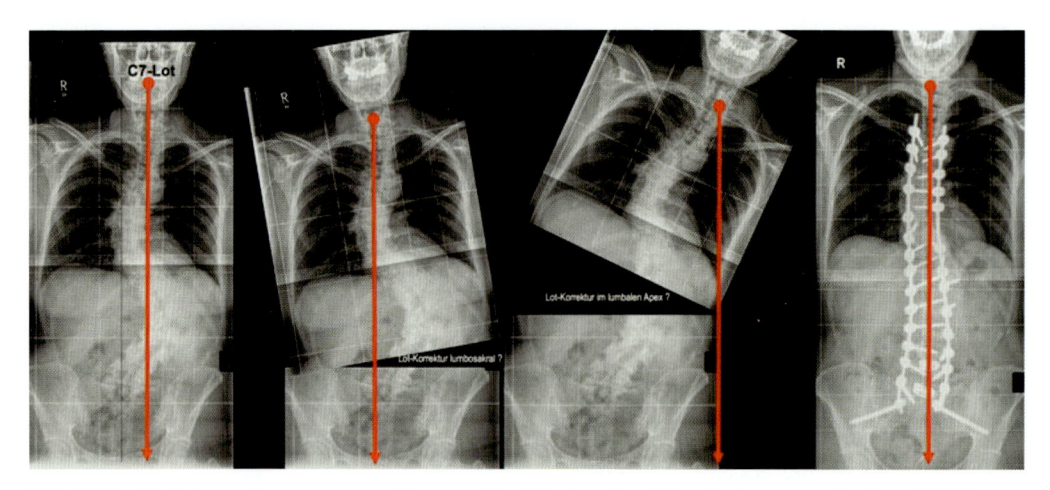

Abb. 12: Verständnisgrundlage zur vorgeschlagenen Klassifikation von adulten Skoliosen von Obeid et al. [49]: Setzen einer Osteotomie (z. B. 3-Säulenosteotomie) hat unterschiedliche Effekte auf die postoperative Ausrichtung des C7-Lots und somit auf die globale koronare Balance. Hier am Beispiel einer 62-jährigen Patientin mit adulter Skoliose, Korrektur mit dorsalem Release und segmental instrumentierter Fusion T4-Ilium

Literatur

[1] Zhang X, Jia S, Chen Z et al.: Cilia-driven cerebrospinal fluid flow directs expression of urotensin neuropeptides to straighten the vertebrate body axis. Nat Genet 2018; 50 (12): 1666–1673.

[2] Van Gennip JLM, Boswell CW, Ciruna B: Neuroinflammatory signals drive spinal curve formation in zebrafish models of idiopathic scoliosis. Sci Adv 2018; 4 (12): eaav1781.

[3] Negrini S, Donzelli S, Aulisa AG et al.: 2016 SOSORT guidelines: orthopaedic and rehabilitation treatment of idiopathic scoliosis during growth. Scoliosis Spinal Disord 2018; 13: 3.

[4] Misterska E, Głowacki J, Głowacki M, Okręt A: Long-term effects of conservative treatment of Milwaukee brace on body image and mental health of patients with idiopathic scoliosis. PLoS One 2018; 13 (2): e0193447.

[5] Fletcher ND, Marks MC, Asghar JK et al.: Development of Consensus Based Best Practice Guidelines for Perioperative Management of Blood Loss in Patients Undergoing Posterior Spinal Fusion for Adolescent Idiopathic Scoliosis. Spine Deform 2018; 6 (4): 424–429.

[6] Skov ST, Wijdicks SPJ, Bünger C et al.: Treatment of early-onset scoliosis with a hybrid of a concave magnetic driver (magnetic controlled growth rod) and a contralateral passive sliding rod construct with apical control: preliminary report on 17 cases. Spine 2018; 18: 122–129.

[7] Mardare M, Kieser DC, Ahmad A et al.: Targeted Distraction: Spinal Growth in Children With Early-Onset Scoliosis Treated With a Tail-gating Technique for Magnetically Controlled Growing Rods. Spine 2018; 43: E1225–1231.

[8] Poon S, Spencer HT, Fayssoux RS et al.: Maximal Force Generated by Magnetically Controlled Growing Rods Decreases With Rod Lengthening. Spine Deform 2018; 6: 787–790.

[9] Agarwal A, Jayaswal A, Goel VK, Agarwal AK: Patient-specific Distraction Regimen to Avoid Growth-rod Failure. Spine 2018; 43: E221–226.

[10] Subramanian T, Ahmad A, Mardare DM et al.: A six-year observational study of 31 children with early-onset scoliosis treated using magnetically controlled growing rods with a

[11] Helenius IJ, Oksanen HM, McClung A et al.: Outcomes of growing rod surgery for severe compared with moderate early-onset scoliosis. Bone Joint J 2018; 100-B: 772–779.

minimum follow-up of two years. Bone Joint J 2018; 100-B: 1187–1200.

[12] Cobetto N, Parent S, Aubin CE: 3D correction over 2 years with anterior vertebral body growth modulation: A finite element analysis of screw positioning, cable tensioning and postoperative functional activities. Clin Biomech 2018; 51: 26–33.

[13] Gantner AS, Braunschweig L, Tsaknakis K et al.: Spinal deformity changes in children with long-term vertical expandable prosthetic titanium rib treatment. The Spine Journal 2018; 18: 567–574.

[14] Troy MJ, Miller PE, Price N et al.: The „Risser+" grade: a new grading system to classify skeletal maturity in idiopathic scoliosis. Eur Spine J Epub 2018; ahead of print.

[15] Bao H, Liu Z, Bao M et al.: Predicted final spinal height in patients with adolescent idiopathic scoliosis can be achieved by surgery regardless of maturity status. The bone & joint Journal 2018; 100-B: 1372–1376.

[16] Djurasovic M, Glassman SD, Sucato DJ et al.: Improvement in Scoliosis Research Society-22R Pain Scores After Surgery for Adolescent Idiopathic Scoliosis. 2018; 43: 127–132.

[17] Joo YS, Hwang CJ, Cho JH et al.: Does Sacral Slanting Affect Distal Adding-on in Lenke Type 1A Adolescent Idiopathic Scoliosis? Spine 2018; 43: E990–997.

[18] Cho W, Faloon MJ, Essig D et al.: Additional Risk Factors for Adding-On After Selective Thoracic Fusion in Adolescent Idiopathic Scoliosis: Implication of Lowest Instrumented Vertebra Angle and Lumbosacral Takeoff. Spine Deform 2018; 6: 164–169.

[19] Yang M, Zhao Y, Yin X et al.: Prevalence, Risk Factors, and Characteristics of the „Adding-On" Phenomenon in Idiopathic Scoliosis After Correction Surgery: A Systematic Review and Meta-Analysis. Spine 2018; 43: 780–790.

[20] Koller H, Meier O, McClung A et al.: Parameters leading to a successful radiographic outcome following surgical treatment for Lenke 2 curves. Eur Spine J 2015; 24: 1490–1501.

[21] Brooks JT, Bastrom TP, Bartley CE et al.: In Search of the Ever-Elusive Postoperative Shoulder Balance: Is the T2 UIV the Key? Spine Deform 2018; 6: 707–711.

[22] Kwan MK, Chiu CK, Tan PH et al.: Radiological and clinical outcome of selective thoracic fusion for patients with Lenke 1C and 2C adolescent idiopathic scoliosis with a minimum follow-up of 2 years. Spine J 2018; 18: 2239–2246.

[23] Lonstein JE: Selective Thoracic Fusion for Adolescent Idiopathic Scoliosis: Long-Term Radiographic and Functional Outcomes. Spine Deform 2018; 6: 669–675.

[24] Nohara A, Kawakami N, Tsuji T et al.: Intervertebral Disc Degeneration During Postoperative Follow-up More Than 10 Years After Corrective Surgery in Idiopathic Scoliosis: Comparison Between Patients With and Without Surgery. Spine 2018; 43: 255–261.

[25] Holewijn RM, de Kleuver M, Keijsers NLW: Posterior spinal surgery for adolescent idiopathic scoliosis does not induce compensatory increases in distal adjacent segment motion: a prospective gait analysis study. The Spine Journal 2018; 18: 2213–2219.

[26] Ohashi M, Watanabe K, Hirano T et al.: Predicting Factors at Skeletal Maturity for Curve Progression and Low Back Pain in Adult Patients Treated Nonoperatively for Adolescent Idiopathic Scoliosis With Thoracolumbar/Lumbar Curves: A Mean 25-year Follow-up. Spine 2018; 43: E1403–1411.

[27] Buckland AJ, Moon JY, Betz RR et al.: Ponte Osteotomies Increase the Risk of Neuromonitoring Alerts in Adolescent Idiopathic Scoliosis Correction Surgery. Spine 2019; 44: E175-E180.

[28] Jain A, Sullivan BT, Hassanzadeh H et al.: Posterolateral Diskectomies for Treatment of Pediatric Spinal Deformities. Spine 2018; 43: 1139–1145.

[29] Koller H, Mayer M, Hempfing A et al.: Therapie der hochgradigen thorakalen Skoliose mit dem temporären Magnetstabverfahren – Analyse der ersten Behandlungen und 6-Jahres-Erfahrungen. Die Wirbelsäule 2018; 02: 85.

[30] Zhou C, Liu L, Song Y, Feng G et al.: Comparison of anterior and posterior vertebral column resection versus anterior and posterior spinal fusion for severe and rigid scoliosis. Spine J 2017; 18: 948–953.

[31] Hughes M, Bernard J, Szarko M: An In Vitro Biomechanical Study on Ovine Rib Flexibility With Increasing Deconstruction-As an Alternative to Rib Resection for Costoplasty. Spine Deform 2018; 6: 99–104.

[32] Pasha S, Ilharreborde B, Baldwin K: Sagittal Spinopelvic Alignment After Posterior Spinal Fusion in Adolescent Idiopathic Scoliosis: A Systematic Review and Meta-analysis. Spine 2018; 44: 41–52.

[33] Harms J, Dickson R: Modern Management of spinal deformities – A theoretical, practical, and evidence-based text. Thieme-Verlag, Stuttgart/New York 2018.

[34] Gajny L, Ebrahimi S, Vergari C et al.: Quasi-automatic 3D reconstruction of the full spine from low-dose biplanar X-rays based on statistical inferences and image analysis. Eur Spine J 2018; Epub ahead of print.

[35] Seki S, Newton PO, Yahara Y et al.: Differential Rod Contouring is Essential for Improving Vertebral Rotation in Patients with Adolescent Idiopathic Scoliosis: Thoracic Curves Assessed with Intraoperative CT. Spine 2017; 43: E585–591.

[36] Pahys JM, Vivas AC, Samdani AF et al.: Assessment of Proximal Junctional Kyphosis and Shoulder Balance With Proximal Screws versus Hooks in Posterior Spinal Fusion for Adolescent Idiopathic Scoliosis. Spine 2018; 43: E1322–1328.

[37] Hwang CJ, Lenke LG, Sides BA et al.: Comparison of Single Level vs. Multi-level Vertebral Column Resection Surgery for Pediatric Patients with Severe Spinal Deformities. Spine 2018; Epub ahead of print.

[38] Sutter M, Eggspuehler A, Jeszenszky D et al.: The impact and value of uni- and multimodal intraoperative neurophysiological monitoring (IONM) on neurological complications during spine surgery: a prospective study of 2 728 patients. Eur Spine J 2018; Epub ahead of print.

[39] Chen Z, Qiu Y, Zhu Z et al.: Posterior-only Hemivertebra Resection for Congenital Cervicothoracic Scoliosis: Correcting Neck Tilt and Balancing the Shoulders. Spine 2018; 43: 394–401.

[40] Chen X, Xu L, Qiu Y et al.: Incidence, Risk Factors, and Evolution of Proximal Junctional Kyphosis After Posterior Hemivertebra Resection and Short Fusion in Young Children with Congenital Scoliosis. Spine 2018; 43: 1193–1200.

[41] Yao Z, Li H, Zhang X, Li C, Qi X: Incidence and Risk Factors for Instrumentation-related Complications After Scoliosis Surgery in Pediatric Patients With NF-1. Spine 2018; 43: 1719–1724.

[42] Li Y, Sheng F, Xia C et al.: Risk Factors of Impaired Pulmonary Function in Arthrogryposis Multiplex Congenital Patients With Concomitant Scoliosis: A Comparison With Adolescent Idiopathic Scoliosis. Spine 2018; 43: E456–460.

[43] Han K, Wang Y, Cui S, Xu C, Su P: Successful surgery for a neuromuscular scoliosis patient by pulmonary rehabilitation with forced vital capacity below 30. Eur Spine J 2018; 27: 2072–2075.

[44] Abousamra O, Sullivan BT, Samdani AF et al.: Three Methods of Pelvic Fixation for Scoliosis in Children With Cerebral Palsy: Differences at 5-year Follow-Up. Spine 2018; 44: E19–25.

[45] Bekmez S, Ozhan M, Olgun ZD et al.: Pedicle Subtraction Osteotomy Versus Multiple Posterior Column Osteotomies in Severe and Rigid Neuromuscular Scoliosis. Spine 2018; 43: E905–910.

[46] Imahiyerobo T, Minkara AA, Matsumoto H, Vitale MG: Plastic Multilayered Closure in Pediatric Nonidiopathic Scoliosis Is Associ-

ated With a Lower Than Expected Incidence of Wound Complications and Surgical Site Infections. Spine Deform 2018; 6: 454–459.

[47] Mushkin AY, Naumov DG, Evseev VA: Multi-level spinal reconstruction in pediatric patients under 4 years old with non-congenital pathology (10-year single-center cohort study). Eur Spine J 2018; Epub ahead of print.

[48] Rajasekaran S, Bhushan M, Aiyer S et al.: Accuracy of pedicle screw insertion by AIRO® intraoperative CT in complex spinal deformity assessed by a new classification based on technical complexity of screw insertion. European Spine Journal 2018; 27: 2339–2347.

[49] Obeid I, Berjano P, Lamartina C et al.: Classification of coronal imbalance in adult scoliosis and spine deformity: a treatment-oriented guideline. European Spine Journal 2019; 28: 94–113.

[50] Meyer B, Shiban E: Sagittales Profil der Wirbelsäule: Was ist sinnvoll, was gefährdet den Patienten, was ist Hype? Die Wirbelsäule 2019; 03: 1–4.

6.2 Was gibt es Neues in der kniegelenksnahen Beinachsenkorrektur?

K. Izadpanah, N. P. Südkamp

1 Einleitung

Korrekturen der Beinachse sind wirksam und haben eine lange Geschichte in der Behandlung von einseitigen Arthrosen des Kniegelenks. Seit der Einführung von Plattenfixateuren zur Stabilisierung der Osteotomien konnte eine Vereinfachung der Operationstechniken und damit auch eine deutliche Senkung der Komplikationsraten erreicht werden [7]. Diese zunehmende Sicherheit in der Anwendung führte in den folgenden Jahren auch zu einer Erweiterung des Indikationsspektrums wie die Behandlung von fokalen Knorpelschäden [4] oder femoropatellaren Instabilitäten, bei denen eine Fehlstellung der Achsverhältnisse einen relevanten Beitrag in der Pathobiomechanik leistet. Dabei kommen mittlerweile fast ausschließlich anatomisch präformierte Plattenfixateure zum Einsatz, die spezifisch für den jeweiligen Einsatz hergestellt werden.

Die stetig wachsenden wissenschaftlichen Erkenntnisse haben in der jüngeren Vergangenheit die Bedeutung einer ausgewogenen und individuellen Balancierung der Beinachse sowie einer Individualisierung der operativen Verfahren bzw. der operativen Strategie gelehrt. Dabei haben insbesondere die modernen Verfahren der Computergestützten Bildverarbeitung und Chirurgie großes Potenzial in der Verbesserung unserer operativen Verfahren.

Im Rahmen dieses Beitrages sollen die aus Sicht der Autoren aktuellen Fortschritte in der Entwicklung von Operationstechniken dargestellt werden sowie Faktoren zusammengefasst werden, die die klinischen Ergebnisse beeinflussen. Abschließend sollen Tipps zur Vermeidung von Komplikationen gegeben werden. Dabei befasst sich dieser Beitrag mit den kniegelenksnahen, tibialen Achskorrekturen.

2 Klinische Ergebnisse

2.1 Beinachskorrekturen zur Behandlung von unikompartimentellen Gelenkschädigungen

Die unikompartimentelle Osteoarthrose stellt den Orthopäden bzw. den orthopädischen Chirurgen vor besondere Herausforderungen in der Behandlung von jungen und/oder aktiven Menschen. Die operative Versorgung muss den funktionellen Ansprüchen des Patienten genügen und dies auf eine möglichst lange Dauer. Zhen Wu Cao und Mitarbeiter haben 2018 in einem systematischen Review erneut die Effektivität von tibialen Umstellungsosteotomien im Vergleich zu unikompartimentellen Prothesen in der Behandlung von medialen Arthrosen nachgewiesen. Im Rahmen dieses systematischen Reviews wurden 10 vergleichende Arbeiten ausgewertet und die Effektivität der beiden Verfahren in der Verbesserung der postoperativen Funktions-Scores dargestellt. Letztere waren bei beiden Verfahren überwiegend exzellent oder gut. Nach Achskorrektur hatten die Patienten jedoch eine signifikant bessere Beweglichkeit. Ähnliche Ergebnisse zeigte eine retrospektive Analyse von San Jun Song und Mitarbeiter, die 60 Patienten nach Umstellungsosteotomie und 50 Patienten nach unikompartimenteller Prothese zur Behandlung einer isolierten medialen Arthrose nachuntersucht hatten. Auch in dieser Arbeit zeigten sich gleiche Werte in der postoperativen Funktion, bei signifikant besserer Beweglichkeit in der Gruppe der Umstellungsosteotomien. Es zeigte sich über dies, dass bis zum Ablauf des 12. Jahres höhere Konversionsraten in Endoprothesen in der Gruppe der unikompartimentellen Prothesen bestanden. Ab dem 13. Jahr, nach einem sprunghaften Anstieg, waren mehr Osteotomien in Endoprothesen konvertiert worden als unikondyläre Prothesen. Die Autoren dieses Textes und auch der zuletzt genannten Arbeiten sahen daher die dringende Notwendigkeit einer sehr gründlichen Patientenauswahl, um ein möglichst gutes Outcome zu erzielen bzw. deren Eignung zu gewährleisten. Ursache für die Konversion war in dieser Arbeit zumeist das Voranschreiten der Arthrose. Es ist jedoch festzuhalten, dass annähernd 50 % der Patienten 20 Jahre nach Umstellungsosteotomie noch klinisch vollkommen zufrieden waren und somit von einem dauerhaften Effekt, d. h. einer deutlichen Verlangsamung der Arthroseentwicklung oder sogar einem Stillstand in der Progression auszugehen ist. Hantes und Mitarbeiter [2] fanden in ihrer Kohorte 10 Jahre nach tibialer Umstellung, dass Patienten unter 45 Jahren die besten klinischen Ergebnisse aufwiesen. Kennan und Mitarbeiter konnten in der Nachuntersuchung einer eigenen Kohorte tibialer Umstellungsosteotomien von 111 Patienten nachweisen, dass ein Alter über 47 Jahre und das weibliche Geschlecht als unabhängige Parameter für eine frühzeitige Konversion in eine Vollprothese sprechen/günstig erscheinen. Pro Lebensjahr stieg das Konversionsrisiko nur um den Faktor 1,07 und damit sehr langsam an [5]. Es sind hier aus Sicht der Autoren aber zwingend die demographischen Änderungen der Gesellschaft und auch der gestiegene sportliche Anspruch älterer Patienten sowie das damit z. T. deutlich differierende biologische Alter von Patienten durch den Operateur zu berücksichtigen. Dem ungeachtet konnten Young Gon Na und Mitarbeiter nachweisen, dass die Effektivität von Umstellungsosteotomien gleichermaßen bei Patienten mit geringen wie mit hoher Varusfehlstellung gegeben ist. Zudem konnte zuletzt gezeigt werden, dass neben den postoperativ erreichten absoluten Messwerten, wie z. B. den Bewegungsumfängen, vor allem die Erfüllung der individuellen Erwartung des Patienten an den Eingriff erfüllt werden.

2.2 Bedeutung der individuellen Erwartung

In einer Studie von Grünwald und Mitarbeitern wurden die Patientenerwartungen hinsichtlich des postoperativen Ergebnisses untersucht. Es zeigte sich bei einer Kohorte von 264 Patienten, dass alle Patienten die höchsten Anforderungen an die allgemeine Schmerzreduktion im Alltag und eine Erhöhung bzw. Wiedervorstellung der Arbeitsfähigkeit stellten. Dies betraf vor allem Patienten, die einer körperlich anspruchsvollen Arbeit nachgingen (z. B. kniende Tätigkeiten). Interessanterweise hatten Patienten mit niedrigeren Scores in den Quality of Life Scores höhere Erwartungen an das postoperative Ergebnis als die übrigen Patienten. Patienten, die bereits eine Knieoperation erlebt haben, konnten nach gleichartiger Aufklärung eine deutlich realistischere Einschätzung der eigenen Prognose geben und eine bessere Einschätzung der zu erwartenden Verbesserung des Zustandes. Es ist abschließend darauf hinzuweisen, dass vor achskorrigierenden Eingriffen eine sehr ausführliche Aufklärung über die zu erwartenden klinischen Ergebnisse zu führen sind.

3 Fortschritte der Planung und Durchführung in der Operationstechnik

Neben der vorsichtigen Auswahl der Patienten wurde von Holoch und Mitarbeitern gezeigt, dass Korrekturosteotomien erfolgreich sind, wenn das Ausmaß der Umstellung entsprechend der zugrunde liegenden Erkrankung erfolgt. In dieser Arbeit konnte nochmal bestätigt werden, dass zur Behandlung von Gonarthrosen die Tragachse des Beines das Tibiaplateau postoperativ bei etwa 55–60 % schneiden und bei der Behandlung von fokalen Knorpelschäden in Kombination mit einer Varusfehlstellung bei 50–55 %. Durch die Verwendung von Planungssoftware in der Eingriffsvorbereitung kann eine reliable und präzise Vorbereitung auf den Eingriff erfolgen. Dies zählt heute zum Standard bei der Planung von Korrekturosteotomien. Die größte Unterstützung für eine präzise Durchführung von Korrekturosteotomien kann durch die Verwendung von Computernavigationssystemen wesentlich unterstützt werden. Jones und Mitarbeiter kam im Rahmen einer Computer-basierten Studie aus AP-Röntgenaufnahmen zu dem Schluss, dass intraoperativ eine Präzision von 0,9 mm Keilhöhe notwendig ist, um routinemäßig eine gradgenaue Einstellung der Traglinie zu erreichen. Diese Präzision ist aktuell mit herkömmlichen Operationsmethoden nur schwer zu erreichen. Es kann durch die Verwendung von Computernavigationssystemen bisher die größte Präzision im Rahmen von Umstellungsosteotomien erreicht werden kann. Es ist jedoch festzuhalten, dass letztlich bei dieser Methode auch keine gradgenaue Einstellung erreicht werden kann und nur eine Bemessung der Osteotomie in der frontalen Ebene stattfindet [10].

Eine neue Alternative zur Navigation ist die Verwendung von patientenspezifischen 3D-gedruckten Sägeschablonen. Die Verwendung dieser individualisierten Schablonen hat mehrere Vorteile gegenüber anderen Verfahren. Zum einen konnten Yang und Mitarbeiter nachweisen, dass die Verwendung solcher Schablonen zu einer Verringerung der Strahlenexposition von Patienten und OP-Personal führt und eine Zeitersparnis bei hoher Präzision mit sich bringt [12]. Die Planung der operativen Eingriffe und die Anpassung der Schnittblöcke erfolgte auf Basis von 2D- und 3D-Datensätzen. Jud und Mitarbeiter [3] untersuchten die Fehleranfälligkeit solcher individueller Schnittböcke in einer Computersimulation und konnten herausfinden, dass Fehlpositionierungen im Rahmen der vorstellbaren Ausmaße nur geringe Auswirkungen auf die Genauigkeit haben, wobei die sagittale Ebene zu den größten Anfälligkeiten neigt. Kim und Mitarbeiter haben einen 3D-gedruckten Spacer für den Osteotomiespalt entwickelt und *in vivo* angewendet. Hiermit konnten sie eine signifikante Steigerung der intraoperativen Präzision bei 20 Patienten im Vergleich zu einer Kontrollgruppe (n = 20) erzielen (2,3° vs. 6,2°). Die Präzision der individualisierten Sägeschablonen ist jedoch höher und scheint hier die zukunftsweisende Technologie zu sein. Trad und Mitarbeiter [11] entwickelten basierend auf präoperativen CT-Scans ein individuelles Finite-Elementmodell, das eine 3D-Berechnung der Kontaktflächen und Kontaktdrücke ermöglicht und in Zukunft eine dreidimensionale Eingriffsplanung ermöglicht.

Zusammenfassend kann festgestellt werden, dass der große Trend bei der Durchführung der achskorrigierenden Eingriffe in der Individualisierung des Verfahrens liegt. Ein großer Schwerpunkt in der Entwicklung fällt dabei auf die Verwendung von individualisierten Schnittblöcken.

4 Komplikationsvermeidung

Obgleich die Verwendung von Plattenfixateursystemen bereits zu einer deutlichen Verminderung der Komplikationsraten geführt hat, sind dies nach wie vor Eingriffe, die in der Hand des erfahrenen Chirurgen liegen sollten. Dies konnte auch insbesondere in einer von Do Kyung Lee [6] und Mitarbeiter durchgeführten Studie über die Lernkurve bei tibialen Umstellungsosteotomien unterstrichen werden. Sie konnten feststellen, dass erst nach Durchführung von 100 Operationen die Wahrscheinlichkeit von Unterkorrekturen und lateralen Hinge-Frakturen sinkt, die Häufigkeit von Überkorrekturen jedoch noch unvermindert hoch bleibt.

Grundsätzlich zählen zu den häufigsten Komplikationen bei der Durchführung von tibialen Umstellungsosteotomien:

- Unterkorrekturen,
- Überkorrekturen,
- Hinge-Frakturen und
- ausbleibende Konsolidierungen des Osteotomiespalts.

Große Korrekturwinkel mit folgenden großen Osteotomiespalten tragen das größte Risiko der Ausbildung einer sog. Hinge-Fraktur [8] und sind somit zu vermeiden. Die kritische Analyse und präoperative Planung, d. h. die Aufteilung der Korrektur auf einen femoralen und einen tibialen Anteil stellen eine entsprechende Lösungsstrategie dar. Bei rein tibialer Umstellung zeigte eine Studie von Nakayama [8] und Mitarbeitern, die anhand eines Computermodells berechneten, dass bei großen tibialen Öffnungswinkeln und daraus folgender Schrägstellung der Joint-Line von mehr als 5° (zur Horizontalen) die resultierenden Scherkräfte allein zur Knorpelschädigung führen. Einen Weg zur Verhinderung großer Öffnungswinkel und damit auch der Reduktion von Heilungsstörungen [1] des Knochens kann die Kombination von öffnender und schließender tibialer Osteotomie – einer sogenannten Hybridosteotomie – sein, wie jüngst von [9] beschrieben wurde. In dieser Studie konnte 3 Jahre nach Versorgung eine gute Konsolidierung in allen Fällen erzielt werden und außerdem eine gute Realisierung der präoperativen Planung erreicht werden. Es bleibt abzuwarten, ob sich diese Technik durchsetzen kann.

Fazit

- Individualisierte Balancierung der Achsverhältnisse und Gelenkwinkel führen zu einer Steigerung des klinischen Outcomes.
- Individualisierte Schnittblöcke steigern die Präzision bei der Umsetzung geplanter Osteotomien. Fehllagen führen jedoch nicht zu schwerwiegenden Abweichungen.
- Klinische Erfahrung gehört zu den wichtigen Faktoren zur Verhinderung von Komplikationen.
- Große Öffnungswinkel sind zu vermeiden und stellen ein Risiko für das Ausbilden einer postoperativen Komplikation dar.

Literatur

[1] Goshima K, Sawaguchi T, Shigemoto K et al.: Large opening gaps, unstable hinge fractures, and osteotomy line below the safe zone cause delayed bone healing after open-wedge high tibial osteotomy. Knee Surg Sports Traumatol Arthrosc 2018; 97: 705–708.

[2] Hantes ME, Natsaridis P, Koutalos AA et al.: Satisfactory functional and radiological outcomes can be expected in young patients under 45 years old after open wedge high tibial osteotomy in a long-term follow-up. Knee Surg Sports Traumatol Arthrosc 2018; 26: 3199–3205.

[3] Jud L, Fürnstahl P, Vlachopoulos L et al.: Malpositioning of patient-specific instruments within the possible degrees of freedom in high-tibial osteotomy has no considerable influence on mechanical leg axis correction. Knee Surg Sports Traumatol Arthrosc 2019; doi.org/10.1007/s00167-019-05432-3.

[4] Kahlenberg CA, Nwachukwu BU, Hamid KS et al.: Analysis of Outcomes for High Tibial Osteotomies Performed with Cartilage Restoration Techniques. YJARS 2017; 33: 486–492.

[5] Keenan OJF, Clement ND, Nutton R, Keating JF: Older age and female gender are independent predictors of early conversion to total knee arthroplasty after high tibial osteotomy. The Knee 2018; 26: 207–212.

[6] Lee DK, Kim KK, Ham CU et al.: The Learning Curve for Biplane Medial Open Wedge High Tibial Osteotomy in 100 Consecutive Cases Assessed Using the Cumulative Summation Method. Knee Surg Relat Res 2018; 30: 303–310.

[7] Lobenhoffer P, Agneskirchner JD: Improvements in surgical technique of valgus high tibial osteotomy. Knee Surg, Sports traumatol, Arthroscopy 2003; 11: 132–138.

[8] Nakayama H, Schröter S, Yamamoto C et al.: Large correction in opening wedge high tibial osteotomy with resultant joint-line obliquity induces excessive shear stress on the articular cartilage. Knee Surg Sports Traumatol Arthrosc 2018; 26: 1873–1878.

[9] Saito H, Saito K, Shimada Y, Yamamura T et al.: Short-Term Results of Hybrid Closed-Wedge High Tibial Osteotomy: A Case Series with a Minimum 3-Year Follow-up. Knee Surg Relat Res 2018; 30: 293–302.

[10] Saragaglia D, Chedal-Bornu B, Rouchy RC et al.: Role of computer-assisted surgery in osteotomies around the knee. Knee Surg Sports Traumatol Arthrosc 2016; 24: 3387–3395.

[11] Trad Z, Barkaoui A, Chafra M, Tavares JMR: Finite element analysis of the effect of high tibial osteotomy correction angle on articular cartilage loading. Proc Inst Mech Eng H 2018; 232: 553–564.

[12] Yang JC-S, Chen C-F, Luo C-A et al.: Clinical Experience Using a 3D-Printed Patient-Specific Instrument for Medial Opening Wedge High Tibial Osteotomy. Biomed Res Int 2018; (1): 1–9.

6.3 Was gibt es Neues bei Patellafrakturen?

J. P. Schüttrumpf, S. Piatek

1 Epidemiologie

Patellafrakturen sind mit 1 % aller Frakturen und einer Inzidenz von 13 pro 100 000 Einwohner selten. Bei Männern liegt der Häufigkeitsgipfel zwischen dem 10. und 19., bei Frauen zwischen dem 60. und 80. Lebensjahr. 6–7 % der Frakturen sind offen. 94 % der offenen Frakturen entstehen durch Verkehrsunfälle, 62 % aller geschlossenen Frakturen durch einfache Stürze auf das flektierte Kniegelenk [9].

2 Anatomie und Biomechanik

Die Kniescheibe lenkt als Hypomochlion den Quadrizepszug um (Quadrizepszugwinkel = Q-Winkel (Cruviellier) = 10–15°) und verbessert den Hebelarm für den Musculus quadriceps femoris durch eine Abstandsvergrößerung zum Drehpunkt des Kniegelenkes (Kraftverstärkung des Musculus quadrices femoris um bis zu 30 %). Im Bereich der Patella – und damit auch im Bereich von Frakturspalten – treten hohe Zug- und Druckbelastungen auf. In Ruhe bewirkt der Muskeltonus eine Zugbelastung von etwa 20 kp. Unter Beugung steigt die Zugbelastung auf das 10- bis 12-fache des Körpergewichtes und ab 20°-Beugung erreicht die Druckbelastung Werte des 6- bis 7-fachen des Körpergewichtes. Der Reservestreckapparat gewährleistet eine feste ligamentäre Umhüllung der Patella und überträgt etwa 30 % des Quadrizepszuges unter Umgehung der Kniescheibe. Bei einer subaponeurotischen Fraktur verhindert die erhaltene Ligamentotaxis eine Dislokation. Die komplexe Blutversorgung erfolgt über ein zirkuläres arterielles Gefäßnetz, wobei die Hauptdurchblutung von inferomedial kommt [16]. Eine bedarfsweise Arthrotomie sollte aus diesem Grunde stets von lateral und nicht von medial erfolgen.

3 Bildgebung

Die Röntgendiagnostik umfasst die Projektionen anteroposterior und seitlich. Die Patellatangentialaufnahme wird in aktueller S1-Leitlinie der Arbeitsgemeinschaft der Wissenschaftlichen Medizinischen Fachgesellschaften (AWMF) fakultativ empfohlen [12]. Zur Verifizierung osteochondraler Fragmente ist diese jedoch gut geeignet. Eine Computertomographie (CT) wird in der genannten Leitlinie ebenfalls fakultativ bei multifragmentären oder Trümmerfrakturen empfohlen. Lazaro et al. konnten bereits 2013 anhand von CT-Analysen zeigen, dass in 88 % der Patellafrakturen der distale Pol mitbetroffen ist, was lediglich in 44 % der Fälle nativ-radiologisch erfasst wird und bei Operateuren Kenntnisse aus der CT in 46 % zu einer Änderung ihres Behandlungsplanes führten [11]. Auf dem Deutschen Kongress für Orthopädie und Unfallchirurgie 2018 wurde in der Sitzung „Aktuelle Trends und Konzepte bei Patellafrakturen" die Bedeutung der CT für das Frakturverständnis unterstrichen und ein großzügiger Einsatz unter Einhaltung der Strahlenhygiene angeregt.

4 Klassifikation

Mit der Klassifikation der Arbeitsgemeinschaft für Osteosynthesefragen (AO) [10], der modifizierten AO-Klassifikation nach Speck und Regazzoni aus dem Jahre 1994 [20] oder auch der Klassifikation nach Rogge, Oestern und Gosse aus dem Jahre

1985 [17] stehen verschiedene Klassifikationen zur Verfügung. Aufgrund der geringen Inter-Observer-Reliabilität konnte sich keine als Standard etablieren. In der klinischen Praxis hat sich die AO-Klassifikation (Typ A: extraartikuläre Frakturen, Typ B: partiell intraartikuläre Frakturen, Typ C: vollständig intraartikuläre Frakturen) bzw. deren Modifikation nach Speck und Regazzoni (Typ A: Längsfrakturen, Typ B: Querfrakturen, Typ C Mehrfragmentfraktur) durchgesetzt.

4.1 AO-Klassifikation

Typ A: extraartikulär

- 34-A1 Avulsionsfraktur (distaler Pol)
- 34-A2 isolierter Fraktur des Patellakörpers

Typ B: partiell intraartikulär

- 34-B1.1 längs lateral
- 34-B1.2 längs lateral, mehrfragmentär
- 34-B2.1 längs medial
- 34-B2.2 längs medial, mehrfragmentär

Typ C: komplett intraartikulär

- 34-C1.1 quer (mittleres Drittel)
- 34-C1.2 quer (proximales Drittel)
- 34-C1.3 quer (distales Drittel)
- 34-C2.1 quer mit Zusatzfragment (mittleres Drittel)
- 34-C2.2 quer mit Zusatzfragment (proximales Drittel)
- 34-C2.3 quer mit Zusatzfragment (distales Drittel)
- 34-C3.1 komplexe Trümmerfraktur (bis 4 Fragmente)
- 34-C3.2 komplexe Trümmerfraktur (mehr als 4 Fragmente)

4.2 Klassifikation nach Speck und Regazzoni

Typ A: Längsfrakturen

- A1: nicht dislozierte Längsfraktur
- A2: dislozierte Längsfraktur
- A3: Längsfraktur mit Zusatzfragment

Typ B: Querfrakturen

- B1: Polabriss ohne Gelenkbeteiligung (oberer < 5 mm, unterer > 15 mm)
- B2: einfache Querfraktur
- B3: Querfraktur mit Zusatzfragment oder doppelte Querfraktur

Typ C: Mehrfragmentfrakturen

- C1: Mehrfragmentfraktur ohne Dislokation
- C2: Mehrfragmentfraktur (Dislokation < 2 mm)
- C3: Mehrfragmentfraktur mit Berstung (Dislokation > 2 mm)

5 Behandlungsziel

Die Behandlungsziele – sei der Weg konservativ oder operativ – sind die Wiederherstellung bzw. der Erhalt der anatomischen Form der Patella, eine glatte retropatellare Gelenkfläche sowie ein funktionsfähiger Streckapparat. Zur Vermeidung von Immobilisationsschäden wie persistierenden Bewegungseinschränkungen sollte eine frühe Übungsbehandlung möglich sein.

6 Differenzialindikation

Unter Orientierung an den Therapiezielen ist eine Operationsindikation bei aufgehobener Streckhebefähigkeit, Frakturen mit relevanter Dislokation oder Stufenbildung ($\geq$ 2 mm) und offenen Verletzungen gegeben [9, 16, 27]. Bei Abwesenheit der genannten Indikationen kann konservativ behandelt werden, wenn die Fraktur ausreichend stabil ist und keine sekundäre Dislokationstendenz aufweist [8]. Ein erhaltener Reservestreckapparat zeigt sich dadurch, dass das Bein gestreckt von der Unterlage gehoben werden kann.

7 Konservative Therapie

In der Literatur findet sich kein eindeutig festgelegtes Protokoll für die konservative Behandlung [9]. Die Autoren selbst führen die konservative Therapie beginnend ab Unfalltag mit einer verstellbaren Sperrorthese und axialer Vollbelastung für 6 Wochen durch. Die Extension ist freigegeben und die Beugung wird jeweils für 2 Wochen bis 30°-, 60°- und 90°-Flexion limitiert. Es wird teilweise empfohlen, die Stabilität der Fraktur zu Behandlungsbeginn unter dem Bildverstärker bis 40°-Flexion zu testen [8].

8 Operative Therapie

8.1 AO-Zuggurtung

Historisch betrachtet gilt die modifizierte AO-Zuggurtung als Kombination von 8er-Drahtcerclage zur ventralen Gurtung mit 2 parallel eingebrachten Kirschner-Drähten als „Goldstandard" der Behandlung [9]. Laut AO sollen aus biomechanischen Gründen die K-Drähte möglichst nah an der Oberfläche (5 mm unterhalb der anterioren Patelaoberfläche) liegen, um den Zuggurtungseffekt nicht zu schwächen. Bei Mehrfragmentfrakturen müssen sie dagegen zur Vermeidung sekundärer Fragmentdislokation möglichst gelenknah eingebracht werden, obwohl dadurch der Zuggurtungseffekt geschwächt wird. Bei Querfrakturen mit oder ohne Zusatzfragment (AO 34C1.1 und 34-C2) fanden kürzlich Yang et al. (2018) in der Kombination der AO-Zuggurtung mit einer zusätzlichen Äquatorialcerclage (n = 27) keinen signifikanten Unterschied hinsichtlich Osteosyntheseversagen, Pseudarthrose und erforderlichen Revisionen im Vergleich zur alleinigen AO-Zuggurtung (n = 45). Die Autoren betonen, dass es wichtiger ist, die parallel eingebrachten Kirschner-Drähte durch ein proximales und distales Umbiegen der Drahtenden zu kontrollieren und die Drähte möglichst weit voneinander entfernt und gelenknah zu platzieren [28]. Für mehrfragmentäre Frakturen kommen additive Osteosynthesematerialien zur Augmentation des Gesamtkonstrukts zum Einsatz: Schrauben, Cerclagen und/oder kräftige Nähte [15]. Matthews et al. (2017) fokussierten in einer systematischen Übersichtsarbeit auf ältere Patienten (> 65 Jahre) mit Patellafraktur, da hier ein höheres Risiko für ein Implantatversagen gesehen wird [14]. Es wurden folgende Hinweise herausgearbeitet:

die AO-Zuggurtung ist eine gute Behandlungsoption für einfache Frakturmuster, die Drahtenden sollten proximal wie distal umgebogen werden, der Cerclagendraht soll an 2 Stellen gezwirbelt werden mit einem Minimum an 5 Zwirbeln. Die Osteosynthese mit 2 kanülierten Schrauben und durchgezogener Zuggurtungscerclage ist mindestens genauso gut wie die klassische AO-Zuggurtung. Insbesondere für Mehrfragment- oder Trümmersituationen sind eher winkelstabile Plattensysteme oder Gitterplatten eine vielversprechende Option.

Subsumierend sind die Ergebnisse nach Zuggurtungsosteosynthesen letztlich allgemein nicht zufriedenstellend, da sie mit einer hohen Komplikationsrate, speziell an Implantatversagen, Sekundärdislokationen und revisionspflichtigen Weichteilirritationen, seltener Infekten und Pseudarthrosen einhergehen. Selbst in der aktuellen Literatur sind noch operative Revisionen von bis zu 33,6 % aufgrund störender Osteosynthesematerialien beschrieben [9]. 30–50 % der Patienten berichten von persistierenden Schmerzen und 15–30 % von einer eingeschränkten Funktion [27]. Eine aktuelle Studie von Greenberg et al. (2018) zeigte nach Metallentfernung eine verbesserte Lebensqualität und Schmerzabnahme, aber keine Verbesserung in den funktionellen Scores [7].

8.2 Schraubenosteosynthese

Spätestens seit den biomechanischen Studien von Brill und Hopf [2] ist die signifikant höhere Stabilität der Schraubenosteosynthese bei Patellaquerfrakturen im Vergleich zur modifizierten Zuggurtung bekannt. Sie erhöht sich durch die Kombination 2er kanülierter Schrauben mit durchgezogener 8er-Drahtcerclage [3]. Zwar kommt es bei Querfrakturen am Kunstknochen sowie am Kadaver durch die Verwendung 2er kanülierter Schrauben zu einer höheren Stabilität, in vivo zeigt sich jedoch kein signifikanter Unterschied beim Vergleich der klinischen Ergebnisse [9].

Alayan et al. (2018) verwendeten in ihrer biomechanischen Testung kopflose, kanülierte Kompressionsschrauben, welche unter das Knochenniveau versenkt wurden. Anschließend wurde eine 8er

Fadencerclage appliziert. Das Ergebnis war einer durch klassische, kanülierte Schrauben hindurchgeführten 8er Drahtcerclage unterlegen und es kam zu einer sekundären Dislokation sowie Aufweitung des Frakturspalts [1].

Chang et al. (2018) zeigten in ihrer biomechanischen Studie, dass kanülierte Schrauben in Kombination mit einer 8er Drahtcerclage eher gelenkfern (superfizial) eingebracht werden sollten, um eine sekundäre Aufweitung des Frakturspaltes zu vermeiden [4].

8.3 Patellanaht

Tang et al. (2018) führten eine sternförmige PDS-Gitternaht bei Patellaquerfrakturen durch und berichten von guten klinischen Ergebnissen mit 100%iger Frakturheilung ohne Notwendigkeit einer Re-Operation [21]. Generell ist die Studienlage zu derartigen Verfahren relativ dürftig. Additive Augmentationsnähte (8er Fadencerclage) werden oft anstatt einer Drahtcerclage verwendet und führen hier zu vergleichbaren Ergebnissen [9].

8.4 Plattenosteosynthese

Die Einführung der Basket Plate für distale Polfrakturen Ende der 80er Jahre durch Smiljanic war Grundlage für Plattenosteosynthesen an der Patella. Für verschiedene Frakturen stehen mittlerweile neben formbaren Gitterplatten mit zum Teil winkelstabilen Schraubenoptionen [13, 18, 19] auch konturierte winkelstabile Flachprofilplatten zur Verfügung, welche anterior platziert werden [5, 15, 27]. Das kommerziell erhältliche Patella SuturePlate™-System (Arthrex, München, Deutschland) umfasst mit einer Pfeilplatte (Arrow Plate; in erster Linie für Quer- und Polfrakturen) und einer Sternplatte (Star Plate; in erster Linie für Trümmerfrakturen) 2 Plattenarten. Die Arrow Plate ist in einer, die Star Plate in 3 Größen erhältlich. Die Plattendicke beträgt jeweils 1,6 mm. Das 3,5 mm Patella-Platten-System (Synmedics, Düsseldorf, Deutschland) beinhaltet 2 unterschiedlich große Sternplatten von jeweils 1,6 mm Dicke. Bei beiden Systemen schließen die winkelstabilen unidirektionalen 3,5 mm Schrauben plattenbündig ab. Eingearbeitete Nahtlöcher erlauben bei Bedarf Nähte zur Fixierung des inferioren Pols oder optional ebenfalls einer zusätzliche McLaughlin-Schlinge. Das aktualisierte Patella SuturePlate™ II – 3 mm System (Arthrex, München, Deutschland) unterscheidet sich zur ersten Generation durch eine zusätzliche neu gestaltete Star Plate mit integriertem Haken für distale Polfrakturen (ebenfalls in 3 Größen), 3 mm Verriegelungsschrauben sowie mehr Schraubenlöcher (16 vs. 11) in der Star Plate. Ein potenzieller Nachteil der Platten ist die fehlende Möglichkeit der Kompression der Fragmente über die Platte. In die Star Plate für Polfrakturen kann optional eine 4 mm Kompressionsschraube (Spongiosahohlschraube) eingebracht werden (*Cave:* nicht bei koronaren Polfrakturen).

Neben diesen anterioren Plattensystemen ist kommerziell auch eine variabel winkelstabile Patella-Platte (Königsee Implantate, Allendorf, Deutschland) erhältlich, deren beider Plattenschenkel bilateral anliegen [24]. Bei Trümmerfrakturen ist diese Platte kontraindiziert.

Gao et al. (2018) bringen zunächst von anterior winkelstabile Miniplatten auf die Patella auf und erzeugen somit eine Querfraktur, welche dann mittels AO-Zuggurtung versorgt wird [6].

Bei Verwendung der Plattensysteme ist bei intraoperativer BV-Kontrolle darauf zu achten, dass neben anteroposteriorer und seitlicher Projektion auch tangential durchleuchtet wird, um intraartikuläre Schraubenlagen auszuschließen [16]. Beim Bohren der Schraubenkanäle sollte die retropatellare Gelenkfläche nicht perforiert werden, um den Knorpel zu schonen.

Die winkelstabilen Plattensysteme zeigen sich in biomechanischen Testungen am Kunstknochen (Sawbones®) als auch in der Kadavertestung den übrigen Verfahren bezüglich der Versagenslast überlegen [9, 22, 23, 25, 26]. Wurm et al. (2014) demonstrierten, dass es bei kombinierten Zug- und Biegebelastungen nach AO-Zuggurtung bereits bei 350 N zu einer Erweiterung des Frakturspalts auf 2,4 mm – also zu einem Versagen der Osteosynthese – kam, bei Anwendung der Arrow Plate kam es erst bei 1 052 N zu einer maximalen Erweiterung auf 1,8 mm [26].

Gitter- und insbesondere auch die winkelstabilen Flachprofilplatten konnten in klinischen Studien mit noch kurzem Follow-up im Vergleich zur Zuggurtungsosteosynthese eine deutlich geringere Anzahl implantatbezogener Komplikationen bei guten klinischen Funktionsergebnissen zeigen [5, 13, 15, 18, 19, 27]. So führten Ellwein et al. (2017) eine prospektive Fallbeobachtungsstudie mit einem Follow-up von 6 Monaten bei 17 Patienten durch, die mittels winkelstabiler Suture Plate (4 × Arrow Plate, 13 × Star Plate) versorgt wurden. 2 der 17 Patienten erlitten eine Komplikation: eine reaktive Bursitis praepatellaris sowie einen Repositionsverlust [5]. Wurm et al. (2018) demonstrierten die Ergebnisse einer prospektiven klinischen Anwendungsbeobachtungsstudie. 35 von 67 Patienten, die mittels winkelstabiler Suture Plate (16 × Arrow Plate, 19 × Star Plate) versorgt wurden, konnten mit einem Follow-up von 7 Monaten komplett eingeschlossen werden. In einem Fall wurde ein Implantatversagen beobachtet, in einem weiteren Fall eine zweite Fraktur distal der Platte nach neuem Trauma [27].

Zunehmend gerät die Problematik des distalen Patellapols in den Fokus. Über postoperative Aus-

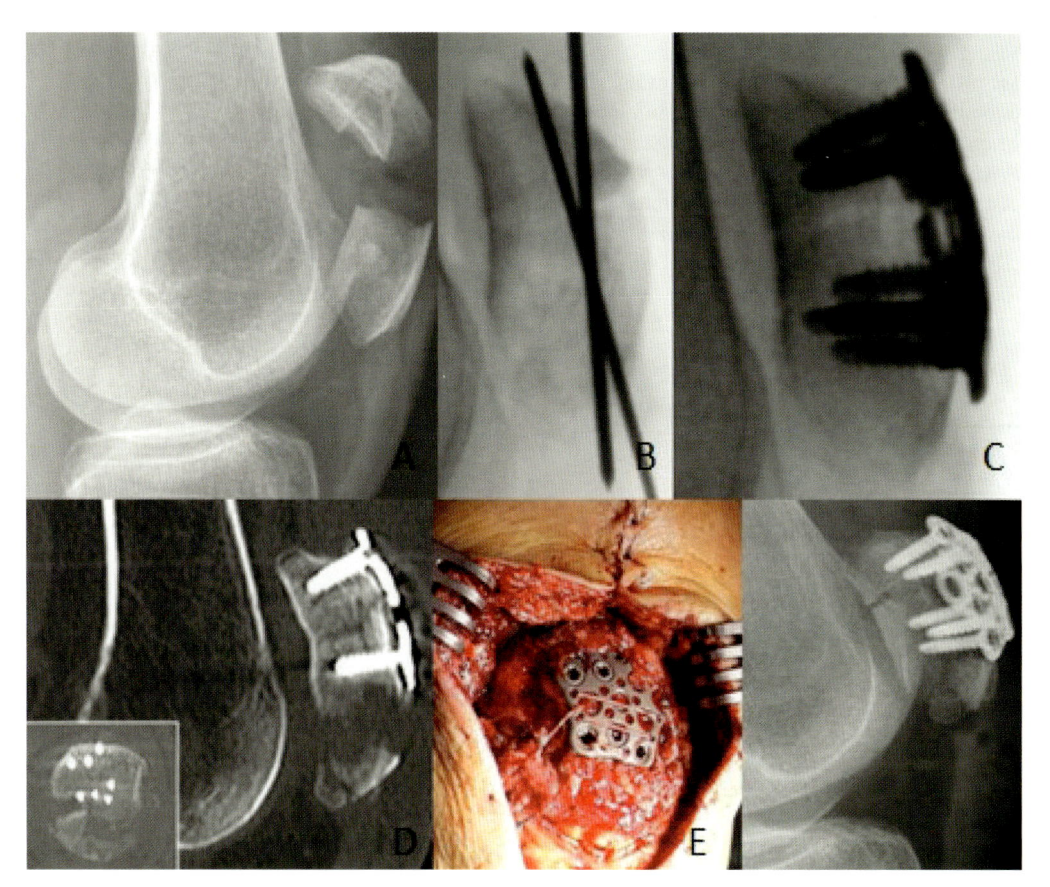

Abb.1a–f: A. Patellaquerfraktur
B. Intraoperative, temporäre Kirschner-Draht-Retention
C. Postoperatives Ergebnis mit winkelstabiler, anteriorer Plattenosteosynthese (3,5 mm-Patella-Platten-System, Synmedics)
D. Ausbruch des distalen Pols (mehrfragmentär) nach 2 Wochen
E. Revisionsoperation mit Fadenaugmentation (FiberWire®, Arthrex)
F. Reinserierter distaler Patellapol

brüche nach winkelstabiler Plattenosteosynthese wurde in Einzelfällen berichtet [15, 16, 27].

In *Abbildung 1* ist ein derartiger, eigener Fall und dessen Verlauf dargestellt. Mögliche, mitunter subsumierende Ursachen der Sekundärdislokation des distalen Pols sind eine initiale Fehleinschätzung der Frakturmorphologie (*Cave:* präoperative CT-Diagnostik), eine zusätzliche „Schwächung" des distalen Pols durch mehrere winkelstabile Schrauben in Reihe und der Zug der dem Pol anhaftenden Patellarsehne im Rahmen der zügigen frühfunktionellen Nachbehandlung. In diesem Zusammenhang erscheint eine additive Sicherung des distalen Pols über eine kräftige Fadencerclage sinnvoll.

Siljander et al. (2017) neutralisieren die Zugkräfte am distalen Patellapol nach durchgeführter Gitterplattenosteosynthese durch eine in die Platte eingehängte und an der Tuberositas tibiae über einen Fadenanker fixierte Fadencerclage. Außerdem platzieren die Autoren die distale Schraubenreihe bei Bedarf distal des Knochens, sodass diese als „Sperrschrauben" dienen und eine Art distalen Hakenersatz darstellen [18].

Eine gute Option bei der Auswahl des Osteosyntheseverfahrens im Falle eines mitverletzten oder mehrfragmentär zerborstenen distalen Pols gibt es mittlerweile mit dem winkelstabilen Plattensystem mit integriertem Haken *(Abb. 2)*.

8.5 Totale und partielle Patellektomie

Eine Patellektomie führt zu einer Reduktion der Kraft der Streckmuskulatur um 15–30 %, einem kosmetisch ungünstigen Verlust der Gelenkform, einem fehlenden Schutz des Gelenkes vor mechanischer Gewalt sowie zum Druckverschleiß bzw. einer Schädigung der Kondylen („lateral pressure syndrome") und somit insgesamt zu ungünstigen klinischen Ergebnissen [9]. Die Patellektomie bleibt somit als „Rettungsoperation" gerade vor dem Hintergrund der verschiedenen verfügbaren Implantate und deren Kombinationsmöglichkeiten eine Ausnahmeoperation [9]. Wenn, dann bringt aber die primäre oder frühsekundäre Patellektomie bessere Ergebnisse als die Spätpatellektomie aufgrund degenerativer Veränderungen des retropatellaren Gleitlagers [12]. Eine gute Alternative kann die partielle Patellektomie sein. Es ist zu beachten, dass die Entfernung von mehr als 40 % der Patella in 2 Studien ein schlechtes Outcome zeigte [9].

9 Wann welches Verfahren – eigenes Vorgehen

In *Tabelle 1* ist unser eigenes Vorgehen dargestellt. Zur Klassifizierung der Frakturen verwenden wir dabei das Schema von Speck und Regazzoni (1994) [20].

Fazit

Die Patellafraktur ist selten. Auch aktuelle Publikationen weisen sie noch als Problemfraktur aus. Im Rahmen der Diagnostik wird der großzügige Einsatz der Computertomographie empfohlen. Frakturbeteiligungen des distalen Pols sind häufiger als es die Röntgennativdiagnostik vermuten lässt.

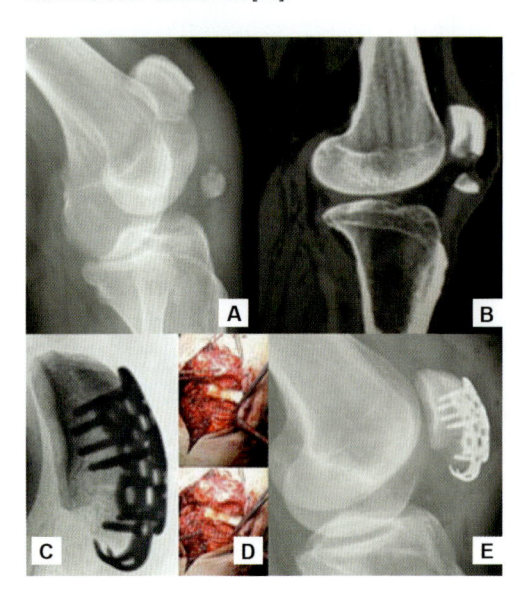

Abb. 2a–e: A. Distale Patellapolfraktur
B. Verifizierung mittels Computertomographie
C. Hakenplatte intraoperativ
(Patella SuturePlate™ II – 3-mm-System, Arthrex)
D. Intraoperativer Situs mit Zerreißung des Streckapparates
E. Postoperatives Röntgen

Tab. 1: Vorgehen in unserer Klinik – Differenzialindikation in Bezug auf die Klassifikation nach Speck und Regazzoni

A1	→ konservativ
A2	→ (perkutane) Hohlschrauben
A3 stabil, nicht disloziert instabil und/oder disloziert	→ konservativ → APO
B1 superior* stabil instabil	→ konservativ → QSR
inferior* stabil instabil	→ konservativ → APO**, APO-H, Polektomie
B2 stabil, nicht disloziert instabil und/oder disloziert	→ konservativ → APO
B3 stabil, nicht disloziert instabil und/oder disloziert	→ konservativ → APO**, APO-H
C1 stabil instabil	→ konservativ → APO
C2 stabil instabil	→ konservativ → APO
C3	→ APO

Stabilitätskriterium: Streckhebefähigkeit
Disloaktionskriterium: Stufe oder Diastase ≥ 2mm
APO = winkelstabile, anteriore Plattenostoesynthese
APO-H = winkelstabile, anteriore Plattenosteosynthese mit Haken
QSR = Quadricepssehnenrefixation

* Da bei den Polfrakturen keine Gelenkbeteiligung vorliegt, wird nur nach dem Stabilitätskriterium gegangen
** die APO kann auch mit einer stabilen, in die Platte eingehängten Fadencerclage und Ankerfixierung an der Tuberositas tibiae kombinier werden; zusätzlich können die distalen, winkelstabilen Schrauben leicht distal der Patellaspitze platziert werden und dienen somit als „Sperrschrauben"

Auch lassen sich Frakturausläufer sowie zusätzliche Frakturen in der Koronarebene verifizieren. Nicht dislozierte (< 2 mm) stabile (keine Dislokation bei 40°-Flexion) Frakturen werden konservativ behandelt. Die modifizierte AO-Zuggurtung galt lange Zeit als operativer „Goldstandard", ist aber mit einer hohen Zahl an implantatbezogenen Komplikationen und entsprechend unzufriedenen Patienten behaftet. Nach heutigem Kenntnisstand können durchaus alle dislozierten Patellafrakturen, insbesondere mehrfragmentäre und Trümmerfrakturen mit Stufenbildung oder Dislokation von ≥ 2 mm, sicher und mit potenziell gutem klinischem Ergebnis mit einem anterioren winkelstabilen Plattensystem versorgt werden. Dislozierte Längsfrakturen werden vordergründig mit Schrauben stabilisiert. Die Patellektomie muss als eine Ausnahmeoperation gelten.

Literatur

[1] Alayan A, Maldonado R, Polakof L et al.: Biomechanical analysis of a novel buried fixation technique using headless compression screws for the treatment of patella fractures. Am J Orthop (Belle Mead NJ) 2018; 47 (7): 1–11. [EBM IIa]

[2] Brill W, Hopf T: Biomechanische Untersuchungen verschiedener Osteosyntheseverfahren bei Patellafrakturen. Unfallchirurg 1987; 90: 162–167. [EBM IIa]

[3] Carpenter JE, Kasman RA, Patel N et al.: Biomechanical evaluation of current patella fracture fixation techniques. J Orthop Trauma 1997; 11: 351–356. [EBM Ib]

[4] Chang CW, Chen YN, Li CT et al.: Role of screw proximity in the fixation of transverse patellar fractures with screws and a wire. J Orthop Surg (Hong Kong) 2018; 26 (3): 1–9. [EBM III]

[5] Ellwein A, Lill H, Jensen G et al.: Plate osteosynthesis after patellar fracture – the technique and initial results of a prospective study. Unfallchirurg 2017; 120 (9): 753–760. [EBM III]

[6] Gao S, Zhang F, Gao T et al.: A novel technique of using a miniature plate in combination with tension band wiring to treat comminuted patellar fractures. Medicine (Baltimore) 2018; 97 (15): 1–5. [EBM III]

[7] Greenberg A, Kadar A, Drexler M et al.: Functional outcomes after removal of hardware in patellar fracture: are we helping our patients? Arch Orthop Trauma Surg 2018; 138 (3): 325–330. [EBM IIa]

[8] Gwinner C, Märdian S, Schwabe P et al.: Current concepts review: Fractures of the patella. GMS Interdiscip Plast Reconstr Surg DGPW 2016; 5: 1–15. [EBM III]

[9] Henrichsen JL, Wilhem SK, Siljander MP et al.: Treatment of patella fractures. Orthopedics 2018; 41 (6): 747–755. [EBM III]

[10] Kellam JF, Meinberg EG: Fracture and dislocation classification compendium – 2018. J Orthop Trauma 2018; 32 (1): 45–47. [EBM – keine]

[11] Lazaro LE, Wellman DS, Pardee NC et al.: Effect of computerized tomography on classification and treatment plan for patellar fractures. J Orthop Trauma 2013; 27(6): 336-44. [EBM III]

[12] Leitlinienkommission der Deutschen Gesellschaft für Unfallchirurgie (2014) S1-Leitlinie: Patellafraktur. AWMF online 1–28. [EBM IV]

[13] Lorich DG, Fabricant PD, Sauro G et al.: Superior outcomes after operative fixation of patella fractures using a novel plating technique: a prospective cohort study. J Orthop Trauma 2017; 31 (5): 241–247. [EBM IIa]

[14] Matthews B, Hazratwala K, Barroso-Rosa S: Comminuted patella fracture in elderly patients: a systematic review and case report. Geriatr Orthop Surg Rehabil 2017; 8 (3): 135–144. [EBM III]

[15] Moore TB, Sampathi BR, Zamorano DP et al.: Fixed angle plate fixation of comminuted patellar fractures. Injury 2018; 49 (6): 1203–1207. [EBM III]

[16] Müller EC, Frosch KH: Plate osteosynthesis of patellar fractures. Oper Orthop Traumatol 2017; 29 (6): 509–519. [EBM IV]

[17] Rogge D, Oestern HJ, Gossé F. Patella fracture. Therapy and results. Orthopäde 1985; 14 (4): 266–280. [EBM III]

[18] Siljander MP, Vara AD, Koueiter DM et al.: Novel anterior plating technique for patella fracture fixation. Orthopedics 2017; 40 (4): 739–743. [EBM IV]

[19] Singer MS, Halawa AM, Adawy A: Outcome of low profile mesh plate in management of comminuted displaced fracture patella. Injury 2017; 48 (6): 1229–1235. [EBM III]

[20] Speck M, Regazzoni P: Classification of patellar fractures. Z Unfallchir Versicherungsmed 1994; 87 (1): 27–30. [EBM IV]

[21] Tang X, Liu Y, Wu H et al.: Five-pointed star lattice sutures for fixation of patella transverse fractures: a clinical study. Eur J Orthop Surg Traumatol 2018; Epub ahead of print. [EBM III]

[22] Thelen S, Schneppendahl J, Jopen E et al.: Biomechanical cadaver testing of a fixed-angle plate in comparison to tension wiring and screw fixation in transverse patella fractures. Injury 2012; 43: 1290–1295. [EBM IIa]

[23] Wild M, Eichler C, Thelen S et al.: Fixed-angle plate osteosynthesis of the patella – an alternative to tension wiring? Clin Biomech 2010; 25: 341–347. [EBM IIa]

[24] Wild M, Fischer K, Hilsenbeck F et al.: Treating patella fractures with a fixed-angle patella plate-A prospective observational study. Injury 2016; 47: 1737–1743. [EBM IIa]

[25] Wurm S, Augat P, Bühren V: Winkelstabile Plattenosteosynthese der Patella. Neue Therapieoption. Trauma Berufskrankh 2012; 14: 147–151. [EBM III]

[26] Wurm S, Augat P, Bühren V: Die Plattenosteosynthese als neue Alternative zur Behandlung von Patellafrakturen. OUP 2014; 11: 530–534. [EBM III]

[27] Wurm S, Bühren V, Augat P: Treating patella fractures with a locking patella plate – first clinical results. Injury 2018; 49 Suppl 1: 51–55. [EBM III]

[28] Yang TY, Huang TW, Chuang PY et al.: Treatment of displaced transverse fractures of the patella: modified tension band wiring technique with or without augmented circumferential cerclage wire fixation. BMC Musculoskelet Disord 2018; 19 (1):167. [EBM IIa]

6.4 Was gibt es Neues bei der Behandlung der Akromioklavikulargelenkverletzung?

A. Hupperich, M. Jaeger, N. P. Südkamp, D. Maier

1 Einteilung der Akromioklavikulargelenkluxation

1.1 Das Akromioklavikulargelenk

Das Akromioklavikulargelenk ist die gelenkige Verbindung zwischen dem lateralen Ende der Klavikula und dem Akromion der Scapula. Das Gelenk wird von einer Kapsel umschlossen und über 3 Bandstrukturen stabilisiert.

In der Vertikalebene wird die Stabilität über den coracoclavicularen (CC) Bandapparat, bestehend aus den Ligg. conoideum und trapezoideum gewährleistet. Das Ligamentum conoideum zieht vom medialen Anteil der Basis des Proc. coracoideus und inseriert durchschnittlich 4,5 cm medial des lateralen Klavikulaendes am posterioren Unterrand der Klavikula. Etwa 2 cm weiter lateral inseriert das Ligamentum trapezoideum, dessen Ursprung ebenfalls an der Basis des Proc. coracoideus liegt.

Das Akromioklavikularband setzt sich aus einem superioren, inferioren, anterioren und posterioren Anteil zusammen und stabilisiert das Gelenk vor allem in der Horizontalebene. Der Riss des intraoperativ gut beurteilbaren superioren AC-Bandkomplexes kann in 4 spezifische Rupturmuster eingeteilt werden: Avulsion am clavicularen Ansatz *(Abb. 1A)*, schräge Rupturverläufe *(Abb. 1B)*, Ruptur durch den mittleren Anteil *(Abb. 1C)* und Avulsion am akromialen Ansatz *(Abb. 1D)*, wobei die ersten

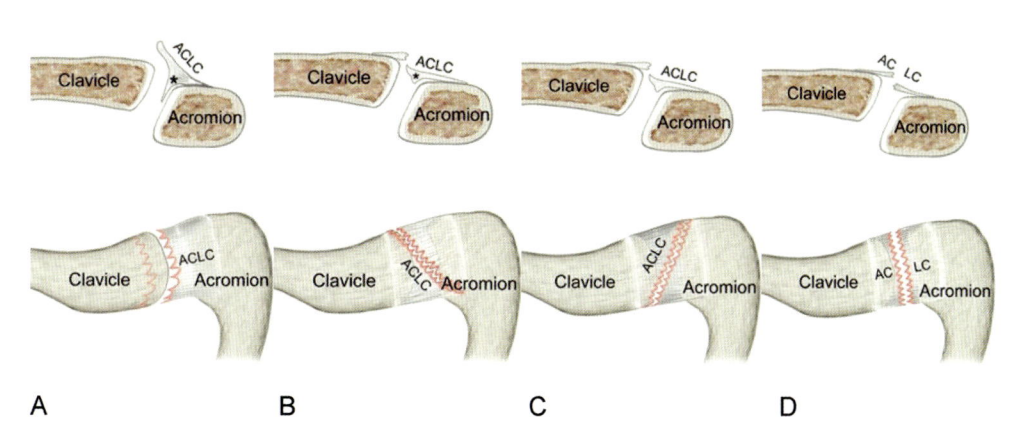

Abb. 1a–d: Spezifische Rupturmuster des AC-Bandes:
A Avulsion am klavikularen Ansatz
B Schräge Rupturverläufe
C Ruptur durch den mittleren Anteil
D Avulsion am akromialen Ansatz

beiden Rupturformen den Hauptteil ausmachen (Häufigkeit: 70,8 %, 18,5 %, 4,6 %, 6,1 %).

Der therapeutische Schwerpunkt lag lange Zeit nahezu ausschließlich auf einer alleinigen Stabilisierung der vertikalen Instabilitätskomponente und somit einer narbigen Heilung oder Rekonstruktion der CC-Bandverbindungen. Die alleinige Stabilisierung der CC-Bänder jedoch führt in vielen Fällen zu einer verbleibenden dynamischen horizontalen Instabilität (DHI), welche die klinischen Ergebnisse zu verschlechtern scheint.

1.2 Klassifikation der Akromioklavikulargelenk-Instabilität

Die Akromioklavikulargelenkluxation ist eine häufige Verletzung und macht etwa 4 % aller Verletzungen des Schultergürtels aus. Die Einteilungen der Verletzungen des AC-Gelenks berücksichtigen das Ausmaß der Läsionen von Bändern, Faszien und Muskeln sowie die daraus resultierende horizontale und vertikale Instabilität. Die Klassifikation nach Rockwood ist die nach wie vor am häufigsten verwendete Klassifikation der ACG-Instabilität:

- Bei der Typ-I-Verletzung handelt es sich um eine Zerrung des AC-Gelenks bei intakten Bandverhältnissen.
- Bei einer Typ-II-Verletzung kommt es aufgrund einer Zerreißung des akromioklavikularen Bandapparates zu einer Subluxation des AC-Gelenkes. Der coracoclaviculare Bandapparat ist intakt.
- Eine Typ-III-Verletzung nach Rockwood entsteht durch eine Zerreißung des akromioklavikularen und des coracoclavicularen Bandapparates. Es resultiert ein Hochstand der lateralen Klavikula mit einer Vergrößerung des coracoclaviculären Abstandes um weniger als 100 % im Vergleich zur Gegenseite. Aufgrund der klinischen Relevanz wurde durch das ISAKOS Upper Extremity Committee Consensus der Typ IIIA (ohne DHI) und der Typ IIIB (mit DHI) hinzugefügt.
- Die Typ-IV-Verletzung beschreibt eine zusätzliche horizontale Instabilität, bei der die laterale Klavikula nach dorsal disloziert.

- Die Typ-V-Verletzung bedingt eine komplette Zerreißung des AC- und CC-Bandapparates sowie der Fascia deltoideotrapezoidalis. Es resultiert ein Klavikulahochstand mit einer Vergrößerung des coracoclaviculären Abstandes um mehr als 100 % im Vergleich zur Gegenseite.

- Die sehr seltene Typ-VI-Verletzung beschreibt eine subcoracoidale Luxation und Verhakung der lateralen Klavikula.

1.3 Diagnostik

Die Diagnose einer AC-Gelenksverletzung kann häufig bereits klinisch gestellt werden. Neben entsprechender Schmerzsymptomatik können sowohl die horizontale Stabilität als auch die vertikale Stabilität („Klaviertastenphänomen" durch relativen Scapulatiefstand) manuell geprüft werden. Da das Ausmaß der horizontalen Verschieblichkeit individuell sehr unterschiedlich ist, sollte immer ein Vergleich mit der Gegenseite durchgeführt werden. Die Beweglichkeit des Schultergürtels ist häufig schmerzbedingt eingeschränkt, insbesondere die höhergradige Abduktion und Elevation. Der horizontale Adduktionstest (Cross-Body-Test) ist ebenfalls schmerzhaft und es besteht eine lokale Druckschmerzhaftigkeit.

Zur radiologischen Diagnosesicherung werden Belastungsaufnahmen beider Schultereckgelenke angefertigt, bei denen ein Gewicht von jeweils 10 kg mit Schlaufen an den Handgelenken des Patienten befestigt wird. Das Ausmaß der Dislokation wird durch das Messen des coracoclaviculären Abstandes im Seitenvergleich quantifiziert. Zur Beurteilung der horizontalen Instabilität werden bilaterale Alexanderaufnahmen angefertigt. Durch die horizontale Adduktionsbewegung des Armes kommt es zur postero-superioren Translation. Diese wird mit stabil, Subluxation oder Luxation quantifiziert. In Einzelfällen kann zur exakten Beurteilung der Bandstrukturen und zum Ausschluss relevanter Begleitpathologien eine MRT-Diagnostik ergänzt werden.

2 Therapiewahl

2.1 Operative versus konservative Therapie

Verletzungen des Typ Rockwood I und II werden in der Regel konservativ therapiert. Hierbei wird unter begleitender antiphlogistischer Therapie eine Ruhigstellung in der Armschlinge zur Schmerzreduktion für 1–2 Wochen durchgeführt. Eine frühfunktionelle Beübung kann durchgeführt werden, wobei auf eine sportliche Betätigung für mindestens 6 Wochen verzichtet werden sollte.

Die Behandlung von Typ-III-Verletzungen wird häufig kontrovers diskutiert, da bislang unzureichend Evidenz darüber vorliegt, ob mit einer konservativen beziehungsweise operativen Versorgung ein besseres Ergebnis erzielt werden kann. In einem systematischen Review wurde nachgewiesen, dass eine operative Therapie zu einer besseren anatomischen Rekonstruktion und damit zu einem besseren kosmetischen Ergebnis führt, bezüglich des funktionellen Outcomes wurde jedoch kein signifikanter Unterschied festgestellt [1].

Gemäß ISAKOS Upper Extremity Committee Consensus Statement wird empfohlen, bei Typ-III-Verletzungen initial eine konservative Therapie einzuleiten und kurzfristige klinisch und radiologisch Kontrollen durchzuführen. Im Falle einer symptomatischen, nach dorsal gerichteten Instabilitätskomponente (Typ IIIB) sollte ein operatives Procedere in Betracht gezogen werden. Asymptomatische Patienten und solche mit horizontal stabiler Verletzung sollten hingegen nach 6 Wochen erneut evaluiert werden [2].

Gelegentlich kann es auch nach konservativer Behandlung niedriggradiger Instabilitäten zu fortdauernden Beschwerden kommen. Die Gründe hierfür können mannigfaltig sein und bedürfen der exakten Ursachenanalyse. Sowohl Verletzungen der kapsuloligamentären Strukturen, Diskusläsionen aber auch chondrale Defekte sowie hieraus resultierende arthrotische Veränderungen sind als mögliche Ursachen in Betracht zu ziehen.

Verletzung von Typ IV und V nach Rockwood werden in der Regel einer operativen Stabilisierung zugeführt, wobei auch hier bisher keine klare Evidenz im Sinne eines signifikant besseren klinischen Outcomes vorliegt.

3 OP-Verfahren

3.1 Akute ACG-Instabilität

Die operative Akutversorgung sollte gemäß Expertenkonsens innerhalb von 3 Wochen nach dem Trauma erfolgen. Neuere klinisch-radiologische und histologische Ergebnisse weisen allerdings darauf hin, dass aufgrund der dynamischen ligamentären Heilungsantwort eine frühestmögliche Versorgung innerhalb der ersten 10 Tage vorteilhaft zu sein scheint [3].

In der Literatur finden sich über 150 Techniken zur Stabilisierung der ACG-Luxation.

Sowohl offene als auch arthroskopische beziehungsweise arthroskopisch-assistierte Versorgungstechniken finden Anwendung.

Bislang konnte sich keines der beschriebenen Verfahren als Goldstandard durchsetzen. Aktuell sind die offene Reposition und Retention mittels Hakenplatte und die arthroskopisch-assistierte Stabilisierung mit Flaschenzugsystemen die am weitesten verbreiteten Verfahren. Eine Umfrage an deutschen orthopädisch-unfallchirurgischen Abteilungen ergab, dass die Stabilisierung mittels Hakenplatte als technisch weniger anspruchsvolles Verfahren im Rahmen der Basisversorgung bevorzugt wird, während spezialisierte Schulterchirurgen arthroskopisch-assistierte Techniken favorisieren.

3.1.1 Hakenplatte

Anatomisch passgenauere Hakenplattendesigns (koronare/axiale Hakeninklination, *Abb. 3C*) versprechen eine Reduktion der Implantat-assoziierten Komplikationsraten (postoperatives Schmerzlevel, subakromiales Impingement, Akromionosteolyse, Akromionfraktur). Moderne

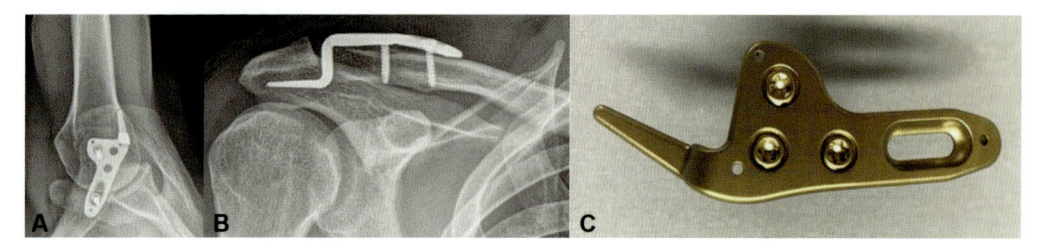

6.4 Akromioklavikulargelenkverletzung

Abb. 2a–c:
A Regelrechte Lage in der transaxillären Aufnahme
B Regelrechte Lage in der ap-Aufnahme
C Modernes Hakenplattendesign (Fa. Synmedics) mit angepasster Hakeninklination und Transfixationsmöglichkeit zur AC-Bandrekonstruktion

Implantate erlauben auch eine Refixation des klavikularseitig gerissenen AC-Bandapparates mit Refixation im Bereich der anatomischen Insertion an der lateralen Klavikula. Ob die bereits guten Funktionsergebnisse nach Hakenplattenstabilisierung durch verbesserte Implantatdesigns weiter verbessert werden können, bleibt abzuwarten.

Nachteile der temporären Hakenplattenstabilisierung sind eine bis zur Horizontalen limitierte Beweglichkeit, um eine subakromiale Impingement-Symptomatik und akromiale Osteolysen zu verhindern. Zudem muss die Hakenplatte nach erfolgter ligamentärer Heilung ca. 3 Monate nach Implantation obligat wieder entfernt werden.

3.1.2 Arthroskopische ACG-Stabilisierung

Die Anzahl der arthroskopischen Stabilisierungstechniken unter Verwendung von Flaschenzugsystemen mit hochstabilem Fadenmaterial hat in den vergangenen Jahren stetig zugenommen. Die aktuell vielversprechendsten Techniken sind die „anatomische" doppelte CC-Stabilisierung im Verlauf der CC-Bänder *(Abb. 3)* und die „extra-anatomische" einfache CC-Stabilisierung.

Für beide Methoden konnte eine hohe biomechanische Stabilität nachgewiesen werden, welche die Reißfestigkeit der nativen CC-Bänder übertrifft.

Da nach alleiniger vertikaler CC-Stabilisierung häufig (in bis zu 50 %) eine relevante Persistenz der horizontalen Instabilitätskomponente einhergehend mit schlechteren klinischen Ergebnissen beobachtet wurde, wird seit einigen Jahren eine

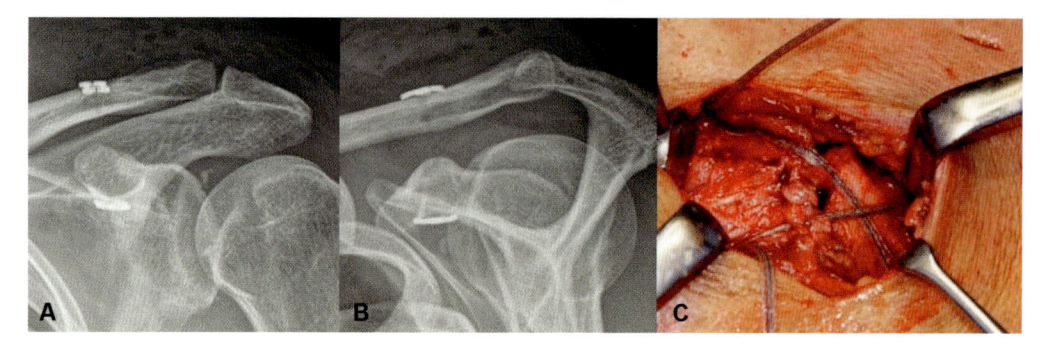

Abb. 3a–c: Coraco- und akromioklavikulare AC-Gelenkstabilisierung in Flaschenzugtechnik
A in ap-Projektion
B outlet-view
C Situs mit additiver AC-Cerclage

zusätzliche akromioklavikulare (AC-)Stabilisierung mit einer AC-Fadencerclage im Sinne eines ligamentären „internal Brace" propagiert [4]. Aktuelle klinisch-radiologische Ergebnisse konnten zeigen, dass die Durchführung einer additiven AC-Fadencerclage das Ausmaß der horizontalen Instabilität reduziert [5]. In ca. 20 % der Fälle ist zur exakten anatomischen ACG-Reposition die offene Darstellung des AC-Bandkomplexes notwendig, sodass interponierte Bandanteile primär rekonstruiert bzw. refixiert werden können [3].

Zusätzlich können die in bis zu 20 % der Fälle bestehenden glenohumeralen Begleitpathologien detektiert und gegebenenfalls adressiert werden. Allerdings existiert bislang keine höhergradige Evidenz für die Notwendigkeit der Behandlung dieser Kopathologien.

Nachteile der arthroskopischen Versorgung sind das technisch aufwendige OP-Verfahren, der Verbleib von Fremdmaterial, lokal störende Implantate/Fadenkonvolute sowie die nicht zu unterschätzende Gefahr iatrogener Klavikula- und Coracoidfrakturen im Bereich der sich teils noch erweiternden Bohrkanäle. Das Hauptaugenmerk liegt daher aktuell auf der Komplikationsvermeidung bzw. -prävention durch weniger und kleinere Knochenbohrungen und Vermeidung auftragender Implantate.

3.1.3 Vergleich Hakenplatte versus arthroskopische ACG-Stabilisierung

Zahlreiche retrospektive Studien konnten bislang mittel- bis langfristig keinen klinischen Vorteil für eines der genannten Verfahren belegen. Eine aktuelle prospektiv-randomisierte Studie verglich 73 Patienten nach arthroskopischer vs. Hakenplatten-Stabilisierung anhand klinischer und radiologischer Parameter. Die Gruppe der arthroskopischen Stabilisierung zeigte 2 Jahre postoperativ signifikant bessere Ergebnisse in allen klinischen Scores (Taft-Score, Constant-Score, Schmerz). Die Unterschiede erreichen allerdings keine klinische Relevanz. Auch der radiologische Repositionsverlust fiel in der Gruppe nach arthroskopischer Stabilisierung im Vergleich zur Gruppe nach Hakenplattenstabilisierung etwas geringer aus [7].

3.2 Chronische ACG-Instabilität

Bei Patienten mit einer symptomatischen chronischen ACG-Instabilität nach stattgehabter konservativer oder operativer Therapie kann auf Basis einer individuellen Therapieentscheidung eine operative Stabilisierung unter Verwendung von Sehnengrafts durchgeführt werden.

Die Symptome werden meist durch eine persistierende horizontale Instabilität mit posteriorem Kontakt der lateralen Klavikula am Akromion (spinoklavikuläres Impingement) hervorgerufen.

Ziel ist die möglichst anatomische Rekonstruktion der CC- und AC-Bänder unter Verwendung meist autologer (Europa) oder allogener (Nordamerika) Sehnengrafts. Meist werden hierfür die ipsilaterale Gracilis- oder Semitendinosussehne verwendet. Eine aktuelle biomechanische Studie zeigte, dass auch lokale Grafts (gemeinsame Beugesehne „conjoined tendon", Ligamentum coracoacromiale) die native ACG-Stabilität wiederherstellen können [8]. Klinische Daten stehen hierzu noch aus. Ältere Verfahren wie die (modifizierte) Weaver-Dunn-Prozedur wurden aufgrund mangelnder Primärstabilität weitgehend verlassen.

Die Sehnenplastiken für die chronische ACG-Rekonstruktion müssen mit ausreichender Primärstabilität geschützt werden, bis eine biologische Einheilung erfolgt ist. Als aktuelle Standardverfahren gelten hierfür analog zur akuten ACG-Stabilisierung die arthroskopisch-assistierte AC-CC-Stabilisierung mit modernen Flaschenzugsystemen und additiver AC-Cerclage sowie die temporäre Stabilisierung mit einer langen Hakenplatte. Prinzipiell wird zwar eine möglichst anatomische Bandrekonstruktion angestrebt, jedoch steigt mit zunehmender Anzahl und Größe der Bohrkanäle das iatrogene Frakturrisiko sowohl im Bereich der lateralen Klavikula als auch des Processus coracoideus. Zuletzt wird zur Komplikationsprävention daher eher eine bohrkanalfreie subcoracoidale und zirkumklavikuläre Graftführung favorisiert [9].

4 Postoperative Nachbehandlung und Rehabilitation

4.1 Hakenplatte

Die Nachbehandlung erfolgt schmerzadaptiert funktionell mit einem Abduktionslimit bis zur Horizontalen. Hierdurch soll eine zu hohe Krafteinwirkung des Hakens auf die Unterseite des Acromions verhindert werden.

Postoperativ und 6 Wochen nach Implantation werden Röntgenbilder (ACG ap, transaxilläre Aufnahme) zur Kontrolle der ACG-Reposition und Implantatlage angefertigt. Bei regelrechtem Verlauf erfolgt die Implantatentfernung ca. 12 Wochen nach Implantation.

4.2 Arthroskopische ACG-Stabilisierung

Postoperativ wird für 6 Wochen ein Schlingenverband angelegt. Während der ersten 3 Wochen ist eine passive Beübung bis zu einer maximalen Abduktion von 45° erlaubt. In den folgenden 3 Wochen wird die passive Beübung bis zur Horizontalen gesteigert. Freie passive Beübung und den Beginn aktiver Beübung ohne AC-Belastung kann ab der 7. Woche durchgeführt werden. Muskuläre Kräftigungsübungen können nach 10–12 Wochen begonnen werden.

Fazit

Im deutschsprachigen Raum gilt die allgemeine Empfehlung, dass hochgradige akute ACG-Instabilitäten (Rockwood IV–VI) innerhalb eines Zeitraumes von 2–3 Wochen stabilisiert werden sollten, um Spätfolgen und aufwändige Stabilisierungsoperationen bei chronischer Instabilität zu vermeiden. Bei Rockwood-III-Verletzungen muss anhand des Belastungs- und Risikoprofils eine individuelle Therapieentscheidung getroffen werden, wobei horizontal instabile Rockwood-IIIB-Verletzungen eher operativ stabilisiert werden sollten. Bei akuter ACG-Luxation sind die spezifischen AC-Rupturmuster bei der Versorgungsstrategie mitzuberücksichtigen.

Bei chronischer ACG-Rekonstruktion (> ca. 6 Wochen) muss ein Sehnengraft (bevorzugt autologe, ipsilaterale Gracilissehne) zur ligamentären AC-CC-Rekonstruktion verwendet werden. Die Therapieentscheidung ist auch hier immer als individuelle Konsensentscheidung zu treffen.

Sowohl bei der Diagnostik als auch bei der Therapie von ACG-Instabilitäten muss die horizontale Instabilitätskomponente evaluiert und adressiert werden, um die bestmöglichen klinisch-radiologischen Ergebnisse zu erzielen. Aktuell gilt diesbezüglich die Durchführung bilateraler Alexander-Aufnahmen als diagnostischer Standard.

Auch wenn nach wie vor kein operativer Goldstandard existiert, gelten moderne arthroskopisch-assistierten Verfahren und die temporäre ACG-Stabilisierung mittels Hakenplatte als anerkannte Standardverfahren, die vergleichbare Ergebnisse bei unterschiedlichen Vor- und Nachteilen sowie unterschiedlichem Komplikationsspektrum liefern.

Literatur

[1] Chang N, Furey A, Kurdin A: Operative Versus Nonoperative Management of Acute High-Grade Acromioclavicular Dislocations: A Systematic Review and Meta-Analysis. J Orthop Trauma 2018; 32: 1–9. [EBM III]

[2] Beitzel K, Mazzocca AD, Bak K et al.: ISAKOS upper extremity committee consensus statement on the need for diversification of the Rockwood classification for acromioclavicular joint injuries. Arthrosc J Arthrosc Relat Surg Off Publ Arthrosc Assoc N Am Int Arthrosc Assoc 2014; 30: 271–278. [EBM IV]

[3] Maier D, Jaeger M, Reising K et al.: Injury patterns of the acromioclavicular ligament complex in acute acromioclavicular joint dislocations: a cross-sectional, fundamental study. BMC Musculoskelet Disord 2016; 17: 385. [EBM III]

[4] Izadpanah K, Jaeger M, Ogon P et al.: Arthroscopically Assisted Reconstruction of

Acute Acromioclavicular Joint Dislocations: Anatomic AC Ligament Reconstruction with Protective Internal Bracing – The „AC-Reco-Bridge" Technique. Arthrosc Tech 2015; 4: e153–161. [EBM IIb]

[5] Hann C, Kraus N, Minkus M et al.: Combined arthroscopically assisted coraco- and acromioclavicular stabilization of acute high-grade acromioclavicular joint separations. Knee Surg Sports Traumatol Arthrosc 2018; 26: 212–220. [EBM IV]

[6] Kraus N, Scheibel M: Injuries of the acromioclavicular joint in athletes. Chir Z Alle Geb Oper Medizen 2014; 85: 854–863. [EBM IIb]

[7] Stein T, Muller D, Blank M et al.: Stabilization of Acute High-Grade Acromioclavicular Joint Separation: A Prospective Assessment of the Clavicular Hook Plate versus the Double Double-Button Suture Procedure. Am J Sports Med 2018; 46: 2725–2734. [EBM IIa]

[8] Le Hanneur M, Thoreson A, Delgrande D et al.: Biomechanical Comparison of Anatomic and Extra-Anatomic Reconstruction Techniques Using Local Grafts for Chronic Instability of the Acromioclavicular Joint. Am J Sports Med 2018; 46: 1927–1935. [EBM IV]

[9] Puhringer N, Agneskirchner J: Arthroscopic Technique for Stabilization of Chronic Acromioclavicular Joint Instability with Coracoclavicular and Acromioclavicular Ligament Reconstruction Using a Gracilis Tendon Graft. Arthrosc Tech 2017; 6: e175–181. [EBM IV]

6.4 Akromioklavikulargelenkverletzung

7 Plastische, Rekonstruktive und Ästhetische Chirurgie

7.1 Was gibt es Neues in der Indikationserweiterung der rekonstruktiven Mikrochirurgie beim älteren Patienten?

I. Ludolph, M. Schmitz, A. Arkudas, R. E. Horch

Die Lebenserwartung in westlichen Ländern nimmt aufgrund verschiedener Faktoren kontinuierlich zu. Damit steigt zwangsläufig auch die Zahl an älteren und multimorbiden Patienten, die einer operativen Behandlung bedürfen. Dies gilt für alle chirurgischen Disziplinen, insbesondere für solche Operationen, bei denen größere Wundflächen in Kauf genommen werden müssen.

Eine Übersicht über die Bevölkerungsentwicklung in Deutschland mit den Daten aus 1950 und der Projektion im Jahr 2060 macht diese massive Altersverschiebung deutlich sichtbar *(Abb. 1)*.

Mit dieser Entwicklung einher geht auch die wachsende Anforderung an die Rekonstruktion komplexer Defekte bei älteren und oft multimorbiden Patienten, die häufig auf systemische Medikamente – einschließlich eine dauerhaften Antikoagulantientherapie wegen kardialer Probleme – angewiesen sind. Andererseits hat sich durch ein besseres Verständnis und die zunehmende Routine in der Mikrochirurgie während der letzten 2 Jahrzehnte, nicht zuletzt aufgrund verbesserter Instrumente und technischer Geräte wie auch im Rahmen der Perforator-Lappenchirurgie, die zunehmende Anzahl verfügbarer Gewebe-Spenderstellen für den freien Lappentransfer bei geeigneter Indikation die Chance einer individualisierten sichereren und erfolgreicheren mikrochirurgischen Geweberekonstruktion nahezu unabhängig vom Patientenalter etabliert [1–7].

Die Definition des „Alters" bleibt in diesem Zusammenhang allerdings momentan noch weiter unscharf und wird literaturabhängig durchaus unterschiedlich ausgelegt. Für eine chirurgische Therapie ist eine starre Altersdefinition als imaginäre Grenze für Therapieentscheidungen nach neueren Erkenntnissen unter heutigen medizinischen Bedingungen nicht mehr empfehlenswert. Das biologische Alter und die körperlichen Reserven müssen ebenso wie die Lebensqualität und das Aktivitätslevel als Teil eines mehrdimensionalen Therapiekonzeptes Berücksichtigung finden. Der Begriff der „frailty" (Gebrechlichkeit) des individuellen Patienten hat sich in diesem Zusammenhang als maßgeblich gezeigt. Man versteht darunter grob zusammengefasst die chronische altersbedingt herabgesetzte Belastbarkeit bei vermindertem Kraftzustand.

Der medizinisch-technische Fortschritt hat auch in der rekonstruktiven Chirurgie die Grenzen des Möglichen und Machbaren erweitert. Die technische Machbarkeit komplexer rekonstrukti-

7.1 Rekonstruktive Mikrochirurgie beim älteren Patienten

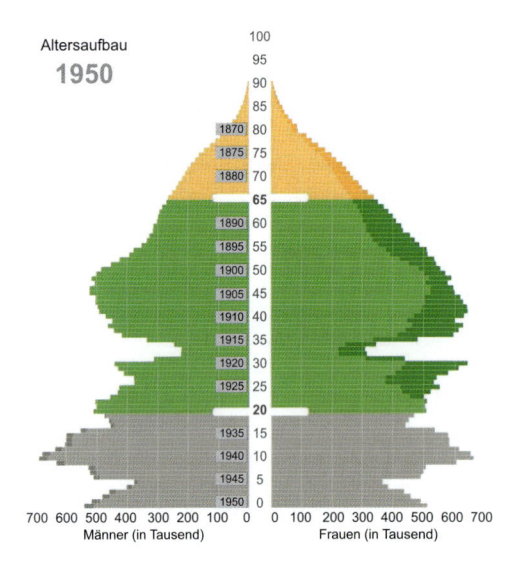

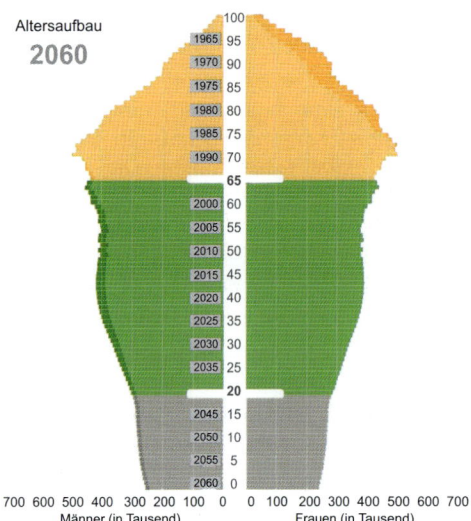

Abb. 1a, b: a) Altersstatistik der Bevölkerung in Deutschland 1950 und b) Projektion der Bevölkerungsstatistik in Deutschland 2060; (Quelle: Destatis, Statistisches Bundesamt Deutschland: https://service.destatis.de/bevoelkerungspyramide/#)

chirurgische Fachdisziplinen weiterhin von diesem Wandel betroffen, da der Anteil alter Patienten, bei welchen ein mikrochirurgisch-rekonstruktiver Eingriff erforderlich wird, steigt und sich das Fach daher mit sämtlichen, mit einem höheren Lebensalter assoziierten Konditionen, auseinandersetzen muss. Ein alter Patient ohne relevante Komorbidität stellt eine Rarität bei komplexen Therapieplanungen dar. Insgesamt bedeutet dies, dass beginnend von der Therapieentscheidung bis hin zur nachstationären Betreuung ein hochspezialisiertes Behandlungsteam essenzielle Grundbedingung bei der Versorgung alter Patienten und der Anwendung mikrochirurgisch-rekonstruktiver Verfahren sein sollte [8].

Bei der Indikationsstellung müssen unterschiedliche Fragen beantwortet werden, die einerseits klären sollen, welches Verfahren das geeignetste ist und in welcher Form der Patient hiervon profitiert [9]. Ein Eingriff muss sinnvoll möglich sein und bei multimorbiden Patienten und infauster Prognose kritisch hinterfragt werden. Komorbiditäten müssen frühzeitig erkannt und der Relevanz entsprechend eingeordnet werden. Die Untersuchung bzw. Optimierung von Vorerkrankungen vor einem ausgedehnten operativen Eingriff ist aus chirurgischer, internistischer und anästhesiologischer Sicht unverzichtbar. Das perioperative Gerinnungsmanagement erfordert Erfahrung in der laborchemischen Routinediagnostik und im Einsatz von gerinnungshemmender Medikation wie Plättchenaggregationshemmern und Vitamin-K-Antagonisten, da die Inzidenz erworbener hämophiler Gerinnungsstörungen mit dem Alter deutlich zunimmt [10]. Zu den in der Literatur beschriebenen relevanten allgemeinen systemischen Risikofaktoren bei älteren Patienten mit plastisch-chirurgischen Operationen gehören aufgrund einer Analyse von Fukui et al. ein Serumalbumin-Spiegel von < 2,8 g/dl, eine Operationszeit von über 120 Minuten und ein ASA-Status (American Society of Anesthesiologists) von 3 [11].

Durch die gemeinsame interdisziplinäre Rekonstruktion der Einstrohm- oder auch im Bedarfsfall der Ausstrohmbahn – z.B. mit einer temporären arteriovenösen Schleifenfistel – zusammen mit der Gefäßchirurgie kann auch bei älteren Menschen mit einer arteriellen Verschlusskrankheit

ver Eingriffe beim alten Patienten wurde in den letzten Jahren durch viele retrospektive Studien, Fallserien und Übersichtsarbeiten herausgestellt. Allgemeingültige, evidenzbasierte Standards und Empfehlungen zur Behandlung innerhalb dieses Patientenkollektives fehlen jedoch. Die plastisch-rekonstruktive Chirurgie ist wie andere

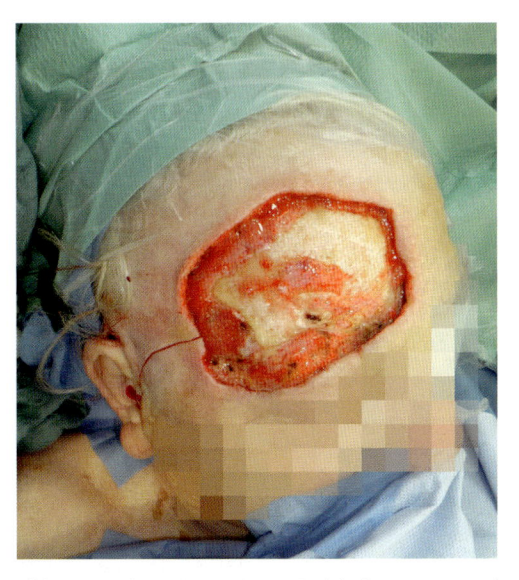

Abb. 2: 82-jährige Patientin mit Defekt frontotemporal rechts nach R0-Resektion Ulcus terebrans (Eigene Patientenfälle, Reproduktion mit freundlicher Genehmigung des Kaden Verlags)

die mikrochirurgische Rekonstruktion mit freien Gewebetransfers in den allermeisten Fällen erfolgreich vorgenommen werden. Dies trifft insbesondere bei palliativen Situationen zu und kann zu einer wesentlichen Verbesserung der Lebensqualität beitragen.

Die Kooperation mit der Fachdisziplin Geriatrie sollte intensiviert und ausgebaut werden und Konzepte für eine fachübergreifende Behandlung etabliert werden. Demgegenüber kann für Prehabilitationsmaßnahmen keine klare Empfehlung ausgesprochen werden. Der individuelle physische Status eines älteren Patienten sollte jedoch nach Möglichkeit präoperativ verbessert werden.

Mobilisierung, Wiedererlangen und Aufrechterhaltung von Selbständigkeit und der Kraftaufbau müssen im Speziellen bei alten Patienten durch geschultes Personal durchgeführt werden. Zudem sind Schulungen von ärztlicher und pflegerischer Seite zur Prophylaxe, Erkennung und Therapie eines postoperativen Delirs empfohlen. Hier ist naturgemäß die Zusammenarbeit mit Neurologen und Geriatern unabdingbar. Um im Anschluss an eine erfolgreiche Rekonstruktion auch die Rehabilitation zu gewährleisten, ist die Organisation der nachstationären Behandlung alter Patienten integraler Bestandteil der umfassenden multidisziplinären Behandlung. Hilfs- und Heilmittel sowie die Hilfe bei der häuslichen Überleitung oder die Unterstützung bei der Bewilligung einer Anschlussheilbehandlung sollen von professioneller Seite koordiniert werden und diese eine Schlüsselstelle zwischen Patienten, Krankenhaus, Angehörigen und Hausarzt einnehmen.

In geeigneten Fällen ist die Mikrochirurgie beim alten Patienten gleichwertig empfehlenswert verglichen mit einem jüngeren Patientengut *(Abb. 2–5)* [12, 13]. Dies erfordert ein Höchstmaß an Erfahrung, ein spezialisiertes Zentrum und eine moderne Infrastruktur [14].

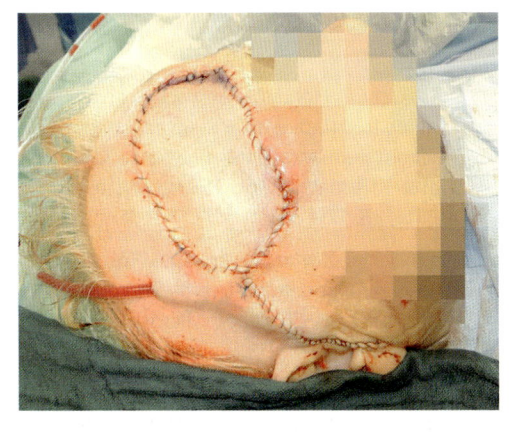

Abb. 3: Zustand nach Defektdeckung durch freie fasziokutane Radialis-Lappenplastik vom Unterarm links mit mikrochirurgischem Gefäßanschluss auf A. und V. temporalis rechts (Eigene Patientenfälle, Reproduktion mit freundlicher Genehmigung des Kaden Verlags)

7.1 Rekonstruktive Mikrochirurgie beim älteren Patienten

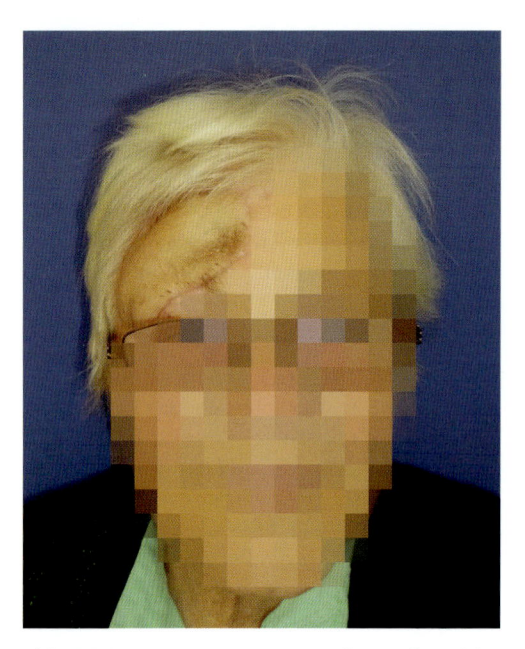

Abb. 4: 4 Monate postoperativ. Ansicht von frontal (Eigene Patientenfälle, Reproduktion mit freundlicher Genehmigung des Kaden Verlags)

Die Behandlung dieser speziellen Patientengruppe sollte heutzutage am sinnvollsten nicht mehr als „Inselbehandlung" einer einzigen Fachdisziplin zugeordnet werden, sondern je nach Bedarf in interdisziplinären Vorgehensweisen – auch innerhalb der chirurgischen Fächer – zur Steigerung der Behandlungssicherheit und der Ergebnisqualität erfolgen.

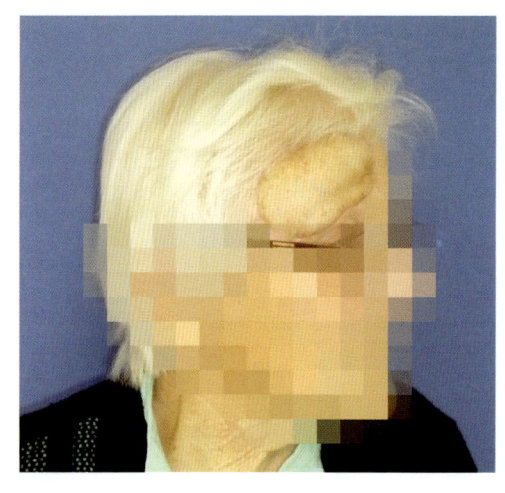

Abb. 5: 4 Monate postoperativ. Ansicht von seitlich (Eigene Patientenfälle, Reproduktion mit freundlicher Genehmigung des Kaden Verlags)

Literatur

[1] Grammatica A, Piazza C, Paderno A et al.: Free flaps in head and neck reconstruction after oncologic surgery: expected outcomes in the elderly. Otolaryngol Head Neck Surg 2015; 152: 796–802.

[2] Horch RE, Horbach T, Lang W: The nutrient omentum free flap: revascularization with vein bypasses and greater omentum flap in severe arterial ulcers. J Vasc Surg 2007; 45: 837–840.

[3] Walgenbach KJ, Horch R, Voigt M et al.: Free microsurgical flap-plasty in reconstructive therapy of diabetic foot ulcer. Zentralbl Chir 1999; 124 Suppl 1: 40–44.

[4] Arkudas A, Horch RE, Regus S et al.: Retrospective cohort study of combined approach for trunk reconstruction using arteriovenous loops and free flaps. J Plast Reconstr Aesthet Surg 2018; 71: 394–401.

[5] Horch RE, Lang W, Meyer A, Schmitz M: Distal pedal bypasses combined with free microsurgical flaps in chronic limb ischaemia for problematic wounds. Int Wound J 2016; 13: 425–426.

[6] Meyer A, Horch RE, Schoengart E et al.: Results of combined vascular reconstruction by means of AV loops and free flap transfer in patients with soft tissue defects. J Plast Reconstr Aesthet Surg 2016; 69: 545–553.

[7] Taeger CD, Horch RE, Arkudas A et al.: Combined free flaps with arteriovenous loops for reconstruction of extensive thoracic defects after sternal osteomyelitis. Microsurgery 2016; 36: 121–127.

[8] Jubbal KT, Zavlin D, Suliman A: The effect of age on microsurgical free flap outcomes: An analysis of 5,951 cases. Microsurgery 2017; 37: 858–864.

[9] Kremer T, Bauer M, Zahn P et al.: Perioperative Management in Microsurgery – Consensus Statement of the German Speaking Society for Microsurgery of Peripheral Nerves and Vessels. Handchir Mikrochir Plast Chir 2016; 48: 205–211

[10] Schmitz M, Riss R, Kneser U et al.: Perioperative coagulation management in microsurgery: report of the consensus workshops in the course of the 31st and 32nd Annual Meeting of the German-language Working Group for microsurgery of the peripheral nerves and vessels (DAM) November 2009 in Erlangen and November 2010 in Basel. Handchir Mikrochir Plast Chir 2011; 43: 376–383.

[11] Fukui K, Fujioka M, Yamasaki K et al.: Risk Factors for Postoperative Complications among the Elderly after Plastic Surgery Procedures Performed under General Anesthesia. Plast Surg Int 2018; 2018: 7053839.

[12] Chick LR, Walton RL, Reus W et al.: Free flaps in the elderly. Plast Reconstr Surg 1992; 90: 87–94.

[13] Ustun GG, Aksu AE, Uzun H, Bitik O: The systematic review and meta-analysis of free flap safety in the elderly patients. Microsurgery 2017; 37: 442–450.

[14] Ludolph I, Lehnhardt M, Arkudas A et al.: Plastic reconstructive microsurgery in the elderly patient - Consensus statement of the German Speaking Working Group for Microsurgery of the Peripheral Nerves and Vessels. Handchir Mikrochir Plast Chir 2018; 50 (2): 118–125.

7.2 Was gibt es Neues in der Verbrennungschirurgie?

B.-S. Kim, B. Schäfer, J. P. Beier

Im Jahr 2018 feierte nicht nur die Deutsche Gesellschaft für Plastische und Ästhetische Chirurgie (DGPRÄC) ihr 50-jähriges Bestehen, es jährte sich auch die Gründung der ersten Intensivstation für Schwerbrandverletzte als eigenständige Einheit in Deutschland durch Prof. Dr. Dr. med. Fritz Eduard Müller im Jahr 1968 in Bochum. Maßgeblich durch seine Pionierarbeit beeinflusst konnte ein deutschlandweites Netz von Verbrennungszentren zur Behandlung Schwerbrandverletzter etabliert werden, deren Interessen durch die Deutsche Gesellschaft für Verbrennungsmedizin e. V. (DGV e. V.) vertreten wird. Ein zentrales Ziel der DGV ist die Förderung der Forschung auf dem Gebiet der Verbrennungschirurgie, denn obwohl kontinuierliche wissenschaftliche Erkenntnisse und technologische Fortschritte zu einer stetigen sowie substanziellen Verbesserung der Behandlungsmodalitäten und teils auch -ergebnisse führten, resultierte der medizinische Progress nicht in einer äquivalenten Verbesserung des nach wie vor zentralen Outcome-Parameters bei Schwerverbrannten – der Letalität. Demzufolge ist eine Fortführung, gar Intensivierung der experimentellen, translationalen und klinischen Forschung auf dem Gebiet der Verbrennungschirurgie/-medizin zwingend erforderlich. In der nachfolgenden Übersicht werden 4 aktuelle oder zukünftig in ihrer Relevanz zunehmende chirurgische und intensivmedizinische Behandlungsansätze näher beleuchtet.

1 Enzymatisches Debridement – Nexobrid®

Der Grundstein für eine erfolgreiche plastisch chirurgische Behandlung einer Verbrennungsverletzung mit signifikantem Einfluss auf das nachfolgende Behandlungsergebnis ist eine adäquate initiale und frühzeitige Konditionierung der Verbrennungswunde. Ein seit einigen Jahren wiederkehrendes Thema in diesem Kontext stellt das enzymatische Débridement auf Bromelain-Basis, einem Enzymkonzentrat aus dem Stamm der Ananaspflanze, dar. In Europa wurde dieses Enzymgemisch Ende 2012 unter dem Namen Nexobrid® zugelassen und wird von der Medi-Wound GmbH, Rüsselsheim am Main, vertrieben.

Nexobrid® gilt als attraktive Alternative zum etablierten Standardverfahren der chirurgischen tangentialen Nekrektomie, bei der mittels Messer das nekrotische Gewebe tangential abgetragen wird. Zwar wurden in der Vergangenheit auch andere Verfahren wie das biologische Débridement mittels Maden, die Hydrochirurgie, bei dem statt einer Klinge ein Hochgeschwindigkeitswasserstrahl zum Einsatz kommt, das enzymatische Debridement mittels Kollagenase, Laser oder Kauterisierungsinstrumente vorgeschlagen, doch hat sich keines dieser Verfahren bislang durchsetzen können [1].

Die Nachteile der nach wie vor weltweit am häufigsten angewandten Methode der tangentialen Nekrektomie sind die technisch durchaus anspruchsvolle Durchführung mit einer gewissen Lernkurve sowie insbesondere ein signifikanter Blutverlust und die fehlende Selektivität zwischen gesunden/nekrotischem Gewebe mit zu radikal oder konservativer Exzision. Im ersteren Fall wird neben dem nekrotischen auch zu viel des gesunden Gewebes abgetragen und somit das Empfängerbett für das später zu erfolgende Spalthauttransplantat kompromittiert. Dies kann im schlimmsten Falle zu einer Exposition des darunterliegenden Fettgewebes oder gar funktioneller Strukturen mit nachfolgender

Notwendigkeit aufwendigerer Rekonstruktionsverfahren zur Folge haben. Bei einer zu konservativen Nekrektomie hingegen wird nicht genügend nekrotisches Gewebe entfernt und somit zum einen kein adäquates Empfängerbett für die Spalthauttransplantation geschaffen und zum anderen die Wundheilung durch das verbliebene nekrotische Gewebe behindert/Wundinfektionen gefördert. Dies wiederum führt häufig zu erneut notwendigen operativen Eingriffen, die sich besonders bei den in ihrer Reserve geminderten Schwerbrandverletzten kritisch auswirken können. Eine genau dosierte tangentiale Exzision bis zum Erreichen gesunden, durchbluteten Gewebes ist mit viel Sorgfalt durchzuführen und technisch anspruchsvoll.

Nexobrid® verspricht ein für die Wunden und Patienten schonenderes Débridement durch den selektiven Verdau des nekrotischen Gewebes mit Schutz des gesunden Gewebes und Erhalt einer spontan abheilenden oder transplantationsfähigen Restdermis. In der Vergangenheit wurden bereits einige Studien zum klinischen Nutzen von Nexobrid® durchgeführt und zusammengefasst [2]. Auf Grundlage der bestehenden vorliegenden Evidenz gilt Nexobrid® nicht als rein experimenteller Ansatz, sondern wird aktiv und routinemäßig in einigen deutschsprachigen Kliniken eingesetzt. Wegweisend für die klinische Nutzung Nexobrids® war dabei die Veröffentlichung eines europäischen Konsensus im Jahr 2017, welcher durch zehn erfahrene Anwender und Spezialisten auf diesem Gebiet formuliert wurde und insgesamt 68 Stellungnahmen zur korrekten Anwendung von Nexobrid® umfasst [1]. Die Nutzung des enzymatischen Débridements wird ebenfalls in der aktualisierten Leitlinie der DGV aus dem Jahr 2018 in ausgewählten Fällen zur tangentialen Nekrektomie bei 2b-gradigen Verbrennungen empfohlen.

Zwar finden sich zahlreiche Publikationen, die eine Nexobrid®-bedingte Beschleunigung des Débridements, eine Reduktion der Anzahl notwendiger Eingriffe, Verbesserungen der Narben etc. zeigten, doch fehlte es an einer konkreten Zusammenfassung der bislang gesammelten Ergebnisse. Diesbezüglich veröffentlichten Loo et al. 2018 eine aktuelle Übersichtsarbeit, bei der die elektronischen Datenbanken PubMed, Ovid Medline, Web of Science und Embase nach relevanten publizierten Arbeiten über Nexobrid® bei der Therapie 2b- bis 3-gradiger Verbrennung aus den Jahren 1986–2017 durchsucht und analysiert wurden [3]. Nach kritischer Berücksichtigung der Ein- und Ausschlusskriterien wurden insgesamt sieben Publikationen in die nähere Auswahl aufgenommen und analysiert (Tab. 1). Die Autoren untersuchten dabei den klinischen Nutzen von Nexobrid® im Hinblick auf 7 Faktoren:

1. Zeit bis zum vollständigen Wunddébridement
2. die Gesamtzahl der benötigten chirurgischen Eingriffe
3. die Fläche der exzidierten Wunden
4. Notwendigkeit einer autologen Spalthauttransplantation
5. Narbenqualität
6. Zeitintervall bis zur vollständigen Wundheilung
7. Schmerz

Anhand der Auswertung der 7 Studien (Tab. 1) konnte für Nexobrid® ein Vorteil in den Punkten 1. Zeit bis zum vollständigen Wunddébridement, 2. die Gesamtzahl der benötigten chirurgischen Eingriffe, 3. die Fläche der exzidierten Wunden, 4. Notwendigkeit einer autologen Spalthauttransplantation, 5. Narbenqualität und 6. Zeitintervall bis zur vollständigen Wundheilung bestätigt werden. Bezüglich Schmerzen unter Anwendung von Nexobrid® berichtet der Großteil der 7 Studien zwar ebenfalls eine Besserung, jedoch sind diese meist von anekdotischer Evidenz. Bedenklich bleibt, dass trotz des prospektiven Charakters von 6 der 7 Studien, mit erfolgter Randomisierung in 6 Studien und Vorliegen einer Kontrollgruppe in 4 Studien, nur eine Studie multizentrisch war [4]. Zudem gehen die 7 Arbeiten letztlich auf lediglich 3 Arbeitsgruppen zurück, sodass hier ein gewisser Bias nicht auszuschließen ist.

Festzustellen ist jedoch, dass Nexobrid® eine zunehmend wichtige Rolle in der Verbrennungsmedizin spielt und bereits an einigen deutschen Verbrennungszentren mit großer Regelmäßigkeit genutzt wird und die aktuelle Evidenz einen positiven Nutzen Nexobrids® hinsichtlich vieler Aspekte bestätigt. Es ist jedoch kritisch anzumerken, dass die praktische Anwendung von einer technisch-chirurgischen Perspektive gesehen

7.2 Verbrennungschirurgie

Tab. 1: Klinische Studien zur Anwendung von Nexobrid® bei 2b- bis 3-gradigen-Verbrennungswunden zwischen 2004 und 2017

Autoren	Jahr der Veröffentlichung	Multicenter	Prospektiv	Randomisiert	Kontrolliert	Verblindet	Patienten (Kontrolle/Nexobrid®)
Rosenberg et al. [a]	2004	Nein	Ja	Nein	Nein	Ja	130
Krieger et al. [b]	2011	Nein	Nein	Nein	Nein	Nein	57
Rosenberg et al. [c]	2014	Ja (26 Teilnehmer)	Ja	Ja	Ja	Ja	155 (81/75)
Cordts et al. [d]	2016	Nein	Ja	Ja	Nein	Nein	13
Schulz et al. [e]	2017	Nein	Ja	Ja	Ja	Ja	40 (20/20)
Schulz et al. [f]	2017	Nein	Ja	Ja	Ja	Ja	26 (13/13)
Schulz et al. [g]	2017	Nein	Ja	Ja	Ja	k. A.	40 (20/20)

[a] Rosenberg L, Lapid O, Bogdanov-Berezovsky A et al.: Safety and efficacy of a proteolytic enzyme for enzymatic burn debridement: a preliminary report. Burns 2004; 30 (8): 843–850.
[b] Krieger Y, Bogdanov-Berezovsky A, Gurfinkel R et al.: Efficacy of enzymatic debridement of deeply burned hands. Burns 2012; 38 (1): 108–112.
[c] Rosenberg L, Krieger Y, Bogdanov-Berezovski A et al.: A novel rapid and selective enzymatic debridement agent for burn wound management: a multi-center RCT. Burns 2014; 40 (3): 466–474.
[d] Cordts T, Horter J, Vogelpohl J et al.: Enzymatic debridement for the treatment of severely burned upper extremities – early single center experiences. BMC dermatology 2016; 16 (1): 8.
[e] Schulz A, Shoham Y, Rosenberg L et al.: Enzymatic Versus Traditional Surgical Debridement of Severely Burned Hands: A Comparison of Selectivity, Efficacy, Healing Time, and Three-Month Scar Quality. Journal of burn care & research 2017; 38 (4): e745–e755.
[f] Schulz A, Fuchs PC, Rothermundt I et al.: Enzymatic debridement of deeply burned faces: Healing and early scarring based on tissue preservation compared to traditional surgical debridement. Burns 2017; 43 (6): 1233–1243.
[g] Schulz A, Perbix W, Shoham Y et al.: Our initial learning curve in the enzymatic debridement of severely burned hands-Management and pit falls of initial treatments and our development of a post debridement wound treatment algorithm. Burns 2017; 43 (2): 326–336.

simpler erscheinen mag als die chirurgische Exzision, doch die Wundbeurteilung nach Nexobrid®-Wunddébridement für unerfahrenes/ungeschultes Personal herausfordernd ist. Demzufolge bleibt die Nexobrid®-Behandlung weiterhin ein spezielles Verfahren, das entsprechend der Empfehlung des europäischen Konsensus-Beschlusses ausschließlich spezialisierten Verbrennungsteams nach ausreichender Ausbildung vorbehalten ist.

Fazit

- Trotz intensiver Forschungsbemühungen ist die Letalität Schwerbrandverletzter weiterhin hoch.
- Der klinische Nutzen des enzymatischen Débridements mit Nexobrid® wird in den bis dato limitierten Studien belegt.
- Nexobrid® sollte nur durch spezialisierte Verbrennungszentren genutzt werden.

2 Hydrochirurgie – Versajet®

Neben dem enzymatischen Débridement ist die Hydrochirurgie eine in der Verbrennungschirurgie zwar nicht fest etablierte, jedoch zugelassene, hochfrequent diskutierte und häufig angewandte Methode, die eine gegenüber der chirurgischen Exzision schonendere Nekrektomie verspricht. Das in diesem Zusammenhang am häufigsten genutzte und in der Literatur untersuchte hydrochirurgische System ist das von Smith & Nephew (London) vertriebene Versajet®.

Der in seiner Intensität stufenweise einstellbare Hochgeschwindigkeitswasserstrahl (genutzt wird sterile Kochsalzlösung) wird mit einem Handstück tangential zur Wundoberfläche bewegt, wodurch Wundbeläge und Verbrennungsnekrosen laut Herstellerangaben besonders sanft entfernt werden können. Weiterhin verspricht Versajet® ein gleichmäßigeres Wundbett bei – ähnlich wie Nexobrid® – besserem Erhalt von vitalem Gewebe.

Kakagia und Karadimas veröffentlichten kürzlich eine Übersichtsarbeit über Versajet® in der Verbrennungschirurgie auf Grundlage von letztlich 20 über Medline und Scopus identifizierten Publikationen aus den Jahren 2005–2016 [5]. Die Autoren analysierten unter anderem die klinische Effektivität und Sicherheit von Versajet® im Vergleich zur chirurgischen Nekrektomie. Es zeigte sich, dass nur 2 der 20 Studien prospektiv, randomisiert und kontrolliert waren und somit der ersten Evidenzklasse zugeordnet werden konnten [6, 7].

In einigen Studien niedrigerer Evidenzklassen konnten verbesserte Ergebnisse durch Versajet® bei 2- und 3-gradigen Verbrennungen beobachtet werden. Im Gegensatz dazu konnte in den 2 prospektiv randomisiert-kontrollierten Studien jedoch kein statistisch signifikanter Unterschied zwischen Versajet® und der herkömmlichen chirurgischen Exzision hinsichtlich der Débridement-Ergebnisse, Operationszeit, Abheilungsqualität und Infektionsrate nachgewiesen werden. Die der Evidenzklasse I zugehörigen Studien konnten ebenfalls kein erhöhtes Risiko von Versajet® im Vergleich zum chirurgischen Débridement aufzeigen. Ein bislang zumeist in experimentellen Arbeiten diskutiertes Risiko ist die Aerosolisierung und damit über den Luftweg vermittelte Infektion nach Versajet®-Debridement bakteriell beladener Wunden [8, 9]. Diesbezüglich fehlt jedoch bislang eine weiterführende sowie belastbare klinische Untersuchung.

Zusammengefasst kann aktuell aufgrund der schwachen Studienlage keine eindeutige Empfehlung zugunsten oder gegen die Nutzung von Versajet® in der Verbrennungsmedizin ausgesprochen werden.

Fazit

Die Evidenz hinsichtlich des Nutzens und Risikos der Hydrochirurgie (Versajet®) in der Verbrennungsmedizin ist derzeit schwach.

3 Genetische Manipulation von Xeno- und Autografts

Nach der initialen Wundkonditionierung ist häufig keine direkte autologe Transplantation möglich, somit eine temporäre Deckung der debridierten Wunden notwendig. Großflächige Verbrennungswunden werden nach erfolgter Nekrektomie in der Regel mittels Xeno-, teils mit Autografts gedeckt, die eine temporäre suffiziente Barriere etwa gegen Flüssigkeitsverlust bilden. Die Nutzung von Allografts (gespendete humane Leichenhaut) ist im Vergleich zum Xenograft deutlich kostenintensiver und aufgrund der eingeschränkten Verfügbarkeit limitierter. Ein signifikanter und bislang schwer lösbarer Nachteil der Xenografts sind xenoreaktive Antikörper, welche das Komplementsystem aktivieren, die Abstoßung der temporären Hautdeckung bedingen und dadurch einen häufigen Wechsel des Xenotransplantates notwendig machen.

Yanamoto und Kollegen fassten die Möglichkeit der genetischen Manipulation von Xenografts zusammen und veröffentlichten ihre Daten 2018 in der Zeitschrift Burns [10]. Eine systemische Suppression des Immunsystems wäre der einfachere Ansatz, ist insbesondere beim ohnehin infektionsgefährdeten Verbrennungspatienten kontraindiziert. Neueste Entwicklungen machen es sich zum

Ziel, die endogene immunologische Abwehrreaktion durch genetische Modulation der Xenotransplantate zu reduzieren. Durch weiterführende Genmanipulationen wäre neben einer Reduktion der Wechselfrequenz von Xenotransplantaten auf lange Sicht eine permanente Einheilung der Xenografts ohne einschränkende Immunantwort des Körpers denkbar. Um dieses Ziel zu erreichen sind laut den Autoren zwei Ansätze möglich: Einerseits wäre die parallele Transplantation von Thymus-Gewebe aus dem Spenderorganismus zur T-Zell-Umprogrammierung (Erkennung porciner Antigene als körpereigen) vorstellbar. Andererseits wäre die Induktion hämatopoetischer Zellchimäre durch eine zeitgleiche Transplantation von hämatopoetischen Stammzellen des Spenderorganismus aus dessen Knochenmark denkbar. Diese Ansätze bleiben zum aktuellen Zeitpunkt zwar noch rein hypothetischer Natur, doch zeigt eine kürzlich publizierte und hochdotiert preisgekrönte Arbeit von Hirsch et al., wie sehr sich die molekulargenetische Forschung der klinischen Anwendung in den letzten Jahren annähern konnte. In seiner in der Zeitschrift Nature im November 2017 publizierten Arbeit wurde ein bei der initialen Aufnahme 7-jähriger Junge mit junktionaler Epidermolysis bullosa durch genmodifizierte Keratinozyten erfolgreich behandelt [11]. Diese Krankheitsentität ist zwar per se keine Verbrennung, stellt plastische Chirurgen aufgrund des weitflächigen kutanen Läsionen vor ähnliche Herausforderungen wie Schwerbrandverletzte und bedürfen häufig einer Therapie in Verbrennungszentren. Der junktionalen Epidermolysis bullosa liegt eine Mutation verschiedener Gene zugrunde, welche letztlich zur Produktion von fehlerhaftem Laminin-332 und eine damit verbundene insuffiziente Haftung der Epidermis an die Dermis führt. Diese äußerte sich bei dem Patienten mit bis zu 80 % abgelöster Epidermis und rezidivierenden, nahezu den gesamten Körper betreffenden Ulzerationen bei der initialen Einweisung. Das Team der Plastischen- und Verbrennungschirurgie in Bochum identifizierte in Kooperation mit dem Genlabor in Modena zunächst ein fehlerhaftes LAMB3-Gen (aktuell sind 18 Gene identifiziert, welche das Krankheitsbild potenziell auslösen können), welches die Untereinheit beta-3 des Laminin-332 codiert, als ursächlich für die bei dem Jungen vorliegende Krankheit. Es erfolgte eine retrovirale Transduktion eines LAMB3-exprimierenden Vektors in Keratinozyten, die von einer der wenigen nicht-pathologischen Hautareale entnommen und in vitro expandiert wurden. Diese so modifizierten Keratinozyten wurden im Anschluss auf alle betroffenen Hautareale transplantiert und somit die bis dahin als unheilbar geltende Krankheit geheilt und der Patient aus der Behandlung entlassen. Anschließende Biopsien der transplantierten Areale zeigten, dass alle Keratinozyten das intakte Gen stabil exprimierten und der Junge nach narbenfreier Abheilung ein weitestgehend normales Leben führt. Die Arbeit von Hirsch et al. wurde aufgrund ihres innovativen Ansatzes unter anderem mit dem Von-Langenbeck-Preis und dem Eurordis Rare Diseases Europe Scientifc Award ausgezeichnet.

Fazit

Eine genetische Modifikation von Xeno- und Autografts stellt einen innovativen Behandlungsansatz für die Zukunft dar.

4 Glutamin-Substitution bei Schwerbrandverletzten

Neben den plastisch-chirurgischen Behandlungskonzepten in der Verbrennungsmedizin spielt die interdisziplinäre, anästhesiologisch-intensivmedizinische Therapie eine entscheidende Rolle. Auch hier bedarf es weiterhin einer intensiven Forschung zur Evaluation möglicher Optimierungsmöglichkeiten beim intensivmedizinischen Management Schwerbrandverletzter. Erwähnenswert hierbei ist die 2015 initiierte Multicenter-Studie mit dem Titel „Re-Energize (A RandomizEd trial of ENtERal Glutamine to minimIZE thermal injury).

In dieser Studie wird der klinische Nutzen einer Glutamin-Substitution explizit bei Schwerbrandverletzten kritisch untersucht. Zwar handelt es sich bei der Glutamin-Substitution um keinen innovativen, bislang unbekannten Therapieansatz in der Intensivmedizin, doch könnte diese Studie den Nutzen von Glutamin bei Schwerverbrannten abschließend klären. Darüber hinaus könnte das großangelegte Studiendesign als Vorbild für zukünftige klinische Studien auf dem Gebiet der Verbrennungsmedizin dienen.

Glutamin ist eine konditionell-essenzielle Aminosäure, die im Menschen hauptsächlich im Muskelgewebe synthetisiert sowie gespeichert wird und eine Reihe an metabolischen und immunologischen Funktionen im Organismus übernimmt. In hochproliferativen Zellen wie Enterozyten fungiert es als Energiesubstrat, in Lymphozyten fördert es die Differenzierung, in neutrophilen Granulozyten die Phagozytose, Produktion zahlreicher Zytokine und die Antigenpräsentation. Glutamin ist zudem eine Vorstufe für den wichtigsten Radikalfänger Glutathion. Der Glutamin-Plasmaspiegel liegt im Normalfall bei 500–705 µmol/l und kann als Indikator für die Stoffwechsellage des Körpers dienen. Ein erniedrigter Glutamin-Plasmaspiegel kann somit z. B. Rückschluss auf eine katabole Stoffwechsellage geben und mit erheblichen systemischen Folgen plus erhöhter Letalität verbunden sein. Besonders intensivpflichtige Patienten sind in der Akutphase auf Glutamin angewiesen. Da die endogene Glutamin-Produktion bei diesen Patienten jedoch gedrosselt wird, wird Glutamin in diesen Fällen „konditionell essenziell". Als Folge des Glutamin-Mangels kann es zu einer erhöhten enteralen Permeabilität und zu einer dadurch bedingten bakteriellen Durchwanderungsperitonitis kommen und in diesen Patienten zu kritischen, im schlimmsten Falle letalen Infektionen führen.

In allgemein-intensivpflichtigen Patienten erfolgten bislang eine große Zahl an randomisiert-kontrollierten Studien. In der ausführlichen Metaanalyse von Bollhalder et al. aus dem Jahr 2013, in der 40 randomisiert kontrollierte Studien aufgearbeitet wurden, führte eine Glutamin-Substitution zu keiner nachweislichen Mortalitätssenkung, hatte jedoch eine signifikante Verringerung der Infektionsrate sowie Verkürzung der Krankenhausliegedauer im Falle einer parenteralen Gabe zur Folge [12]. Eine 2015 veröffentlichte erneute Meta-Analyse von Oldani et al., in der 30 randomisiert-kontrollierte Studien zusammengefasst wurden, zeigte keine signifikante Verbesserung der Mortalität/Infektion durch Glutamin-Substitution [13]. Im Gegensatz zu dem allgemein-intensivmedizi-

nischen Patientenkollektiv ist die Studienlage bei intensivpflichten Verbrennungspatienten zwar weitaus schwächer, jedoch deutet die Mehrzahl der Studien auf eine durch Glutamin-vermittelte Mortalitätssenkung hin [14, 15]. In den bis dato 7 randomisierten klinischen Studien zur Glutamin-Substitution bei Verbrennungspatienten konnte eine signifikante Senkung der Mortalitätsrate sowie Krankenhausaufenthaltsdauer beobachtet werden, mit einzelnen Berichten auch über eine Glutamin-abhängige Reduktion gramnegativer Bakterien in Blutkulturen [14–16].

Trotz der vielversprechenden klinischen Studien wird laut Cochrane Review die zu kleine Studienpopulation und das „Single-Center"-Bias kritisiert [17]. Wie eine internationale Umfrage zeigt, herrscht unter den Verbrennungszentren weiterhin Uneinigkeit: Bei 37 der befragten Verbrennungszentren erhielten lediglich 47,7 % der Patienten eine Glutamin-Substitution [18]. Seitens der Europäischen Gesellschaft für Klinische Ernährung und Stoffwechsel besteht ebenfalls nur eine schwache Empfehlung für Glutamin bei Verbrennungen aufgrund der o. g. Schwachpunkte der aktuellen Studienlage [19]. Ähnliche Kritiken werden von den kanadischen und amerikanischen Gesellschaften geäußert [20, 21]. Die Re-Energize-Studie setzt sich somit zum Ziel, beide Kritikpunkte, nämlich die niedrige Patientenzahl und das monozentrische Studiendesign, durch eine groß angelegte multizentrische Studie zu adressieren und somit eine abschließende Empfehlung auszusprechen [22]. Auf Grundlage der gewonnenen Ergebnisse könnten darüber hinaus bislang unerkannte Risiken erkannt sowie durch eine unter Umständen überflüssige bzw. gar schädliche Glutamin-Substitution anfallende Mehrkosten verhindert werden.

In der prospektiven randomisierten, doppel-verblindeten, kontrollierten Multicenter-Studie werden in der Experimentalgruppe Verbrennungspatienten mit 0,5 g/kg/Tag Glutamin enteral/per os bzw. in der Kontrollgruppe enteral/per os mit Maltodextrin, einer inerten Kohlenhydratmischung substituiert. Eingeschlossen werden 18- bis 59-jährige Patienten mit spalthautpflichtigen 2b- bis 3-gradigen thermischen Verletzungen mit einer betroffenen Verbrennungsoberfläche von ≥ 20 % ohne Inhalationstrauma bzw. 15 % bei gleichzeitigem Inhalationstrauma. Bei Patienten ≥ 60. Lebensjahr ist eine Verbrennungsoberfläche von ≥ 10 % ausreichend. Die Nachbeobachtungszeit beträgt insgesamt 6 Monate.

Primärer Messparameter ist die 6-Monats-Mortalität, sekundärer Messparameter die Zeit bis zur Entlassung aus der stationären Behandlung. Weiterhin werden als tertiäre Messparameter die gesundheitsbezogene Lebensqualität anhand des Fragebogens Short Form-36 (SF-36), Bewältigung von Alltagsaktivitäten, Inzidenz von Bakteriämie durch Gram-negative Bakterien, Beatmungszeit, intensivstationäre Behandlungszeit sowie die generelle Therapiezeit im Krankenhaus erfasst.

Bis November 2018 konnten in 42 weltweit aktiven Verbrennungszentren 678 Patienten eingeschlossen werden. Ziel ist es, bis zum Jahr 2021 insgesamt 2 700 Verbrennungspatienten zu rekrutieren. Seit August 2017 nimmt die Klinik für Plastische Chirurgie, Hand- und Verbrennungschirurgie des Universitätsklinikums Aachen in Zusammenarbeit mit der Klinik für Operative Intensivmedizin und Intermediate Care sowie Unterstützung durch die Academic Research Organisation 3CARE als erstes deutsches Zentrum an der Studie teil und konnte bislang 11 Patienten einschließen.

Fazit

Die multizentrische Re-Energize-Studie untersucht die Wirksamkeit der Glutamin-Substitution bei Schwerbrandverletzten und könnte als Vorbild für weitere multizentrische, randomisiert-kontrollierte Studien zur Beantwortung komplexer Fragestellung in der Verbrennungsmedizin dienen.

Literatur

[1] Hirche C, Citterio A, Hoeksema H et al.: Eschar removal by bromelain based enzymatic debridement (Nexobrid®) in burns: An European consensus. Burns 2017; 43: 1640–1653. [EBM IV]

[2] Rosenberg L, Shoham Y, Krieger Y et al.: Minimally invasive burn care: a review of seven clinical studies of rapid and selective debridement using a bromelain-based debriding enzyme (Nexobrid®). Annals of burns and fire disasters 2015; 28: 264–274. [Review]

[3] Loo YL, Goh BKL, Jeffery S: An Overview of the Use of Bromelain-Based Enzymatic Debridement (Nexobrid(R)) in Deep Partial and Full Thickness Burns: Appraising the Evidence. Journal of burn care & research 2018; 39: 932–938. [Review]

[4] Rosenberg L, Krieger Y, Bogdanov-Berezovski A et al.: A novel rapid and selective enzymatic debridement agent for burn wound management: a multi-center RCT. Burns 2014; 40: 466–474. [EBM Ib]

[5] Kakagia DD, Karadimas EJ: The Efficacy of Versajet Hydrosurgery System in Burn Surgery. A Systematic Review. Journal of burn care & research 2018; 39:188–200. [Review]

[6] Gravante G, Delogu D, Esposito G, Montone A: Versajet hydrosurgery versus classic escharectomy for burn debridment: a prospective randomized trial. Journal of burn care & research 2007; 28: 720–724. [EBM Ib]

[7] Hyland EJ, D'Cruz R, Menon S et al.: Prospective, randomised controlled trial comparing Versajet hydrosurgery and conventional debridement of partial thickness paediatric burns. Burns 2015; 41: 700–707. [EBM Ib]

[8] Bowling FL, Stickings DS, Edwards-Jones V et al.: Hydrodebridement of wounds: effectiveness in reducing wound bacterial contamination and potential for air bacterial contamination. Journal of foot and ankle research 2009; 2: 13. [Experimentell]

[9] Sonnergren HH, Polesie S, Strombeck L et al.: Bacteria aerosol spread and wound bacteria reduction with different methods for wound debridement in an animal model. Acta dermato-venereologica 2015; 95: 272–277. [Experimentell]

[10] Yamamoto T, Iwase H, King TW et al.: Skin xenotransplantation: Historical review and clinical potential. Burns 2018; 44: 1738–1749. [Review]

[11] Hirsch T, Rothoeft T, Teig N et al.: Regeneration of the entire human epidermis us-

[12] Bollhalder L, Pfeil AM, Tomonaga Y, Schwenkglenks M: A systematic literature review and meta-analysis of randomized clinical trials of parenteral glutamine supplementation. Clin Nutr 2013; 32: 213–223. [EBM Ia]

[13] Oldani M, Sandini M, Nespoli L et al.: Glutamine Supplementation in Intensive Care Patients: A Meta-Analysis of Randomized Clinical Trials. Medicine 2015; 94: e1319. [EBM Ia]

[14] Garrel D, Patenaude J, Nedelec B et al.: Decreased mortality and infectious morbidity in adult burn patients given enteral glutamine supplements: a prospective, controlled, randomized clinical trial. Critical care medicine 2003; 31: 2444–2449. [EBM Ib]

[15] Zhou YP, Jiang ZM, Sun YH et al.: The effect of supplemental enteral glutamine on plasma levels, gut function, and outcome in severe burns: a randomized, double-blind, controlled clinical trial. JPEN Journal of parenteral and enteral nutrition 2003; 27: 241–245. [EBM Ib]

[16] Pattanshetti VM, Powar RS, Godhi AS, Metgud SC: Enteral glutamine supplementation reducing infectious morbidity in burns patients: a randomised controlled trial. The Indian journal of surgery 2009; 71: 193–197. [EBM Ib]

[17] Tan HB, Danilla S, Murray A et al.: Immunonutrition as an adjuvant therapy for burns. The Cochrane database of systematic reviews 2014: CD007174. [EBM Ia]

[18] Czapran A, Headdon W, Deane AM et al.: International observational study of nutritional support in mechanically ventilated patients following burn injury. Burns 2015; 41: 510–508. [EBM IIb]

[19] Rousseau AF, Losser MR, Ichai C, Berger MM: ESPEN endorsed recommendations: nutritional therapy in major burns. Clin Nutr 2013; 32: 497–502. [EBM IV]

[20] McClave SA, Taylor BE, Martindale RG et al.: Guidelines for the Provision and Assessment of Nutrition Support Therapy in the Adult Critically Ill Patient: Society of Critical Care Medicine (SCCM) and American Society for Parenteral and Enteral Nutrition (A.S.P.E.N.). JPEN Journal of parenteral and enteral nutrition 2016; 40: 159–211. [EBM IV]

[21] Heyland DK, Dhaliwal R, Drover JW et al.: Canadian clinical practice guidelines for nutrition support in mechanically ventilated, critically ill adult patients. JPEN Journal of parenteral and enteral nutrition 2003; 27: 355–373. [EBM IV]

[22] Heyland D, Muscedere J, Wischmeyer PE et al.: A randomized trial of glutamine and antioxidants in critically ill patients. The New England journal of medicine 2013; 368: 1489–1497. [EBM Ib]

7.3 Was gibt es Neues in der Handchirurgie?

J. Seegmüller, F. Neubrech, M. Sauerbier

1 Einleitung

In diesem Kapitel erfolgt eine Zusammenstellung einiger interessanter Aspekte der Handchirurgie des Jahres 2018. Für dieses Kapitel wurden nach einer die letzten 2 Jahre umfassenden systematischen Literaturrecherche in der deutsch- und englischsprachigen Literatur 3 Themenkomplexe ausgewählt. Gesucht wurde nach systematischen Übersichtsarbeiten, Metaanalysen oder randomisiert-kontrollierten Studien im Themengebiet Handchirurgie. Ausgewählt wurden Arbeiten, die diese Kriterien erfüllten, die hinreichend aktuell waren und die zu einem klaren und praxisrelevanten Schluss für den Leser kamen. Es werden die Themen: generelle Qualität aktueller Studien in der Handchirurgie, transkutane vs. versenkte Kirschner-Draht-Osteosynthese bei Handfrakturen und periphere Nervenläsionen behandelt.

2 Die Qualität von randomisiert-kontrollierten Studien in der Handchirurgie

Die evidenzbasierte Medizin ist die Grundlage unseres heutigen medizinischen Handelns und der klinischen Praxis. Den Goldstandard hierfür bilden randomisierte kontrollierte Studien (RCT). Besonders im Bereich der Chirurgie und der chirurgischen Intervention gibt es jedoch weniger und weniger gut designte randomisierte kontrollierte Studien als beispielsweise in der pharmakologischen Forschung. Gründe dafür sind die hohe Variabilität an Operationstechniken, die hohe Variabilität der Fähigkeiten und Fertigkeiten des Operateurs sowie dessen individuelle Lernkurve und die häufig gegebene Impraktikabilität der Verblindung. Diese Faktoren beschränken nicht nur die Quantität, sondern vor allem auch die Qualität von randomisierten kontrollierten Studien in der Handchirurgie. Eine detaillierte Analyse von RCTs ist für die Qualitätssicherung klinischer Studien obligat. Bisher gab es keine Studie, welche die Qualität und Quantität sowie deren Verlauf über die Zeit, von handchirurgischen RCTs selbst analysiert und ausgewertet hat. Chao Long und Mitarbeiter haben in einer systematischen Arbeit randomisiert-kontrollierte Studien im Hinblick auf ihre Qualität und Quantität beurteilt und versucht, mögliche Risiken von Störvariablen (Bias) und sachgemäße Randomisierungsmethoden zu detektieren [1].

Es fand eine umfangreiche Literaturrecherche in den gängigen Datenbanken (PubMed, Cochrane, Scopis, Google scholar und Clinicaltrials.gov) statt. Gesucht wurde nach allen randomisiert-kontrollierten Studien in der Handchirurgie, welche 2 oder mehr operative Verfahren wie Schnitt, Naht sowie Manipulation am Gewebe verglichen. Injektionen, Lasertherapien, invasive Schmerztherapie oder medikamentöse Therapien wurden von der Studie ausgeschlossen. Der Untersuchungszeitraum wurde nicht begrenzt. Untersucht wurden die Kriterien: Publikationsdatum, publizierendes Journal, Herkunftsland, finanzielle Förderung, Studienart, Patientenkollektiv, Randomisierungstechnik, Verblindung, primäre Ergebnisparameter, Power Analyse, Dokumentation von besonderen Ereignissen, die Nachuntersuchungsmethodik sowie die Analyseart (Intention-to-treat oder Per-protocol-set). Als weiteres methodisches Verfahren wurde von jeder Studie der sogenannte Jadad-Score auf einer Skala von 0–5 bestimmt, wobei ein höherer Wert eine bessere Qualität der Studie anzeigt. Evaluiert wurden hierbei die Randomisierungsmethode, die Verblindungsmethode und die Angemessenheit des Patientenkollektives. Insgesamt wurden 125 randomisierte kontrollierte Studien zwischen 1981 und 2015 ausgewertet.

Als Auswertungsergebnis konnte ein signifikanter Anstieg der Anzahl der Publikationen über den gesamten Zeitraum gezeigt werden. Die meisten Publikationen wurden im Journal of Hand Surgery European Volume (n = 34, 27 %), Journal of Hand Surgery American Volume (n = 21, 17 %) und Journal of Bone and Joint Surgery (n = 14, 11%) veröffentlicht. Die meisten Studien wurden in England (n = 30, 24 %), in den Vereinigten Staaten von Amerika (n = 20, 16 %) und Schweden (n = 8, 6 %) publiziert. Die Mehrheit der Studien waren unizentrische Studien (n = 112, 90 %) und erhielten keine finanzielle Förderung (n = 79, 63 %). Die 3 Hauptthemen, welche in den Studien untersucht wurden, waren die Behandlung des Karpaltunnelsyndroms (n = 58, 46 %), die Arthrose der Hand und Handwurzel (n = 20, 16 %) sowie die rheumatoide Arthritis der Hand (n = 10, 8 %).

Interessanterweise wurde bei einem Viertel der Studien keine spezifische Randomisierungsmethode angegeben. Weniger als 10 % der Studien (n = 12, 9,7 %) verwendeten eine Doppelverblindung. In der Mehrzahl der ausgewerteten Studien (n = 76, 61 %) sind Patienten im Verlauf aus der Studie ausgeschlossen worden, wobei der Grund dafür nicht genannt wurde. Nur bei 27 % (n = 34) der Studien wurden vollzählig alle eingeschlossenen Patienten nachuntersucht, bei 28 % (n = 35) der Studien war die Nachuntersuchung nicht möglich und bei 2,4 % (n = 3) war eine Nachuntersuchung im Studiendesign nicht vorgesehen.

Der durchschnittlich errechnete Jadad-Score betrug 2,1. Über die Zeit zeigte sich keine signifikante Steigerung des Jadad-Scores und somit der Qualität der Studien. Studien, welche in Großbritannien durchgeführt wurden oder einen kleineren Stichprobenumfang hatten, erhielten im Durchschnitt einen höheren Jadad-Score. Es bestand keine signifikante Korrelation des Jadad-Scores zum Publikationsjahr, zum publizierenden Journal, zur Durchführung als Multi- oder Singlecenter Studie oder zur finanziellen Förderung.

Chao Long und Mitarbeiter konnten zeigen, dass ein signifikanter Anstieg an randomisiert-kontrollierten Studien über die Jahre in der Handchirurgie verzeichnet werden konnte. Dies bedeutet jedoch nicht, dass auch die methodische Qualität der Studien anstieg.

Kim und Mitarbeiter kamen zu ähnlichen Ergebnissen [2]. Hier wurde die Qualität klinischer Studien im Bereich der Handchirurgie über den Zeitraum von 5 Jahren untersucht, nun unter Berücksichtigung von Studien, die sich mit Erkrankungen der Handgelenke und der Ellenbogen befassten. Zur Beurteilung wurde ebenfalls der Jadad-Score sowie zusätzlich der Coleman-Methodology-Score (RCMS), welcher auf den CONSORT-Richtlinien [3] für RCTs beruht, genutzt. Insgesamt wurden 62 kontrolliert-randomisierte Studien eingeschlossen, von denen 28 eine hohe Qualität und 34 eine niedrige Qualität – gemessen am Jadad-Score – aufzeigten. Als mögliche Ursache wurde auch in dieser Studie das Fehlen einer Power Analyse im Vorfeld, die ungenügende Dokumentation von ausgeschlossen Patienten sowie nicht valide Auswertungsmethoden genannt.

Auch in anderen Arbeiten wurde zugehörig zur Qualität der Studien das Evidenzlevel von publizierten Arbeiten in der Handchirurgie evaluiert. Die meisten Studien, welche in der Handchirurgie veröffentlicht wurden, waren Fallstudien oder Studien mit einem geringen Evidenzlevel. Nur 11 % zeigten in der Studie von Sugrue und Mitarbeitern ein hohes Evidenzlevel auf [4]. Es konnte jedoch gezeigt werden, dass die Evidenzlevel im Durchschnitt mit der Zeit anstiegen.

Diese Tatsache muss durchaus kritisch bewertet werden. Auch wenn nun vermehrt Artikel mit einem formal höheren Evidenzlevel veröffentlicht werden, bleibt die methodische Qualität der Studien häufig zurück. Obwohl durchaus Arbeiten publiziert werden, die formal den Anforderungen an eine RCT genügen, werden die genutzten Instrumente hierfür (Fallzahlplanung, Randomisation, Verblindung) oft nur ungenügend umgesetzt. Dies zeigt die Notwendigkeit eines guten Studiendesigns mit einer guten Planung im Vorfeld und einer methodisch sauberen Umsetzung, um valide Ergebnisse zu erhalten und das Niveau der klinischen Studien und somit evidenzbasiert die Qualität der Behandlung der Patienten in der Handchirurgie zu verbessern. Natürlich entsteht hierdurch ein Spannungsfeld zwischen Quantität und Qualität. Die Umsetzung einer methodisch sauberen multizentrischen Untersuchung nimmt unter Umständen mehrere Jahre in Anspruch. Insbesondere für die Fallzahlplanung notwendige Voruntersuchungen sind zeitraubend. Soll auch noch gemäß der CONSORT-Richtlinien [3] für die Planung von klinischen RCTs vorgegangen werden, wird gefordert, dass ein Studienprotokoll vorab in publizierter Form vorliegt, was ebenfalls die Publikation der Hauptergebnisse verschiebt. Auch innerhalb einer Studie kann in der Auswertung häufig mathematisch nur sauber vorgegangen werden, wenn sich diese auf eine klare Fragestellung, wie beispielsweise der Überlegenheit eines Verfahrens gegenüber einem anderen hinsichtlich eines einzigen Parameters, bezieht.

Fazit

- Randomisiert kontrollierte Studien (RCT) bilden den Goldstandard der evidenzbasierten Medizin in der klinischen Forschung und Praxis. Viele Fachbereiche haben die Prinzipien der evidenzbasierten Medizin übernommen, in der klinisch-chirurgischen Forschung ist die Anwendung aufgrund anderer Voraussetzungen jedoch schwierig. Gründe dafür sind die hohe Variabilität an Operationstechniken, die hohe Variabilität der Fähigkeiten und Fertigkeiten des Operateurs sowie dessen individuelle Lernkurve und die häufig gegebene Impraktikabilität der Verblindung.
- Es konnte gezeigt werden, dass über die Zeit eine signifikante Zunahme der Anzahl an klinischen Studien in der Handchirurgie zu verzeichnen ist, dies jedoch nicht mit einer Zunahme der Qualität der Studien übereinstimmt. Dies zeigt die Notwendigkeit eines guten Studiendesigns mit einer guten Planung im Vorfeld und einer methodisch sauberen Umsetzung auf, um valide Ergebnisse zu erhalten.

3 Behandlung peripher Nervenverletzung mit Nerventube als Neuromprophylaxe

Periphere Nervenverletzungen sind auch heute noch eine Herausforderung für den mikrochirurgisch tätigen Handchirurgen. Komplette Nervendurchtrennungen heilen nicht ohne operative Versorgung. Nervenverletzungen ohne Defektzone werden unter dem Mikroskop genäht, bei Nervendefekten ist klassischerweise ein Nerveninterponat erforderlich, das zuvor an einer anderen Körperstelle entnommen werden muss. Auch nach adäquater mikrochirurgischer Naht kommt es häufig durch ungerichtetes und übermäßiges Wachstum der Axone zu schmerzhaften Neuromen, die den Patienten und die Handfunktion einschränken. Nicht selten regeneriert sich die Sensibilität des Fingers oder der Hand nur insuffizient, sodass nur bei einem Drittel der Patienten zufriedenstellende Ergebnisse im Hinblick auf die Sensibilität erreicht werden [5]. Auch das Entnehmen eines Nerveninterponates führt zu einem Ausfall des sensiblen Spendernervs und somit zu einer häufig relevanten Morbidität. Aufgrund der unbefriedigenden Ergebnisse kommt die Frage nach alternativen Behandlungsmethoden auf. Eine vielversprechende Methode stellt die Verwendung von Nervetubes dar. Dies sind kleine biosynthetische, resorbierbare Röhrchen, welche bislang dafür eingesetzt wurden, um kleine Nervendefekte als Leitschiene zu überwinden. Neben den mechanischen Effekten bestehen sie aus einer semipermeablen Membran, welche biologische Eigenschaften hat, Nervenwachstumsfaktoren wie NGF selektiv anreichern lässt und den Effekt der Schwannschen Zellen verstärkt. Derzeit stehen Nervetubes aus unterschiedlichen Materialien zur Verfügung. Besonders erfolgsversprechend scheinen Nervetubes aus dem Biopolymer Chitosan zu sein. Dieses wird aus Chitin hergestellt. In experimentellen Studien konnte eine bioaktive elektrostatische Wirkung von Chitosan gezeigt werden, welche sich unabhängig von der Membranwirkung positiv auf das Überleben und die Differenzierung von Nervenzellen sowie die Ausrichtung der Schwann-Zellen auswirkt [6]. Ein kontrolliertes Axonwachstum könnte wiederum die Bildung von Neuromen verhindern. Neu und erstmalig in der vorgestellten Studie untersucht wurde nun die additive Verwendung von Nervetubes bei der primären Nervennaht [7].

Durchgeführt wurde eine randomisierte kontrollierte und doppelt-verblindete Zwei-Zentren-Studie. Der Untersuchungszeitraum umfasste März 2015 bis Juni 2017. Insgesamt wurden 74 Patienten nach entsprechender Fallzahlplanung anhand einer Power Analyse in die Studie eingeschlossen. Hierfür war eine gesonderte Planungsstudie erforderlich. Das Studienprotokoll wurde vorab publiziert. Alle Patienten mit Zeichen einer peripheren Nervenverletzung an der Hand erhielten sowohl präoperativ als auch intraoperativ eine Untersuchung in Hinblick auf die definierten Einschlusskriterien. Nach Einschluss der Patienten in die Studie erfolgte eine alternierende Einteilung mit einer 1 : 1-Verteilung zur Kontroll- und Interventionsgruppe. Wenn mehr als ein Nerv betroffen war, wurden alle Nerven in derselben Art versorgt. Die präoperativen Einschlusskriterien umfassten alle Nervenverletzung distal des Karpaltunnels sowie proximal des distalen Interphalangealgelenks. Weitere Einschlusskriterien waren ein kompletter Sensibilitätsverlust im Versorgungsgebiet des Nervs, die Möglichkeit zur Primärnaht des Nervs, ein Patientenalter zwischen 18 und 67 Jahren, ein Verletzungsalter von nicht mehr als 72 Stunden sowie das Vorliegen der Zustimmung zur Teilnahme an der Studie. Ausgeschlossen wurden alle Patienten mit einer Amputations- oder Gefäßverletzung und Patienten mit Nervendefektverletzungen. Patienten, welche in die Kontrollgruppe eingeschlossen wurden, erhielten eine mikrochirurgische End-zu-End-Naht mittels eines 9/0-Ethilon-Fadens. In der Interventionsgruppe wurde die Naht zusätzlich mit einem Nervetube aus Chitosan von 1 cm Länge und mit einem Durchmesser von 2,1 mm umhüllt. Nachuntersuchungen fanden nach 3, 6 und 12 Monaten postoperativ statt. Der primäre Zielparameter wurde in der 6-Monats-Nachuntersuchung erhoben. Hauptmessgröße war die statische Zwei-Punkt-Diskrimination(2PD)-Fähigkeit nach 6 Monaten. Weitere Parameter waren die Sensibilitätstestung mittel der Semmes-Weinstein-Methode, das subjektive Schmerzempfinden mittels Visueller Analog Skala (VAS), der DASH-Score, die Fingerbeweglichkeit sowie die Griffkraft, gemessen mittels Jamardynamometer.

Die durchschnittliche 2PD 3 Monate nach Operation betrug in der Kontrollgruppe 11 mm (5–25 mm) und in der Interventionsgruppe 11,4 mm (4–20 mm). Interessante Unterschiede im Heilungsprozess und in der Rehabilitation zeigten sich nach 6 Monaten. Die Zwei-Punkt-Diskrimination betrug hier im Durchschnitt in der Kontrollgruppe 8 mm (2–20 mm) und in der Interventionsgruppe 6,3 mm (1–15 mm). Dieses Ergebnis war statistisch signifikant. Nach Abschluss der Studie wurden weitere 17 Patienten in der Kontrollgruppe und 20 Patienten in der Interventionsgruppe 12 Monate nach der Operation nochmals klinisch untersucht. Hier zeigte sich die durchschnittliche Zwei-Punkt-Diskrimination in der Kontrollgruppe bei 8 mm und in der Interventionsgruppe bei 5,5 mm. Auch in der Sensibilitätstestung mittels Semmes-Weinstein-Monofilamenten zeigte sich eine signifikante Verbesserung des Berührungsempfindens in der Interventionsgruppe.

3 Patienten (8 %) entwickelten ein Neurom in der Kontrollgruppe, kein Patient in der Interventionsgruppe. Chronische Schmerzen nach der Nervenrekonstruktion waren in beiden Gruppen sehr gering ausgeprägt (durchschnittlich 1 in der Interventionsgruppe und 1,3 in der Kontrollgruppe nach 6 Monaten auf der VAS-Skala 0–10). Als weiterer sekundärer Parameter wurden der DASH-Score sowie die Beweglichkeit der Finger untersucht. Ein DASH-Score von 11,3 in der Interventionsgruppe zu 9,1 in der Kontrollgruppe zeigte keine signifikante Differenz nach 6 Monaten. Auch in der Grobkraft und Fingerbeweglichkeit waren keine signifikanten Unterschiede aufzuzeigen. Es konnte jedoch eine signifikante Korrelation zwischen 2PD und DASH-Score festgestellt werden.

Es konnte gezeigt werden, dass die additive Verwendung eines Nervetubes bei der End-zu-End-Naht peripherer Nerven an der Hand zu einer signifikanten Verbesserung der Zwei-Punkt-Diskriminations-Fähigkeit führt und somit das Ergebnis wesentlich verbessert. Zudem war die Verbesserung der 2PD klinisch relevant, da mit dem DASH-Score ein wichtiger handchirurgischer Outcome-Parameter direkt korrelierte. Auch die Entstehung von schmerzhaften Neuromen wurde reduziert [7].

Dies steht auch in Kohärenz mit der aktuellen Literatur, auch wenn diese aufgrund einer anderen Einschlussindikation nur eingeschränkt vergleichbar ist. Meek untersuchte 2013 in einer Metaanalyse die Verwendung eines Nervetubes als Überbrückung von Defektverletzung bei Nervenverletzungen an der Hand. Als primärer Faktor wurde hier ebenfalls die 2PD als Messgröße verwendet. Die minimale Nachuntersuchungszeit betrug 11 Monate. Es konnten 235 Nervenrekonstruktionen detektiert und analysiert werden. 169 (72 %) Fälle verwendeten ein auf synthetischem Polyester basierendes Nervetube, 66 Nervendefekte wurden mittels Kollagen-Nervetube versorgt. 171 (73 %) von den oben genannten Nervenrekonstruktionen zeigten ein gutes bis exzellentes Regenerationsergebnis. Basierend auf den aufgezeigten Daten kann man bei Nervendefekten bis 3 cm Länge die Verwendung von Nervetubes durchaus als geeignetes Alternativverfahren zur Nerventransplantation bei kurzen Nervendefekten erachten. Unterschiede zwischen den verwendeten Nervetubes konnten nicht festgestellt werden [8].

Ein Unterschied zwischen Nervetubes aus unterschiedlichen Materialien wurde in beiden Studien nicht ermittelt. Dies könnte ein Ansatz für weitere Studien sein. Es liegen jedoch bereits experimentelle Arbeiten vor, in denen gezeigt werden konnte, dass Chitosan einen biologischen Effekt auf die Nervenzellregeneration und die Schwann-Zellen hat. In der Studie von Simões und Mitarbeitern [9] wurden 3 Chitosanmembranen in vitro und in vivo getestet, um sie später als Nervenleiter für die Rekonstruktion peripherer Nerven zu verwenden, die Axonotmesis oder Neurotmesis-Läsionen ausgesetzt waren. Simões und Mitarbeiter konnten in ihrer Studie zeigen, dass Chitosan eines der vielversprechendsten Biomaterialen im Bereich des Tissue Engineerings von Nerven ist. Die 3 Arten von Chitosanmembranen waren alle ein hervorragendes Substrat für Zellvermehrung, Überleben und Differenzierung der Nervenzellen.

Fazit

- Periphere Nervenverletzungen sind schwerwiegende Verletzungen in der Handchirurgie und stellen auch heute noch eine Herausforderung für den Mikrochirurgen dar. Häufig ist das Outcome nach einer reinen Nervennaht nicht befriedigend und es verbleibt eine Sensibilitätsstörung oder ein schmerzhaftes Neurom im Bereich der Naht. Eine vielversprechende Alternative stellt hier die additive Verwendung von Nervetubes bei primärer Nervennaht dar. Chitosan scheint als Biomaterial für Nervetubes besonders geeignet zu sein.
- Bei der additiven Verwendung von Nervetubes bei peripheren Nervenverletzungen an der Hand konnte gezeigt werden, dass die Zwei-Punkt-Diskrimination nach 6 Monaten signifikant besser ist als bei einer Nervennaht ohne zusätzliche Verwendung eines Nervetubes. Die Verbesserung der 2PD zeigte sich klinisch relevant, da mit dem DASH-Score ein wichtiger handchirurgischer Outcome-Parameter direkt korrelierte. Des Weiteren konnte die Entstehung von schmerzhaften Neuromen verhindert werden.

4 Transkutane vs. versenkte Kirschner-Draht-Osteosynthese

20 % aller Frakturen betreffen die Hand, somit stellen sie die zweihäufigste knöcherne Verletzung nach Frakturen am distalen Radius und der Ulnar dar [10].

Die Bohrdraht- oder Kirschner-Draht-Osteosynthese ist eine der häufigsten Methoden in der Frakturversorgung bei handchirurgischen Eingriffen. Eine Kernentscheidung dabei ist die Frage, ob man die Kirschner-Drähte unter oder über dem Hautniveau platziert. Gewöhnlich verbleiben die Kirschner-Drähte nur temporär im Knochen und werden nach einigen Wochen wieder entfernt. Der erhoffte Vorteil bei einer Platzierung der Drähte unter dem Hautniveau ist eine Reduktion der Infektionsrate. Im Gegensatz hierzu ermöglichen

Kirschner-Drähte, welche über dem Hautniveau platziert sind, eine schnelle und einfache Metallentfernung ohne zusätzliche Operation im Rahmen einer Sprechstunde. Dies könnte neben den Unannehmlichkeiten für den Patienten die Kosten der Behandlung reduzieren. Die Überlegenheit eines Verfahrens gegenüber dem anderen in diesen Punkten wurde bisher nie gezeigt, ist aber absolut praxisrelevant, jedoch vielleicht wegen der scheinbaren Banalität der Fragestellung in der Forschung nur unzureichend berücksichtigt worden. Ein kürzlich veröffentlichtes systemisches Review fand nur unzureichende Belege für einen Zusammenhang der gewählten Lage der Kirschner-Drähte mit postoperativen Infektionen oder anderen Komplikationen [11]. Gardiner und Mitarbeiter untersuchten in ihrer Studie nun die aktuelle klinische Praxis sowie Faktoren, welche in die Entscheidungsfindung mit einfließen sowie die Präferenzen der Patienten [12].

Es wurde ein maßgeschneiderter Umfragebogen für Handchirurgen, Handtherapeuten und Patienten entwickelt. Jeder Fragebogen untersuchte im speziellen die individuellen Vorgaben der Abteilungen, persönliche Präferenzen sowie Faktoren, die eine Entscheidung beeinflussen. In dem Patientenfragebogen wurden die Patienten nach ihren 5 Hauptbedenken bezüglich der Kirschner-Draht-Osteosynthese gefragt.

Insgesamt wurden 797 Antwortbögen aus 58 handchirurgischen Abteilungen in England ausgewertet. Im Detail stammten die Antworten 423-mal (53 %) von Chirurgen, 187-mal (23 %) von Handtherapeuten und 187-mal (23 %) von Patienten. Die Mehrheit der befragten Orthopäden (83 %) und Plastischen Chirurgen (77 %) hatten keine feste Präferenz zu Kirschner-Draht oder alternativen Osteosyntheseformen bei Frakturen des Metakarpus oder der Phalangen. Die Mehrheit der Plastischen Chirurgen präferierte, die Kirschner-Drähte über dem Hautniveau zu belassen (53 %), 34 % hatten hingegen keine Präferenz. Orthopäden sprachen sich zu 41 % für eine Belassung der Drähte über Hautniveau aus und hatten zu 49 % keine Präferenz. Betrachtet man den Ausbildungsstand der Ärzte, zeigte sich, dass die Mehrheit der Assistenzärzte in Ausbildung ein Belassen der Drähte über Hautniveau bevorzugten (59 %). Bei den Fachärzten belassen 42 % die Kirschner-Drähte über dem Hautniveau und 44 % hatten keine Präferenz.

Es wurde eine multinomiale logistische Regressionsanalyse durchgeführt mit der Präferenz der Chirurgen als unabhängige Variable und den Schlüsselfaktoren, welche diese Entscheidung beeinflussen als Sekundärvariable. Bedenken hinsichtlich des Infektionsrisikos führten zu einer signifikanten Bevorzugung zum Versenken der Kirschner-Drähte unter Hautniveau. Dieses Ergebnis war unabhängig von anderen Kovarianten. Im Gegensatz hierzu zeigte die Einbeziehung der Metallentfernung im Verlauf eine signifikante Tendenz, die Kirschner-Drähte über dem Hautniveau zu belassen. Wirtschaftliche Aspekte beeinflussten die Präferenz des Arztes nicht. Eine große Anzahl der Operateure, welche sich für die Kirschner-Draht-Osteosynthese entschieden, gaben intraoperativ (83 %) sowie postoperativ in jedem Fall eine Antibiose (33 %). Das Entfernen der herausragenden Kirschner-Drähte wurde in den meisten Fällen im Rahmen der Sprechstunde durchgeführt, wohingegen versenkte Kirschner-Drähte meist im Operationssaal entfernt wurden. Handtherapeuten hatten zu 60 % keine Präferenz zur Verwendung der Kirschner-Drähte. Patienten in beiden Gruppen äußerten ähnliche Bedenken. Die Hauptsorgen bezüglich der Kirschner-Draht-Osteosynthese umfassten Schmerzen und den Heilungsprozess der Fraktur. Patienten, welche eine Kirschner-Draht-Osteosynthese über dem Hautniveau erhielten, waren proportional mehr besorgt über das Risiko einer Infektion als die Patienten der anderen Gruppe.

Betrachtet man weitere Studien zu diesem Thema, zeigte sich die Infektionsrate bei Osteosynthesen an der Hand generell gering, sodass immer noch unklar ist, ob ein Belassen der Kirschner-Drähte unter dem Hautniveau das Infektionsrisiko signifikant senken kann [13]. Eine groß angelegte Studie von Ridley und Mitarbeitern bei 695 Patienten fand heraus, dass Kirschner-Drähte, welche über dem Hautniveau platziert wurden, ein höheres Risiko für Infektionen an den Pinstellen hatten und bei diesen Patienten öfters eine antibiotische Therapie durchgeführt wurde. In dem retrospektiven Review wurden Patienten über 16 Jahre, welche zwischen 2007 und 2015 eine Kirschner-Draht-Osteosynthese an den Phalangen, Metakarpus oder am distalen Radius erhielten, eingeschlossen. Insgesamt erhielten 207 Patienten eine versenkte Kirschner-Draht-Osteosynthese und bei 488 Patienten wurden die Kirschner-Drähte über dem Hautniveau belassen. Es konnte gezeigt werden, dass in der Gruppe der nicht versenkten Kirschner-Drähte ein höheres Risiko einer (oberflächlichen) Pininfektion bestand (Infektionsrisiko unter dem Hautniveau 8,7 % vs. über dem Hautniveau 17,6 %) [14]. Im Gegensatz dazu konnten Koc und Mitarbeiter vergleichbare Werte des Infektionsrisikos bei der Verwendung von versenkten (9 %) oder offenen (10 %) Kirschner-Drähten verzeichnen. Insbesondere die unterschiedliche Verwendung der Definition eines Infektes erschwert die Vergleichbarkeit der Arbeiten [13].

Ein weiterer individueller Faktor der Entscheidungsfindung, welcher in der Studie von Gardiner aufgezeigt werden konnte, war die Praktikabilität der Metallentfernung, welche die Operateure eher dazu brachten, die Kirschner-Drähte über dem Hautniveau zu platzieren. Die Entfernung und das Management von postoperativen Infektionen von versenkten Kirschner-Drähten benötigt oft ein stationäres Setting, welches in höheren Kosten für den Patienten und das Gesundheitssystem resultiert. Koc und Mitarbeiter konnten zeigen, dass die additiven Kosten bei der Behandlung von Infektionen in Großbritannien für Patienten mit versenkten Kirschner-Drähten (£ 235.51) deutlich höher lagen als bei Patienten mit einer nicht versenkten Kirschner-Draht-Osteosynthese (£ 90.80) [13].

In dieser einfachen Umfragestudie konnten Unsicherheiten im Umgang mit Patienten, die eine Kirschner-Draht-Osteosynthese erhielten, identifiziert werden. Die Hälfte der Operateure bevorzugten ein Versenken der Kirschner-Drähte unter das Hautniveau, wohingegen die andere Hälfte keine Präferenz angab oder die Kirschner-Drähte bevorzugt über dem Hautniveau platzierte. Diese Indifferenz zeigt die derzeit anzunehmende Gleichwertigkeit der beiden Behandlungen auf und zeugt von einem unzureichenden Zugang zu qualitativ hochwertigen Studien, die zu einer Entscheidung beitragen könnten. Aufgrund der methodischen Heterogenität, welche bereits im ersten Kapitel angesprochen wurde, kann auch bei dieser an sich simplen Fragestellung keine allgemeingültige Aussage abschließend getroffen werden.

Fazit

- Die Kirschner-Draht-Osteosynthese ist eine der häufigsten Methoden in der Frakturversorgung bei handchirurgischen Eingriffen. Eine Kernentscheidung dabei ist die Frage, ob man die Kirschner-Drähte unter oder über dem Hautniveau platziert. Noch heute ist diese einfache und klinische relevante Frage nicht abschließend geklärt. Faktoren, die in die Entscheidungsfindung mit einfließen, sind Bedenken bezüglich des Infektionsrisikos sowie die anschließende Praktikabilität der Metallentfernung.

Literatur

[1] Chao Long, Heather E. desJardins-Park et al.: Quality of surgical randomized controlled trials in hand surgery: a systematic review. J Hand Surg Eur 2018. [EBM Ia]

[2] Kim JM, Zimmerman RM, Jones CM et al.: The quality of randomised controlled trials involving surgery from the hand to the elbow: A critical analysis of the literature. Bone Joint J. 2017; 99-B: 94–99. [EBM Ia]

[3] Schulz KF, Altman DG, Moher D for the CONSORT Group: CONSORT 2010 Statement: up-dated guidelines for reporting parallel group randomised trials. BMJ 2010; 340: 332. [EBM IV]

[4] Sugrue CM, Joyce CW, Sugrue RM et al.: Trends in the level of evidence in clinical hand surgery research. Hand (NY) 2016; 11: 211–215. [EBM IIa]

[5] Chaise F, Friol JP, Gaisne E: Results of emergency repair of wounds of palmar collateral nerves of the fingers (in French). Rev Chir Orthop Reparatrice Appar Mot 1993; 393–397. [EBM IIa]

[6] Freier T, Koh HS, Kazazian K et al.: Controlling cell adhesion and degradation of chitosan

[7] Neubrech F, Sauerbier M, Moll W et al.: Enhancing the Outcome of Traumatic Sensory Nerve Lesions of the Hand by Additional Use of a Chitosan Nerve Tube in Primary Nerve Repair: A Randomized Controlled Bicentric Trial. Plast Reconstr Surg 2018: 415–424. [EBM Ib]

[8] Meek MF, Coert JH: Recovery of two-point discrimination function after digital nerve repair in the hand using resorbable FDA- and CE-approved nerve conduits. J Plast Reconstr Aesthet Surg 2013; 66: 1307–1315. [EBM IIa]

[9] Simões MJ, Gärtner A, Shirosaki Y et al.: In vitro and in vivo chitosan membranes testing for peripheral nerve reconstruction. Acta Med Port 2011; 24: 43–52. [EBM IIb]

[10] Anakwe RE, Aitken SA, Cowie JG et al.: The epidemiology of fractures of the hand and the influence of social deprivation. J Hand Surg Eur 2011; 36: 62–65. [EBM IIa]

Preceding reference (continued): films by N-acetylation. Biomaterials 2005; 26: 5872–5878. [EBM IIb]

[11] Wormald JCR, Jain A, Lloyd-Hughes H et al.: A systematic review of the influence of burying or not burying Kirschner wires on infection rates following fixation of upper extremity fractures. J Plast Reconstr Aesthet Surg 2017; 1298–1301. [EBM IIa]

[12] Gardiner MD, Gardiner S, Issa F et al.: Buried Versus Exposed Kirschner Wires Following Fixation of Hand Fractures: I Clinician and Patient Surveys. Plast Reconstr Surg Glob Open 2018; 6 (4): e1747. [EBM IIa]

[13] Koç T, Ahmed J, Aleksyeyenko S: Buried Kirschner wires in hand trauma: do they reduce infection rates and is it worth the extra cost? Eur J Plast Surg 2012; 35: 803–807. [EBM IIa]

[14] Ridley TJ, Freking W, Erickson LO et al.: Incidence of treatment for infection of buried versus exposed Kirschner wires in phalangeal, metacarpal, and distal radial fractures. J Hand Surg Eur Vol 2017; 42: 525–531. [EBM IIa]

7.3 Handchirurgie

8 Übergreifende Themen

8.1 Was gibt es Neues beim Schmerzmanagement?

S. Müller

Das folgende Kapitel zeigt Neuerungen in der Schmerztherapie, bezogen auf das Jahr 2018, auf. Dazu erfolgte eine Literaturrecherche der letzten 2 Jahre aus dem deutsch- und englischsprachigen Raum. Die 3 Themengebiete

- systemische Effekte von Lokalanästhetika,
- selektiv peripher-wirksamen Opioide und
- Risikostratifizierung bezüglich der Entwicklung von chronisch-postoperativen Schmerzen

werden behandelt.

1 Systemische Effekte der Amid-Lokalanästhetika

Neben der analgetischen Wirkung der Lokalanästhetika, die über die Blockade spannungsabhängiger Natriumkanäle vermittelt wird, werden auch vorteilhafte Effekte der Substanzen beschrieben, die auf deren systemische Anwendung zurückzuführen und unabhängig von der Blockade der Natriumkanäle sind [1].

1.1 Effekt der Lokalanästhetika auf die postoperative Erholung

Eine perioperative systemische Gabe von Lidocain (1,5–2 mg/kgKG als Bolus, anschließend 1,5–2 mg/kgKG/h kontinuierliche Infusion) zeigte bei großen abdominellen Eingriffen eine Reduktion des Opiatbedarfes und eine frühere Wiederaufnahme der gastrointestinalen Funktion. Ebenfalls zeigte sich ein positiver Effekt auf die postoperative Erholung bei herzchirurgischen, gynäkologischen und ambulanten Operationen.

Mechanismen, die hierzu besonders im Bezug auf die Schmerzreduktion diskutiert werden, reichen von Ionenkanal-vermittelten über antiinflammatorische bis hin zu antihyperalgetischen, glycerinergen und N-Methyl-D-Aspartat (NMDA)-Rezeptor-vermittelten auf spinaler Ebene.

1.2 Effekt der Lokalanästhetika auf chronische Schmerzen

Lidocainmetaboliten können die Glycerinwiederaufnahme in vitro hemmen. Durch die Erhöhung der synaptischen Glycerinkonzentration mittels der Hemmung der für die Regulation zuständigen Glycerintransporter GlyT1 und GlyT2 konnte im Tierexperiment scheinbar eine schmerzhemmende Wirkung erzielt werden. Ob dieser Mechanismus und der systemische Einsatz von spezifischen Inhibitoren von Glycerintransportern gezielt zur Schmerztherapie genutzt werden können, muss in weiteren Studien überprüft werden.

1.3 Effekt der Lokalanästhetika auf endotheliale Entzündungsreaktionen

Chirurgische Eingriffe führen zur Ausschüttung verschiedener proinflammatorischer Zytokine, wie zum Beispiel Tumornekrosefaktor-α (TNF-α). Diese Zytokine versetzen den Körper in eine generalisierte proinflammatorische Situation. Dabei kann es zur Erniedrigung oder dem Verlust der endothelialen Barrierefunktion kommen, was zum Beispiel zur Entwicklung eines akuten Lungenödems führt. Des Weiteren kann es durch TNF-α-induzierte Phosphorylierungsvorgänge zu einer transendothelialen Migration von Granulozyten kommen, welche im Rahmen eines Lungenschadens diesen noch verschlimmern können.

In Tierexperimenten konnte gezeigt werden, dass Lidocain und Ropivacain einen Lungenschaden signifikant minimieren können. Ursächlich liegt dem eine Blockade der durch TNF-α-induzierten Signalkaskade zugrunde. Hierdurch kommt es zu einer Abnahme der Leukozytenadhäsion und dem Erhalt der Endothelbarriere in vitro. Auch die Aktivierung der neutrophilen Granulozyten wird durch Lidocain und Ropivacain vermindert, was die Entstehung eines Lungenschadens oder eines akuten Lungenversagens günstig beeinflussen kann.

1.4 Effekt der Lokalanästhetika auf Malignität

Bei malignen Erkrankungen gibt der Primärtumor sogenannte zirkulierende Tumorzellen in den Kreislauf bzw. das lymphatische Gewebe ab, wodurch es zur Entstehung von Fernmetastasen kommen kann. In der perioperativen Phase ist die Anzahl der zirkulierenden Zellen besonders hoch, was auch bei vollständiger Resektion des Primärtumors zur Metastasierung und daraus resultierend zum verschlechterten Langzeitüberleben führen kann. Retrospektive Studien zeigten einen Hinweis darauf, dass die perioperative Gabe von Lokalanästhetika (z. B. regionalanästhesiologische Verfahren) die Metastasierung, die Rezidivrate und das Überleben günstig beeinflusst. Neben den in Abschnitt 1.3 beschriebenen Auswirkungen auf die endotheliale Barriere, die bei der Metastasierung durch zirkulierende Tumorzellen eine Rolle spielt, wirken die Amid-Lokalanästhetika aufgrund ihrer antiinflammatorischen Eigenschaften vermutlich direkt inhibitorisch auf Tumorzellen.

Des Weiteren kommt es bei Inkubation von Lokalanästhetika mit Tumorzellen zu einer epigenetischen Veränderung von Tumorzellen. Dieses könnte bei Kombination additiv zum Effekt von Chemotherapeutika genutzt werden und das Überleben von Patienten günstig beeinflussen. Der Nachweis signifikanter Effekte von Amid-Lokalanästhetika auf das Überleben von Tumorpatienten steht aber noch aus. Zurzeit sollte noch anhand von Patienten- und Eingriff-spezifischen Faktoren entschieden werden, ob perioperativ bei einer Tumoroperation ein Lokalanästhetikum oder ein Regionalanästhesieverfahren zum Einsatz kommt.

Fazit

- Amid-Lokalanästhetika wirken nicht nur über die Blockade spannungsabhängiger Natriumkanäle, sondern haben auch weitere Vorteile, welche auf einer systemischen Gabe der Substanzen beruhen könnten.
- Die Gabe von Lidocain (1,5–2 mg/kgKG als Bolus, anschließend 1,5–2 mg/kgKG/h kontinuierliche Infusion) zeigte einen Effekt auf die postoperative Erholung.
- Tierexperimente lassen den Schluss zu, dass Lokalanästhetika über die Hemmung der Wiederaufnahme von Glycerin schmerzhemmend sein könnten.
- Es konnte experimentell gezeigt werden, dass Lidocain und Ropivacain über eine Blockade der durch TNF-α-induzierten Signalkaskade zum Erhalt der Endothelbarriere führen können. Ebenso wird die Aktivierung der neutrophilen Granulozyten durch Lidocain und Ropivacain vermindert. Beide Effekte können z. B. einen Lungenschaden oder ein akutes Lungenversagen günstig beeinflussen.
- Durch Abgabe von zirkulierenden Tumorzellen durch den Primärtumor in den Kreislauf

bzw. das lymphatische Gewebe, kann es insbesondere in der perioperativen Phase durch einen Anstieg der Zellen zur Metastasierung kommen. Dieses könnte sich ungünstig auf die Rezidivrate und das Überleben bei Patienten auswirken. Neben Effekten auf die endotheliale Barriere, die bei der Metastasierung durch zirkulierende Tumorzellen eine Rolle spielt, wirken die Amid-Lokalanästhetika aufgrund ihrer antiinflammatorischen Eigenschaften vermutlich zusätzlich direkt inhibitorisch auf Tumorzellen. Des Weiteren führen Lokalanästhetika zu einer epigenetischen Veränderung von Tumorzellen. Dieses könnte additiv zur Gabe von Chemotherapeutika genutzt werden.

- Auch wenn es Hinweise gibt, dass Lokalanästhetika das Überleben von onkologischen Patienten verbessern könnten, sollte derzeit noch anhand von Patienten- und Eingriffspezifischen Faktoren entschieden werden, ob perioperativ bei einer Tumoroperation ein Lokalanästhetikum oder ein Regionalanästhesieverfahren zum Einsatz kommt.

2 Selektiv peripher-wirksame Opioide

Um typische Nebenwirkungen von herkömmlichen Opioiden auf das Gehirn und den Darm, wie Sedation, respiratorische Insuffizienz, Euphorie, Dysphorie, Übelkeit, Obstipation, vermeiden zu können und einen Anteil an der Bewältigung der besonders in den USA zu beobachtenden Opioid-Krise zu leisten, wäre es von Interesse, Opioide, die ausschließlich an der Stelle der Verletzung bzw. der Entzündung wirken, zu entwickeln.

Eine klinisch relevante Schmerzlinderung ist zu erwarten, da physiologischer Schmerz sowohl über zentrale als auch über periphere sensorische Neuronen vermittelt wird.

Periphere Nozizeptoren (Aδ und C-Fasern) entstammen den Hinterhornneuronen („dorsal root ganglia", DRG). Die Erregung dieser DRG-Neuronen ist für viele akute und chronische Schmerzzustände verantwortlich, außerdem konnte ein antinozizeptiver Effekt durch endogene und exogene Opioide in entzündetem Gewebe, bei Nervenverletzungen und bei Tumorschmerz nachgewiesen werden. Dieses kommt möglicherweise dadurch zu Stande, dass eine Entzündungsreaktion zu einer Hochregulation der Anzahl bzw. der Funktionalität der Opioidrezeptoren in den DRG-Neuronen führt und dadurch eine „Demaskierung" der peripheren Opioidwirkung ausgelöst wird.

Des Weiteren wurden Opioidrezeptoren- und peptide in Synovialgewebe von Patienten mit akuter und chronischer Arthritis gefunden und es konnte gezeigt werden, dass durch intraartikuläre Gabe von Opioidrezeptorantagonisten (Naloxon) die Schmerzintensität und der Schmerzmittelverbrauch erhöht waren. Intraartikuläre Injektion von Morphium verringerte beides [2].

Zur Entwicklung systemisch anwendbarer, selektiv peripher-wirksamer Opioidagonisten gibt es 2 unterschiedliche Strategien. Die pharmakokinetische Strategie befasst sich damit, das Eindringen durch die Blut-Hirn-Schranke zu verringern. Dieses wird durch hydrophile Substanzen [3] und die Entwicklung eines großen Polyglycerolmorphinkonjugates (PG-M) angestrebt. PG-M erzielt tierexperimentell nur durch Aktivierung peripherer Opioidrezeptoren in verletztem Gewebe einen schmerzlindernden Effekt, ohne eine sedierende oder obstipative Komponente zu haben [4].

Die pharmakodynamische Strategie basiert auf der Annahme, dass im Gegensatz zu normalem Gewebe (Gehirn, Darm) bei Verletzungen im entzündlich-verändertem Gewebe eine veränderte Interaktion zwischen Opioidligand und Opioidrezeptor herrscht [5, 6].

Mithilfe von Computersimulationen konnte nachgewiesen werden, dass Opioidliganden bei niedrigerem pH (saures Milieu) eine stabilere Bindungsposition einnehmen als bei normalem pH. Dieses deckt sich mit der Beobachtung, dass Opioidagonisten in entzündlichem Gewebe stärker wirksam sind [7, 8]. Aufbauend auf der Hypothese, dass die Protonierung einer tertiären Aminogruppe an Opioidliganden essenziell für die Aktivierung des Opioidrezeptors ist, wurde mithilfe einer In-silico-Methode ein neuer Agonist (NFEPP) entworfen, der aufgrund der niedrigen Säuredissoziationskonstante (pkα = 6,82) vornehmlich in saurem Milieu protoniert ist [8].

In vivo zeigte sich, dass NFEPP selektiv über periphere Opioidrezeptoren seine analgetische Wirkung in entzündetem Gewebe entfaltet. Typische Opioidnebenwirkungen – das Gehirn oder den Darm betreffend – zeigten sich nicht [9, 8]. In entzündetem Gewebe war die analgetische Wirkung sowohl von NFEPP als auch von PG-M mit der von konventionellen Opioiden zu vergleichen [4, 9, 8], diese liegen jedoch sowohl bei niedrigem als auch bei normalem pH-Wert protoniert vor und entfalten ihre Wirkung sowohl an peripheren als auch an zentralen Opioidrezeptoren.

Studien zu einem weiteren Derivat lassen die Vermutung zu, dass der „ideale" pkα-Wert des Opioidliganden in der Nähe des pH-Wertes des entzündeten Gewebes liegen sollte. Weitere toxikologische Untersuchungen und klinische Zulassungsstudien müssen jetzt durchlaufen werden, bis die neuen Substanzen am Patienten zum Einsatz kommen können.

Fazit

- Selektiv peripher-wirksame Opioide könnten zur analgetischen Therapie von postoperativem Schmerz, bei Arthritis, Trauma oder Tumorschmerz eingesetzt werden.
- Typische Nebenwirkungen der konventionellen Opioide auf Gehirn und Darm ließen sich mit selektiv peripher-wirksamen Opioiden vermeiden.
- Die pharmakokinetische Strategie befasst sich mit der verringerten Permeation der Bluthirnschranke durch hydrophile Substanzen oder große Moleküle wie PG-M.
- Die pharmakodynamische Strategie befasst sich mit der Theorie, dass Opioidliganden in saurem Milieu eine stabilere Bindungsposition einnehmen und in entzündlichem Gewebe eine bessere analgetische Wirkung entfalten.
- Der „ideale" pkα-Wert des Opioidliganden wird vermutlich in der Nähe des pH-Wertes des entzündeten Gewebes liegen.

3 Risikostratifizierung bezüglich der Entwicklung von chronisch-postoperativen Schmerzen

Zahlreiche Studien belegen, dass chronische postoperative Schmerzen (chronic postsurgical pain = CPSP) weitaus verbreiteter und schwerwiegender sind als im Allgemeinen gedacht. Sie haben weitreichende Folgen auf die Lebensqualität und Funktionsfähigkeit der betroffenen Patienten sowie die Kosten des Gesundheitssystems. Nicht nur große Operationen wie z. B. koronare Bypass-Operationen (CPSP 30–50 %), sondern schon kleinere Operationen wie Melanomresektionen (CPSP 9 %), Zahnextraktionen (CPSP 5–13 %) und Leistenherniotomien (CPSP 5–63 %) können zur Entwicklung von chronisch-postoperativen Schmerzen führen.

Diese Erkenntnisse führten zu dem Versuch, Prädiktoren für ein erhöhtes Risiko für chronische postoperative Schmerzen zu identifizieren, um daraus präventive und therapeutische Maßnahmen ableiten zu können.

Risikofaktoren für die Entwicklung eines CPSP lassen sich einerseits zeitlich bezogen zum operativen Eingriff in präoperativ-intraoperativ-früh postoperativ-spät postoperativ einteilen, andererseits werden 6 sogenannte Domänen wie genetische Prädisposition, demographische Faktoren, Schmerzanamnese inklusive Empfindlichkeit gegenüber experimentell erzeugtem Schmerz, psychische und somatische Komorbidität und Operationsverfahren genannt [10].

3.1 Zeitliche Faktoren

Die Identifikation von präoperativen und intraoperativen Faktoren ist von Nutzen bei der Erkennung eines erhöhten präoperativen Risikos und zum Ergreifen von präventiven Maßnahmen. Aber auch das Erkennen von akuten postoperativen Risikofaktoren kann eine Chance sein, um das Risiko, z. B. durch die Mitversorgung durch einen Akutschmerzdienst und die Organisation der Nachsorge durch einen ambulanten Schmerzdienst, zu senken.

Tab. 1: Zeitliche Einordnung der Risikofaktoren für die Entwicklung chronisch-postoperativer Schmerzen

Risikofaktoren	Präoperativ	Intraoperativ	Postoperativ
Demographisch	jüngeres Alter, keine Kinder		
	weibliches Geschlecht		
Genetisch	Mutationen auf Ionenkanälen, purinergen Rezeptoren, Catechol-O-Methyltransferase		
Psychologisch	Depression		Depression
	Psychische Labilität		Psychische Labilität
	Stress		Stress
	Angst		Angst
	Katastrophisierung		Katastrophisierung
			Geringe Copingfähigkeit
Schmerz	Präoperative chronische Schmerzen		Schwerer akuter Schmerz
	Präoperative Opioideinnahme		Akuter neuropathischer Schmerz
	Erhöhte Empfindlichkeit gegen experimentell induzierten Schmerz		Akute sekundäre Hyperalgesie
	Erhöhte zeitliche Summation		
Chirurgisch		Art des Eingriffs	Wiederholte Revision erforderlich
		Nervenverletzung	
		Länge der Operationsdauer	
		Traumatische Ansätze	
Klinisch	Schwere und Anzahl der Komorbiditäten		Radiotherapie
	Körperliche Beeinträchtigungen		Chemotherapie

3.2 Demographische Faktoren

Im Gegensatz zum chronischen Schmerz, bei dem das fortgeschrittene Alter eine Rolle spielt, sind jüngere Patienten, aber kein pädiatrisches Patientenklientel, ein beständiger demographischer Faktor für den CPSP. Ebenso wie das weibliche Geschlecht.

Für soziodemographische Faktoren wie Bildungsstand, sozioökonomischer Status und Anspruch auf Entschädigungszahlungen gibt es divergierende Ergebnisse.

3.3 Genetische Faktoren

Chronischer Schmerz gilt heute als komplex erbliche Eigenschaft, sodass es nicht überrascht, dass auch das CPSP genetische Eigenschaften hat. Mutationen in den Genen für Kalium- und Calcium-Ionenkanäle und purinerge Rezeptoren haben Einfluss auf die Frequenz und Schwere des CPSP. Des Weiteren wurde gezeigt, dass Mutationen im Gen der Catechol-O-Methyltransferase, einem Enzym, das Effekte auf die Schmerzhemmung hat, und im OPRM1-Gen, das den μ-Opioidrezeptor codiert, Auswirkungen auf das CPSP haben.

3.4 Psychologische Faktoren

Depressionen, Stress, psychische Labilität und spätes Rückkehren an den Arbeitsplatz sind ebenso wie präoperative Angst vor dem Eingriff, Angst als Wesenszug, Schmerzkatastrophisierung, Hypochondrie und geringe Erwartungen an die Rückkehr an den Arbeitsplatz identifizierte Faktoren für die Entwicklung des CPSP.

Sie spielen sowohl in der präoperativen wie in der postoperativen Phase eine Rolle.

3.5 Schmerz als Faktor

Stärkste Prädiktoren für die Entstehung des CPSP sind einerseits vorbestehende chronische Schmerzen wie z. B. chronische Kreuzschmerzen, Reizdarmsyndrom und Fibromyalgie, deren Länge und Intensität sowie Opioid-induzierte Hyperalgesie durch eine Langzeittherapie mit Opioiden und andererseits starker akuter postoperativer Schmerz an den ersten Tagen und dessen Intensität. Diese lassen sich mit einem suffizienten Akutmanagement und einer präventiven Behandlung beeinflussen. Außerdem kann starker akuter Schmerz eine Frühmanifestation des CPSP sein.

Die Bewertung von experimentellen Schmerzstimuli, die in ihrer Intensität erhöht sind (Hyperalgesie) sind ebenfalls als ein Risikofaktor für CPSP identifiziert worden. Noch sensitiver scheint eine erhöhte zeitliche Summation als Maß der Erregbarkeit und eine verringerte „conditioned pain modulation" als Zeichen für eine geminderte inhibitorische Funktion zu sein.

3.6 Chirurgische Faktoren

Dass die Art des operativen Eingriffes, z. B. Mastektomie 11–57 %, koronare Bypass-Operation 30–50 %, Leistenherniotomie 5–63 %, Sectio 6–55 %, Amputation 30–85 %, selbst für die Entwicklung eines CPSP entscheidend ist, konnte in der Vergangenheit in zahlreichen Studien gezeigt werden.

Auch gibt es Hinweise, dass das CPSP zu einem gewissen Anteil verfahrensspezifisch ist. Ebenso sind die Länge des operativen Eingriffs, eine traumatischere bzw. ausgedehntere Variante (laparoskopisch vs. konventioneller Methode), die Notwendigkeit von Revisionen und das Ausmaß einer eventuellen Nervenverletzung für die Entstehung eines CPSP richtungsweisend.

3.7 Somatische Komorbidität als Faktor

Als Risikofaktoren wurden überschneidend mit dem Faktor Schmerz das Reizdarmsyndrom, die rheumatoide Arthritis, das Raynaud-Syndrom und die periphere Nervenverletzung detektiert.

Einige Studien konnten zeigen, dass auch Adipositas und eine erhöhter Body Mass Index erhöhende Risikofaktoren sind.

Fazit

- Der chronisch-postoperative Schmerz (CPSP) ist eine verbreitete und schwerwiegende Komplikation nach Operationen, die weitreichende Folgen auf die Lebensqualität und Funktionsfähigkeit der betroffenen Patienten sowie die Kosten des Gesundheitssystems hat.
- Risikofaktoren, die zur Entwicklung eines CPSP führen können, kann man in zeitliche Beziehung setzen: präoperativ-intraoperativ-postoperativ. Präoperative und intraoperative Faktoren sind von Nutzen bei der Erkennung eines erhöhten präoperativen Risikos und zum Ergreifen von präventiven Maßnahmen. Aber auch das Erkennen von akuten postoperativen Risikofaktoren kann eine Chance sein, das CPSP

mit geeigneten Maßnahmen (Schmerzkontrolle, frühzeitige Behandlung) zu senken.
- Es wurden 6 Hauptrisikofaktoren gefunden: demographische, genetische, psychologische, chirurgische, schmerzgetriggerte und somatische. Diese sind an der Entwicklung eines CPSP maßgeblich beteiligt.
- Eine Risikostratifizierung bezüglich des CPSP gibt Ärzten vor einem operativen Eingriff die Möglichkeit, diese genauer zu beleuchten und eventuell die chirurgischen, analgetischen und anästhesiologischen Konzepte diesen anzupassen.

Literatur

[1] Piegler T, Werdehausen R: Systemische Effekte der Amid-Lokalanästhetika. Alte Substanzen, neue Wunderwaffen? Anaesthesist 2018; 67: 525–528.

[2] Stein C: Schmerzinhibition durch Opioide – neue Konzepte. Anaesthesist published online: 15. January 2019.

[3] Yekkirala AS, Roberson DP, Bean BP et al.: Breaking barrieres to novel analgetic drug development. Nat Rev Drug Discov 2017; 16: 545–564.

[4] Gonzalez-Rodriguez S, Quadir MA, Gupta S et al.: Polyglycerol-opioid conjugate produces analgesia devoid of side effects. Elife 2017; 6: e27081.

[5] Del Vecchio G, Spahn V, Stein C: Novel opioid analgesics and side effects. Acs Chem Neurosci 2017; 8: 1638–1640.

[6] Stein C: New concepts in opioid analgesia. Expert Opin Investig Drugs 2018; 27: 756–757. doi: 10.1080/13542784.2018.1516204.

[7] Spahn V, Del Vecchio G, Rodriguez-Gaztelumendi A et al.: Opioid receptor signaling, analgesic and side effects induced by a computationally designed pH-dependent agonist. Sci Rep 2017; 8: 8965.

[8] Spahn V, Del Vecchio G, Labuz D et al.: A nontoxic pain killer designed by modeling of pathological receptor confirmations. Science 2017; 355: 966–969.

[9] Rodriguez-Gaztelumendi A, Spahn V, Labuz D et al.: Analgesic effects of a novel pH-dependent mu-opioid receptor agonist in models of neuropathic and abdominal pain. Pain 2018; doi: 10.1097/j.pain.0000000000001328.

[10] Schug SA, Bruce J: Riskstratification for the development of chronic postsurgical pain. Pain Clinical Updates in Pain Reports. 2017; PR9 2: e627. doi: 10.1097/PR9.0000000000000627.

8.2 Was gibt es Neues in der Weiterbildungsordnung?

F. BARTMANN

1 Einleitung

Bereits kurze Zeit nach Inkrafttreten der Weiterbildungsnovelle aus dem Jahr 2003 waren erhebliche Schwachpunkte in der zugrunde gelegten Systematik sichtbar geworden. Hauptkritikpunkt war die komplette Intransparenz der tatsächlich abgeleisteten Weiterbildung vor Ort und die Inkongruenz der im Logbuch bestätigten Weiterbildungszahlen mit anderen Statistikquellen. So übersteigt z. B. die Summe der laut Logbüchern angeblich bereits während der Weiterbildungszeit selbstständig erbrachten Eingriffe am Pankreas und Ösophagus die vom statistischen Bundesamt in Wiesbaden jährlich publizierten kumulativen Zahlen für alle Kliniken in Deutschland um ein Vielfaches. Ähnliches gilt in der Unfallchirurgie/Orthopädie für komplexe Eingriffe am Becken und an der Wirbelsäule.

Bis zur Aktualisierung auf dem Ärztetag in Dresden 2010 füllten daher die aufgelaufenen Änderungswünsche aus Fachgesellschaften und Berufsverbänden 23 prall gefüllte DIN-A4-Ordner. Allein der Schriftsatz der chirurgischen Fachgesellschaften übertraf an Seitenzahlen deutlich das Gesamtkonvolut der Weiterbildungssatzung mit seinen insgesamt etwa 200 Seiten.

Auf dem gleichen Ärztetag erfolgte dann der Auftrag des Plenums an die Weiterbildungsgremien der Bundesärztekammer zur Entwicklung eines modular aufgebauten Weiterbildungskonzeptes. Diese Idee war keineswegs neu, sondern war vielmehr bis 2001 Gegenstand der Gremienarbeit gewesen. Vorwiegend wegen ordnungspolitischer Bedenken seitens der Ärztekammern, aber auch aufgrund des Vetos einer großen einflussreichen Fachgesellschaft war dieser eher integrative Ansatz zugunsten einer erneut auf stringente Abgrenzung der Gebiete zielenden klassischen Gliederung mit einer umfassenden und abschließenden Auflistung aller einem Gebiet zugeordneten Inhalte verlassen worden. Dadurch war zwar der Nutzung der derzeit in den Landesärztekammern noch gültigen Weiterbildungsordnung als Berufsausübungs- und Honorarverteilungsordnung genüge getan, allerdings zu Lasten der speziellen Anforderungen an die Weiterbildung. Denn logischerweise kann in diesen ersten Jahren der Berufsausübung nur eine Teilmenge des Gesamtspektrums eines Gebietes als selbstständig zu erbringende Leistung abgebildet werden.

Bereits nach einer einjährigen Entwicklungsarbeit für die Novellierung der (Muster-)Weiterbildungsordnung (MWBO) von 2003 war offensichtlich, dass erneut keine Mehrheiten für ein modulares Konzept zu erwarten waren. Deshalb wurde in einem iterativen Prozess zwischen Fachgesellschaften, Berufsverbänden und allen 17 Landesärztekammern auf der Basis einer elektronischen Plattform (WIKI-BAEK) in den folgenden Jahren das Konzept einer kompetenzbasierten Weiterbildung erarbeitet und von den Delegierten des 121. Deutschen Ärztetages 2018 in Erfurt verabschiedet. In der Novembersitzung des Vorstandes der Bundesärztekammer haben die Präsidenten aller 17 Ärztekammern die bundesweite Umsetzung beschlossen und damit den Weg für eine abschließende Befassung und Beschlussfassung in den Landesärztekammern freigegeben.

1.1 Weiterbildungsinhalte

Operationskataloge als Grundlage für die Bescheinigung der Facharztreife gehören seit langer Zeit zum Repertoire der chirurgischen Weiterbildung. Allerdings beschränken sie sich in der Regel auf die enumerative Auflistung der gängigsten Operationsverfahren des Gebietes. Bis weit in die zweite Hälfte des vergangenen Jahrhunderts wurde an den meisten operativen Einrichtungen ein vergleichbar breites Spektrum vorgehalten, allerdings mit teils erheblich divergierenden Umsetzungsvarianten in Abhängigkeit von der Aus- oder Weiterbildungsstätte des verantwortlichen und weisungsbefugten Chefarztes. Dies wurde nicht wenigen Weiterbildungsabsolventen zum Verhängnis, die nach Einführung von Prüfungen vor den Landesärztekammern infolge der Weiterbildungsnovelle von 1978 Opfer der unterschiedlichen Methoden und Sichtweisen ihrer jeweiligen Weiterbilder wurden. Der Autor selbst hat als Zeitzeuge den ein oder anderen unglücklichen Kollegen in Erinnerung, dem dieses Schicksal widerfahren ist.

Auch wenn dies, bedingt durch vielfältige parallel laufende Entwicklungen in Zeiten global verfügbaren Wissens und zunehmender Transparenz des Leistungsgeschehens längst Vergangenheit ist, bleibt doch zu konstatieren, dass die Bescheinigung des erfüllten Leistungskatalogs nach wie vor auf Treu und Glauben durch den verantwortlichen Weiterbilder erfolgt. Unschärfen und Implausibilitäten werden häufig durch die prüfenden Landesärztekammern nur unzureichend hinterfragt. Mit umso größerer Intensität widmet man sich dort dagegen der Überprüfung des Einhaltens der Mindestweiterbildungszeiten bis hin auf Tages- und Wochenniveau.

Die Definition und Sortierung der Inhalte in der kompetenzbasierten MWBO 2018 *(Abb. 1)* geht davon aus, dass mit zunehmendem Komplexitätsgrad die Kompetenz zum selbstständig verantwortlichen Durchführen, einschließlich der Beherrschung auftretender Komplikationen, erst im Laufe des Berufslebens lange nach Ablegen der Weiterbildungsprüfung erworben werden kann. Diese Eingriffsarten dürfen bei der Beschreibung der erworbenen Kompetenz also lediglich auf der kognitiven und nicht auf der Handlungsebene gelistet werden. Dadurch sind sie als typische zum Gebiet gehörige Verfahren reklamiert, ohne dass die eigenhändige Erbringung Überprüfungsgegenstand bei der Zulassung zur Facharztprüfung wäre.

Auf der Handlungsebene erscheinen nur solche Eingriffe und Maßnahmen, die uneingeschränkt von jedem Inhaber eines Facharzttitels am Ende seiner Weiterbildungszeit beherrscht werden müssen. Ein ursprünglich geplanter dritter Modus zwischen kognitiver und Handlungsebene, der das Erbringen bestimmter Leistungen unter Supervision vorsah, wurde gleich in einer der ersten Sitzungsrunden der Arbeitsgruppe Chirurgie zur Novellierung der MWBO, die sich aus Vertretern der Weiterbildungsgremien konstituiert hatte, wegen „mangelnder Trennschärfe" verworfen. Diesem Urteil schlossen sich die Arbeitsgruppen der meisten anderen Gebiete an. Allerdings ist das „Durchführen unter Supervision" weiterhin ein Zwischenschritt zum Erwerb der Handlungskompetenz, der vom Weiterbilder historisch nachvollziehbar im elektronischen Logbuch (eLogbuch) im Rahmen periodischer Weiterbildungsgespräche attestiert wird.

Nicht eigens abgebildet und normiert wird ein ganz wesentliches Weiterbildungsinstrument, welches deshalb im fachlich empfohlenen Weiterbildungsplan seinen Niederschlag finden muss: Die Durchführung operativer Teilschritte. Dazu gehört beispielsweise das Herstellen und Erlernen klassischer Zugangswege und deren sicherer und suffizienter Re-Verschluss und die Darstellung und gegebenenfalls Mobilisation von Zielorganen. In fortgeschritteneren Stadien kommt dann das schrittweise Heranführen an diverse Anastomosierungstechniken im Gastrointestinaltrakt hinzu. Diese Maßnahmen sollten unabhängig von der Versorgungsebene an mehr oder weniger jeder Weiterbildungsstätte lehr- und erlernbar sein, während klassische sogenannte Einsteigereingriffe mittlerweile häufig im ambulanten Bereich angesiedelt sind und selbst an Häusern der Grund- und Regelversorgung immer seltener vorkommen. In der Schwerpunkt- und Maximalversorgung kommt vielfach erschwerend die meist große Zahl der dort tätigen Weiterzubildenden hinzu, die um derartige Eingriffe konkurrieren. Deshalb sollten Art und Zuordnung dieser Teilschritte Gegenstand jedes strukturierten individuellen Weiterbildungsplanes sein.

8.2 Weiterbildungsordnung

Weiterbildungs-block	Kognitive und methodenkompetenz	Erreichter Weiterbildungsfortschritt (durch Weiterbildungsbefugten auszufüllen): Der Arzt/die Ärztin kann ...				Handlungskompetenz	Richtzahlen sofern gefordert	nachgewiesene Zahlen (durch Weiterzubildenden nachzuhalten)
	Kenntnisse	benennen und beschreiben	systematisch einordnen und erklären	durchführen (unter Supervision)	selbstverantwortlich durchführen	Erfahrungen und Fertigkeiten		
Grundlagen	Ethische, wissenschaftliche und rechtliche Grundlagen ärztlichen Handelns	☐	☐					
					☐	Vertiefung und Stärkung berufsspezifischer Haltungen zum Wohl des Patienten, die auf ärztlicher Expertise, anerkannten ethischen Grundsätzen, Kommunikativität, Kollegialität und präventivem Engagement beruhen		
	Grundlagen ärztlicher Begutachtungen	☐	☐					
				☐	☐	Maßnahmen der Qualitätssicherung und des Qualitätsmanagements einschließlich des Fehler- und Risikomanagements sowie Anwendung von Leit- und Richtlinien		
	Ökonomische und strukturelle Aspekte des Gesundheitswesens	☐	☐					
Patienten-bezogene Inhalte				☐	☐	Hygienemaßnahmen		
				☐	☐	Ärztliche Leichenschau		
				☐	☐	Management (nosokomialer) Infektionen mit multiresistenten Erregern		

Abb. 1: Gliederung der Weiterbildungsinhalte nach Blöcken und erreichten Kompetenzzielen am Beispiel der allgemeinen Inhalte der Weiterbildung

Weiterbildungsordnung 8.2

Kognitive und Methodenkompetenz Kenntnisse	Handlungskompetenz Erfahrungen und Fertigkeiten	nachgewiesene Zahlen/ Richtzahl sofern geordnet	benennen und beschreiben	systematisch einordnen und erklären	durchführen (unter Anleitung)	selbstverantwortlich durchführen
Spezifische Inhalte der Facharzt-Weiterbildung Viszeralchirurgie						
Übergreifende Inhalte der Facharzt-Weiterbildung Viszeralchirurgie						
Berufsgenossenschaftliche Heilverfahren einschließlich Durchgangsarztverfahren			☐	☐		
Grundlagen der Verwendung alloplastischer Materialien			☐	☐		
Viszerale Notfälle						
Traumamanagement von Schwer- und Mehrfachverletzten, auch mit einem Injury Severity Score (ISS) von mindestens 16 Punkten			☐	☐		
	Notfalleingriffe im Bauchraum, z.B. bei Ileus, Blutung, Peritonitis, Milzruptur, Hohlorganperforationen einschließlich abdomineller Vakuumtherapie (VAC)	20			☐	☐
Diagnostische Verfahren						
	Sonographische Untersuchungen des Abdomens und des Retroperitoneums	400			☐	☐
	Sonographische Untersuchungen der Urogenitalorgane	200			☐	☐
	Duplexsonographie der abdominellen und retroperitonealen Gefäße sowie des Mediastinum	100			☐	☐
	Notfallsonographien (eFAST)	50			☐	☐
	Richtungsweisende Sonographien der Halsregion	50				☐
Endosonographie des Rektums			☐	☐		
	Ösophagogastroduodenoskopie	50			☐	☐
	Koloskopie	50			☐	☐
	Rektosigmoidoskopie	50			☐	☐
	Proktoskopie	50			☐	☐
	Indikation, Durchführung und Befunderstellung der intraoperativen radiologischen Befundkontrolle				☐	☐
	Indikationsstellung und Befundinterpretation weiterer bildgebender Verfahren				☐	☐
Weichteilverletzungen, Wunden und Verbrennungen						
	Weichteileingriffe, z.B. an Sehnen, Bändern, Muskeln, Haut, Weichteiltumoren und bei Infektionen				☐	☐
	Prävention, Diagnostik und Therapie des zentralen und peripheren Kompartmentsyndroms				☐	☐

8 Übergreifende Themen

Besonderes Augenmerk bei der Betrachtung der Inhalte muss allerdings den obligaten kognitiven Inhalten gelten. Entgegen einer – vor allem zu Diskussionsbeginn der Novellierung – beobachteten intuitiven Wahrnehmung gibt es keine hierarchische Differenzierung zwischen der Wissens- und Handlungsebene eines entsprechenden Gebietes. Auch die Nichterfüllung eines kognitiven Inhaltes führt zur Verweigerung der Prüfungszulassung. Darüber hinaus steht zu befürchten, dass vor einer grundlegenden Änderung der derzeitigen Prüfungsmodalitäten kognitive Inhalte einen größeren Stellenwert einnehmen könnten als ihr Pendant auf der Handlungsebene, da diese in einer mündlichen Prüfung einfacher und objektiver als Maßstab für das tatsächlich vorliegende Kompetenzniveau dienen können.

Außerdem sind diese Inhalte für das moderne Berufsbild und Image des Chirurgen auch deshalb von zunehmender Bedeutung, da der blutige Zugangsweg zu einem erkrankten oder verletzten Organ oder Körperteil zwar nach wie vor kennzeichnendes, aber nicht mehr alleiniges und Hauptmerkmal für die chirurgische Profession ist. Voraussetzung ist vielmehr ein tiefgreifendes Verständnis für die Ursachen, die pathophysiologischen Grundlagen und die Begleitbetreuung bis zur möglichst weitgehenden Rehabilitation eines anvertrauten Patienten. Deshalb sind die Schnittmengen zwischen einem Viszeralchirurgen heutiger Prägung und seinem gastroenterologischen Pendant aus der Inneren Medizin mit seinem primären Ursprung in dem rein konservativen Zugang in Diagnostik und Therapie heute bereits eindeutig größer als zwischen dem Viszeralchirurgen und Unfallchirurgen früherer Zeiten. Analog gilt dies natürlich auch für den Gefäßchirurgen/Angiologen und Herzchirurgen/Kardiologen.

Die Unfallchirurgie hat diesen Schritt mit der Zusammenführung von Unfallchirurgie und Orthopädie bereits vor mehr als 15 Jahren vollzogen, obwohl das gewachsene Selbstverständnis beider Gebiete in der Vergangenheit dies kaum für möglich erscheinen ließ. Vor allem im Bereich der fachärztlichen Niederlassung ist in Deutschland die Behandlung muskuloskelettaler Erkrankungen sehr stark auf die konservative Therapie fokussiert. Die überwiegend im klinischen Bereich angesiedelte Weiterbildung hatte und hat dagegen auch in der Orthopädie einen eindeutig operativen Schwerpunkt. Mit der mittlerweile dritten Generation gemeinsam weitergebildeter Fachärzte in Orthopädie und Unfallchirurgie scheint die Assimilation aber vor einem erfolgreichen Abschluss zu stehen.

Dieser Prozess wird sich in den übrigen Bereichen allerdings schwieriger gestalten, da innerhalb Europas und fast weltweit die Behandlung des muskuloskelettalen Systems bereits einem gemeinsamen Facharzt zugeordnet ist. Die übrige Gebietsein- und -aufteilung entspricht dagegen weitgehend den in Deutschland historisch gewachsenen Verhältnissen. Allerdings muss man wiederum betonen, dass die Ansiedlung von Fachärzten außerhalb der Klinik in den meisten europäischen Ländern keine bedeutende Rolle spielt. Während auf der Arbeitsebene im klinischen Setting sich längst eine synergetische Zusammenarbeit durchgesetzt hat, dominieren auf der Funktionärsebene derzeit noch die Ängste vor einer Erosion als homogen empfundener exklusiver Einheiten. Auch hierbei scheint die Honorarverteilung in der ambulanten Niederlassung eine nicht unerhebliche Rolle zu spielen.

1.2 Mindestweiterbildungszeiten

Eine abgeleistete Zeit ist als alleiniges Kriterium für in diesem Zeitraum erreichbare und/oder tatsächlich erreichte Kompetenz ungeeignet. Selbst bei gleicher inhaltlicher Gestaltung sind die Möglichkeiten der eindringlichen und nachhaltigen Perzeption individuell sehr unterschiedlich ausgeprägt. In der realen Weiterbildungssituation kommt erschwerend hinzu, dass innerhalb eines verfügbaren Zeitraumes das Aufkommen an weiterbildungsrelevanten Inhalten nicht steuerbar ist. Gleichwohl wäre der vollkommene Verzicht auf die zeitliche Dimension keine echte Option, da das Beherrschen eines Gebietes mehr umfasst als nur die Summe seiner Inhalte. Der souveräne Umgang mit Krankheit und Krankheitsverläufen erfordert das Erleben und Verarbeiten sowohl regulärer als auch insbesondere von der Norm abweichender Behandlungsverläufe. Dies gilt ganz besonders

Weiterbildungsordnung 8.2

auch in den chirurgischen Fächern mit kritisch kurzen Reaktionszeiten und Intervallen auf Komplikationen in der Folge operativer Eingriffe. Erfahrung ist hier häufig gleichbedeutend mit intuitiver Erfassung kritischer Situationen, bevor diese zu dauerhaften Schäden führen können. Deshalb sieht das Europarecht auch zu Recht Mindestweiterbildungszeiten für jede in Brüssel notifizierte Facharztbezeichnung vor. Die Zeitdauer – je nach Facharztbezeichnung zwischen 3 und 5 Jahren, entsprechend 36–60 Monate – darf länderspezifisch nicht unterschritten werden. Dabei orientiert sich die Zeitdauer zum Teil an den Ländern, in denen die Facharztqualifikation das Ende der ärztlichen Ausbildung darstellt, während zum Beispiel in Deutschland die ärztliche Ausbildung mit dem dritten medizinischen Staatsexamen endet und mit Erteilung der Approbation die Ausübung der Heilkunde am Menschen erlaubt. Weiterbildung findet also in Deutschland während und neben der ärztlichen Berufsausübung statt. Die in Deutschland 5-jährige Weiterbildung für die Facharztbezeichnungen „Hals-Nasen-Ohrenheilkunde" oder „Anästhesiologie" kann zum Beispiel in anderen Ländern also bereits nach 3 Jahren abgeschlossen werden. Allerdings wird dort während dieser Zeit in aller Regel kein Arztgehalt bezogen, sondern lediglich eine Ausbildungsvergütung gezahlt.

Die Mindestweiterbildungszeit von 5 Jahren für alle chirurgischen Fächer wird lediglich in 3 europäischen Ländern umgesetzt, nämlich in Frankreich, Estland und Finnland. In Großbritannien und Irland braucht es bis zur vollen Anerkennung 8 Jahre. Alle übrigen Länder sehen 6 Jahre Mindestweiterbildungszeit vor, die bei Erfüllung aller Voraussetzungen der Weiterbildungsordnung an vielen Weiterbildungsstätten nur mit Mühe oder von vorneherein erkennbar nicht eingehalten werden kann. Die gefühlte Wahrnehmung bei den davon betroffenen Absolventen ist dann – verständlicherweise – zu lange gebraucht zu haben, mit dem impliziten Vorwurf des unzureichenden Engagements der Weiterbilder. Dabei liegt die Hauptursache an immer geringeren Zeitkontingenten, die für Weiterbildung genutzt werden können, und einer faktisch sinkenden Zahl für Weiterbildung geeigneter invasiver Eingriffe pro Weiterbildungsstätte.

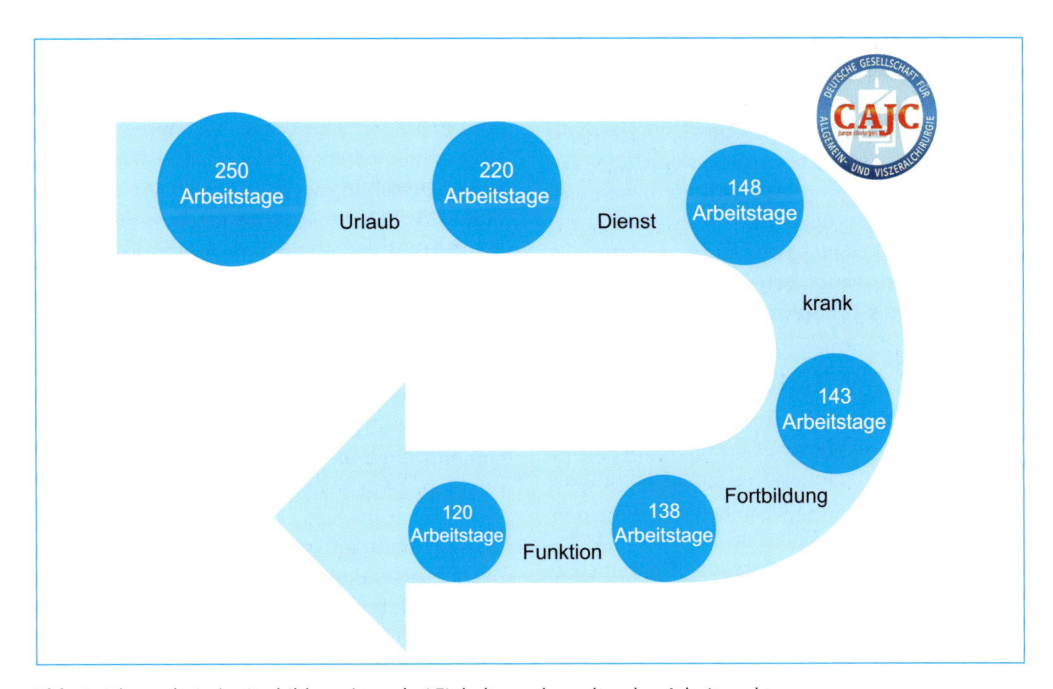

Abb. 2: Jahresarbeits(weiterbildungs)tage bei Einhaltung des geltenden Arbeitsrechts

1.3 Berufsbegleitende Weiterbildung

Einen Paradigmenwechsel im Hinblick auf feste Weiterbildungszeiten hat die Novelle der MWBO im Hinblick auf diverse Zusatzqualifikationen mit sich gebracht. Mit zunächst ungläubigem Erstaunen wurde beispielsweise der Beschluss des Ärztetages in Erfurt zur Kenntnis genommen, die Zusatzbezeichnung „Spezielle Viszeralchirurgie" in Zukunft als berufsbegleitend erreichbar zu deklarieren. Bisher beträgt die Weiterbildungszeit 36 Monate, wobei 12 Monate aus der Facharztweiterbildung angerechnet werden können, wenn der Weiterbilder gleichzeitig für die Zusatz-Weiterbildung in spezieller Viszeralchirurgie befugt ist.

Anrechenbare Zeiten kommen in der novellierten Fassung nicht mehr vor. Gleichwohl können natürlich bereits in der Grundweiterbildung erworbene Inhalte für die Zusatzqualifikation genutzt werden. Bei Verbleib an einer für die Zusatzqualifikation befugten viszeralchirurgischen Weiterbildungsstätte liegen Erfahrungszeiten bereits aus der Facharztweiterbildung vor. Bei einem gezielten Wechsel aus einer nicht befugten Weiterbildungsstätte zum Erwerb der Zusatzqualifikation ist der geforderte Leistungskanon so umfangreich, dass bis zur Erfüllung aller Inhalte ein ausreichender Erfahrungsschatz mit Verläufen und evtl. Komplikationen angesammelt werden kann. Deshalb ist eine zeitlich definierte Vorgabe verzichtbar. Die Zulassung zur Prüfung kann erfolgen, wenn im eLogbuch alle geforderten Inhalte erfüllt sind. Bei entsprechender Eignung und Förderung kann die Qualifikation also auch bereits unterhalb der bisherigen 2-Jahres-Grenze erreicht werden.

Perspektivisch sollte eine berufsbegleitende Erreichbarkeit für die meisten Zusatzqualifikationen angestrebt werden. Bis dahin bedarf es aber sicherlich noch einiger Überzeugungsarbeit, da vielfach „berufsbegleitend" abqualifizierend als nebenbei oder in Wochenendkursen erreichbar missverstanden wird. Dabei ist letztendlich die Erfüllung der zur Prüfungszulassung erforderlichen Inhalte des eLogbuches maßgeblich, und diese können durchaus sehr unterschiedlich sein.

1.4 Elektronisches Logbuch

Bereits mehrfach wurde im Vorherigen das eLogbuch als unverzichtbarer und zentraler Bestandteil der Weiterbildungsnovelle erwähnt. Ziel ist die fortlaufende und unverfälschbare Dokumentation des Kompetenzzuwachses des Weiterzubildenden und das Erreichen des Kompetenzziels. Dabei ist die zuständige Ärztekammer auf die Bewertung des Weiterbilders angewiesen, da eine eigene und vor allem gerechte Beurteilung am Ort der Weiterbildung durch Prüfinstanzen der Kammern auch auf lange Sicht unrealistisch erscheint. Es ist aber unstrittig, dass eine der nächsten Schritte nach Umsetzung der Novelle in Landesrecht eine umfassende Reform des Prüfungswesens sein muss. Das eLogbuch kann dabei natürlich auch integraler Bestandteil des Reformprozesses sein.

Nach einem Ausschreibungs- und Auswahlverfahren wurde das Unternehmen Steadforce in München mit der Umsetzung des eLogbuchs in Verbindung mit den zuständigen Gremien der Bundesärztekammer beauftragt. Vorgesehen ist eine webbasierte Anwendung, die auf allen gängigen Browsern sowohl an stationären als auch mobilen Endgeräten betrieben werden kann. Inhaber und verantwortlich für das Führen des Logbuchs ist der Weiterzubildende. Dieser kann sein eLogbuch freigeben zum Gegenzeichnen durch den Weiterbilder. Letzteres muss mindestens einmal jährlich beziehungsweise bei Wechsel der Weiterbildungsstätte erfolgen. Mindestens jährlich ist ebenfalls das vorgeschriebene Weiterbildungsgespräch inhaltlich zu dokumentieren. Jede Eingabe wird zeitlich erfasst und ist historisch nachvollziehbar. Gleiches gilt für das Löschen von Einzeldaten, bei denen die Originaleingabe weiter lesbar bleibt. Somit ist gewährleistet, dass keine retrospektiven und Pauschalbescheinigungen mehr erfolgen können. Die angegebenen Eingriffe müssen durch die Originaldokumentation vor Ort belegbar sein.

Auch unabhängig von der Anmeldung zur Prüfung kann das eLogbuch zu jedem Zeitpunkt vom Weiterzubildenden für die jeweils federführende Ärztekammer freigegeben werden. Voraussetzung ist natürlich, dass dieser Service von der Ärztekammer angeboten wird, da das Logbuch zentral gehostet wird und die regionalen Ärztekammern sich aus diesem Datenpool für die jeweiligen Erfordernisse bedienen. Bei regionalen inhaltlichen Abweichungen von der MWBO muss der Weiterzubildende bereits bei der Anmeldung in der Kammer auf diese hingewiesen werden, um den inhaltlichen Abweichungen noch während der Weiterbildungszeit gerecht werden zu können. Die Modalitäten des Datentransfers werden von der jeweiligen Ärztekammer festgelegt. Im Idealfall können die Daten über eine Schnittstelle unmittelbar elektronisch ins Kammersystem übernommen werden. Im schlechtesten Falle kann natürlich auch ein Papierausdruck der Endfassung des Logbuches zur Zulassung zur Prüfung eingereicht werden. Allerdings ist diese nur im Hinblick auf Vollständigkeit möglich. Die historische Nachprüfbarkeit des Weiterbildungsverlaufes wäre bei diesem Verfahren im Zulassungsprozess nicht gegeben. Da das eLogbuch aber nach Bearbeitung durch die Kammer beziehungsweise nach dem Einreichen der Ausdrucke nicht mehr gelöscht werden kann, ist damit eine Umgehung der intendierten kontinuierlichen Leistungserfassung und der Dokumentation des damit einhergehenden Kompetenzzuwachses ausgeschlossen.

Bei einem Wechsel des Fachgebietes im Verlaufe der Berufsbiographie können im eLogbuch erfasste Inhalte auf das neue Gebiet übertragen werden, sofern die Anforderungen identisch oder vergleichbar sind. Dabei können auch solche Inhalte genutzt werden, die für das Ursprungsgebiet nicht obligat gefordert – in einer gesonderten Spalte aber erfasst – und von einem Weiterbilder attestiert worden sind.

2 Ausblicke

Nach den bisherigen Ausführungen wird klar, dass ein Inkrafttreten der neuen MWBO erst dann Sinn macht, wenn das eLogbuch verfügbar ist. Der 121. Deutsche Ärztetag in Erfurt hatte den Vorstand der Bundesärztekammer beauftragt, bis zum 122. Deutschen Ärztetag 2019 in Münster dem Plenum ein einsatzfähiges Produkt zur Abstimmung vorzulegen. Dieses Ziel scheint zum jetzigen Zeitpunkt absolut erreichbar. Die danach folgenden Feldtests sollten bis zu den in den meisten Kammern im Spätherbst stattfindenden Kammerversammlungen abgeschlossen sein, sodass mit einem Inkrafttreten der neuen Weiterbildungsordnung in den ersten Kammern noch im Laufe der zweiten Jahreshälfte 2019 zu rechnen ist.

2.1 Fachlich empfohlener Weiterbildungsplan

Die Weiterbildungsgremien hatten im Laufe der Entwicklung der novellierten Weiterbildungsordnung beschlossen, zugunsten der Übersichtlichkeit des Satzungsteils auf eine zu weitgehende Untergliederung der Weiterbildungsblöcke beziehungsweise Weiterbildungsinhalte zu verzichten. Dieses sollte vielmehr, wo erforderlich, einem fachlich empfohlenen Weiterbildungsplan (FEWP) vorbehalten werden. Viele Anregungen aus den Stellungnahmen der Landesärztekammern sind letztendlich darauf verwiesen worden, insbesondere, wenn es um die Präzisierung der Ausgestaltung von Richtzahlen ging. Damit soll sichergestellt werden, dass formal ein Leistungskatalog nicht einseitig mit Eingriffen niedriger Schwierigkeitsgrade erfüllt wird oder unzulässigerweise bestimmte Maßnahmen unter einer Begrifflichkeit subsummiert werden, die dem eigentlichen Weiterbildungsziel nicht gerecht werden. Dieses hochkomplexe Anliegen ist bisher noch nicht in Auftragsform an die Fachgesellschaften ergangen, böte jedoch die Chance, die fachliche Perspektive nach der Rückführung auf die Kammerformate noch einmal zu schärfen und dabei entstandene vermeintliche oder tatsächliche Defizite auszugleichen. Vermutlich wird dieses Vorhaben aber erst nach der Neukonstitution der Fachgremien in Folge des nächsten Ärztetages in Angriff genommen werden. Damit ist keine Verzögerung der Inkraftsetzung der Novelle verbunden, da dieser Weiterbildungsplan weniger den Beginn einer Weiterbildung als vielmehr die weiterführenden Abschnitte betrifft.

2.2 Neue Prüfungsordnung

Die bisherige Form der Facharztprüfung wird allgemein als defizitär empfunden, da in einer halbstündigen Prüfung in einer neutralen Umgebung in erster Linie kognitive Inhalte und nur marginal handwerkliche berufliche Fähigkeiten beurteilt werden können. Von daher ist eher das vom Weiterbilder ausgestellte Zeugnis und weniger die Prüfung vor einer unabhängigen Kommission geeignet, die tatsächliche Handlungskompetenz eines Facharztanwärters korrekt einzuschätzen. In der derzeitigen Ausgangslage scheint dies Vielen illusorisch. Vor allem fürchten die Interessenvertreter der Weiterzubildenden Willkür und Subjektivität, basierend auf möglichen, nicht allein fachlich motivierten Konflikten. Inwieweit das gemeinsam von beiden befüllte, mindestens einmal jährlich aktualisierte eLogbuch diese Konflikte beeinflusst, kann sicherlich erst in der Praxis korrekt eingeschätzt werden. Von daher sollte nicht voreilig und einschneidend ein mit Sicherheit administrativ aufwändiges Verfahren als Ersatz für das derzeitige Vorgehen in Angriff genommen werden.

Fazit

Mit der Verabschiedung der novellierten (Muster-)Weiterbildungsordnung ist ein erster und ganz entscheidender Schritt zur Reform der Weiterbildung nach Abschluss der Ausbildung und Erteilung der Approbation abgeschlossen. Der Übergang wird nicht ohne Probleme ablaufen, da viele Weiterbildungseinrichtungen auf die Konsequenzen einer kontinuierlichen Dokumentation des Weiterbildungsgangs nicht vorbereitet sind und möglicherweise langfristige Befugniserteilungen modifiziert werden müssen. Hier könnten eventuell die wissenschaftlichen Fachgesellschaften, die das Grundkonzept von Beginn an mitgetragen haben, eine Vermittlerrolle zwischen den Weiterbildungsabteilungen der Kammern und den Weiterbildungsstätten ihres Fachgebietes einnehmen und damit sicherstellen, dass in Zukunft der eigene Nachwuchs eine Weiterbildung auf hohem Niveau zugunsten einer adäquaten Erfüllung des Versorgungsauftrages genießt. Die Kammern ihrerseits sind aufgerufen, mögliche Konflikte rechtzeitig zu identifizieren und Weiterbildern und Weiterzubildenden bei deren Lösung behilflich zu sein.

Literatur

Literatur auf Anfrage beim Verfasser: Dr. F. Bartmann (bartmannfr@me.com)

8.3 Was gibt es Neues in der perioperativen Medizin?

W. Schwenk

1 Präoperative Anämie

1.1. Bedeutung der präoperativen Anämie

Die präoperative Anämie ist ein eigenständiger Risikofaktor für komplizierte und letale Verläufe nach operativen Eingriffen. Die WHO definiert eine Anämie dabei als einen Hämoglobin-Wert von < 13 g/dl bei Männern und < 12 g/dl bei nichtschwangeren Frauen. Bei Schwangeren spricht man ab einem Hb < 11 g/dl von einer Anämie. Anämien werden vor Operationen häufiger beobachtet als in der entsprechenden Normalbevölkerung und liegen je nach Patientengut bei 10 und 50 % der Fälle vor. Gleichzeitig nimmt die Inzidenz einer Anämie mit steigendem Alter zu, sodass etwa 10 % der über 65-jährigen und ca. 25 % der über 85-jährigen Deutschen unter einer Anämie leiden.

Im Jahr 2018 ist die unter der Leitung der Deutschen Gesellschaft für Anästhesie und Intensivmedizin erstellte S3-Leitlinie zu Diagnostik und Therapie der präoperativen Anämie erschienen [1]. In dieser Leitlinie wird zunächst noch einmal die außerordentliche Bedeutung der präoperativen Anämie auf das Ergebnis operativer Behandlungen hingewiesen. Die Autoren führten gemäß den Vorgaben der AWMF eine systematische Literatursuche durch und stellten die darin enthaltenen Daten in Metaanalysen zusammen. In einem strukturierten Konsensusverfahren wurden dann die Empfehlungen der Leitlinie erstellt und begründet. Für nicht-kardiochirurgische Operationen konnten 10 Studien identifiziert werden, in denen das Risiko, innerhalb von 30 Tagen nach der Operation zu versterben, bei 892 266 anämischen Patienten mit 4,6 % fast 5-mal so hoch war, wie das der 217 270 nicht-anämischen Patienten (0,96 %) ($p < 0{,}0001$). Gleichzeitig konnte erneut bewiesen werden, dass der Schweregrad der Anämie mit der Sterblichkeit assoziiert ist. 15 % der 266 824 Patienten mit präoperativer Anämie mussten postoperativ transfundiert werden, während dies nur bei 3,1 % der 78 739 Patienten mit präoperativ normalem Hämoglobin der Fall war ($p < 0{,}0001$). Gleichzeitig war die Krankenhausverweildauer bei 2 289 anämischen Patienten um 4,01 Tage höher als bei 23 808 Patienten mit normalem Blutbild; dieser Unterschied verfehlte aber im statistischen Test das Signifikanzniveau knapp ($p = 0{,}06$).

1.2 Diagnostik der präoperativen Anämie

Obwohl die Eisenmangelanämie die häufigste Form der präoperativen Anämie darstellt, empfiehlt die S3-Leitlinie keine generalisierte Eisengabe bei anämischen Patienten vor Operationen. Vielmehr sollte der Therapie der Anämie eine zweistufige Diagnostik vorangestellt werden. Zunächst muss bei Eingriffen mit einer Transfusionswahrscheinlichkeit von mehr als 10 % oder bei Verdacht auf eine präoperative Anämie ein kleines Blutbild entnommen werden. Bei Nachweis einer Anämie sollte dann ein in jeder Klinik individuell zu erstellender Algorithmus zur Differenzialdiagnose der Anämie durchlaufen werden, bevor eine spezifische Anämietherapie erfolgt. In der Leitlinie selbst wird ein derartiger Algorithmus dargestellt (Abb. 1).

8.3 Perioperative Medizin

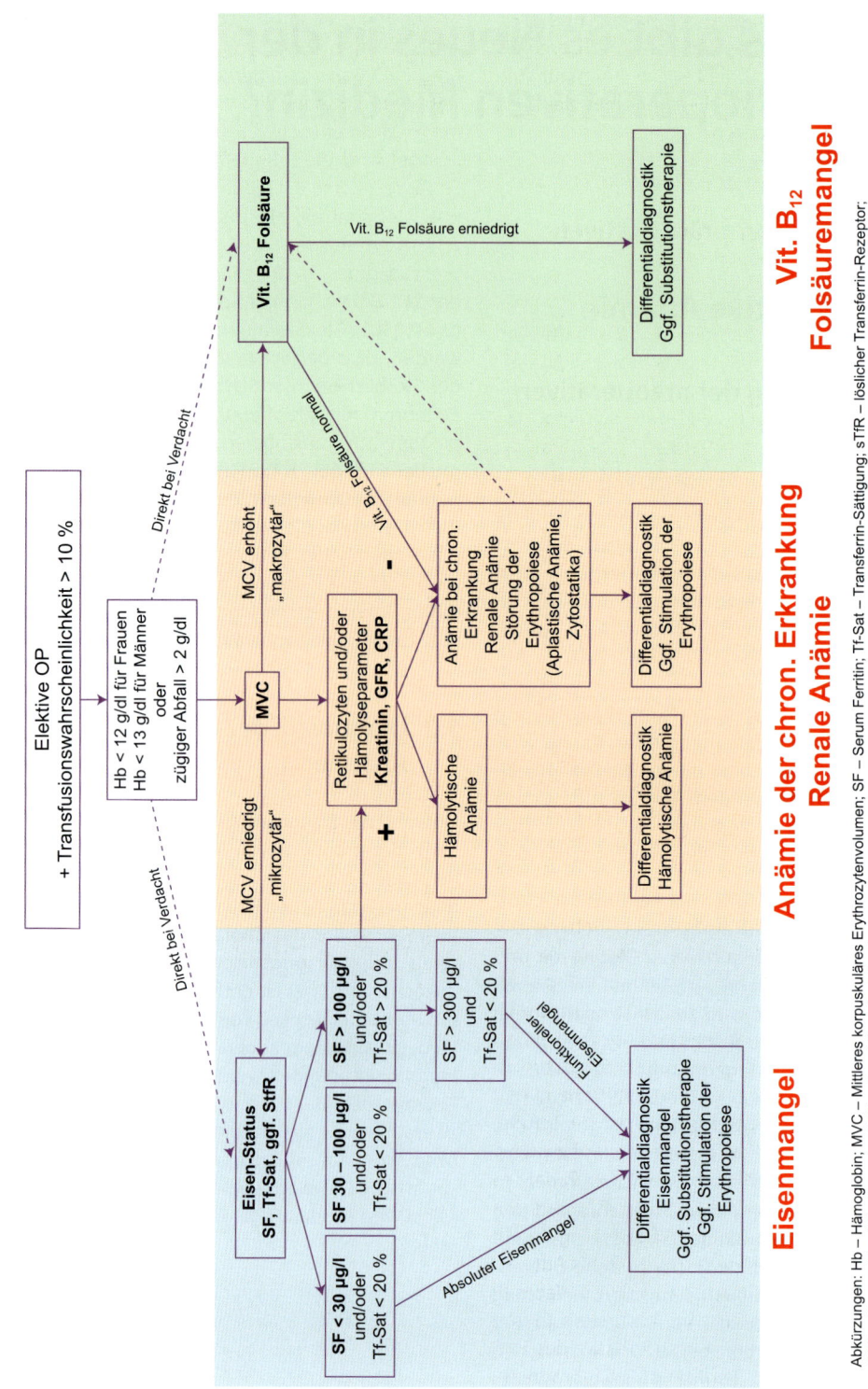

Elektive OP
+ Transfusionswahrscheinlichkeit > 10 %

Hb < 12 g/dl für Frauen
Hb < 13 g/dl für Männer
oder
zügiger Abfall > 2 g/dl

MCV

MCV erniedrigt „mikrozytär"
MCV erhöht „makrozytär"

Vit. B$_{12}$ Folsäure

Vit. B$_{12}$ Folsäure erniedrigt → Differentialdiagnostik, Ggf. Substitutionstherapie

Vit. B$_{12}$ Folsäure normal

Retikulozyten und/oder Hämolyseparameter
Kreatinin, GFR, CRP

– Anämie bei chron. Erkrankung, Renale Anämie, Störung der Erythropoiese (Aplastische Anämie, Zytostatika) → Differentialdiagnostik, Ggf. Stimulation der Erythropoiese

+ Hämolytische Anämie → Differentialdiagnostik Hämolytische Anämie

Eisen-Status SF, Tf-Sat, ggf. StfR

- SF < 30 µg/l und/oder Tf-Sat < 20 % → Absoluter Eisenmangel
- SF 30–100 µg/l und/oder Tf-Sat < 20 %
- SF > 100 µg/l und/oder Tf-Sat > 20 %
- SF > 300 µg/l und Tf-Sat < 20 % → Funktioneller Eisenmangel

→ Differentialdiagnostik Eisenmangel, Ggf. Substitutionstherapie, Ggf. Stimulation der Erythropoiese

Direkt bei Verdacht

Eisenmangel | **Anämie der chron. Erkrankung / Renale Anämie** | **Vit. B$_{12}$ Folsäuremangel**

Abkürzungen: Hb – Hämoglobin; MVC – Mittleres korpuskuläres Erythrozytenvolumen; SF – Serum Ferritin; Tf-Sat – Transferrin-Sättigung; sTfR – löslicher Transferrin-Rezeptor; GFR – Glomeruläre Filtrationsrate; CRP – C-reaktives Protein; Krea – Kreatinin

Abb. 1: Diagnostischer Algorithmus bei präoperativer Anämie; mit freundlicher Genehmigung [1]

Die Diagnostik und daraus resultierende Therapie der präoperativen Anämie sind durchaus zeitaufwendig, sodass die Leitlinie empfiehlt, die Diagnostik etwa 4–6 Wochen vor einer elektiven Operation durchzuführen.

1.3 Therapie der präoperativen Anämie

Interessanterweise ist in den wissenschaftlichen Studien zur Therapie der präoperativen Anämie in der Regel keine differenzialdiagnostische Unterscheidung der verschiedenen Anämieformen erfolgt. Aussagefähige Daten zur präoperativen Anämiebehandlung finden sich in der Literatur offensichtlich nur zur Frage der Eisengabe mit oder ohne gleichzeitige Erythropoetintherapie. Die Fallzahlen der Studien sind erstaunlich gering. In 2 RCTs mit insgesamt 64 Patienten stieg der Hb-Wert unter Eisengabe im Vergleich zu Placebo nicht signifikant an (mittlere gewichtete Differenz – MWD: 0,5 g/dl; p = 0,61). Bei 36 Patienten in 2 RCTs führte die Eisengabe zu keiner unterschiedlichen Transfusionshäufigkeit (Odds Ratio: 0,32; p = 0,1). 14 RCTs verglichen die Gabe von Erythropoetin (EPO) und Eisen mit Placebo. Bei 2 106 Patienten stieg der Hb-Wert in der Prüfgruppe um 0,96 g/dl im Vergleich zur Placebogruppe an (p < 0,001). 13 RCTs mit 2 083 Patienten fanden ein niedrigeres Risiko für eine Transfusion, wenn vor der Operation bei Anämie eine Behandlung mit EPO und Eisen durchgeführt worden war (OR: 0,32; p < 0,0001). RCTs zur Sterblichkeit präoperativ anämischer Patienten unter EPO und Eisentherapie im Vergleich zu Placebo konnte die Leitliniengruppe nicht finden. In Beobachtungsstudien wurde die Sterblichkeit unter dieser Behandlung allerdings von 14,5 auf 5,8 % gesenkt. Die Leitliniengruppe hat daher bei präoperativ-anämischen Patienten die Behandlung mit EPO bei Patienten mit chronischer und/oder renaler Anämie empfohlen und bei gleichzeitigem Eisenmangel auch die Gabe von Eisen. Allerdings weisen die Autoren auch auf die derzeit noch ungeklärten Wechselwirkungen zwischen EPO (als Wachstumsfaktor) und Tumorerkrankungen hin. Einflüsse des EPO auf Tumorwachstum, -infiltration und -progression können nicht ausgeschlossen werden. Gleichzeitig könnten Chemotherapeutika bei gleichzeitiger EPO-Gabe weniger wirksam sein. RCTs zur Gabe von Folsäure/Vitamin B12 bei Mangelanämien existieren nicht. Bei einem entsprechenden Mangel wird die präoperative Substitution von Folsäure/Vitamin B12 jedoch empfohlen. Randomisierte, kontrollierte Daten zur präoperativen Erythrozytentransfusion existieren nicht, sodass diesbezüglich keine Empfehlungen abgegeben werden.

Fazit

- Die präoperative Anämie ist ein relevanter Risikofaktor für einen komplizierten oder sogar letalen Verlauf nach nicht-kardiochirurgischen Operationen.
- Bei Operationen mit einer Transfusionswahrscheinlichkeit von > 10 % sollte eine standardisierte zweistufige Anämiediagnostik erfolgen.
- Gemäß der S3-Leitlinie sollte vor der Behandlung einer präoperativen Anämie eine Differenzialdiagnose der Anämie vorgenommen werden.
- Eisenmangelanämien können – als häufigste präoperative Anämieformen – durch die Gabe von Eisen oder die Kombination von Eisen und Erythropoetin behandelt werden.
- Zur Effektivität der Behandlung einer Eisenmangelanämie mit Eisen oder mit Eisen + EPO liegen nur wenige Daten aus hochwertigen Studien vor.
- Die Nebenwirkungen von EPO als Wachstumsfaktor auf onkologische Erkrankungen müssen beachtet werden.
- Weitere hochwertige Studien zur Therapie der präoperativen Anämie sind dringend erforderlich.

2 Umgang mit ACE-Inhibitoren und ARB bei nicht-kardiochirurgischen Operationen

Angiotensin Converting Enzyme (ACE)-Inhibitoren und Angiotensin Rezeptor Blocker (ARB) sind gebräuchliche Antihypertensiva, die bei etwa einem Drittel aller 280 Millionen weltweit durchgeführter Operationen durch die Patienten eingenommen werden. Sowohl die kontinuierliche perioperative Einnahme von ACE-I und ARB als auch das perioperative Aussetzen der Medikation kann zu relevanten Nebenwirkungen führen (Fortsetzen: Hypotension; Aussetzen: erhöhte Inzidenz perioperativer myokardialer Infarkte). Die diesbezüglichen Empfehlungen der US-amerikanischen [2] und der europäischen [3] Leitlinien sind widersprüchlich. Daher kommt der systematischen Literaturrecherche mit Metaanalyse der RCT von Hollmann et al. [4] zu dieser Fragestellung besondere Bedeutung zu. Die Arbeitsgruppe aus Südafrika untersuchte die Frage, ob das Absetzen der ACE-I/ ARB-Behandlung am Tag vor der Operation im Vergleich zur kontinuierlichen Gabe der Medikation bei erwachsenen Patienten und nicht-kardiochirurgischen Operationen zu Unterschieden bei den Hauptzielkriterien Tod oder schwere kardiale Komplikationen („major adverse cardiac events" – MACE) oder den Nebenzielkriterien Auftreten einer akuten Nierenschädigung, Herzinsuffizienz, zerebrovaskuläre Ereignissen, intra- und postoperativer Hypotension und Dauer des Krankenhausaufenthaltes führt. Die Autoren identifizierten dabei 5 RCTs und 4 Beobachtungsstudien zu dieser Fragestellung. Die perioperative Sterblichkeit war in 5 Studien mit 1 671 Patienten bei ACE-I/ARB-Pause mit 1,6 % gegenüber 1,8 % bei perioperative Pause der Medikation nicht verschieden (p = 0,89). Auch die Häufigkeit von MACE war mit 3,5 versus 3,7 % nicht verschieden (p = 0,48). Intraoperative Hypotensionen wurden bei ACE-I-/ARB-Unterbrechung seltener (23,4 %) beobachtet als bei anhaltender Medikation (29,9 %; p = 0,002). Bezüglich der weiteren Zielkriterien bestanden zwischen beiden Gruppen keine Unterschiede.

Fazit

- Die bislang vorliegenden internationalen Leitlinien zum perioperativen Umgang mit ACE-I oder ARB sind widersprüchlich.
- Der aktuelle systematische Review mit Metaanalyse zeigt keine erhöhte Sterblichkeit bei perioperativem Absetzen der ACE-I/ARB-Therapie.
- Die Häufigkeit schwerwiegender perioperativer kardialer Zwischenfälle (MACE) ist bei Absetzen von ACE-I oder ARB nicht erhöht.
- Perioperative Hypotensionen waren bei kontinuierlicher perioperativer ACE-I/ARB-Behandlung häufiger als bei unterbrochener Therapie.
- Dieses systematische Review fand keine entscheidenden Argumente gegen eine perioperative ACE-I/ARB-Pause.

3 NaCl 0,9 % oder balancierte Elektrolytlösungen zur Infusionstherapie

0,9%ige NaCl-Lösung stellt als sogenannte „physiologische" Kochsalzlösung auch heute noch in vielen Kliniken eine der Standard-Infusionslösungen dar. Tatsächlich ist NaCl 0,9%ige Lösung keinesfalls physiologisch. Die hohe Chloridkonzentration (154 mmol/l) weicht erheblich vom Plasma-Chloridspiegel ab (94–111 mmol/l), sodass NaCl 0,9 % zu hyperchlorämischen Azidosen, renalen Entzündungsreaktionen und gestörter Nierenperfusion führen kann. Sogenannte balancierte Elektrolytlösungen enthalten Chloridkonzentrationen zwischen 98 und 109 mmol/l, die dem Plasma-Chloridspiegel ähnlich sind. Die verbleibende „Anionenlücke" wird in diesen Lösungen durch Laktat, Azetat oder Glukonat geschlossen. Die Arbeitsgruppe aus der Vanderbilt-Universität in Nashville, Tennessee, USA, hat nun in 2 großen RCTs die Auswirkungen von NaCl 0,9%ig im Vergleich zu balancierten Elektrolytlösungen bei der Anwendung in der Notaufnahme und auf der Intensivstation untersucht.

3.1 NaCl 0,9 % oder balancierte Elektrolytlösungen in der Notaufnahme

Bei nicht-kritisch kranken Erwachsenen untersuchte die SALT-ED-Studie, ob eine Gabe von mindestens 500 ml NaCl 0,9 % oder balancierter Elektrolytlösung und nachfolgender stationärer Aufnahme zu relevanten Unterschieden im weiteren Krankheitsverlauf führt [5]. Die Hauptzielkriterien der Untersuchung waren die Anzahl der Tage außerhalb des Krankenhauses bis zum 28. Tag und die Kombination aus den Überlebenstagen und den Tagen außerhalb des Krankenhauses bis zum 28. Tag. Es wurden zudem 3 Nebenzielkriterien untersucht: schwere renale Ereignisse innerhalb von 30 Tagen, akute Nierenschädigung ≥ Stadium 2 und Krankenhaussterblichkeit. Dabei galten als schwere renale Ereignisse: Tod, Nierenersatztherapie oder Anstieg des Kreatinins auf > 200 % des initialen Kreatinins im Serum. Die Verwendung von NaCl 0,9 % oder balancierten Elektrolytlösungen (Ringerlaktat oder Plasma-Lyte A) wurde nach dem jeweiligen Kalendermonat randomisiert. Die Studie dauerte 16 Monate und es wurden unter Beachtung der Ein- und Ausschlusskriterien 13 347 Patienten untersucht. 6 708 Patienten (50,3 %) erhielten randomisiert die balancierte Elektrolytlösung und 6 639 Patienten (49,7 %) wurde die 0,9%ige NaCl-Lösung infundiert. 19,1 % der balancierten Gruppe und 18,2 % der NaCl-Gruppe waren chirurgische Patienten. Im Median erhielten die Patienten 1 089 ml balancierte Lösungen oder 1 071 ml NaCl-Lösung. Die Anzahl der krankenhausfreien Tage innerhalb von 4 Wochen waren in beiden Gruppen mit 25 gleich hoch (p = 0,98) und die Sterblichkeit mit 1,4 bzw. 1,5 % nicht verschieden (p = 0,89). Auch bezüglich der o. g. weiteren Nebenzielkriterien gab es keine Unterschiede zwischen beiden Gruppen (p jeweils > 0,1). Wenn allerdings die Summe aus letalen Verläufen, neu einsetzenden Nierenersatzverfahren und persistierenden Nierenstörungen gebildet wurde, waren 4,7 % der Patienten mit balancierten Elektrolytlösungen, aber 5,6 % der NaCl 0,9 %-Patienten betroffen (p = 0,01). Weiterhin wurden nach der Infusionsbehandlung bei Patienten der balancierten Elektrolytgruppe für bis zu 72 Stunden niedrigere Chlorid- und höhere Natrium bzw. Bikarbonat-Konzentrationen als in der NaCl-Gruppe festgestellt (p jeweils < 0,001).

3.2 NaCl 0,9%ig oder balancierte Elektrolytlösungen bei kritischkranken Erwachsenen

Die sogenannte SMART-Studie untersuchte alle erwachsenen Patienten, die in einem Zeitraum von 34 Monaten auf einer der 5 Intensivstationen des Vanderbilt Medical Centers aufgenommen wurden [6]. Auch diese Patienten wurden je nach Monat der Aufnahme randomisiert entweder mit balancierten Elektrolytlösungen oder NaCl 0,9%ig behandelt. Dabei wurde für jede Intensivstation zu Beginn der Studie festgelegt, ob die jeweilige Lösung in einem geraden oder einem ungeraden Monat verabreicht werden würde. In dieser RCT wurde als Hauptzielkriterium dieser Studie die Häufigkeit schwerer renaler Komplikationen (Definition s. o.) innerhalb von 30 Tagen nach der Studienaufnahme festgelegt. Weitere Zielkriterien waren: Krankenhaussterblichkeit innerhalb von 30 und 60 Tagen, Tage ohne Intensivbehandlung, Tage ohne mechanische Beatmung, Tage ohne Vasopressortherapie, Überlebenszeit und Tage ohne Nierenersatztherapie innerhalb der ersten 28 Tage. Von den 15 802 Studienpatienten erhielten 7 942 balancierte Elektrolytlösungen und 7 860 0,9%ige NaCl-Lösungen. Etwa 50 % der Patienten wurden aus der Notaufnahme auf die Intensivstationen verlegt, 21 % aus dem Operationssaal, 13 % aus anderen Krankenhäusern, 10 % von Normalstationen und 4,6 % aus dem Ambulanzzentrum.

1 139 Patienten (14,3 %) mit balancierter Elektrolytlösung und 1 211 Patienten mit NaCl 0,9 %-Lösung (15,4 %) erlitten eine schwere renale Komplikation (OR: 0,91; p = 0,04). 2 336 Patienten wurden wegen einer Sepsis behandelt und die 30-Tage-Sterblichkeit der 1 167 Patienten mit balancierter Elektrolytlösung betrug 10,3 %, während 11,1 % der 1 169 NaCl-0,9 %-Patienten verstarben (Adjustierte OR: 0,80; p = 0,02). Zudem verzeichneten die Elektrolyten-balancierte Gruppe mit 25,0±8,6 Tagen eine etwas kürzere Zeit ohne Nierenersatz-

verfahren als die Patienten der NaCl-Gruppe mit 24,8±8,9 Tagen (OR: 1,11; p = 0,01). Nach Ansicht der Autoren könnte durch den Ersatz von NaCl-0,9%iger-Lösung auf Intensivstationen durch balancierte Elektrolytlösungen in den USA jährlich 55 000 schwerwiegende renale Komplikationen vermieden werden.

Fazit

- 0,9%ige NaCl-Lösung ist keinesfalls als „physiologisch" zu betrachten.
- Nach vergleichsweise geringen Gaben von 0,9%iger NaCl-Lösung im Vergleich zu balancierten Elektrolytlösungen konnten anhaltende Veränderungen der Natrium-, Chlorid- und Bikarbonatkonzentrationen im Serum nachgewiesen werden.
- Schwerwiegende Komplikationen (Summe aus Tod, neu einsetzender Nierenfunktionsstörung und anhaltender Nierenfunktionsstörung) waren auch nach kurzzeitiger Gabe von NaCl 0,9 % im Vergleich zu balancierten Elektrolytlösungen bei nicht-kritisch-kranken Patienten häufiger.
- Bei kritisch-kranken Patienten waren die Inzidenz renaler Komplikationen, die Sterblichkeit und die Dauer von Nierenersatzverfahren bei NaCl 0,9 %-Infusion im Vergleich zur Infusion balancierter Elektrolytlösungen schlechter.
- NaCl 0,9 %-Lösung sollte (außer bei seltenen und speziellen Indikationen) nicht mehr als Infusionslösung verwendet werden.
- Am besten wird NaCl 0,9 %-Lösung auf chirurgischen Stationen in Mengen von höchsten 100 ml (zum Auflösen von Medikamenten) vorgehalten.

4 Systemische Steroide bei Sepsis und septischem Schock

Antibiotika, Vasopressoren, nicht-invasive oder invasive Beatmung und Flüssigkeits-/Volumentherapie sind derzeit die einzigen anerkannten Behandlungen der Sepsis und des septischen Schocks.

Dabei beträgt die Sterblichkeit septischer Patienten unverändert zwischen 30–45 %. Die Kortikosteroidgabe in verschiedenen hohen Dosierungen ist bereits seit mehr als 30 Jahren als mögliche Behandlung der Sepsis und des septischen Schocks diskutiert worden. Bislang lagen aber keine Daten aus großen randomisierten, kontrollierten Studien zur Bedeutung der Kortikoidgabe in dieser Situation vor. Im vergangenen Jahr sind im New England Journal of Medicine 2 große RCTs zu diesem Thema publiziert worden

4.1 Hydrokortison bei septischem Schock

Die ADRENAL-Studie („Adjunctive Corticoisteroid Treatment in Critically Ill Patients with Septic Shock") wurde als doppelblinde, Placebo-kontrollierte Untersuchung bei erwachsenen Patienten mit septischem Schock und mechanischer Beatmung auf Intensivstationen durchgeführt [7]. Patienten, die vor Studieneinschluss mindestens 4 Stunden mit Vasopressor und Beatmung behandelt worden waren, wurden in dieser multizentrischen RCT entweder zur Gabe von 200 mg Hydrokortison als Dauerinfusion für 24 Stunden oder Placebo randomisiert. Die Behandlung dauerte höchstens 7 Tage oder bis zur Verlegung von der Intensivstation oder bis zum Tode. Als Hauptzielkriterium der Untersuchung galt die 90-Tage-Sterblichkeit, weitere Zielkriterien waren: 28-Tage-Letalität, Dauer bis zur Schockauflösung, erneuter septischer Schock, Intensivaufenthaltsdauer, Krankenhausverweildauer, Beatmungsdauer, Häufigkeit und Dauer einer Nierenersatztherapie, Häufigkeit neuer bakterieller oder fungaler Infektionen innerhalb von 14 Tagen und Anzahl der Blutübertragungen auf der Intensivstation. In 4 Jahren wurden 5 501 Patienten in Australien, Großbritannien, Neuseeland, Saudi-Arabien und Dänemark identifiziert und 3 658 den beiden Behandlungsarmen zugeordnet (1 832 Hydrokortison und 1 826 Placebo). 60 % der durchschnittlich 62 Jahre alten Patienten waren Männer und der mediane APACHE-II-Score betrug 23–24. 31 % der Patienten waren zuvor operiert worden. Bezüglich der epidemiologischen Daten, der Sepsisursache und der Schwere der Erkrankung bestanden keine Unterschiede zwischen beiden Gruppen. In der 90-Tage-Sterblichkeit bestand mit 27,9 % der Kortikoid-Patienten und 28,8 % der Placebo-Patienten kein signifikanter Unterschied (p = 0,50). Die 28-Tage-Sterblichkeit beider Gruppen war ebenfalls nicht unterschiedlich (22,3 vs. 24,3 %; p = 0,13). Die Dauer bis zur Auflösung des septischen Schocks (3 vs. 4 Tage; p < 0,001), die Intensivbehandlungsdauer (10 vs. 12 Tage; p < 0,001) und die Beatmungsdauer (6 vs. 7 Tage; p < 0,001) waren bei Patienten mit Hydrokortisontherapie kürzer als bei Placebo-Patienten. Patienten der Hydrokortison-Gruppe erhielten zudem seltener (37,0 %) als Patienten der Placebo-Gruppe (41,7 %) Bluttransfusionen (p = 0,004).

4.2 Hydrokortison und Fludrokortison bei septischem Schock

In der APROCCHSS-Studie („Activated Protein C and Corticosteroids for Human Septic Shock") wurden Erwachsene mit nachgewiesenem oder vermutetem septischen Schock untersucht, die vor der Randomisierung weniger als 24 Stunden auf einer Intensivstation behandelt worden waren [8]. Diese Patienten wurden randomisiert entweder mit 4 × 50 mg Hydrokortison als i. v.-Bolus und 50 μg Fludrokortison-Tablette täglich für 7 Tage oder mit Placebo für den gleichen Zeitraum behandelt. Ebenso wie im ADRENAL-Trial war das Hauptzielkriterium der Studie die 90-Tage-Sterblichkeit. Weiterhin wurde die Sterblichkeit während der Intensivbehandlung, die 28-Tage-Sterblichkeit, die Krankenhaussterblichkeit, die 180-Tage-Sterblichkeit und die Häufigkeit von Patienten ohne Vasopressor, ohne mechanische Beatmung oder SOFA-Score < 6 nach 28 und 90 Tagen festgestellt. In 34 Zentren wurden in 7 Jahren 1 241 Patienten in die Studie aufgenommen. Das durchschnittliche Patientenalter war 66 Jahre, 67 % der Patienten waren Männer und 18,3 % der Patienten wurden aus operativen Stationen auf die Intensivstation verlegt. Der initiale SOFA-Score betrug 12, 91,8 % der Patienten wurden beatmet und 27,6 % erhielten ein Nierenersatzverfahren. Bei Randomisierung bestanden keine relevanten Unterschiede zwischen der Prüf- und der Placebogruppe. Die 90-Tage-Sterblichkeit der 627 Placebo-Patienten war mit 49,1 % höher als die der 614 Hydrokortison-Patienten mit 43,0 % (p = 0,03). Weiterhin bestanden signifikante Unterschiede in der Intensivstations-Sterblichkeit (41,0 vs. 35,4 %; p = 0,04), Krankenhaussterblichkeit (45,3 vs. 39,0; p = 0,02) und innerhalb von 180 Tagen (52,5 vs. 46,6 %; p = 0,04) zu Ungunsten der Placebo-Gruppe. Die vasopressorfreien Tage bis zum 28. Tag (19 vs. 23; p < 0,001) und die Tage ohne Organversagen bis zum 28. Tag (12 vs. 19; p = 0,003) waren in der Hydrokortison-Fludrokortison-Gruppe zahlreicher als bei Placebo-Patienten. Zudem war die Dauer der mechanischen Beatmung (p = 0,0006) und die Tage mit einem SOFA-Score > 6 (p < 0,001) in der Hydrokortison-Fludrokortison-Gruppe kürzer.

Fazit

- Die Sterblichkeit der Patienten in den beiden Studien weicht erheblich voneinander ab (28 vs. 45 %).
- Diese Unterschiede in der Sterblichkeit könnten die unterschiedlichen Ergebnisse der Kortikoidtherapie auf die 90-Tage-Sterblichkeit erklären.
- In beiden RCT hatte die Gabe von 200 mg Hydrokortison (mit oder ohne Fludrokortison) einen positiven Einfluss auf Schwere und Dauer der Sepsis.
- Bei sehr schwerem septischem Krankheitsbild mit geringem oder fehlendem Ansprechen auf die herkömmliche Behandlung durch Antibiotika, Vasopressoren. Beatmung und Volumentherapie innerhalb von 24 Stunden und zu erwartender hoher Sterblichkeit sollte eine Behandlung mit 200 mg Hydrokortison am Tag gegebenenfalls in Kombination mit 50 μg Fludrokortison erfolgen.

5 Medikamentöse Behandlung der Delirs

Beatmete Patienten auf Intensivstationen werden zu 50–75 % von einer akuten Hirnfunktionsstörung im Sinne eines Delirs betroffen. Dabei werden meist nur die hyperdynamen Formen des Delirs frühzeitig erkannt, hypoaktive Delirien werden im klinischen Alltag häufig übersehen. Patienten mit einem Delir haben eine höhere Morbidität und Letalität, werden länger beatmet und verweilen länger im Krankenhaus als delirfreie Patienten. Auf Intensivstationen, aber auch auf Normalstationen, werden delirante Patienten häufig mit typischen (Haloperidol) oder atypischen (Ziprasidon) Neuroleptika behandelt, obwohl bislang keine Daten großer RCTs zur Effektivität dieser Therapie im Vergleich zu Placebo vorlagen. Nun wurde eine multizentrische, doppelblinde, Placebo-kontrollierte dreiarmige Studie publiziert, in der die Wirksamkeit der o. g. Medikamente gegenüber Placebo untersucht wurde [9]. Über 7 Jahre hinweg wurden erwachsene Patienten, die auf einer Intensivstation durch invasive oder non-invasive mechanische Beatmung, Vasopressorgabe oder intraaortale Ballongegenpulsation behandelt wurden, in die Studie aufgenommen und randomisiert. Sowohl die Diagnose des Delirs als auch die Aktivität der Patienten wurden mit etablierten Instrumenten (Confusion Assessment Method for the ICU – CAM-ICU bzw. Richmond Agitation-Sedation Scale – RASS) gemessen. Patienten mit Delir wurden im Alter bis 70 Jahren entweder mit 0,5 ml 0,9%ige NaCl-Lösung (Placebo) oder 2,5 mg Haloperidol in 0,5 ml Lösung oder 5 mg Ziprasidon in 0,5 ml und im Alter über 70 mit der halbierten Dosis behandelt. Weitere Medikamentengaben erfolgten alle 12 Stunden, wobei die Dosis verdoppelt wurde, bis die Haloperidol-Dosis 10 mg pro Gabe und 20 mg pro Tag oder die Ziprasidon-Dosis 20 mg pro Gabe oder 40 mg pro Tag erreichte. Bei zweimalig negativem CAM-ICU wurde die Medikationsdosis halbiert, nach 4 aufeinanderfolgenden CAM-ICU ohne Delir wurde die Medikation ausgesetzt. Hauptzielkriterium dieser Studie waren die Überlebenstage ohne Delirium oder Koma, Nebenzielkriterien waren Delirdauer, Beatmungsdauer, Intensiv- und Krankenhausbehandlungsdauer und 30-Tage- bzw. 90-Tage-Überleben. Von 20 914 initial evaluierten Patienten wurden 1 183 Patienten in die Studie eingeschlossen und 566 dieser Patienten entwickelten tatsächlich ein Delir und wurden gemäß des Studienprotokolls behandelt (184 Placebo, 192 Haloperidol, 190 Ziprasidon). Die Patienten waren etwa 60 Jahre alt, 57 % waren Männer und 28 % chirurgische Patienten. Der APACHE-II-Score betrug 29, der SOFA-Score 10 und es gab keine signifikanten Unterschiede zwischen den 3 Gruppen. Die durchschnittliche Behandlungsdauer betrug 4 Tage und es wurden im Durchschnitt 11,0 mg Haloperidol bzw. 20,0 mg Ziprasidon täglich verabreicht. Die delirfreien Tage innerhalb der Studienperiode waren mit 7 (Placebo), 8 (Haloperidol) und 8 (Ziprasidon) nicht unterschiedlich (p = 0,26). Ebenso war die Dauer der Intensivbehandlung dauerte mit 5 (Placebo), 5 (Haloperidol) und 6 (Ziprasidon) Tagen nicht signifikant verschieden. Die 30-Tage-Letalität (27 % Placebo, 26 % Haloperidol, 28 % Ziprasidon) und die 90-Tage-Sterblichkeit (34 %, 38 % und 34 %) waren ebenfalls nicht signifikant verschieden.

Fazit

- Die Behandlung eines Delirs bei Intensivpatienten mit typischen oder atypischen Neuroleptika wird derzeit noch weltweit durchgeführt.
- In dieser großen RCT hatte die medikamentöse Therapie mit Haloperidol oder Ziprasidon im Vergleich zu Placebo bei deliranten Intensivpatienten keinen nachweisbaren positiven Effekt.
- Die Wirkungen der medikamentösen Behandlung des Delirs werden offensichtlich überschätzt und überbewertet.
- Bei deliranten Patienten auf Intensiv- und Normalstationen sollten nicht-medikamentöse Therapien (Dämpfung der Geräuschkulisse, Anwesenheit bekannter Personen, Beachtung des Tag-Nacht-Rhythmus etc.) im Vergleich zur anscheinend wirkungslosen medikamentösen Delirbehandlung verstärkt erwogen werden.

Literatur

[1] Kaufner L, von Heymann C: S3-Leitlinie Präoperative Anämie. 2018. Cited 2018 26.12.2018; Available from: https://www.awmf.org/uploads/tx_szleitlinien/001-024l_S3_Praeoperative-Anaemie_2018-04.pdf [EBM Ia].

[2] Fleisher LA et al.: 2014 ACC/AHA guideline on perioperative cardiovascular evaluation and management of patients undergoing noncardiac surgery: executive summary: a report of the American College of Cardiology/American Heart Association Task Force on practice guidelines. Developed in collaboration with the American College of Surgeons, American Society of Anesthesiologists, American Society of Echocardiography, American Society of Nuclear Cardiology, Heart Rhythm Society, Society for Cardiovascular Angiography and Interventions, Society of Cardiovascular Anesthesiologists, and Society of Vascular Medicine Endorsed by the Society of Hospital Medicine. J Nucl Cardiol 2015; 22 (1): 162–215. [EBM Ia]

[3] Kristensen SD, Knuuti J: New ESC/ESA Guidelines on non-cardiac surgery: cardiovascular assessment and management. Eur Heart J 2014; 35 (35): 2344–2345. [EBM Ia]

[4] Hollmann C, Fernandes NL, Biccard BM: A Systematic Review of Outcomes Associated with with holding or Continuing Angiotensin-Converting Enzyme Inhibitors and Angiotensin Receptor Blockers Before Noncardiac Surgery. Anesth Analg 2018; 127 (3): 678–687. [EBM Ia]

[5] Self WH, Semler MW, Wanderer JP et al.: Balanced Crystalloids versus Saline in Noncritically Ill Adults. N Engl J Med 2018; 378 (9): 819–828. [EBM Ib]

[6] Semler MW, Self WH, Wanderer JP et al.: Balanced Crystalloids versus Saline in Critically Ill Adults. N Engl J Med 2018; 378 (9): 829–839 [EBM Ib]

[7] Venkatesh B. Finfer S, Cohen J et al.: Adjunctive Glucocorticoid Therapy in Patients with Septic Shock. N Engl J Med 2018; 378 (9): 797–808. [EBM Ib]

[8] Annane D, Renault A, Brun-Buisson Ch et al.: Hydrocortisone plus Fludrocortisone for Adults with Septic Shock. N Engl J Med 2018; 378 (9): 809–818. [EBM Ib]

[9] Girard TD, Exline MC, Carson SS et al.: Haloperidol and Ziprasidone for Treatment of Delirium in Critical Illness. N Engl J Med 2018; 379 (26): 2506–2516. [EBM Ib]

8.3 Perioperative Medizin

8.4 Was gibt es Neues in der Akutschmerztherapie?

S. M. Freys

1 Kontinuierliche Wundinfiltration

Neben einer systemischen und/oder über Katheter geführten regionalen Akutschmerztherapie hat sich bereits seit vielen Jahren das Konzept einer lokalen Schmerztherapie etabliert. Eine solche lokale Schmerztherapie kann entweder in single-shot-Technik und bei kleinen Inzisionen (Laparoskopie) unmittelbar prä- oder postoperativ mit langwirksamen Lokalanästhetika durchgeführt werden. Seltener durchgeführt, weil weniger bekannt, ist eine kontinuierliche postoperative Wundinfiltration über am Ende der Operation eingelegte, sehr schmalkalibrige Wundkatheter. Über diese werden langwirkende Lokalanästhetika mit einem primären Bolus von 5–10 ml und dann einer kontinuierlichen Infusion durch sich selbst entleerende Pumpensysteme über 2 Tage mit einem Flow von 5–10 ml /Std. administriert. Die Einlage erfolgt in den Wundgrund präperitoneal subfaszial oder epifaszial. Die Ausleitung der Katheter erfolgt perkutan neben dem Wundrand über eine Führungshülse mit einer Fixierung durch Pflaster. In einer solchen Situation wird dann postoperativ keine subkutane Wunddrainage eingelegt.

Die meist aus Fallberichten stammende Erfahrung zeigt, dass kontinuierliche Wundinfiltrationen mit langwirkenden Lokalanästhetika (z. B. 0,25–0,5 % Bupivacain) den systemischen Analgetikabedarf reduzieren kann. Oft wird berichtet, dass der Einsatz dann Sinn macht, wenn eine Epiduralanalgesie bzw. die Einlage eines Periduralkatheters nicht möglich sind. Als ideale Inzisionen werden mittelgroße Inzisionen in der konventionellen Hernien-Chirurgie, Pfannenstiel-Inzisionen und Inzisionen in der Mamma-Chirurgie angegeben.

Erstmals berichtet nun eine Metaanalyse [1] über den Vergleich einer postoperativen Epiduralanalgesie gegenüber einer kontinuierlichen Wundinfiltration über ein Kathetersystem. Nach der Cochrane-Methode wurde sämtliche existierende Literatur zur kontinuierlichen Wundinfiltration gesichtet und es wurden 16 randomisierte Studien zum Thema betrachtet. Sehr kritisch wurde die signifikante Heterogenität der Studien mit häufig fehlenden und ungenauen Dosierungs- und Medikamentenangaben sowie jeweils kleinen Fallzahlen gewertet.

3 wesentliche Aspekte wurden beleuchtet:

- Eine kontinuierliche Wundinfiltration führt statistisch zu einer signifikant niedrigeren Nebenwirkung einer Hypotension.
- Komplikationen wie Abszessbildung, Blutung, Ileus, Übelkeit und Erbrechen, Harnwegsinfekt, Wundinfekt und Hautjucken waren gleich in beiden Analgesie-Techniken.
- In der Gruppe der Epiduralanalgesie war der postoperativ gemessene Schmerz-Score sowohl in Ruhe als auch bei Mobilisation kurz- und langfristig signifikant geringer als in der Vergleichsgruppe der Patienten mit kontinuierlicher Wundinfiltration.

Interessant ist eine zweite Metaanalyse, die den Stellenwert der Position eines postoperativ eingelegten Katheters zur kontinuierlichen Wundinfiltration untersucht: präperitoneal gegenüber subkutaner Lage [2].

Die Eingangsfrage dieser Metaanalyse war, ob die teils widersprüchlichen Ergebnisse der Untersuchungen zum Stellenwert der kontinuierlichen Wundinfiltration durch eben solche methodologischen Aspekte bedingt sind. Es wurden 29 randomisierte Studien identifiziert, von denen

8.4 Akutschmerztherapie

jedoch nur eine einzige einen direkten Vergleich bei 60 Patienten zwischen präperitonealer und subkutaner Katheterlage betrachtete. In den anderen 28 Studien wurden Vergleiche der unterschiedlichen Katheterlagen zu Epiduralanalgesie bzw. Placebo-Kontrollgruppen durchgeführt.

2 klare Aussagen wurden gefunden:

- Es zeigte sich indirekt ein Vorteil für die präperitoneale Katheterlokalisation, in dem die postoperative Schmerzkontrolle hier vergleichbar zu der Gruppe der Patienten mit Epiduralanalgesie war.
- Postoperative Mobilisation, Patientenzufriedenheit, Hypotension als Nebenwirkung sowie Analgetika-Verbrauch waren geringer in der Gruppe mit präperitonealer Katheterposition.

Fazit

- Eine kontinuierliche Wundinfiltration mit langwirkenden Lokalanästhetika ist hinsichtlich Anwendbarkeit und Nebenwirkungsrate vergleichbar zur Epiduralanalgesie.
- Im direkten Vergleich zeigt eine Epiduralanalgesie kurz- und langfristig eine bessere Schmerzkontrolle in Ruhe und bei Mobilisation.
- Im direkten Vergleich zeigt die präperitoneale Katheterlokalisation gegenüber einer subkutanen Position deutliche Vorteile hinsichtlich der Schmerzkontrolle.
- Eine postoperative kontinuierliche Wundinfiltration über Wundkatheter zeigt Vorteile hinsichtlich Mobilisation und Patientenzufriedenheit.

2 Intravenöse Lidocain-Infusion

Zahlreiche Studien konnten in den letzten Jahren zeigen, dass epidural verabreichte Lokalanästhetika die katabole Stressreaktion reduzieren und eine ausreichende Akutschmerztherapie vermitteln. Ein besonderer Vorteil hierbei ist die nachgewiesene Dosisreduktion postoperativ systemisch verabreichter Opioid-Analgetika. Es konnte gezeigt werden, dass eine systemische Absorption der epidural verabreichten Lokalanästhetika und nicht nur die direkte Interaktion mit den dorsalen Wurzelganglien ursächlich für diesen Effekt ist. Folglich wurden Therapiekonzepte entwickelt, die eine perioperative intravenöse Lidocain-Infusion anstelle der epiduralen Administration verfolgten.

In einem systematischen Cochrane-Review wurde nun der Effekt einer perioperativen intravenösen Lidocain-Infusion gegenüber Placebo bzw. keiner Behandlung oder einer Epiduralanalgesie hinsichtlich postoperativem Schmerz und postoperativer Erholung bei erwachsenen Patienten untersucht, die verschiedenen chirurgischen Prozeduren unterzogen wurden [3]. Diese Untersuchung ist der umfassendste systematische Review, der bisher zu diesem Thema veröffentlicht wurde. Es gibt eine Vielzahl präklinischer Studien, welche eine systemische Lidocain-Gabe unterstützen, große randomisierte Studien beim Menschen fehlen jedoch bisher. Die Zahl der eher kleinen klinischen Studien hat jedoch in den vergangenen Jahren rasch zugenommen, sodass jetzt dieser aktuelle Überblick veröffentlicht werden konnte.

Insgesamt wurden 68 Studien mit 4 525 randomisierten Patienten eingeschlossen, 2 Studien verglichen die i. v. Lidocain-Gabe mit einer thorakalen Epiduralanalgesie, in allen anderen 66 Studien wurde entweder Placebo bzw. keine Behandlung als Vergleich zur i. v. Lidocain-Gabe bzw. einer thorakalen Epiduralanalgesie untersucht. Die Applikationsschemata der systemischen Lidocain-Gabe variierten in diesen Untersuchungen stark hinsichtlich Dosis (1–5 mg/kg/h) und Beendigung der Infusion (von OP-Ende bis mehrere Tage nach OP).

Der Vergleich i. v. Lidocain zu Placebo bzw. keiner Behandlung ergab bei 29 inkludierten Studien keine Verbesserung hinsichtlich der gemessenen postoperativen Schmerzstärke (Schmerzreduktion auf einer visuellen Analog-Skala (VAS) um 0,4–2,5 Punkte, 95 % Confidenz-Intervall (CI): −0,72 bis −0,28 in 29 Studien). Dieser Effekt konnte sowohl 24 Stunden (CI: −0,25 bis −0,04) wie auch 48 Stunden (CI: −0,25 bis −0,04) nach Operation gezeigt werden. In gleicher Weise konnte nicht gezeigt werden, dass eine i. v. Lidocain-Gabe das Risiko eines postoperativen Ileus (CI: 0,15–0,87), die Zeit bis zum 1. Stuhlgang (CI: −12,71 bis −3,13), das Risiko von postoperativer Übelkeit (CI: 0,67–0,91) und den Verbrauch von Opioid-Analgetika (CI: −6,25 bis −2,79) senken konnte.

Bei dem Vergleich von i. v. Lidocain mit thorakaler Epidural-Analgesie zeigte sich ebenfalls ein unklarer Effekt: Schmerzstärke nach 24 Stunden (CI: −0,29 bis 3,32), Schmerzstärke nach 48 Stunden (CI: −1,19 bis 3,16) und die Zeit bis zum 1. Stuhlgang (CI: −10,88 bis 7,56) zeigten keinen signifikanten Unterschied.

Fazit

- Es bleibt unsicher, ob eine perioperative i. v. Lidocain-Gabe im Vergleich zu Placebo bzw. keiner Behandlung einen Vorteil hinsichtlich postoperativem Schmerz-Score in der frühen postoperativen Phase, gastrointestinale Erholung, postoperative Übelkeit und Opioid-Analgetika-Verbrauch hat.
- Die Qualität der Evidenz war limitiert durch eine Inkonsistenz, eine Ungenauigkeit und die Qualität der derzeit zur Verfügung stehenden Studien.
- Hinsichtlich einer optimalen Dosierung und einer optimalen Administrationsdauer gibt es hinsichtlich der i. v. Lidocain-Gabe im Vergleich zur Epiduralanästhesie keine ausreichende Evidenz.

3 Opioid-Analgetika-Missbrauch

Der Missbrauch von Opioid-Analgetika ist ein national und international wachsendes Problem. In den USA hat sich die Rate der Behandlungsfälle wegen Opioid-Überdosierung seit Anfang der 2000-Jahre verdreifacht und rangiert aktuell als Haupttodesursache bei sogenannten unbeabsichtigten Verletzungen. Die Rate der Opioid-Verschreibungen vervierfachte sich im selben Zeitraum. Nicht tödliche Überdosierungsereignisse sind 7- bis 11-mal häufiger als tödliche Überdosierungen und haben sich in den vergangenen 10 Jahren um 50 % erhöht. Der Großteil der nichttödlichen Episoden betrifft Patienten, die nichtchronisch (< 90 Tage) Opioide zu sich nehmen.

Diese alarmierenden Zahlen aus den USA haben zu einer bemerkenswerten Publikation geführt, die als retrospektive Kohorten-Studie das Verhältnis zwischen der postoperativen Verschreibung von Opioiden bei Opioid-naiven Patienten und dem Problem der Überdosierung und des Missbrauchs betrachtet [4].

Eine interessante Ausgangslage wird in der Studie dargestellt: Auf der einen Seite werden zwischen 3 und 10 % ursprünglich Opioid-naiver Patienten durch die Notwendigkeit einer postoperativen Schmerztherapie mit verschriebenen Opioiden zu chronischen Opioid-Konsumenten, auf der anderen Seite werden 80 % der verschriebenen postoperativen Opioide nicht verbraucht. Die Studie untersucht die Beziehung zwischen wiederholten postoperativen Opioid-Rezepten und einem Opioid-Missbrauch in einer Opioid-naiven Population.

Die Studiengruppe umfasste 1 015 116 Patienten nach einem operativen Eingriff, medianer Follow-up-Zeitraum waren 2,7 Jahre. 56 % dieser Patienten lösten eine Verschreibung für ein postoperatives Opioid ein. Bei 0,6 % der Patienten (183 Fälle/100 000 Personen Jahre) wurde ein Opioid-Missbrauch identifiziert, in 0,2 % innerhalb des ersten Jahres nach der stattgehabten Index-Operation.

Die Zahl der Wiederholungsrezepte zeigte sich als stärkster Prädiktor für einen eventuellen Missbrauch: die Rate der Missbrauchsfälle verdoppelte sich, wenn ein 1. Wiederholungsrezept angefordert wurde (1. Rezept: 145 Fälle/100 000 Personen Jahre vs. 1. Wiederholungsrezept 293 Fälle/100 000 Personen Jahre). Insgesamt führte jedes weitere Wiederholungsrezept zu einer Erhöhung der Missbrauchsrate um 70,7 % und erhöhte die Missbrauchswahrscheinlichkeit um 44,0 % (95 % CI: 40,8–47,2 %, p < 0,001) nach Adjustierung möglicher Kovariaten.

Die positive Beziehung zwischen der Zahl der Wiederholungsrezepte und Missbrauch wurde durch die Evaluierung der Opioid-Tage nach Entlassung unterstützt. Jede zusätzliche Woche mit regelmäßigem Opioid-Gebrauch war mit einem durchschnittlichen Anstieg in der Missbrauchsrate von 34,2 % assoziiert, nach Adjustierung möglicher Kovariaten ergab dies einen Anstieg in der Missbrauchswahrscheinlichkeit um 19,9 % (95 % CI: 18,5–21,4 %, p < 0,001).

Im Vergleich zur Dauer der Opioid-Einnahme war die verschriebene Dosierung ein nur schwacher Prädiktor für einen Missbrauch.

Fazit

- Es besteht eine starke Assoziation zwischen kurzfristigen Wiederholungsrezepturen von Opioid-Analgetika und einem Opioid-Missbrauch bei primär Opioid-naiven Patienten nach operativen Eingriffen.
- Das Einlösen eines einmaligen Wiederholungsrezeptes erhöht eine Missbrauchswahrscheinlichkeit um mehr als 40 %.
- Die Dauer der Verschreibung von Opioid-Analgetika ist deutlich stärker mit einer Missbrauchswahrscheinlichkeit assoziiert als die Dosis des verschriebenen Opioids.

4 Abhängigkeit der Schmerzintensität vom Geschlecht des Untersuchers

Geschlechtsspezifische Besonderheiten sind seit langem ein Fokus in der Schmerzforschung. Grundsätzlich sind Frauen anfälliger, intensivere und länger dauernde Schmerzen zu empfinden als Männer und sind in vielen chronischen Schmerzzuständen überrepräsentiert. Diese Unterschiede basieren auf einer Vielzahl biopsychosozialer Faktoren und sind sehr schwierig zu erklären.

Weniger genau untersucht ist ein anderer Geschlechts-spezifischer Aspekt in der Schmerzforschung: unter Umständen spielt das Geschlecht der untersuchenden Person eine (messbare) Rolle.

In einer erstmalig durchgeführten prospektiven klinischen Studie wird die Beziehung zwischen postoperativer Schmerzintensität (Herzchirurgie per Sternotomie) und dem Geschlecht des Untersuchers betrachtet [5]. 165 Patienten mit offener Herzchirurgie per Sternotomie wurden untersucht, wobei im Rahmen eines standardisierten postoperativen Analgesie-Schemas Befragungen gemäß einer nummerischen Rating-Skala (NRS: 0–10) erfolgten. Es wurden 4 Gruppen gebildet:

1. weiblicher Untersucher – weiblicher Patient, 2. weiblich – männlich, 3. männlich – weiblich, 4. männlich – männlich

Die an den ersten beiden postoperativen Tagen erhobenen Schmerzstärken unterschieden sich nicht zwischen männlichen und weiblichen Patienten (NRS: 3,5 vs. 3,6). Am 2. postoperativen Tag wurde eine höhere Schmerzstärke gegenüber weiblichen Untersuchern und eine geringere Schmerzstärke gegenüber männlichen Untersuchern angegeben (NRS: 3,4 vs. 2,4, p = 0,0000). Der wesentliche Unterschied zwischen den 4 Gruppen war (p = 0,003), dass männliche Patienten höhere Schmerz-Scores vor weiblichen Untersuchern berichteten (NRS: 3,5 vs. 2,3, p = 0,000).

Fazit

- Entgegen der Erwartungen berichteten Patienten nach offener Herzchirurgie eine höhere Schmerzstärke vor weiblichen und eine niedrigere Schmerzstärke vor männlichen Untersuchern.
- Weibliche Untersucher können zu einer Erhöhung des postoperativen NRS um 1,2 Punkte führen.
- Die dargestellte geschlechtsspezifische Verzerrung ist bei männlichen Patienten relevanter.
- Diese erstmals erhobenen Daten weisen auf eine kleine, jedoch ggf. signifikante, weil konsistente Untersucher-Geschlechts-Verzerrung nach offener Herzchirurgie hin.

Literatur

[1] Li H, Chen R, Yang Z et al.: Comparison of the postoperative effect between epidural anesthesia and continuous wound infiltration on patients with open surgeries: A meta-analysis. J Clin Anesth 2018; 51: 20–31. [EBM Ia]

[2] Mungroop TH, Bond MJ, Lirk P et al.: Preperitoneal or Subcutaneous Wound Catheters as Alternative for Epidural Analgesia in Abdominal Surgery: A Systematic Review and Meta-analysis. Ann Surg 2019; 269 (2): 252–260. [EBM Ia]

[3] Weibel S, Jelting Y, Pace NL et al.: Continuous intravenous perioperative lidocaine infusion for postoperative pain and recovery in adults. Cochrane Database Syst Rev 20184; 6: CD009642.

[4] Brat GA, Agniel D, Beam A et al.: Postsurgical prescriptions for opioid naive patients and association with overdose and misuse: retrospective cohort study. BMJ 2018; 360: j5790. [EBM IIa]

[5] Meyer-Frießem CH, Szalaty P, Zahn PK et al.: A prospective study of patients' pain intensity after cardiac surgery and a qualitative review: effects of examiners' gender on patient reporting. Scand J Pain 2018 [Epub ahead of print]. [EBM IIa]

8.5 Was gibt es Neues beim Risikomanagement?

M. I. Cartes Febrero

1 Einleitung

Im Jahr 2005 wurde in Deutschland das Aktionsbündnis Patientensicherheit gegründet und am 26. Februar 2013 trat das Gesetz zur Verbesserung der Rechte von Patientinnen und Patienten in Kraft [1].

Im § 135a SGB V wurde eine Ergänzung vorgenommen. Damit wurde das Risikomanagement im Gesundheitswesen, Fehlermeldesysteme sowie das Beschwerdemanagement endgültig gesetzlich gefordert. Der Gemeinsame Bundesausschuss (G-BA) wurde gebeten, die Richtlinien zum einrichtungsinternen Qualitätsmanagement entsprechend zu ergänzen und Mindeststandards für das medizinische Risiko- und Fehlermanagement festzulegen [2]. Die Umsetzung dieser Maßnahmen sollen die Krankenhäuser in öffentlich zugänglichen Qualitätsberichten dokumentieren. Krankenhäuser, die sich an einem einrichtungsübergreifenden Fehlermeldesystem beteiligen, sollen Vergütungszuschläge erhalten. Das Aktionsbündnis Patientensicherheit reagierte im Jahr 2016 mit Erstellung der nationalen Handlungsempfehlung „Anforderungen an klinische Risikomanagementsysteme im Krankenhaus" [3] und mit der ersten gemeinsamen Handlungsempfehlung der deutschsprachigen Länder „Einrichtung und erfolgreicher Betrieb eines Berichts- und Lernsystems (CIRS)" [4].

Fast gleichzeitig wurde die DIN EN ISO 9001 in der Version 2015 [5] ergänzt mit dem Punkt 6.1 „Maßnahmen zum Umgang mit Risiken und Chancen". Dabei wird nicht die Implementierung von Risikomanagement, sondern das Risiko-orientierte Denken in Unternehmen gefordert.

2 Aktuelle Entwicklung

2.1 Handlungsempfehlung „Digitalisierung und Patientensicherheit"

Im Jahr 2018 wurde die Handlungsempfehlung „Digitalisierung und Patientensicherheit – Risikomanagement in der Patientenversorgung" [6] von dem Aktionsbündnis Patientensicherheit veröffentlicht.

Die Autoren stellten 6 Risiken durch die Auswirkung von Digitalisierung auf Patientensicherheit vor.

1. Unzureichender Schutz des IT-Netzes vor externen Angriffen.
2. Unzureichender Schutz des IT-Netzes vor unberechtigten Zugriffen.
3. Nichtverfügbarkeit von IT-Infrastruktur/Patientendaten.
4. Überlassung von Daten an externe Dienstleister (z. B. Cloud).
5. Unsichere Einbindung aktiver Medizinprodukte in IT-Netze.
6. Unzureichende digitale Kompetenz der therapeutischen Teams.

Bei jedem Risiko wurde der thematische Einstieg mit praktischen Beispielen, die Ausganglage, die möglichen Ursachen, die Auswirkung sowie auch Empfehlungen zur Risikominimierung beschrieben.

Dabei wurden 14 grundsätzliche Empfehlungen abgeleitet:

1. Übernehmen Sie als Leitung die Verantwortung für die digitale Sicherheit.

2. Benennen Sie einen Sicherheitsbeauftragten für Ihr IT-System und damit vernetzte Medizinprodukte und definieren Sie Sicherheitsstufen.
3. Gewährleisten Sie ausreichend zeitliche, personelle und materielle Ressourcen, um dauerhaft eine sichere Infrastruktur und angemessene Kenntnisse in Bezug auf IT-Sicherheit zu gewährleisten.
4. Sorgen Sie bei allen Beteiligten für die erforderlichen Kenntnisse über die Risiken von digitalen Schnittstellen, Passwörtern und Datenträgern. Achten Sie darauf, dass Passwörter dem aktuellen Sicherheitsstandard entsprechen und regelmäßig aktualisiert werden.
5. Sensibilisieren Sie alle Beteiligten über die Risiken von digitalen Anwendungen und praktikablen Maßnahmen zum Schutz vor unberechtigtem Zugriff (z. B. Blickschutz).
6. Sorgen Sie für ein räumliches Umfeld, das einen sicheren digitalen Arbeitsplatz ermöglicht.
7. Führen Sie regelmäßig eine individuelle Risikoanalyse durch, welche IT-Systeme bei Ausfall oder Störung zu welchen Konsequenzen für die Patientenbehandlung führen. Erstellen Sie auf dieser Basis ein Ausfallkonzept für IT und vernetzte Medizinprodukte mit einem Maßnahmen- und Informationsplan.
8. Sensibilisieren Sie Führungskräfte regelmäßig für die Notwendigkeit eines Ausfallkonzeptes für IT und vernetzte Medizinprodukte als Teil des Notfall- und Krisenmanagements und schulen Sie das ggf. betroffene Personal angemessen, damit im Ernstfall theoretische Überlegungen auch praktisch umgesetzt werden.
9. Stellen Sie die redundanten Systeme und Dienstleistungen dauerhaft bereit, die bei Ausfall der IT und/oder vernetzten Medizinprodukten unter Berücksichtigung des Versorgungsauftrages erforderlich sind.
10. Überlassen Sie Daten externen Dienstleistern nur, wenn die Erfüllung gesetzlicher Anforderungen (Europäische Datenschutzgrundverordnung) nachgewiesen wurde.
11. Lassen Sie sich vom externen Dienstleister vertraglich ein Ausfallkonzept zusichern und klären Sie haftungsrechtliche Fragen.
12. Lassen Sie überprüfen, ob die Infrastruktur des externen Dienstleisters mit Ihrer Infrastruktur (Hard- und Software) kompatibel ist.
13. Stellen Sie sicher, dass Hard- und Software kompatibel, validiert und aufeinander abgestimmt sind, insbesondere auch nach Austausch/Ersatz einzelner Komponenten und nach Erweiterung oder Updates des Systems.
14. Achten Sie auf die Kompatibilität der Sicherheits- und Leistungsanforderungen von IT-Systemen.

Für die Selbstüberprüfung der IT-Sicherheit einer Gesundheitsorganisation ist ein Fragenkatalog und eine Risikomatrix für die Risikobewertung und Darstellung beigefügt.

Fazit

Die Handlungsempfehlung stellt die Grundlagen im Umgang mit Risiken der Digitalisierung dar. Die Umsetzung dieser ersten Schritte sind notwendig, um Schäden zu vermeiden, für ein Krankenhaus sollte dieses machbar sein, jedoch für die ambulante Versorgung, z. B. im MVZ oder in der Arztpraxis, kann dies eine Herausforderung darstellen.

2.2 Arbeitshilfe bessere Kommunikation 06: Kommunikation unerwünschter Ereignisse

Ende 2017 hat die Gesellschaft für Qualitätsmanagement in der Gesundheitsversorgung e. V. (GQMG) die Arbeitshilfe Kommunikation unerwünschter Ereignisse [7] veröffentlicht.

Die Arbeitsgruppe „Kommunikation im Qualitätsmanagement und Risikomanagement" erstellte diese Arbeitshilfe, um die Kommunikation mit Patienten und Angehörigen in diesen schwierigen Situationen zu verbessern. Dafür sind folgende Ziele beschrieben:

Ziele:

- Folgeschäden zu vermeiden durch entsprechende medizinische Gegenmaßnahmen.
- Den als autonom ernstgenommenen Patienten so umfassend zu informieren, wie der aktuelle Kenntnisstand und die Verfassung des Patienten es erlauben.

8.5 Risikomanagement

- Den professionellen und moralischen Ansprüchen der Behandler sowie den gesetzlichen Anforderungen gerecht zu werden.
- Dem Patienten durch Sachinformation die Verarbeitung des Ereignisses zu erleichtern.
- Das Vertrauensverhältnis zwischen Behandler und Patient zu erhalten und zu stärken.
- Den Patienten durch Ausdruck des Bedauerns oder durch eine Entschuldigung emotional zu unterstützen und weitere Traumatisierung zu vermeiden.
- Eine juristische Eskalation zu vermeiden, die ein unwissend gehaltener, verärgerter Patient anstoßen könnte, und damit Zeit- und Kostenaufwand zu sparen.
- Betroffenen Mitarbeitern durch eine Entschuldigung bei dem Geschädigten die Verarbeitung zu erleichtern.
- Zu zeigen, dass aus Fehlern gelernt wird, um ähnliche Ereignisse in Zukunft zu vermeiden.

Die zentrale Botschaft der Arbeitshilfe ist, dass das Gespräch mit dem Patienten bzw. Angehörigen einfühlsam und wertschätzend stattfinden soll, auch ist es empfehlenswert dieses im Vorfeld zu üben.

Fazit

Diese Arbeitshilfe sollte ein Muss für jede Einrichtung des Gesundheitswesens sein. Da dieses nicht eine Frage des „ob", sondern eine Frage des „wann" ist. Wenn nicht rechtzeitig dieses berücksichtigt wird, wird in der Situation improvisiert, entsprechend werden die Ergebnisse bzw. der Umgang mit Patienten und Mitarbeiter sein. Die Arbeitshilfe ist klar strukturiert, Evidenz-basiert und kann ohne großen Aufwand (Kosten) umgesetzt werden.

2.3 Arbeitshilfe bessere Kommunikation 07: Kommunikation am Telefon

Im Jahr 2018 wurde von der Gesellschaft für Qualitätsmanagement in der Gesundheitsversorgung e. V. (GQMG) die Arbeitshilfe Kommunikation am Telefon [8] veröffentlicht.

Die Autoren differenzierten 3 Kontexte der telefonischen Kommunikation:

- Patiententelefonate zwischen Patienten und medizinischer Fachkraft.
- Interprofessionelle Telefonate zwischen Fachleuten, beispielsweise zwischen Arzt und Pflegekraft oder zwischen Mitarbeitern aus Pflege, Labor, Röntgen, OP, Verwaltung untereinander.
- Telefonkonsultationen zwischen Ärzten.

2.3.1 Regeln für Patiententelefonate

1. Alarmzeichen für gravierende Erkrankungen aus der Beschreibung des Laien heraus zu erkennen,
2. die am Telefon verkürzte Wahrnehmung durch gezielte Nachfragen zu ergänzen und
3. alle Symptome für die Einschätzung der Dringlichkeit oder eine korrekte Diagnose zu erfassen.

Telefontriage ist ein Kompromiss zwischen Qualität, Sicherheit und Effizienz, dabei sollte der Triagierende das Gespräch mit dem Patienten selbst suchen und sich nicht auf andere Anrufer verlassen, hierzu sind folgende Regeln beschrieben:

1. Bittet der Patient um eine persönliche Vorstellung, sollte er auf jeden Fall gesehen werden.

Wichtiger Hinweis

Das Gespräch beginnt mit einer Vorstellung aller Teilnehmer (Australian Commission on Safety and Quality in Health Care 2013; L IV) und gliedert sich danach in 5 wesentliche Teile:

- den Sachverhalt klären,
- Bedauern äußern, gegebenenfalls eine Entschuldigung aussprechen,
- den weiteren Verlauf besprechen,
- auf die Lerneffekte aus dem unerwünschten Ereignis hinweisen,
- einen Ausblick auf Folgegespräche geben.

Die Arbeitshilfe ist auch als Pocketversion erhältlich.

2. Bei großer Besorgnis des Anrufers muss die tiefere Ursache ergründet werden.
3. Bei neuen, akut aufgetretenen Problemen ist eine rein telefonische Bearbeitung meist nicht möglich. Diese Patienten sollten sich persönlich vorstellen.

2.3.2 Regeln für interprofessionelle Telefonate

1. Mündliche Anordnungen auf Ausnahmesituationen wie vitale Indikationen zu beschränken. Medikamente, die nicht mündlich verordnet werden dürfen, beispielsweise Chemotherapeutika, parenterale Ernährung, Katecholamine, Peritonealdialyse, könnten in der elektronischen Patientendokumentation speziell gekennzeichnet werden.
2. Anordnungen sollten sofort schriftlich festgehalten werden.
3. Die Anordnung sollte zunächst schriftlich in der Patientenakte fixiert und eine Rückkopplung durch Ablesen der Notiz gegeben werden. Das Vorgehen lässt sich im Anschluss mit der Notiz „Vorgelesen und genehmigt" („vug") dokumentieren.

2.3.3 Regeln für Telefonkonsultationen

Es wird empfohlen, den Experten – sofern die Zeit zur Verfügung steht – mit einer schriftlichen Anfrage zu kontaktieren, so wird vermieden, den Experten in einer ungünstigen Situation anzusprechen. Ferner sollte man vor dem Kontakt alle relevanten Informationen bereitlegen und gegebenenfalls in Anwesenheit des Patienten telefonieren, was Rückfragen ermöglicht. Dem angefragten Experten empfiehlt die Studie, ein Telefonat zu ungünstigen Zeiten freundlich abzulehnen. Man sollte sich bewusst sein, dass er seine Einschätzung auf verkürzte Informationen über den Patienten stützen muss, wenngleich er auf die Aussagen eines Arztes baut. Bei zu komplexen Fragestellungen bietet es sich an, die Unterlagen anzufordern und eine formelle Konsultation einzuleiten.

Die Arbeitshilfe ist auch als Pocketversion erhältlich.

Fazit

Die Arbeitshilfe ist „eine Hilfe" für Situationen, in welchen leicht Fehler passieren können. Deshalb ist es für jedes Haus empfehlenswert, sich dieses Themas anzunehmen und sich damit auseinanderzusetzen. Die Umsetzung ist mit wenig Aufwand möglich und für die Mitarbeiter in der Routine bestimmt eine gute Hilfe.

2.4 APS-Weißbuch „Patientensicherheit – Sicherheit in der Gesundheitsversorgung: neu denken, gezielt verbessern"

Im Mittelpunkt des „APS-Weißbuches Patientensicherheit – Sicherheit in der Gesundheitsversorgung" [9] steht die Definition „Patientensicherheit" sowie die Nutzung von erprobten Methoden zur Verbesserung der Patientensicherheit. Gleichzeitig wird versucht, die Gründe herauszufinden, die sich einer Verbesserung von Patientensicherheit entgegenstellen.

Wichtiger Hinweis

Eine Medikationsanordnung sollte immer
- den vollständigen Patientennamen und das Geburtsdatum oder eine ID umfassen,
- den Wirkstoff,
- die Applikationsform und/oder -weg,
- Konzentration und Dosis,
- Verabreichungshäufigkeit und
- den Zeitpunkt,
- bei Bedarfsmedikation auch die maximale Tagesdosis

enthalten!
Für die Pädiatrie: Die Dosierung in mg/kg Körpergewicht

8.5 Risikomanagement

In 7 Kapiteln wurde das Thema wissenschaftlich erarbeitet:

1. „To Err is Human" und die Folgen.
2. Das Verständnis von Patientensicherheit – revisited.
3. Erhebungsmethodik und Epidemiologie unerwünschter Ereignisse.
4. Kosten durch Defizite der Patientensicherheit und Kosteneffektivität von Verbesserungsmaßnahmen.
5. Handlungskonzept und prioritäre Themen.
6. Patientensicherheit vor dem Hintergrund der wichtigsten gesundheitspolitischen Entwicklungen.
7. Eine aktualisierte Agenda Patientensicherheit für das deutsche Gesundheitssystem.

Im Kapitel 2 wurde die Definition Patientensicherheit revidiert und neue definiert.

> „Patientensicherheit ist das aus der Perspektive der Patienten bestimmte Maß, in dem handelnde Personen, Berufsgruppen, Teams, Organisationen, Verbände und das Gesundheitssystem
> 1. einen Zustand aufweisen, in dem unerwünschte Ereignisse selten auftreten, Sicherheitsverhalten gefördert wird und Risiken beherrscht werden,
> 2. über die Eigenschaft verfügen, Sicherheit als erstrebenswertes Ziel zu erkennen und
> 3. realistische Optionen zur Verbesserung umzusetzen und ihre Innovationskompetenz in den Dienst der Verwirklichung von Sicherheit zu stellen in der Lage sind."

Im Kapitel 3 wurde auf die Erhebungsmethodik und Epidemiologie unerwünschter Ereignisse eingegangen. Die Feststellung „an der Größenordnung des Problems hat sich in den letzten 10 Jahren nichts geändert" wurde in Detail dargestellt, die Ursachen analysiert und die zukünftige Vorgehensweise erarbeitet.

Die Daten sind die Grundlagen für die Verbesserungen, deshalb ist ein weiterer zentraler Aspekt im Buch die Erhebungsmethodik, welche laut dem Autor auf einem adäquaten Konzept von Patientensicherheit basieren soll. In der vorgelegten Analyse stellte sich allerdings heraus, dass die Erhebungsmethodik fast ausnahmslos auf einem Verständnis von Patientensicherheit beruht, das Sicherheit als Endergebnis (Outcome) eines abgelaufenen Prozesses versteht. Die Elemente der neuen Definition von Patientensicherheit – Eigenschaften der Akteure und deren Innovationskompetenz – werden fast gar nicht berücksichtigt. Begründet wird dieses durch die alte Definition von Patientensicherheit Abwesenheit von unerwünschten Ereignissen [10].

Der Autor bestätigte die Ergebnisse der systematischen Reviews von 2006–2008, somit muss in Deutschland im Krankenhausbereich mit jährlich

- unerwünschten Ereignissen zwischen 5 und 10 %,
- vermeidbaren unerwünschten Ereignissen zwischen 2 und 4 %,
- Behandlungsfehlern von 1 % und
- einer vermeidbaren Mortalität von 0,1 %

gerechnet werden. Vermeidbare (auf Fehler zurückzuführende) unerwünschte Ereignisse treten jährlich bei zwischen 400 000 und 800 000 Krankenhauspatienten auf. Die vermeidbare Mortalität von 0,1 % (Angabe der Aktionsbündnis Patientensicherheit) entspricht bei rund 20 Mio. Krankenhauspatienten einer vermeidbaren Mortalität von 20 000 Patienten pro Jahr, bei 420 000 Sterbefällen ist also ca. jeder 20. Sterbefall im Krankenhaus in Deutschland als vermeidbar (auf einen Fehler zurückführbar) einzustufen.

Im vierten Kapitel wurde das Thema der Kosten durch Defizite der Patientensicherheit und Kosteneffektivität von Verbesserungsmaßnahmen behandelt.

Für die Berechnung von Kosten wurden verschiedene internationale Studien dargestellt und diese Daten auf Deutschland übertragen. Der Autor unterstellte für Deutschland eine sehr konservative Schätzung von 5 000 € pro UE. Damit wäre in Deutschland mit zusätzlichen, vermeidbaren Kosten von zwischen 2 Mrd. € und 4 Mrd. € pro Jahr zu rechnen. Dazu ergänzte der Autor, dass auf der Basis einer Auswertung des systematischen Reviews des Aktionsbündnisses „Patientensicherheit" allein für die Liegezeitverlängerung im Krankenhaus von einer vermeidbaren Kostenbelastung von zwischen 1 und 2 Mrd. € pro Jahr auszugehen ist. Zudem hat der Autor das gut untersuchte „Modell" der nosokomialen Infektionen berücksichtigt, dabei sind zusätzliche jährliche und vermeidbare Kosten von zwischen 500 Mio. € und 1 Mrd. € zu rechnen.

Kapitel 5 beschreibt das Handlungskonzept und prioritäre Themen. Dabei konfrontiert der Autor die aktuelle Lage bzw. aktuelle Ergebnisse mit kritischen Fragen, wie z. B. „Warum bleiben durchschlagende Erfolge aus?" oder „Warum zeigen Interventionen, die Bestandteil einer Bundle Intervention sind, in der Einzelevaluation nur geringe Effekte?".

Die fehlenden Erfolge der bisherigen Maßnahmen wurden begründet in der Wahl inadäquater Interventionen, in deren Wirkungslosigkeit und in ihrer nicht optimalen Anwendung. Es wird über „monochrome" Einzelinterventionen, die nicht in der Lage sind, ein Complex Cognitive System am Sharp End zu verändern und noch weniger das komplexe System des Gesundheitssystems in nachhaltiger Form zu bewegen. Als wirksame Alternative wurden komplexe Mehrfachinterventionen (CMCIs) vorgestellt und gleichzeitig wurde dieses als eine echte Herausforderung dargestellt, da diese Interventionen die Kombination von qualitativen und quantitativen Verfahren, die Formulierung adäquater Fragestellungen sowie adäquater Modelle und Erwartungen verlangen.

Im letzten Kapitel „Patientensicherheit vor dem Hintergrund der wichtigsten gesundheitspolitischen Entwicklungen" hat der Autor 8 übergreifende Empfehlungen abgeleitet:

1. Patientenorientierung operationalisieren,
2. Nutzen-Aspekte in das Thema Patientensicherheit einbeziehen,
3. Populationsbezug, Regionalisierung und Area-Indikatoren entwickeln,
4. jährlicher „Nationaler Bericht Patientensicherheit" i. S. eines Learning Health System veröffentlichen,
5. Indikatoren-Sets unter Betonung von Kooperation und Koordination entwickeln,
6. externe Anreizsysteme wie Public Reporting und P4P integrieren,
7. die Unterstützung durch Health Information Technology (HIT) kritisch umsetzen

8. und letztlich die Prägung des Begriffs einer „Patientensicherheits-Offensive" vornehmen.

Für den institutionellen Einsatz hat der Autor aufbauend 6 Empfehlungen entwickelt:

1. Die Experten vor Ort müssen besonders intensiv durch verpflichtende Trainingsangebote in ihrem Sicherheitsverhalten gefördert werden.
2. Gleichermaßen müssen die Teams, die die kleinste organisatorische Einheit in der Gesundheitsversorgung darstellen, und die Teamarbeit gefördert werden.
3. Hauptamtliche Patientensicherheitsbeauftragte und -fachkräfte müssen verpflichtend eingestellt werden.
4. Für die aktiv übernommene Verantwortung und Vorbildfunktion der Führung sind verpflichtende Regelungen zu treffen (z. B. nachweisbare Integration von Patientensicherheit in die Strategiebildung, die Ernennung eines persönlich verantwortlichen Chief Patient Safety Officer [CPSO] als Geschäftsführungsmitglied etc.).
5. Die Verantwortung (Accountability) für unerwünschte Ereignisse muss gemeinsam von Experten sowie Teams vor Ort und Leitungsgremien getragen werden und muss auch bei Verwendung von Algorithmus- und KI-gestützten Verfahren erhalten bleiben.
6. Es müssen zielgerichtete Erhebungen zur Patientensicherheitskultur eingesetzt werden.

Fazit

Das Buch stellt eine neue Ära im Thema Patientensicherheit dar. Es richtet sich eher an Experten und ermöglicht wirklich eine Reflexion unseres Tun. Die wissenschaftliche Erarbeitung und Darstellung der Ergebnisse sind ausschlaggebend für die zukünftige Entwicklung der Patientensicherheit in Deutschland. Die wichtigen Säulen für die Verbesserung sind die neue Definition von Patientensicherheit, die Erhebungsmethodik und die komplexen Mehrfachinterventionen, abgerundet mit Kosten und Konzepten für die Patientensicherheit.

Das Buch stellt eine Herausforderung für jeden Risikomanager oder Patient Safety Officer dar, jedoch ist es zu erwarten, dass die Politik und

Gremien in Deutschland die Arbeit der Patientensicherheit aufgrund der neuen Erkenntnisse neu bewerten und damit eine Verbesserung der Ergebnisse zukünftig erreicht wird. Die Aufgabe der Umsetzung liegt in den Händen der Politik, den Gremien, den Leitungen im Gesundheitswesen und zuletzt in den Händen der Patientensicherheitsbeauftragten bzw. Patient Safety Officer jedes Hauses.

Literatur

[1] Bundesgesetzblatt Teil I 2013 Nr. 9 vom 25.02.2013 Gesetz zur Verbesserung der Rechte von Patientinnen und Patienten.

[2] Richtlinie des Gemeinsamen Bundesausschusses über grundsätzliche Anforderungen an ein einrichtungsinternes Qualitätsmanagement für Vertragsärztinnen und Vertragsärzte, Vertragspsychotherapeutinnen und Vertragspsychotherapeuten, medizinische Versorgungszentren, Vertragszahnärztinnen und Vertragszahnärzte sowie zugelassene Krankenhäuser (Qualitätsmanagement-Richtlinie/QM-RL) in der Fassung vom 17. Dezember 2015 veröffentlicht im Bundesanzeiger (BAnz AT 15.11.2016 B2) in Kraft getreten am 16. November 2016.

[3] APS e. V. (Hrsg.): Handlungsempfehlung: „Anforderungen an klinische Risikomanagementsysteme im Krankenhaus". Berlin 2016. [EBM IV]

[4] APS e. V. (Hrsg.): Handlungsempfehlung: Einrichtung und erfolgreicher Betrieb eines Berichts- und Lernsystems (CIRS) für stationäre Einrichtungen im Gesundheitswesen. 1. gemeinsame Auflage des Aktionsbündnis Patientensicherheit e. V. (Deutschland), Plattform Patientensicherheit (Österreich) und Stiftung Patientensicherheit (Schweiz), 2016. Für Deutschland: 2. überarbeitete, ergänzte und erweiterte Aufl., Berlin 2016. [EBM IV]

[5] Qualitätsmanagementsysteme – Anforderungen (ISO 9001: 2015), Deutsche und Englische Fassung EN ISO 9001: 2015.

[6] APS e. V. (Hrsg): Digitalisierung und Patientensicherheit – HE 1) Handlungsempfehlung für das Risikomanagement in der Patientenversorgung. Berlin 2016. [EBM IV]

[7] Holtel M, Heun S, Neufang A et al.: Kommunikation unerwünschter Ereignisse (Arbeitshilfe bessere Kommunikation 06). AG Kommunikation im Qualitäts- und Risikomanagement der GQMG Lüdinghausen 2017. [EBM IV]

[8] Holtel M, Enseleit I, Ewald W et al.: Kommunikation am Telefon (Arbeitshilfe bessere Kommunikation 07). AG Kommunikation im Qualitäts- und Risikomanagement der GQMG. Lüdinghausen 2018. [EBM IV]

[9] Schrappe M: APS-Weißbuch Patientensicherheit – Sicherheit in der Gesundheitsversorgung: neu denken, gezielt verbessern. Hrsg. vom Aktionsbündnis Patientensicherheit, Gefördert durch den Verband der Ersatzkassen e. V. (vdek). MWV Medizinisch Wissenschaftliche Verlagsgesellschaft mbH & Co. KG, Berlin 2018.

[10] Kohn T, Corrigan JM, Donaldson MS: To Err is Human: Building a Safer Health System. Institute of Medicine (US) Committee on Quality of Health Care in America. National Academies Press Washington (DC) USA 2000.

8.6 Was gibt es Neues im OP-Management?

M. Diemer

Die Frage nach dem Neuen kann erst beantwortet werden, wenn festgestellt wurde, was sich im OP-Management bewährt hat und was etabliert ist. Das Neue ergibt sich aus den veränderten aktuellen und zukünftigen Anforderungen.

OP-Management ist institutionelle Organisation mit definierten Aufgaben und Verantwortungen. OP-Management ist keine persönliche Aufgabe und Rolle, die durch Positionierung und individuelles Durchsetzungsvermögen oder Wahrnehmung selbsterklärter Interessen bestimmt wird.

Mit einem Überblick und einer Standortbestimmung soll eine Position ermittelt werden, wie den erklärten Herausforderungen in der Organisation von OP-Bereichen begegnet werden kann. In diesem Beitrag wird der Versuch unternommen, darzustellen und zu definieren, worin die Aufgabenstellung des OP-Managements besteht, welche Verantwortungen daraus resultieren und wie in der Konsequenz die Organisation und Struktur zu gestalten ist.

1 Entstehung OP-Management

Ab dem 01.01.2004 war die Abrechnung erbrachter Leistungen nach dem DRG-System verpflichtend. Das DRG-System wurde in seiner Entstehung durch eine erklärte Kostenexplosion in der Gesundheitsversorgung und durch ein beklagtes Missverhältnis von finanziellem Aufwand und erbrachten medizinischen Leistungen begründet. Die Einführung war eine gesundheitspolitische Entscheidung, die zu Restriktionen in der Bereitstellung finanzieller Ressourcen und damit zu einem äußeren Zwang zur Veränderung der Krankenhausstruktur führte.

Es galt mit dem Kostenrahmen und den dadurch bedingten vorhandenen Ressourcen gesamthaft eine optimierte medizinische Versorgung trotz knapper personeller und kapitaler Ressourcen zu ermöglichen. Es war der Gedanke der Effizienz. In der Konsequenz avancierte der OP-Bereich durch seine Kostenintensität in den besonderen Focus einer notwendigen Re-Organisation.

Das OP-Management hatte die Aufgabe, den Gedanken der Effizienz durch eine Arbeitsorganisation und eine Leistungssteuerung im OP umzusetzen.

Die Implementierung eines OP-Managements in die Struktur eines Krankenhauses wird bis heute mit der Erwartung verbunden, die Ablauforganisation des OP-Bereiches unter wirtschaftlichen und medizinischen Kriterien zu optimieren. Dabei wird das OP-Management mit sehr unterschiedlichen Erwartungen konfrontiert und sehr unterschiedlich ausgestattet. Bisher scheint es nicht gelungen, eine überordnete Zielsetzung für ein OP-Management zu formulieren, sodass alle Beteiligten in der Verfolgung einer gemeinsamen Zielsetzung zu einer verbesserten Ablauforganisation finden.

2 Betriebswirtschaftliche Bedeutung des OPs

Auch wenn die enorme betriebswirtschaftliche Dimension des OP-Bereiches allen bewusst ist, findet dennoch nur selten die Berechnung des tatsächlichen Umsatzvolumens eines OP-Betriebes statt. In der DRG-Matrix des InEK (Institut für das Entgeltsystem im Krankenhaus) ist der Kostenanteil im OP-Bereich ausgewiesen. Rund 1/3 der Gesamtkosten in der operativen Versorgung entfallen auf Personal- und Sachkosten im OP-Bereich. Die Kostenstruktur jeder Operation lässt sich anhand einer Prozesskostenrechnung bestimmen. Aus der Gegenüberstellung der Prozesskosten zu der Kostenstruktur der DRG-Matrix folgt dann für jede Operation der Deckungsbeitrag.

Das InEK ermittelt aus den Kostenstrukturen der Kalkulationshäuser den Fallwert einer DRG und damit den Erlös. Diese Erlöse aus der Kalkulation des InEK stellen Sollkosten dar. Die ermittelten Sollkosten entsprechen den Durchschnittswerten der Kalkulationsstichprobe und wurden einheitlich durch die Berechnungsanweisungen des Handbuchs zur Kalkulation von Fallkosten berechnet.

Für jede DRG ist eine Kosten- und Erlösstruktur nach Kostenarten und Kostenstellen hinterlegt. Diese kann über den DRG-Browser aus dem Internet abgerufen werden.

Für die Standortbestimmung der eigenen Leistungen ergibt sich somit die Möglichkeit eines Vergleiches zu den durchschnittlichen Kostenstrukturen der Kalkulationshäuser mit dem Ergebnis einer Kostendeckung oder Kostenunterdeckung. Die Kostenbewertung des OP-Betriebes kann auf verschiedenen Deckungsbeitragsebenen erfolgen.

Eine Kostenbewertung des OP-Bereichs ohne Korrelation zu der Leistungserbringung ist nicht zielführend, dennoch ist die alleinige Kostendarstellung der Personalkosten im OP eine übliche Praxis und dient oftmals als Verhandlungsgrundlage für Personaldiskussionen.

3 Medizinische Verantwortung im OP

Die Notwendigkeit, eine OP-Managementstruktur zu implementieren, ergibt sich aber nicht nur aus der betriebswirtschaftlichen Bedeutung.

Es geht um eine maßgebliche organisatorische Verantwortung in der Patientenversorgung. Die medizinische Verantwortung im OP-Management besteht zunächst darin, eine sichere und verbindliche medizinische Versorgung der Patienten zu gewährleisten. Die Patientensicherheit ergibt sich aus der Prozessorganisation. Sie beinhaltet einen komplexen Maßnahmenkatalog zur Sicherstellung der Kommunikation, zur Qualifizierung der Mitarbeiter, zur Fehler- und Risikominimierung und zur Einhaltung gesetzlicher und qualitativer Standards. Sie unterliegt der ständigen Überprüfung und Optimierung. Eine verbindliche Versorgung der Patienten wird durch die Vorhaltung notwendiger Ressourcen in Form von Planungskontingenten erreicht.

Die medizinische Verantwortung des OP-Managements beinhaltet aber auch, die Versorgung der Patienten unter der Gewährleistung einer ärztlichen Verantwortung stattfinden zu lassen.

De jure ist die ärztliche Verantwortung für Diagnose und Therapie nicht teilbar.

Die Verantwortung für die Durchführung der operativen Therapie obliegt der behandelnden Fachabteilung. Ärztliches Handeln wird bestimmt durch das erlernte Wissen, der aktuellen Fachkompetenz in der medizinischen Versorgung, durch die Kenntnis der erarbeiteten Standards und deren Überprüfbarkeit sowie durch die Kenntnis der gesetzlichen Bestimmungen. Es verlangt eine ständige Güterabwägung der möglichen Handlungsalternativen. Ärztliches Handeln ist aber auch in einem besonderen Maß durch Intuition und Erfahrung geprägt. Zudem unterliegt es einer hohen Individualität durch den behandelten Arzt, aber auch durch den Patienten.

Die Herausforderung im OP-Management besteht darin, diese Individualität zu erfassen. Ziel muss es sein, Verabredungen und Festlegungen zu treffen, welche Leistungen mit den vorhandenen kapitalen und personellen Ressourcen erbracht werden können.

4 Strategie, Verantwortung

Die Institution OP-Management ist für den Erfolg der strategischen Ausrichtung und für die operative Umsetzung des Krankenhausmanagements in den OP-Bereichen maßgeblich. Gleichzeitig definieren die unternehmerischen Ziele der Krankenhausführung die Ausrichtung und Ziele der Institution OP-Management. Ein funktionierendes OP-Management ist nur dann umgesetzt, wenn die definierten Verantwortungen und Kompetenzen den unmittelbaren Zugriff auf alle Ressourcen, die für die Leistungsverabredung nötig sind, zulassen. Sie ist dann gegeben, wenn die Zuteilung von OP-Kapazität in einer neutralen Institution verankert ist und die Ablauforganisation steuerbar ist. Die Umsetzung ist dann erfolgt, wenn alle Beteiligten innerhalb verbindlicher Verabredungen zusammenarbeiten.

Die grundsätzliche Struktur OP-Management wird jeder Einrichtung mit einer operativen Versorgung von Patienten abverlangt, sie ist nicht abhängig von der Versorgungsgröße. Sie ist obligat für jede Organisation, die unter den gesundheitswirtschaftlichen Rahmenbedingungen eine gesicherte qualitative medizinische Versorgung realisieren will. Die grundsätzliche Struktur ergibt sich aus der Verantwortung für den definierten Geschäftsbereich. Die Geschäftsführung muss sich entscheiden, ob sie ein funktionierendes OP-Management mit allen Konsequenzen im organisatorischen Durchgriff und Abbildung im Organigramm implementieren möchte oder ob die Ernennung eines OP-Managers lediglich zu einer Wahrnehmung einer Alibifunktion ohne reproduzierbaren Steuerungsapproach und damit nicht zu einer Konfliktlösung führen wird.

Häuser mit einem geringeren Versorgungsauftrag und einer überschaubaren Größe des OP-Bereichs können die definierten Verantwortungen des OP-Managements auf andere vorhandene Strukturen des Krankenhausmanagements, zum Beispiel Controlling, Leistungsplanung und Ressourcenberechnung, übertragen. Allerdings sollte die tägliche OP-Koordination einer klar geregelten Kompetenzstruktur unterliegen. Häuser mit einem höheren Versorgungauftrag sind auf ein neutrales kompetentes OP-Management angewiesen.

Die Kompetenz eines neutralen OP-Managements beweist sich dann, wenn Konfliktlösungen entemotionalisiert und verabredet erfolgen, wenn die verabredeten Rahmenbedingungen zu einer verabredeten Patientenversorgung führen.

5 OP-Statut und Regelwerke

Ein Regelwerk für den OP muss klare Verantwortungen und Kompetenzen beinhalten und ein Instrument sein, um den OP-Betrieb zu steuern. Die Inkraftsetzung muss alleinig durch die Geschäftsführung erfolgen. Ein OP-Statut darf insofern kein Konsenspapier sein, sondern muss die Basis für eine organisatorische Umsetzung von Unternehmenszielen bilden. Dennoch ist in vielen Häusern festzustellen, dass das Erarbeiten von Regelwerken wie dem OP-Statut aus der Absicht resultiert, den vorhandenen und oft historisch gewachsenen Ist-Zustand in eine Absprache zu bringen und somit zu einer höchstmöglichen allgemeinen Akzeptanz zu kommen. In der Regel entstehen so Regelwerke, die ungeeignet sind, Verantwortungen und modernes Management durchzusetzen oder gar zu messen. Ebenso falsch ist die Vorstellung, dass in einem Regelwerk die gesamte Komplexität des OP-Managements erfasst werden kann. Die notwendigen Regelwerke im OP ergeben sich aus der Zielsetzung, ihrer Individualität und ihrer Gültigkeit.

Grundlegende Regelwerke benötigen eine stabile Gültigkeit. Prozessrelevante Abstimmungen benötigen hingegen die Möglichkeit einer situativen Anpassung und Veränderung. Das komplexe Miteinander im OP muss deshalb durch mehrere Regelwerke abgestimmt sein. Diese sollen zum einen ein übergeordnetes Selbstverständnis im Miteinander festlegen, zum anderen regeln sie die spezifischen Prozesse in der täglichen Zusammenarbeit. Um diesem Anspruch gerecht zu werden, ist im Grundsatz zwischen 2 Regelwerken zu unterscheiden, dem OP-Statut und den OP-Vereinbarungen.

Das OP-Statut gilt als übergeordnetes verbindliches und beständiges Rahmenwerk zur Zusammenarbeit im OP. Im OP-Statut sind die Verantwortungen und Funktionen definiert. Der übergeordnete Charakter impliziert, dass das OP-Statut durch dauerhafte Vereinbarungen bestimmt ist. Eine Veränderung kann nur durch die Zustimmung der Unternehmensführung erfolgen. Das OP-Statut entspricht einer übergeordneten Verfassung.

Im OP-Statut sind die Aufgaben, Zuständigkeiten und Verantwortungen sowie die Kompetenzen und deren hierarchische Einordnung definiert. Das OP-Statut beinhaltet die Definitionen der Akteure und Gremien und regelt die Grundprinzipien der Ablauforganisation sowie die dazu notwendige Kommunikation. Wesentlicher Bestandteil ist die Regelung der Verantwortungen für die vorhandenen Kapazitäten und deren Steuerung. Diese muss auch für die Vergabe von Ressourcen gelten, die durch Schnittstellen bedingt sind (z. B. Intensivbettenkapazität). Im OP-Statut sind Qualitätssicherung und Dokumentation sowie die Berichtspflicht der prozessrelevanten Kennzahlen verpflichtend geregelt. Die Inkraftsetzung erfolgt durch die Unternehmensführung. Änderungen und Ergänzungen können nur durch Inkraftsetzung der Unternehmensführung erfolgen. Damit erhält das OP-Statut einen verbindlichen und beständigen Charakter.

Trotz der übergeordneten Bedeutung des OP-Statuts ist es für die Umsetzung und Akzeptanz unabdingbar, die Akteure im OP einzubinden. Gängige Praxis ist es daher, das OP-Statut in interprofessionellen Workshops zu entwickeln. Voraussetzung sollten dabei die Erkenntnisse aus dem Projektmanagement sein, diese Workshops innerhalb einer definierten Zeitschiene unter festgelegter Zielsetzung zu planen und durchzuführen. Die Unternehmenskultur muss dabei als zu bestimmende Größe während der Planung und Erarbeitung eines OP-Statuts berücksichtigt werden. Es ist keine Lösung, in einem Statut zu versuchen, eine fehlende Unternehmenskultur durch lange und umständliche Formulierungen zu kompensieren. Zur Kompensation von kulturellen Defiziten kann jedoch die parallele Unterstützung durch ein adäquates Veränderungsmanagement zur Erreichung des angestrebten Wandels in der OP-Steuerung empfehlenswert sein. Das Ziel ist aber ein kurzes und präzises OP-Statut.

Die OP-Vereinbarungen regeln den täglichen Ablauf, definieren Betriebszeiten, die Zielzeiten und das Zusammenwirken an den Schnittstellen. Die notwendigen Anpassungen an die sich verändernden Voraussetzungen sowie an notwendige Veränderungen aus der Praxis erfolgen durch verbindliche Absprachen innerhalb von definierten Kommunikationsstrukturen und Gremien. Sie haben mit Beschluss Gültigkeit und werden durch den OP-Manager in Kraft gesetzt. Die OP-Vereinbarungen für mehrere OP-Bereiche sollten einheitlich im Layout und im Inhalt für sämtliche OP-Bereiche einzeln gestaltet werden. Dennoch können sie für die einzelnen OP-Bereiche eine spezifische Ablauforganisation festlegen und sollen somit die individuellen Voraussetzungen beinhalten.

Die Besonderheit der einzelnen OP-Vereinbarungen ergibt sich aus der Kooperation mit den Schnittstellen. Folgende Schnittstellen sollten in der OP-Vereinbarung geregelt werden: Aufwachraum (AWR), Bettenstation, Geräteverantwortliche, Intensivstation, IMC, Ver- und Entsorgungslogistik von Material, Labor, Blut, Apotheke, Patiententransport, Reinigung, Spezialdienste OP und Zentrale Sterilgutversorgung (ZSVA). Empfehlenswert ist die direkte Integration von Aufwachraum und Holding Area in die Steuerung des OPs. Um dem zukünftigen Konzept einer interdisziplinären Nutzung gerecht zu werden, sollte das Nutzungskonzept von OP-Ressourcen eine direkte Saalzuweisung zu Abteilungen vermeiden. Dennoch kann es aufgrund der apparativen Ausstattung zu einer spezifischen Nutzung von Sälen kommen.

6 Kapazitätsberechnungen

Der Erfolg der OP-Koordination und somit des täglichen OP-Programms sind abhängig vom direkten Zugriff auf die vorhandenen Personalressourcen. Dazu muss die Verfügbarkeit von OP-Kapazität als das Kernelement im OP-Management verbindlich im Vorfeld geregelt sein.

Eine effiziente Ressourcennutzung im OP kann nur dann erfolgen, wenn die vorhandenen Ressourcen in unmittelbarer Korrelation zur strategischen Leistungsplanung stehen.

Die Bemessung und Steuerung der Ressourcen ist somit die zentrale elementare Aufgabe. An ihr muss sich die Gestaltung eines OP-Managements orientieren.

Die für die Leistungserbringung notwendige OP-Kapazität ist errechenbar. Sie errechnet sich aus der genutzten Kapazität innerhalb einer definierten Periode (sinnvollerweise der Vorjahresperiode) und der abgestimmten Leistungserwartung der folgenden Periode. Dabei ist differenziert zu unterscheiden, welche OP-Kapazität für die planbaren elektiven Operationen kalkuliert werden muss und welche Vorhaltung sich aus der statistischen Häufigkeit von Notfalleingriffen ergibt.

Die Berechnung der OP-Kapazität verlangt eine transparente Leistungserfassung mit dokumentierten eigenen individuellen Prozesszeiten, die aufgrund allgemeingültig eindeutig definierter Zeitpunkte bestimmt werden. Der Verband für OP-Management (VOPM) empfiehlt die eindeutigen Definitionen aus dem „Glossar perioperativer Prozesszeiten und Kennzahlen". Die strategische Leistungsplanung beinhaltet weiterhin qualitative Ziele in der Patientenversorgung und eine verabredete Prozessqualität.

Die zentrale Aufgabe ist dann gelöst, wenn die knappen Ressourcen zur optimierten Leistungserbringung kalkuliert und einsetzbar sind.

Im Ergebnis resultiert eine für die Leistungsziele notwendige OP-Kapazität, die durch Betriebszeiten und Saalzeiten abgebildet wird. Die Betriebszeiten verlangen Arbeitszeitmodelle, die die perioperativen Vorbereitungen und Supportprozesse berücksichtigen. Erst im letzten Schritt wird die dafür notwendige Personalvorhaltung offensichtlich. In der abschließenden Konsequenz ergibt sich eine direkte Korrelation in der Personalvorhaltung zu der möglichen Leistungserbringung mit allen möglichen Betrachtungen und Rückschlüssen zur strategischen Portfoliogestaltung.

Strategisch kommt es zu einem konsequenten Paradigmenwechsel. Historisch gewachsene Personalvorhaltungen werden durch die transparent kalkulierte Personalberechnung ersetzt.

7 Denken in Prozessen

Für die Beschreibung des Geschehens im OP kommt man zwangsläufig auf die Verwendung des Begriffes Prozess.

Grundsätzlich gibt es eine Vielzahl von Definitionen dieses Begriffes. Er ist umgangssprachlich und auch wissenschaftlich erklärt durch ein Geschehen, verbunden mit einer zeitlichen Dimension. Nach DIN EN ISO 8402 ist der Begriff Prozess folgendermaßen definiert: „Prozess ist ein Satz von in Wechselbeziehungen stehenden Mitteln und Tätigkeiten, die Eingaben in Ergebnisse umgestalten."

Das Verstehen von Prozessen und das Arbeiten mit Prozessen bedeutet eine Überwindung aufbauorganisatorischer Grenzen. In einer modernen Organisation funktionieren Aufbauorganisation und Ablauforganisation zusammen. Die Aufbauorganisation bildet die disziplinäre Basis und spiegelt die übergeordneten Organisationseinheiten wider, die Ablauforganisation beantwortet die Frage, welcher Beitrag zu welchem Zeitpunkt in welcher Form durch wen geleistet werden muss.

Bei der Darstellung des Behandlungspfades für einen Patienten, der operiert werden soll, stellt der Aufenthalt im OP eine abgrenzbare Behandlungsphase dar. Der OP bietet den Vorteil, einen genauen Anfang und ein genaues Ende des Prozesses zu definieren. Mit der Übernahme des Patienten an der OP-Schleuse ist ein genauer Zeitpunkt dokumentiert. Der Prozess „Patient im OP" lässt sich durch Beschreibung der Prozessschritte am Patienten und durch assistierende Prozesse ohne Patientenkontakt dokumentieren, bis der Patient den OP wieder an der Patientenschleuse verlässt.

Die Ablaufbeschreibung im OP gelingt somit unabhängig von einer Beschreibung der Prozesse an den vor- und nachgelagerten Schnittstellen des OP. Dennoch erfolgt die Einordnung in den gesamten wertschöpfenden Behandlungsablauf des Patienten.

Die Komplexität der Prozesse verlangt eine systematische Einteilung, diese orientiert sich an der Ablaufbeschreibung und an der möglichen Zuordnung zu den verpflichteten Kostenrechnungen im

Krankenhaus. Insofern ist der Prozess „Patient im OP" im Zusammenhang mit der Ablauforganisation des Krankenhauses zu betrachten und hierarchisch dort einzuordnen.

Ein Teilprozess stellt eine funktionale Zusammenfassung von mehreren einzelnen Arbeitsvorgängen dar und schließt mit einem bestimmten Arbeitsergebnis ab. Es ist auch möglich, einen Teilprozess weiter in untergeordnete Teilprozesse zu untergliedern. Je nach Anwendungsfall sind beliebig viele Zwischenstufen möglich.

Unter einem Hauptprozess wird eine Zusammenfassung von Teilprozessen verstanden, die abteilungs- und funktionsübergreifend nach logischen und funktionalen Kriterien erfolgt.

Im Gegensatz dazu haben unterstützende Tätigkeiten keinen direkten Bezug zur Wertschöpfung. Der Ansatz der Beurteilung, über die Wertschöpfung eine Einteilung vorzunehmen, führt zu der Differenzierung von Kernprozessen als direkte Prozesse am Patienten und von Supportprozessen, die den Kernprozess ohne Patientenkontakt unterstützen. Beispielhaft stellen die Verfügbarkeit von Medizinprodukten und die Aufbereitung von dem benötigten Instrumentarium Supportprozesse im OP dar.

Bei der Darstellung der Prozesse müssen der Aufwand in der Präzision und der Nutzen gegenübergestellt werden, daher sollten zunächst die Prozesse dargestellt werden, die eine hohe Häufigkeit haben und die sich ggf. als Prozessbausteine in anderen Prozessen wiederholen.

Für die Darstellung der Prozesse ist die Dokumentation von Prozessdauern maßgeblich. Prozessdauern werden über dokumentierte Zeitpunkte berechnet. Für den OP wurden in dem Glossar „perioperative Prozesszeiten" die wesentlichen Zeitpunkte definiert. Somit lassen sich im OP geeignete Zeitpunkte dokumentieren, aus denen sich Zeitdauern mit Personalbindungen der verschiedenen Dienstarten im OP darstellen lassen. Die Beschränkung auf wenige wesentliche zielgerichtete Zeitpunkte, die valide erfasst werden, ist einer umfangreichen Dokumentation vorzuziehen.

8 Standardisierung/ Outcome-Orientierung/ value based medicine

Die Orientierung an einer Prozesslandschaft erfüllt keinen Selbstzweck. Mit der Implementierung von Prozessen werden wesentliche Voraussetzungen für das Erreichen von qualitativen Zielen geschaffen. Prozessuale Darstellungen schaffen Transparenz und die Möglichkeit, Ergebnisse an festgelegten Kriterien zu messen. Die Verabredung von Prozessen ermöglicht das Erreichen einer verabredeten Ergebnisqualität.

Die medizinische Verantwortung gibt vor, welches Ergebnis für den Patienten erreicht werden soll. Der Grundgedanke der „value based medicine" besteht darin, sämtlich Aktionen in der medizinischen Versorgung auf verabredete Ergebnisse abzustimmen. Dieser Ansatz ist auch deswegen zukunftweisend und potenziell obligat, weil auch die Patienten durch die Verfügbarkeit von Informationen über Ergebnisqualität neue Erwartungen formulieren werden. Dies wird unvermeidbar zu einer veränderten Wettbewerbssituation führen. Die erwartete Transparenz wird Ergebnisqualität und Qualität der Behandlung gleichermaßen betreffen.

Der Anspruch für Ergebnisqualität ist schneller formuliert, als die tatsächliche konsequente Umsetzung in der Prozessorganisation. Medizinisches Outcome zu messen und zu wissen, welche Teilprozesse den entscheidenden Einfluss auf die Ergebnisqualität haben, setzt eine standardisierte Vorgehensweise mit vergleichbaren Ergebnissen voraus, setzt aber auch voraus, dass in einer operativen Klinik eine Kultur der selbstkritischen Bewertung gegeben ist.

Die erklärte Schwierigkeit ergibt sich weiterhin aus der Komplexität in der Versorgung. Aber gerade die Komplexität in der Versorgung verlangt eine zunehmende Koordination der Aktionen. Eine Ergebnisqualität kann somit nur noch erreicht werden, wenn im Vorfeld die Prozessbeteiligten und die einzelnen Prozessschritte aufeinander abgestimmt und vereinbart, d. h. standardisiert, sind.

Nur eine Standardisierung führt zu reproduzierbaren Ergebnissen, gleichzeitig ermöglicht eine Standardisierung einen organsierten Einsatz von Expertisen und ermöglicht eine veränderte und zielgerichtete Personalorganisation.

Die Personalorganisation im OP unterlag bisher der tradierten Vorstellung, dass die unterschiedlichen Berufsgruppen im OP spezifische Aufgaben zu erfüllen haben und somit gleichzeitig anwesend sein müssen. Die Rollenverteilung war klassisch durch die Operateure, die Anästhesie, die Anästhesiepflege und die Funktionspflege bestimmt. Die Arbeitsorganisation ergab sich aus der Wahrnehmung eines berufsständigen Aufgabenselbstverständnisses und führte damit zu typischen Aufgabenverteilungen und Erwartungen an die Berufsgruppen.

Der Arbeitsmarkt hat sich verändert, die Verfügbarkeit von Fachpersonal ist eingeschränkt und zudem wird dem Fachpersonal eine zunehmende Spezialisierung und Technisierung abverlangt.

Ergebnisqualität und Arbeits-, oder besser Ablauforganisation, stehen in einer direkten Korrelation.

9 Herausforderung Fachkräftemangel

Operative Leistungen und ihr qualitatives Ergebnis stehen aber auch in einer direkten Korrelation zum Einsatz der personellen und der verfügbaren Infrastruktur.

Bundesweit häufen sich die Meldungen, dass Operationen aufgrund von fehlendem OP-Fachkräften abgesagt werden müssen. Circa 80 % der Häuser mit OP-Bereichen weisen vakante Stellen in der Funktionspflege aus. Der allgemeine Fachkräftemangel hat zu einer neuen Wettbewerbssituation geführt, hat aber auch dazu geführt, dass ein Umdenken im Umgang miteinander erfolgt. Kaum ein Haus kann es sich noch leisten, durch ein angespanntes Arbeitsumfeld und durch zwischenmenschliches Fehlverhalten Fachkräfte zu verlieren.

Der Arbeitsmarkt hat sich in Folge des Mangels extrem verändert. Die vakanten Stellen werden durch Leasingkräfte ausgeglichen. Dies hat gravierende Auswirkungen auf die OP-Organisation. Wenn die gesicherte Verfügbarkeit von Fachexpertisen eingeschränkt ist, ist in der Konsequenz auch die OP-Planung an die Verfügbarkeit notwendiger Expertisen anzupassen. Die Expertisen beinhalten neben der rein fachlichen Qualifikation die Kenntnis der örtlichen Umgebung und die Erreichbarkeit von Material und Instrumentarium. Wesentlich ist auch die Kenntnis der örtlichen Kommunikationsstrukturen.

Die Integration von Leasingkräften kann nur eine situative Kompensation darstellen. In letzter Konsequenz muss, analog zu der OP-Kapazitätsberechnung, die Leistungserwartung an die Personalverfügbarkeit angepasst werden. Unter dem Aspekt eines Fachkräftemangels gewinnt die Frage nach einer Portfoliogestaltung eine neue Dimension. Eine Klinik wird bewerten müssen, welche Operationen unter den gegebenen Bedingungen noch durchgeführt werden können oder sollten. Diese Entscheidungsfindung verlangt eine sehr differenzierte und verantwortungsbewusste Herangehensweise im Management.

Zukünftig wird sich das Problem eher noch verstärken. Mit der zunehmenden Technisierung und Spezialisierung werden im OP zusätzliche neue Spezialisten gefordert sein. Die derzeitigen Maßnahmen zur Qualifizierung werden nicht mehr ausreichen. Die Beherrschbarkeit moderner Operationstechniken, wie im navigierten Operieren, in der Robotik und in der perioperativen Diagnostik verlangen neue Experten, die über ein zertifiziertes Wissen verfügen müssen. Es wird die Aufgabe aller sein, hier konstruktive Lösungsstrategie zu entwickeln. Dies betrifft die Operateure, die Funktionspflege und OTAs, aber auch die Medizinproduktehersteller und -entwickler.

Die größte Herausforderung im OP-Management wird derzeit durch den Fachkräftemangel bestimmt.

8.6 OP-Management

Fazit

Ein modernes OP-Management ist eine institutionelle Organisation. Die Struktur und Positionierung innerhalb der Krankenhausorganisation richten sich nach den definierten Verantwortungen und Kompetenzen. Die Ziele des OP-Managements sind synergistisch zu den erklärten Zielen der Unternehmensführung.

Die Organisationsstruktur OP-Management wird durch verbindliche Regelwerte flankiert.

Die Planung operativer Leistungen erfolgt in kalkulierten korrelierenden OP-Kapazitäten.

Der zunehmende Fachkräftemangel und die zunehmende Technisierung und Komplexität in der operativen Versorgung verlangt eine Neuorientierung der Expertisen im OP und in der prozessualen Organisation im OP. Die Spezialisierung und Technisierung werden zu einer Neuorientierung der Professionen im OP führen.

Die Ziele der operativen Versorgung werden sich an der vereinbarten Ergebnisqualität orientieren.

CME-Punkte online erhalten: Fortbildung im eCME-Center

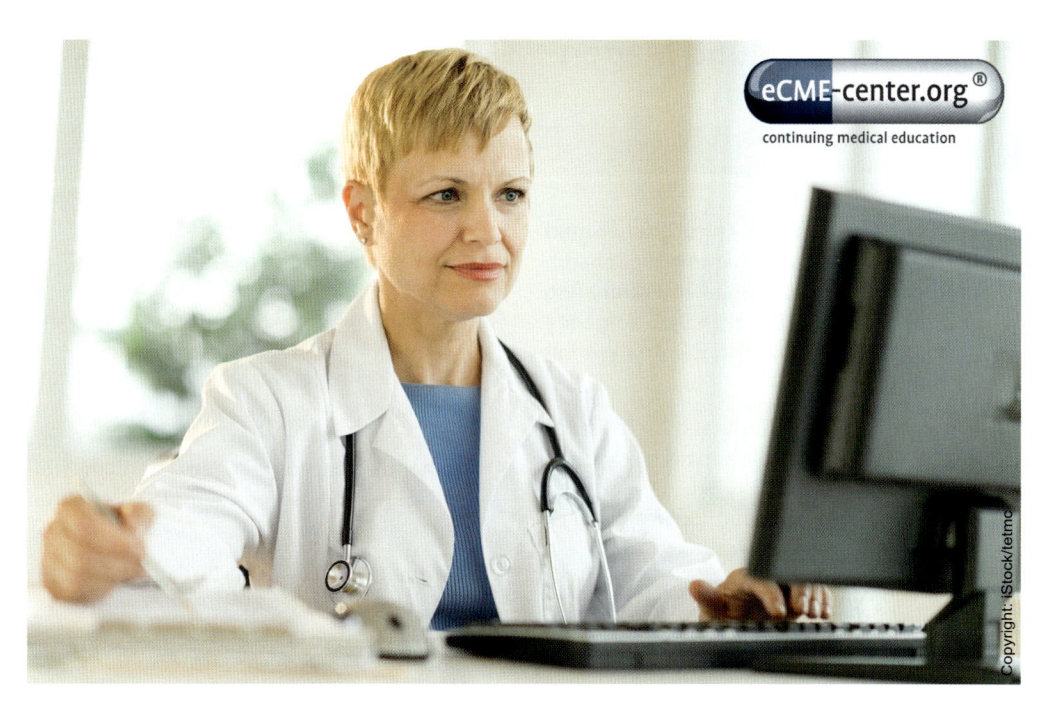

Zu vielen Kapiteln dieses Buches wurden Fragen zur Wissensüberprüfung formuliert. Sie finden die Fragen und Multiple-Choice-Antworten im Buch und können die Fragen durch Ankreuzen der korrekten Antworten lösen.

In Zusammenarbeit mit der Deutschen Akademie für chirurgische Fort- und Weiterbildung des Berufsverbandes der Deutschen Chirurgen e.V. (BDC) haben Sie die Möglichkeit, die Fragen im Internet zu beantworten. Hierzu nutzen wir das [eCME-Center], die Fortbildungsplattform des BDC. Bei korrekter Beantwortung erhalten Sie ein Teilnahmezertifikat und die erreichten CME-Fortbildungspunkte werden automatisiert an die für Sie zuständige Ärztekammer übermittelt.

Eine Schritt-für-Schritt-Anleitung zur Teilnahme an der zertifizieren Fortbildung im Internet finden Sie hier:

www.ecme-center.org/anleitung

Vom Login im E-Learning-Portal bis zur Buchung der Kurse aus „Was gibt's Neues in der Chirurgie 2019?" wird alles genau erklärt.

Fragen zur CME-Zertifizierung zu den Kapiteln 1.1–8.4

1.1 Was gibt es Neues in der Ösophagus- und Magenchirurgie?
J. M. Leers, L. Knepper, H. Fuchs, C. J. Bruns, W. Schröder

1) Bei dem Vergleich der chirurgischen und der medikamentösen Therapie zur Behandlung der gastroösophagealen Erkrankung wurden in der Netzwerkanalyse folgende chirurgische Verfahren in die Analyse mit einbezogen:

1. Laparoskopische Fundoplicatio nach Nissen.
2. Anteriore Hemifundoplicatio nach Dor.
3. Angelchick-Verfahren.
4. Laparoskopische Hemifundoplication nach Toupet.

a) Nur 1 und 4 sind richtig.
b) Nur 1 ist richtig.
c) Nur 4 ist richtig.
d) 1, 2 und 4 sind richtig.
e) Alle sind richtig.

2) In einer Serie zur Behandlung der GERD mit dem endoskopischen Verfahren GERDx wurden innerhalb der ersten 3 Monate wie viel Prozent aller Patienten mit einer laparoskopischen Fundoplicatio versorgt?

1. 17,5 %
2. 15 %
3. 12,5 %
4. 10 %
5. 5 %

3) Was trifft nicht zu beim Vergleich von POEM und laparoskopischer Myotomie und anteriorer Hermifundoplicatio bei der Behandlung der Achalasie?

1. Die Dysphagie wird bei beiden Verfahren zu über 90 % verbessert.
2. Das Follow-up ist bei der laparoskopischen Myotomie länger als beim POEM.
3. Die Dysphagie wurde bei der POEM nach 12 und 24 Monaten signifikant verbessert.
4. Das Risiko für eine Refluxösophagitis war nach POEM 9-fach erhöht.
5. Es wurden insgesamt knapp 2 000 Patienten analysiert.

4) Anhand einer prospektiven Datenbank treffen folgende Aussagen zum LINX-Verfahren zu:

1. Es konnte insgesamt bei 29 Patienten (0,3 %) eine Erosion beobachtet werden.
2. Nicht alle Bänder konnten laparoskopisch oder endoskopisch entfernt werden.
3. Das Risiko der Erosion war bei den kleineren Bändern größer im Vergleich zu den größeren Bändern.
4. Das Hauptsymptom der Erosionen waren retrosternale Schmerzen.

a) Alle Antworten sind richtig.
b) Nur 1, 3 und 4 sind richtig.
c) Nur 1 und 3 sind richtig.
d) Nur 1 und 4 sind richtig.
e) Nur 2 und 4 sind richtig.

5) Welche Antwort ist für Ösophaguskarzinome im klinischen Stadium cT2 richtig?

1. Nach der S3-Leitlinie „Ösophaguskarzinom" soll ein multimodales Therapiekonzept durchgeführt werden.

2. Entsprechend der S3-Leitlinie „Ösophaguskarzinom" können Tumore im klinischen Stadium T2 endoskopisch reseziert werden.
3. Bei klinischem Staging eines T2-Stadiums liegt in den meisten Fällen ein „Under-Staging" vor.
4. Zur Diagnose eines T2-Stadiums ist ein PET-CT indiziert.
5. Die diagnostische Genauigkeit eines T2-Stadiums ist < 30 %.

6) **Welche Antwort zum MIRO-Trial ist richtig?**

1. Der MIRO-Trial ist eine prospektiv-randomisierte Studie mit mehr als 500 eingeschlossenen Patienten.
2. Im MIRO-Trial wird die offene mit der total minimal-invasiven Ösophagektomie verglichen.
3. In der Gruppe der Hybrid-Ösophagektomie wurden signifikant weniger schwere Komplikationen beobachtet als in der Gruppe der offen operierten Patienten.
4. Die Rate der pulmonalen Komplikationen war in beiden Gruppen gleich.
5. Das Gesamtüberleben war in der Gruppe der offen operierten Patienten signifikant schlechter.

7) **Bei wie viel Prozent der Patienten führt die routinemäßige Anlage einer Katheterjejunostomie zu postoperativen Komplikationen?**

1. Keine Komplikationen.
2. < 10 %.
3. 10–20 %
4. 30–35 %.
5. > 40 %.

8) **Welche Aussagen treffen für die Sarkopenie zu?**

1. Unter Sarkopenie wird grundsätzlich der mit dem zunehmenden Alter einhergehende Abbau von Muskelmasse und Muskelkraft verstanden.
2. Die Diagnose einer Sarkopenie wird mittels Computertomographie und dem Body Mass Index des Patienten ermittelt.
3. Sarkopenie ist ein Risikofaktor für das postoperative Outcome nach Ösophagektomie und Gastrektomie.
4. Sarkopenie hat keinen Einfluss auf das Langzeitüberleben nach Gastrektomie.

a) Alle Antworten sind richtig.
b) Antwort 1 und 3 sind richtig.
c) Nur Antwort 1 ist richtig
d) Antwort 1, 2 und 3 sind richtig.
e) Keine Antwort ist richtig.

9) **Welche Module gehören zu einem ERAS-Programm (Fast-track) nach Ösophagektomie?**

1. Frühzeitige Mobilisation.
2. Enteraler Kostaufbau ab dem 1. postoperativen Tag.
3. Anlage eines Periduralkatheters im Rahmen des Schmerzmanagements.
4. Minimal-invasive Operationstechniken.

a) Alle Antworten sind richtig.
b) Antwort 1 und 3 sind richtig.
c) Nur Antwort 1 ist richtig
d) Antwort 1, 2 und 3 sind richtig.
e) Keine Antwort ist richtig.

10) **Welche Aussage trifft für die Rekonstruktion der intestinalen Passage durch ein Koloninterponat zu?**

1. Die Rekonstruktion kann ausschließlich retrosternal erfolgen.
2. Das Koloninterponat kann thorakal und zervikal anastomosiert werden.
3. Das rechte Hemikolon ist aufgrund einer besseren Vaskularisation gegenüber dem linken Hemikolon zu bevorzugen.
4. Die Rekonstruktion mittels Kolon erfolgt überwiegend bei malignen Erkrankungen.
5. Die Rekonstruktion mit dem linksseitigen Kolon hat die höchste postoperative Mortalität.

CME-Fragen

1.2 Was gibt es Neues in der Dickdarmchirurgie/der Chirurgie des Rektums?
Ch.-Th. Germer

1) **Für die Patienten mit rezidivierender Divertikulitis oder persistierenden Beschwerden nach einer akuten Divertikulitis gilt?**
   1. Die Verfahrenswahl (operativ vs. konservativ) ist eindeutig zugunsten des langfristig konservativen Managements geklärt.
   2. Dieses Patientenkollektiv wurde im sogenannten DIRECT-Trial untersucht.
   3. Bei Patienten mit rezidivierender Divertikulitis nimmt die Wahrscheinlichkeit einer Perforation mit der Anzahl der Schübe zu.
   4. Bei der Indikationsstellung zur Operation von Patienten mit rezidivierender Divertikulitis oder persistierenden Beschwerden nach stattgehabter Divertikulitis spielen Aspekte der Lebensqualität keine Rolle.
   5. Bei der Indikationsstellung zur Operation von Patienten mit rezidivierender Divertikulitis oder persistierenden Beschwerden nach stattgehabter Divertikulitis sollte die bessere Lebensqualität nach durchgeführter Resektion gegenüber den möglichen operativen Komplikationen einer Sigmaresektion abgewogen werden.

   a) Nur Aussage 1 ist richtig.
   b) Nur Aussage 2 ist richtig.
   c) Die Aussagen 2 und 5 sind richtig.
   d) Alle Aussagen sind richtig.
   e) Nur Aussage 3 ist richtig.

2) **Für die Therapie der Sigmadivertikulitis gilt?**
   1. Patienten mit freier Perforation und Peritonitis (Typ 2c1-2) bedürfen i. d. R. der Notfalloperation.
   2. Die laparoskopische Resektion ist bei perforierter Divertikulitis kontraindiziert.
   3. Die Hartmann-Resektion ist bei perforierter Divertikulitis hinsichtlich des zu erwartenden postoperativen Komplikationsspektrum der Kontinuitätsresektion überlegen.
   4. Im Stadium Hinchey III (Typ 2c1) kann auch ein nicht-resezierendes Operationsverfahren zur Anwendung kommen.
   5. Sie muss in jedem Fall stationär behandelt werden.

   a) Nur Aussage 1 ist richtig.
   b) Die Aussagen 1 und 4 sind richtig.
   c) Alle Aussagen sind falsch.
   d) Alle Aussagen sind richtig.
   e) Nur Aussage 2 ist richtig.

3) **Welche Aussage zum langfristigen Verlauf von Patienten mit initial konservativ therapierter komplizierter Sigmadivertikulitis trifft nicht zu?**
   1. Man muss bei diesen Patienten in der überwiegenden Mehrzahl der Fälle mit einem kurzfristigen Divertikulitisrezidiv rechnen.
   2. Die Wahrscheinlichkeit eines Divertikulitisrezidivs ist bei langfristig konservativ therapierten Patienten nach initial komplizierter Sigmadivertikulitis höher als bei denen, die elektiv Sigma-reseziert wurden.
   3. Das Zeitintervall bis zu einem etwaigen Divertikulitisrezidiv ist bei langfristig konservativ therapierten Patienten nach initial komplizierter Sigmadivertikulitis kürzer als bei denen, die elektiv Sigma-reseziert wurden.
   4. Die Mehrzahl der Patienten mit initial konservativer Therapie einer komplizierten Divertikulitis bleibt mittelfristig rezidivfrei.
   5. Ein mögliches Rezidiv bei Patienten mit initial konservativ therapierter komplizierter Divertikulitis kann in der Regel ebenfalls konservativ therapiert werden.

4) **Welche Aussage(n) trifft/treffen zur kompletten mesokolischen Exzision zu?**
   1. Entsprechend der Leitlinien für das kolorektale Karzinom sollte die komplette mesokolische Exzision Bestandteil der chirurgischen Therapie sein.
   2. Die komplette mesokolische Exzision geht nachweislich nicht mit einer erhöhten intra- und postoperativen Morbidität einher.
   3. Die komplette mesokolische Exzision führt nach aktuellem Kenntnisstand – trotz der zentralen Dissektion im Bereich der Arteria

und Vena mesenterica superior – nicht zu einer erhöhten Rate an postoperativen gastrointestinalen Funktionsstörungen.
4. Die komplette mesokolische Exzision geht im Vergleich zur konventionellen Kolonresektion mit einer reduzierten postoperativen Lebensqualität einher.
5. Studien zur Frage der Lebensqualität von Patienten nach kompletter mesokolischer Exzision stehen nicht zur Verfügung.

a) Nur Aussage 1 ist richtig.
b) Nur die Aussagen 1 und 2 sind richtig.
c) Nur die Aussagen 1 und 3 sind richtig.
d) Alle Aussagen sind richtig.
e) Nur die Aussagen 2 und 3 sind richtig.

5) **Die onkologische Hemikolektomie rechts sollte in jedem Fall als offener Eingriff durchgeführt werden (1), da erste Registerdaten einen Vorteil für die quere Laparotomie gegenüber der Medianlaparotomie zeigen konnten (2).**

1. Nur Aussage 1 ist richtig.
2. Nur Aussage 2 ist richtig.
3. Die Aussagen 1 und 2 sind richtig, die Verknüpfung ist falsch.
4. Die Aussagen 1 und 2 sind falsch.
5. Die Aussagen 1 und 2 sind richtig, die Verknüpfung ist richtig.

6) **Welche Aussage(n) zur Präparatequalität nach laparoskopischer oder offener Rektumkarzinomchirurgie trifft/treffen zu?**

1. Diese Fragestellung wurden in Studien bisher nur unzureichend untersucht.
2. Die Präparatequalität ist laut aktueller Datenlage nach laparoskopischer Rektumchirurgie signifikant besser als nach offener Resektion.
3. Die Lymphknotenausbeute ist nach laparoskopischer oder offener Rektumresektion vergleichbar.
4. Der zirkumferenzielle Resektionsrand spielt in der Beurteilung der Präparatequalität beim Rektumkarzinom nur eine untergeordnete Rolle.
5. Die laparoskopische Rektumresektion beim Rektumkarzinom kann mit einer erhöhten Rate an intraoperativer Tumorperforation einhergehen.

a) Nur Aussage 1 ist richtig.
b) Nur die Aussagen 1 und 2 sind richtig.
c) Nur die Aussagen 2 und 5 sind richtig.
d) Keine ist richtig.
e) Nur die Aussagen 4 und 5 sind richtig.

7) **Das onkologische Outcome ist nach laparoskopischer Rektumkarzinomchirurgie signifikant schlechter anzusehen als nach offener Rektumresektion (1), da initiale Studien zur Präparatequalität nach laparoskopischer Rektumchirurgie auf eine möglicherweise gegenüber der offenen Rektumresektion reduzierten Präparatequalität hindeuteten (2).**

1. Nur Aussage 1 ist richtig.
2. Nur Aussage 2 ist richtig.
3. Die Aussagen 1 und 2 sind richtig, die Verknüpfung ist falsch.
4. Die Aussagen 1 und 2 sind falsch.
5. Die Aussagen 1 und 2 sind richtig, die Verknüpfung ist richtig.

8) **Die TME-Qualität spielt in der operativen Therapie des Rektumkarzinoms auch im Zeitalter der multimodalen Therapie eine wesentliche Rolle (1), da aktuelle Studien den Zusammenhang zwischen Qualität der TME und der Lokalrezidivrate bestätigen (2).**

1. Nur Aussage 1 ist richtig.
2. Nur Aussage 2 ist richtig.
3. Die Aussagen 1 und 2 sind richtig, die Verknüpfung ist richtig.
4. Die Aussagen 1 und 2 sind falsch.
5. Die Aussagen 1 und 2 sind richtig, die Verknüpfung ist falsch.

9) **Welche Aussage trifft zur laparoskopischen Appendektomie nicht zu?**

1. Die laparoskopische Appendektomie reduziert gegenüber der offenen Appendektomie im Erwachsenenalter die Schmerzen am ersten postoperativen Tag.
2. Die laparoskopische Appendektomie reduziert gegenüber der offenen Appendektomie

CME-Fragen

im Erwachsenenalter die Dauer des stationären Aufenthaltes.
3. Die laparoskopische Appendektomie führt gegenüber der offenen Appendektomie zu einer reduzierten Rate an Wundinfekten.
4. Die laparoskopische Appendektomie führt gegenüber der offenen Appendektomie im Erwachsenenalter zu einer reduzierten Rate an intraabdominellen Abszessen.
5. Im pädiatrischen Patientenkollektiv zeigen sich Vorteile der laparoskopischen gegenüber der offenen Appendektomie im Hinblick auf die Wundinfektionsrate und die stationäre Aufenthaltsdauer.

10) Im Rahmen der intestinalen Crohn-Chirurgie scheint die maschinelle Seit-zu-Seit-Anastomose (SSSA) der Handnaht-End-zu-End-Anastomose (HEEA) überlegen (1), da die SSSA u. a. mit einer reduzierten Rate an klinischen Crohn-Rezidiven und einer geringeren Re-Operationsrate einhergeht (2).

1. Nur Aussage 1 ist richtig.
2. Nur Aussage 2 ist richtig.
3. Die Aussagen 1 und 2 sind richtig, die Verknüpfung ist richtig.
4. Die Aussagen 1 und 2 sind falsch.
5. Die Aussagen 1 und 2 sind richtig, die Verknüpfung ist falsch.

1.3 Was gibt es Neues in der Proktologie?

J. Jongen, V. Kahlke

1) Die operative Therapie einer chronischen Analfissur besteht in Deutschland in …

1. lateraler Internussphinkterotomie.
2. Fissurektomie.
3. der Injektion von Botulismustoxin A.
4. Analdilation bis auf 8 Querfinger (n. Lord).
5. Keine Aussage stimmt.

2) Bei der Therapie einer hohen Analfistel stehen folgende Therapieoptionen zur Verfügung?

1. Plug-Verfahren.
2. Laser-Verfahren (FiLaC).
3. Verschiebelappenplastik.
4. Fistulektomie mit primärer Sphinkterrekonstruktion.
5. LIFT-Verfahren.

a) Nur Aussage 1.
b) Die Aussagen 1, 2, 3 und 5 sind richtig.
c) Nur die Aussagen 3 und 4 sind richtig,
d) Alle Aussagen 1 bis 5 sind richtig.
e) Nur Aussage 5 ist richtig.

3) Das Risiko auf ein invasives Wachstum (Analkarzinom) bei der HGAIN (AIN 2 und 3°) beträgt …

1. nur 2–3 %.
2. etwa 10 %.
3. 30–40 %.
4. über 60 %.
5. Keine Aussage stimmt.

4) Bei einem kleinen Analkanalkarzinom (Plattenepithelkarzinom), pT1, N0, M0, ist die Therapie der 1. Wahl?

1. Lokale Exzision, wenn R0, dann nur noch Nachsorge.
2. Lokale Exzision, wenn R0, dann Bestrahlung der inguinalen Lymphknoten.
3. Klassische kombinierte Radiochemotherapie.
4. Neoadjuvante Radiochemotherapie, 6 Wochen nach der RCT, Rektumexstirpation.
5. Keine Aussage stimmt.

5) Bei älteren Patienten (> 55 Jahre) mit einem Analkarzinom ist die kombinierte Radiochemotherapie im Vergleich zu einer alleinigen Radiotherapie …

1. eindeutig schlechter bezüglich Überlebensrate.
2. mit weniger Strahlungsschäden verbunden.
3. deutlich toxischer.
4. signifikant besser bezüglich Überlebensrate.
5. Keine Aussage stimmt.

6) **Wenn ein Analkarzinom nicht anspricht auf die Radiochemotherapie bzw. rezidiviert, ist die nächste Therapieoption?**

1. Brachytherapie mit 20 Gy.
2. Großzügige Exzision („wide local excision").
3. Chemotherapie mit Docetaxel, Cisplatin und 5-FU.
4. Rektumexstirpation.
5. Keine Aussage stimmt.

7) **Welche Aussage zur HPV-Impfung ist FALSCH?**

1. Idealerweise sollte die HPV-Impfung vor dem ersten Geschlechtsverkehr durchgeführt werden.
2. Die HPV-Impfung ist mit einer hohen Komplikationsrate verbunden.
3. Wenn nur Mädchen gegen HPV geimpft werden, profitieren nur heterosexuelle Jungen/Männer von einem Herdenschutz.
4. Je älter eine Person ist, umso weniger spricht sie an auf eine HPV-Impfung.

a) Aussage 1 ist richtig.
b) Aussage 2 ist richtig.
c) Aussage 3 ist richtig.
d) Die Aussagen 1, 3 und 4 sind richtig.
e) Die Aussagen 3 und 4 sind richtig.

8) **Als topisches Adjuvans kann nach der Hämorrhoiden-Operation angewandt werden?**

1. Xylocain
2. Diltiazem
3. Nitroglycerin
4. Lidocain
5. Keine Aussage stimmt.

9) **Beim LARS-Syndrom können folgende Therapieansätze gewählt werden?**

1. Dauerhafter Anus praeter
2. Sakrale Nerven-Stimulation
3. Irrigation
4. Beckenbodengymnastik
5. Biofeedback

a) Nur Aussage 1 ist richtig.
b) Alle Aussagen sind richtig.
c) Die Aussagen 1, 2 und 5 sind richtig.
d) Die Aussagen 1, 2 und 3 sind richtig.
e) Die Aussagen sind 2 und 5 sind richtig.

10) **Irrigationen können bei der Stuhlinkontinenz angewendet werden bei?**

1. Kindern
2. Erwachsenen
3. LARS
4. Nervenschädigungen

a) Alle Aussagen sind richtig.
b) Keine Aussage ist richtig.
c) Nur die Aussagen 1 und 2 sind richtig.
d) Nur die Aussagen 3 und 4 sind richtig.
e) Nur Aussage 1 und 4 sind richtig.

1.4 Was gibt es Neues in der Leberchirurgie?

F. Bartsch, H. Lang

1) **Welche Aussage zur Operationsplanung und technischen Hilfsmitteln trifft zu?**

1. Die Operationsplanung anhand einer Computertomographie bietet besonders unerfahrenen Chirurgen eine deutlich bessere anatomische Orientierung als ein gedrucktes 3D-Modell.
2. Nach präoperativer virtueller Resektionssimulation finden sich seltener Sicherheitsabstände ≤ 1 Millimeter und das Resektionsausmaß ist dabei in der Regel sogar geringer.
3. Durch die Nutzung einer präoperativen virtuellen Resektionssimulation kann das 5-Jahres-Gesamt- und Rezidiv-freie Überleben deutlich gesenkt werden.
4. Die navigierte Leberchirurgie ist bei offenen Resektionen besonders effektiv, da intraoperative Veränderungen der Leberposition bzw. der Oberfläche praktisch nicht vorkommen.
5. Von einer OP-Planung an gedruckten 3D-Modellen profitieren besonderes erfahrene Chirurgen.

CME-Fragen

2) **Welche Aussagen zum Einfluss des zentralvenösen Druckes (ZVD) auf den intraoperativen Blutverlust im Rahmen von Leberresektionen treffen zu?**

1. Der ZVD lässt sich sowohl durch Volumenrestriktion als auch durch relative Umverteilung (z. B. durch Lagerungsmanöver) vergleichbar senken.
2. Durch das Ausklemmen der Vena cava inferior während Leberresektionen kann der ZVD signifikant gesenkt werden.
3. Die zusätzliche Verwendung eines Pringle-Manövers bei niedrigem ZVD kann den Blutverlust weiter senken.
4. Der zentralvenöse Druck hat praktisch keinen Einfluss auf den Blutverlust.

a) Die Aussagen 1 und 4 treffen zu.
b) Keine Aussage trifft zu.
c) Alle Aussagen treffen zu.
d) Die Aussagen 1, 2 und 3 treffen zu.
e) Die Aussagen 2 und 3 treffen zu.

3) **Im Rahmen einer Leberresektion wurden zunächst die BiClamp-Klemme (Erbe Elektromedizin) zur Parenchymdissektion benutzt und abschließend zusätzlich ein Träger-gebundener Fibrin-Kleber zur Blutstillung. Welche Aussagen treffen zu?**

1. Die Nutzung BiClamp-Klemme führt zu einem signifikant geringeren Blutverlust und damit einhergehend geringerer Notwendigkeit zur Bluttransfusion im Vergleich zur herkömmlichen clamp crush-Methode.
2. Auch die Komplikationsrate nach Nutzung der BiClamp-Klemme war signifikant geringer im Vergleich zur clamp crush-Methode.
3. Die Nutzung von Träger-gebundenem Fibrin-Kleber zur Blutstillung verringert die Zeit bis zur vollständigen Bluttrockenheit.
4. Die Nutzung von Träger-gebundenem Fibrin-Kleber zur Blutstillung wirkt sich signifikant auf den Blutverlust und die Notwendigkeit von Bluttransfusionen aus.

a) Nur Aussage 3 trifft zu.
b) Keine Aussage trifft zu.
c) Die Aussagen 1, 2 und 4 treffen zu.
d) Alle Aussagen treffen zu.
e) Die Aussagen 2 und 4 treffen zu.

4) **Welche Aussage zur Hyperbilirubinämie und perioperativen Leberfunktion treffen zu?**

1. Durch die Gabe von Dexamethason ist die Zeit bis zur Erholung des Bilirubin-Wertes bei Vorliegen einer postoperativen Hyperbilirubinämie deutlich verkürzt.
2. Durch die Durchführung eines präoperativen LiMAx-Tests kann das Risiko der Resektion bereits eingeschätzt werden.
3. Die Durchführung eines postoperativen LiMAx-Tests kann einem in der Entscheidungsfindung der notwendigen postoperativen Überwachung helfen.
4. Die Gabe von Dexamethason hat bei einer postoperativen Hyperbilirubinämie keinen Einfluss auf die Entwicklung eines Leberversagens oder die Länge des Krankenhausaufenthaltes.

a) Die Aussagen 1, 3 und 4 treffen zu.
b) Die Aussagen 2 und 4 treffen zu.
c) Alle Aussagen treffen zu.
d) Keine Aussage trifft zu.
e) Die Aussagen 3 und 4 treffen zu.

5) **Bei einem 72-jährigen Patienten wird aufgrund eines perihilären Cholangiokarzinoms eine Leberresektion mit Anlage einer biliodigestiven Anastomose durchgeführt. Zuvor war die Entlastung der Gallenwege nur über eine perkutane transhepatische Cholangio-Drainage (PTCD) möglich. Welche Aussagen treffen zu?**

1. Eine präoperative mikrobiologische Untersuchung aus der PTCD mit Antibiogramm-Erstellung ist sinnvoll.
2. Die gezielte peri-/postoperative antimikrobielle Prophylaxe senkt das Risiko postoperativer infektiöser Komplikationen signifikant.
3. Eine standardisierte perioperative antimikrobielle Therapie ist ausreichend und erzielt vergleichbare Ergebnisse bezüglich infektiöser Komplikationen wie eine angepasste Prophylaxe.
4. Infektiöse Komplikationen nach Anlage biliodigestiver Anastomosen sind selten, weswegen auf eine antimikrobielle Prophylaxe problemlos verzichtet werden kann.

a) Die Aussagen 1 und 2 treffen zu.
b) Die Aussagen 3 und 4 treffen zu.
c) Die Aussagen 1 und 3 treffen zu.
d) Die Aussagen 2 und 4 treffen zu.
e) Die 2 und 3 treffen zu.

6) **Welche Aussagen zu enhanced recovery after surgery (ERAS) oder fast track-Strategien in der Leberchirurgie treffen zu?**

1. Die postoperative gastrointestinale Funktion/Passage erholt sich unter frühzeitiger und verstärkter Mobilisation signifikant schneller.
2. Die Dauer des Krankenhausaufenthaltes ist signifikant kürzer nach Leberresektion unter Anwendung von ERAS/fast track-Strategien.
3. Die Komplikationsrate unter Anwendung von ERAS/fast track-Strategien ist deutlich erhöht.
4. Auch nach Lebertransplantation profitieren Patienten von einer forcierten Mobilisation, was die Zeit auf der Intensivstation sowie die Dauer des Krankenhausaufenthaltes verkürzen kann.

a) Alle Aussagen treffen zu.
b) Die Aussagen 2 und 4 treffen zu.
c) Nur die Aussage 3 trifft zu.
d) Die Aussagen 1, 2 und 4 treffen zu.
e) Die Aussagen 3 und 4 treffen zu.

7) **Welche Aussagen zur associating liver partition and portal vein ligation for staged hepatectomy (ALPPS) treffen zu?**

1. Die Durchführung des ALPPS nach gescheiterter Volumenzunahme durch eine Pfortaderembolisation ist möglich und führt zu einer vergleichbaren Hypertrophie wie ein ALPPS ohne vorangegangene Embolisation der Pfortader.
2. Eine Risiko-Anpassung durch spezifischere Indikationsstellung und Senkung der Invasivität des ersten Schrittes des ALPPS führt zu einer Abnahme der Mortalität.
3. Die zugrunde liegende Entität der Indikationen zum ALPPS verschiebt sich in den letzten Jahren vermehrt zu kolorektalen Lebermetastasen unter Abnahme der biliären Tumore.
4. Die Morbidität und Mortalität der zweizeitigen Leberresektion ist im Vergleich zum ALPPS deutlich erhöht.

a) Nur Aussage 4 trifft zu.
b) Die Aussagen 1, 2 und 3 treffen zu.
c) Alle Aussagen treffen zu.
d) Die Aussagen 1 und 4 treffen zu.
e) Die Aussagen 3 und 4 treffen zu.

8) **Welchen Aussagen zur laparoskopischen Leberchirurgie treffen zu?**

1. Die Parenchymdissektion im Rahmen der laparoskopischen Leberresektion ist besonders an großen Blutgefäßen schwierig, da keine guten technischen Hilfsmittel zur Verfügung stehen.
2. Die OSLO-COMET-Studie zeigte erstmals anhand randomisiert-kontrollierter Daten, dass postoperative Komplikationen nach laparoskopischer Resektion kolorektaler Lebermetastasen seltener auftreten im Vergleich zu offenen Resektionen bei vergleichbaren onkologischen Ergebnissen.
3. Ein perioperativ restriktives Volumenmanagement sowie die Zuhilfenahme eines Pringle-Manövers können auch in der laparoskopischen Leberchirurgie den intraoperativen Blutverlust reduzieren.
4. Die Lagerung und Trokar-Positionierung sind entscheidend für eine erfolgreiche laparoskopische Leberresektion.

a) Alle Aussagen treffen zu.
b) Die Aussagen 1, 2 und 3 treffen zu.
c) Keine Aussage trifft zu.
d) Die Aussagen 2, 3 und 4 treffen zu.
e) Die Aussagen 2 und 4 treffen zu.

9) **Ein 67-jähriger Patient wird aufgrund eines mehr als 5 cm messenden HCC in den Segmenten 6/7 einer Resektion unterzogen. Intraoperativ erscheint sowohl eine anatomische als auch eine nicht-anatomische (atypische) Resektion möglich. Welche Aussagen treffen zu?**

1. Die Komplikationsrate zwischen anatomischer und nicht-anatomischer Resektion ist in der Regel vergleichbar.

2. Die mediane Zeit bis zum ersten Lokalrezidiv unterscheidet sich nicht zwischen beiden Varianten.
3. Im konsekutiven 1-, 3- und 5-Jahres-Gesamt- oder Rezidiv-freien Überleben unterscheiden sich beide Gruppen nicht.
4. Die Rezidivrate ist nach anatomischen Resektionen deutlich geringer als nach nicht-anatomischen.

a) Die Aussagen 1, 3 und 4 treffen zu.
b) Die Aussagen 1, 2 und 4 treffen zu.
c) Alle Aussagen treffen zu.
d) Keine Aussage trifft zu.
e) Die Aussagen 3 und 4 treffen zu.

10) Eine 76-jährige, vorgealterte Patientin stellt sich mit einem HCC-verdächtigen Herd eines Durchmessers von 3 cm bei Ihnen vor. Sie ist aufgrund ihres Alters einer Resektion gegenüber eher zurückhaltend und möchte von Ihnen gerne Informationen über die Alternative RFA. Welche Aussagen treffen zu?

1. Die Resektion ist der RFA in allen Belangen überlegen und sollte auch ohne Berücksichtigung körperlicher Voraussetzungen oder des Alters uneingeschränkt empfohlen werden.
2. Der Krankenhausaufenthalt ist nach RFA in aller Regel kürzer.
3. Die RFA ist inzwischen als Standard etabliert und besonders die Rezidivrate ist nach RFA signifikant niedriger als nach einer Resektion.
4. Die Komplikationsrate der RFA ist mindestens mit der Resektion vergleichbar, wenn nicht sogar geringer.

a) Die Aussagen 1, 3 und 4 treffen zu.
b) Nur die Aussage 3 trifft zu.
c) Die Aussagen 2 und 4 treffen zu.
d) Die Aussagen 1 und 3 treffen zu.
e) Die Aussagen 3 und 4 treffen zu.

1.5 Was gibt es Neues in der Pankreaschirurgie?
B. W. Renz, J. G. D'Haese, J. Werner

1) **Akute Pankreatitis: Welche Aussage ist richtig?**

1. Der fehlende Nachweis von Gallensteinen in der Sonographie schließt die biliäre Genese einer Pankreatitis aus.
2. Die Alkohol-induzierte Pankreatitis ist dominant in Südeuropa, während die biliäre in Osteuropa vorherrscht.
3. Der endoskopische „step-up approach" ist dem MIC „step-up approach" in Bezug auf Major-Komplikationen und Mortalität nicht überlegen.
4. Es konnte gezeigt werden, dass die parenterale Ernährung das Auftreten infektiöser Komplikationen nach akuter Pankreatitis deutlich senken kann.
5. Die Rolle der ERC bei biliärer Pankreatitis mit Cholangiosepsis ist umstritten.

2) **Zystische Tumore: Welche Aussage ist richtig?**

1. Die Sendai-Kriterien spielen in der Therapieentscheidung der Seitgang-IPMN keine Rolle.
2. Muzinös zystische Neoplasien sind die häufigsten zystischen Tumore der Bauchspeicheldrüse.
3. Die Hauptgangdilatation hat große Bedeutung in der Differenzierung zwischen benignen und malignen Läsionen.
4. „Mixed-type" IPMN ist eine andere Bezeichnung für Pseudozysten.
5. Bei serös zystischen Neoplasien wird aktuell die Resektion empfohlen.

3) **Neoadjuvante und Adjuvante Therapie: Welche Aussage ist richtig?**

1. Es gibt ausreichend belastbare Daten für eine neo-adjuvante Therapie des Pankreaskarzinoms.
2. Eine neo-adjuvante Chemotherapie sollte auch außerhalb von randomisierten Studien angeboten werden.

3. Das aktuelle Konzept für BR-PDAC mit isolierter Veneninfiltration ist nach wie vor die chirurgische Exploration mit einer kurativ intendierten Resektion.
4. Die Definition der R1-Resektion hat sich durch systematische Protokolle zur pathologischen Aufarbeitung von Pankreaskopfpräparaten in den letzten Jahren hin zu einer häufigeren R0-Klassifikation verschoben.
5. Die Therapie mit FOLFOX6 hat sich zur Standardchemotherapie in der adjuvanten Situation im Pankreaskarzinom entwickelt.

4) **Welche Aussage ist richtig?**

1. Die Resektabilität eines lokal fortgeschrittenen Pankreaskarzinoms nach neo-adjuvanter Gemcitabin/Abraxane-Therapie kann mittels MRT sicher eingeschätzt werden.
2. Zur erfolgreichen Konversionstherapie bei lokal fortgeschrittenen Tumoren gibt es bislang einige retrospektive Daten.
3. Die Ergebnisse der PANACHE01-PRODIGE48-Studie zeigen, dass eine adjuvante Erlotinib-Therapie verglichen mit einer adjuvanten FOLFOX-Therapie nach onkologischer Pankreasresektion die 5-Jahres-Überlebensrate deutlich verbessert.
4. Die Ergebnisse der PREOPANC-1-Studie zeigen aber, dass eine zusätzliche RCTx lokal fortgeschrittener Pankreaskarzinome nach einer 4-monatigen Gemcitabine-basierten Induktionschemotherapie gegenüber der alleinigen Fortführung der Chemotherapie einen Überlebensvorteil bringt.
5. Die Ergebnisse der kürzlich publizierten NEONAX-Studie zeigen eine signifikante Zunahme der R0-Resektionen und des pN0-Status nach neo-adjuvanter Radiochemotherapie.

5) **Welche Aussage ist richtig?**

1. Die Resektabilität eines lokal fortgeschrittenen Tumors sollte nach neo-adjuvanter Gemcitabin/Abraxane-Therapie mittels PET/CT evaluiert werden.
2. Die neo-adjuvante Therapie beim BR-PDAC gehört zum Standardvorgehen, insbesondere bei Patienten im gutem Allgemeinzustand.
3. Die Ergebnisse der NEOPIP-Studie zeigen, dass eine neo-adjuvante S1-Therapie verglichen mit einer adjuvanten FOLFOXIRI-Therapie nach onkologischer Pankreasresektion die 5-Jahres-Überlebensrate nicht verbessert.
4. Die Ergebnisse der ESPAC5-Studie zeigen, dass eine Therapie mit Gemcitabine und Capecitabine in der adjuvanten Therapie einen deutlichen Überlebensvorteil bringt.
5. Die kürzlich publizierten Ergebnisse der PRODIGE-Gruppe zeigen in Patienten in gutem Allgemeinzustand einen eindeutigen Vorteil für mFOLFIRINOX in der adjuvanten Therapie des PDAC.

6) **Chirurgische Aspekte: Welche Aussage ist richtig?**

1. Die Vorteile der verschiedenen sog. Artery-first Techniken sind auch mittlerweile durch gute Studien nicht ausreichend belegt.
2. Der Kontakt des Tumors zur Mesenterialarterie (z. B. 120°) wird i. d. R. als chirurgisch inkurabel bezeichnet.
3. Auf eine Drainage nach Pankreasresektion kann keinesfalls verzichtet werden.
4. Eine zusätzliche Anastomose nach Pankreaslinksresektion zwischen dem Pankreasresektionsrand und dem Magen bringt reproduzierbare Vorteile.
5. Eine lokale Tumorinfiltration eines Pankreaskarzinoms in Magen, Milz oder Kolon gilt als onkologisch inoperabel, da hier das mittlere Überleben ähnlich schlecht ist wie bei primär metastasierten Pankreaskarzinomen.

7) **Welche Aussage ist richtig?**

1. Erweiterte Pankreaslinksresektion sollte nach aktueller Datenlage auch in großen Zentren nicht durchgeführt werden.
2. Die Pankreas-Fistelrate ist bei der Invaginationstechnik signifikant geringer als bei der „duct-to-mucosa" Technik.
3. Die Anwendung von Fibrin-Patches reduziert die Rate an POPF nach Pankreatojejunostomie nicht.
4. Die Zieldrainagen nach Pankreasresektionen sollten möglichst lang in situ verbleiben.

CME-Fragen

5. Die präoperative Injektion von Botulinumtoxin in den Pankreasgang führte zu signifikant weniger postoperativen Pankreasfisteln nach Pankreaslinksresektion.

8) **Welche Aussage ist richtig?**

1. Die Pylorusresektion sollte aufgrund der Literatur hinsichtlich der Reduktion an DGE als Standardresektionsverfahren im Rahmen der PD angesehen werden.
2. Die Pankreasanastomose sollte in der Regel mittels einer fortlaufenden Nahttechnik angefertigt werden, um POPF zu vermeiden.
3. Die Definition der R1-Resektion hat sich durch systematische Protokolle zur pathologischen Aufarbeitung von Pankreaskopfpräparaten in den letzten Jahren hin zu einer häufigeren R2-Klassifikation verschoben.
4. In Deutschland besteht weitgehender Konsens darüber, dass die Gastro- oder Pylorojejunostomie retrokolisch erfolgen sollte.
5. Der kurzstreckige Kontakt des Tumors zur A. hepatica (z. B. 240°) wird i. d. R. als chirurgisch kurabel bezeichnet.

9) **Welche Aussage ist richtig?**

1. Die LEOPARD-Studie konnte zeigen, dass in linksseitigen Pankreastumoren die MDIP die Zeit der physiologischen Rehabilitation im Vergleich zur offenen Pankreaslinksresektion nicht verändert.
2. Die Stumpfdeckung mit TachoSil nach Pankreaslinksresektion konnte die postoperative Fistelrate senken.
3. Die orale Nahrungsaufnahme scheint nach Detektion einer Pankreasfistel für die Ausheilung derselben von Nachteil zu sein.
4. Bei vergleichbaren medianen Gesamtüberleben zeigten sich in der DIPLOMA-Studie mehr R0-Resektionsraten in der MDIP-Gruppe.
5. Die minimal-invasive Pankreaschirurgie sollte zeitnah durch Roboter-assistierte Systeme ersetzt werden.

10) **Welche Aussage ist richtig?**

1. Die Technik der Enukleation kleinerer benigner oder semimaligner Pankreastumore ist einfach durchführbar und mit sehr niedrigen Pankreasfistelraten assoziiert.
2. Die technische Machbarkeit einer laparoskopischen Pankreaslinksresektion ist noch nicht bewiesen.
3. Es scheint, dass die Lap-PPPD zu mehr perioperativen Komplikationen führt.
4. Die onkologische Gleichwertigkeit minimalinvasiver Pankreasresektionen wurde in der Vergangenheit bereits hinreichend gezeigt.
5. Portalvenöse Resektionen bei infiltrierenden Tumoren sind in großen deutschen Pankreaszentren eine Ausnahme.

1.6 Was gibt es Neues in der Chirurgie der Leistenhernien?
R. Lorenz, B. Stechemesser

1) **Welche Aussage zu den Internationalen HerniaSurge-Leitlinien ist korrekt?**

1. Zur Versorgung von primären Leistenhernien werden sowohl endoskopische als auch verschiedene offene Operationsverfahren grundsätzlich empfohlen.
2. Die Literaturevidenz für die derzeitigen HerniaSurge-Leitlinien endet 2016.
3. Aufgrund der gesetzlich gesicherten Therapiefreiheit ist es dem Chirurgen in Deutschland gestattet, von den Leitlinien abzuweichen.
4. Femoralhernien sollten stets zeitnah laparoendoskopisch oder offen chirurgisch mit Netz versorgt werden.
5. HerniaSurge empfiehlt beim Einsatz alloplastischer Materialien grundsätzlich eine perioperative Single-Shot-Antibiose.

CME-Fragen

2) Hat der Anteil von Rezidiv-Leistenhernien-Operationen in den USA im Vergleich von 2011–2014 an Frauen …

1. Leicht zugenommen?
2. Gleichgeblieben?
3. Hochsignifikant abgenommen?
4. Leicht abgenommen?
5. Ist nicht geschlechtsspezifisch ermittelt worden?

3) Welche Aussage bei chronischen Schmerzen ist falsch?

1. Der Anteil chronischer Schmerzen liegt in Skandinavien bei über 15 %.
2. Jüngere Patienten entwickeln häufiger chronische Schmerzen als Ältere.
3. Das Risiko für chronische Schmerzen scheint nach TEP geringer zu sein als bei offenen Techniken mit Netz.
4. Chronische Schmerzen treten besonders bei skrotalen Hernien auf.
5. Chronische Schmerzen treten signifikant häufiger bei kleinen Hernien auf.

4) Welche Aussage ist korrekt?

1. Dysejakulationen kommen nach Leistenhernien-Operationen sehr selten vor.
2. Dysejakulationen kommen nach Leistenhernien-Operationen in mehr als 10 % vor.
3. Bei endoskopischen Operationen kommen Ejakulationsschmerzen seltener vor als bei offenen Verfahren.
4. Postoperative Komplikationen sind ein Risikofaktor für Schmerzen bei sexueller Aktivität.
5. Die Lebensqualität ist nur selten bei Patienten mit Schmerzen bei sexueller Aktivität reduziert.

5) Für Nahtverfahren gilt folgende Aussage?

1. Kunststoffnetzfreie Operationsverfahren sollten prinzipiell nicht mehr empfohlen werden.
2. Das SHOULDICE-Verfahren hat die derzeit beste wissenschaftliche Evidenz.
3. Nahtverfahren sind grundsätzlich immer offen chirurgische Verfahren.
4. Die DESARDA-Technik hat in Metaanalysen gezeigt, eine höhere Rezidivrate als die Lichtenstein-Operation zu haben.
5. Die Shouldice-Operation zeigte nach einem Jahr im Vergleich mit der TEP-Technik weniger postoperative Komplikationen.

6) Für offene Netzverfahren ist folgende Aussage falsch:

1. Die HerniaSurge-Leitlinien empfehlen grundsätzlich aufgrund der derzeit vorhandenen Literaturevidenz lediglich die Lichtenstein-Technik.
2. Die Klebefixation von Netzen bei der Lichtenstein-Technik führt zu keiner Zunahme an Rezidiv-Leistenhernien.
3. Leichtgewichtige Netze haben bei der Lichtenstein-Technik gegenüber schwergewichtigen Netzen Vorteile beim Patientenkomfort.
4. Mehrdimensionale Netzimplantate werden bei den HerniaSurge-Leitlinien generell nicht mehr empfohlen.
5. Die intraoperative Neurektomie bei offenen Techniken führt sowohl kurz- als auch langfristig zu einer Abnahme chronischer Schmerzen.

7) Welche Aussage zu den laparo-endoskopischen Eingriffen ist richtig?

1. Der Verzicht auf eine Netzfixation ist bei laparo-endoskopischen Eingriffen generell empfohlen.
2. Bei laparo-endoskopischen Eingriffen sollte die Suche nach Lipomen nur bei entsprechenden klinischen Symptomen einschließen.
3. Leichtgewichtige Netze scheinen bei großen direkten und skrotalen Hernien mit einer höheren Rezidivrate vergesellschaftet zu sein.
4. Ein Verzicht auf eine Netzfixation bei der TEP führt immer zu einer höheren Rezidivrate.
5. Der Verzicht auf eine Fixation bei der TEP führt immer zu geringeren chronischen Schmerzraten.

8) Welche Aussage ist falsch?

1. Roboter-assistierte Leistenhernien-Operationen verursachen längere Operationszeiten.
2. Die Kosten für Roboter-assistierte Eingriffe sind nicht signifikant höher.
3. Roboter-assistierte Leistenhernien-Operationen zeigen mehr Haut-Weichteilinfekte.

CME-Fragen

4. Die Konversionsraten bei Roboter-assistierten Eingriffen sind gegenüber laparo-endoskopischen Eingriffen nicht signifikant erhöht.
5. Der Nutzen des Roboters in der Leistenhernien-Chirurgie ist wissenschaftlich noch nicht bewiesen.

9) **Folgende Besonderheiten gelten nicht für Frauen mit Leistenhernien:**
1. Leistenhernien treten bei Frauen seltener auf als bei Männern.
2. Femoralhernien treten bei Frauen häufiger auf als bei Männern.
3. Rezidiv-Leistenhernien treten bei Frauen seltener auf als bei Männern.
4. Leistenhernien bei Frauen führen häufiger zu Notfalleingriffen als bei Männern.
5. Leistenhernien bei Frauen sollten entsprechend der HerniaSurge-Leitlinien stets mit Netz entweder offen oder endoskopisch operiert werden.

10) **In Low-Resource-Countries sollten Leistenhernien …**
1. stets mit Netz versorgt werden.
2. mit oder ohne Netz operativ versorgt werden.
3. am besten endoskopisch versorgt werden.
4. stets ohne Netz operativ versorgt werden.
5. aufgrund der gleichwertigen Netzeigenschaften auch mit Low-cost-Meshes operativ versorgt werden.

1.9 Was gibt es Neues zur chirurgischen Behandlung der Peritonealkarzinose gastrointestinaler und gynäkologischer Tumoren?

H. Leebmann, P. Piso

1) **Welche Aussage trifft NICHT zu?**
1. Das Pseudomyxoma peritonei ist ein seltenes Krankheitsbild.
2. Ursache eines Pseudomyxoma peritonei ist meist eine Mukozele der Appendix vermiformis.
3. Der Terminus Pseudomyxoma peritonei beschreibt ein klinisches Syndrom.
4. Für das Pseudomyxoma peritonei exixtieren unterschiedliche Klassifizierungen.
5. Das Pseudomyxoma peritonei gilt als Subtyp der neuroendokrinen Karzinome.

2) **Welche Aussage trifft für die Tumornachsorge beim Pseudomyxoma peritonei zu?**
1. Die Tumornachsorge ist in verschiedenen nationalen Leitlinien klar geregelt.
2. Low-grade und high-grade Tumore sollten in identischer Art und Weise nachgesorgt werden.
3. Sowohl für low-grade als auch für high-grade Tumoren wird eine Tumornachsorge über ca. 20 Jahre empfohlen.
4. Eine rupturierte Appendixmukozele bedarf nach korrekter Resektion keiner Nachsorge.
5. Die Detektion eines Pseudomyxoma peritonei-Rezidivs im subklinischen Stadium hat nachgewiesenen Einfluss auf die Prognose.

3) **Eine explorative Laparoskopie vor geplanter CRS und HIPEC …**
1. ermöglicht die exakte Beurteilung des Tumorausmaßes.
2. ist ein wichtiges Instrument zu Patientenselektion.
3. ermöglicht in den meisten Fällen die exakte Beurteilung des PCI.
4. ist nur in wenigen Ausnahmefällen sinnvoll.
5. ist bezüglich der Sensitivität der bildgebenden Diagnostik klar unterlegen.

4) **Welche Aussage zum peritoneal metastasierten kolorektalen Karzinom trifft zu?**
1. Im Unterschied zur Lebermetastasierung spielt der RAS/RAF-Mutationsstatus prognostisch keine Rolle.
2. Patienten mit RAS/RAF-Mutation sind eine prognostisch günstige Subgruppe.
3. Molekulare Marker sind das wichtigste Selektionskriterium vor geplanter CRS und HIPEC.

4. Patienten mit RAS/RAF-Wildtyp stellen auch unabhängig von einer Anti-EGFR-Therapie eine prognostisch günstige Subgruppe dar.
5. Aufgrund fehlender therapeutischer Konsequenz sollte der RAS/RAF-Mutationsstatus beim peritoneal-metastasierten kolorektalen Karzinom nicht bestimmt werden.

5) **Welche Aussage zu muzinösen Appendixtumoren ist NICHT korrekt?**

1. Extraluminaler azellulärer Schleim ist ein Risikofaktor für die Entstehung eines Pseudomyxoma peritonei.
2. Muzinöse Appendixtumore können in histopathologische Subtypen mit unterschiedlichem malignem Potenzial unterteilt werden.
3. Patienten mit rupturierten high-grade-Neoplasien haben ein hohes Rezidivrisiko und sollten deshalb auch nach R0-Resektion in einem Zentrum für Peritonektomie und HIPEC vorgestellt werden.
4. Nach R0-Resektion eines Appendixtumors vom LAMN-Typ kann sowohl eine „watch and wait-Strategie" als auch eine CRS und HIPEC gerechtfertigt sein.
5. Der Nachweis extraluminaler epithelialer Zellen erfordert auch nach vollständiger Resektion in jedem Fall eine CRS und HIPEC.

6) **Welche Aussage zum Ovarialkarzinom trifft zu?**

1. Ovarialkarzinome gehören zu den eher seltenen Tumoren.
2. Aufgrund von Tumorvorsorge und Früherkennungsprogrammen wird das Ovarialkarzinom meist in einem frühen Stadium diagnostiziert.
3. Die zytoreduktive Chirurgie hat in der Therapie des Ovarialkarzinoms nur eine untergeordnete Bedeutung.
4. In einer niederländischen Studie führte die Kombination aus CRS und HIPEC zu einer signifikanten Prognoseverbesserung.
5. Das Ovarialkarzinom gilt als nicht chemosensibel.

7) **Welche Aussage zum Pseudomyxoma peritonei trifft zu?**

1. Die Inzidenz des Pseudomyxoma peritonei ist stetig abnehmend.
2. In rund 50 % der Fälle geht das Pseudomyxoma peritonei auf einen Tumor außerhalb der Appendix vermiformis zurück.
3. In der histopathologischen Aufarbeitung sollten sowohl Primarius als auch extraluminales Muzin begutachtet werden.
4. Das Pseudomyxoma peritonei gilt als gutartige Erkrankung.
5. Indikationsstellung, Selektionskriterien und Therapie hängen ganz wesentlich von der Ätiologie ab.

8) **Welche Aussage zum kolorektalen Karzinom trifft zu?**

1. Die HIPEC ist die wichtigste Komponente innerhalb der multimodalen Therapie.
2. Die Bedeutung der HIPEC ist bis dato nicht abschließend geklärt.
3. Eine alleinige zytoreduktive Operation führt zu keiner Prognoseverbesserung.
4. Der Peritonealkarzinoseindex (PCI) als Selektionskriterium gilt als obsolet.
5. HIPEC sollte nur noch bei einem PCI > 20 durchgeführt werden.

9) **Welche Aussage zu Dünndarmkarzinomen trifft NICHT zu?**

1. Dünndarmkarzinome werden in Analogie zum kolorektalen Karzinom therapiert.
2. Ein kurzes Intervall zwischen Diagnose und multimodaler Therapie gilt als prognostisch günstig.
3. Dünndarmkarzinome sind eine eher seltene Tumorentität.
4. Langstreckige Dünndarmresektionen sollten aufgrund des Risikos eines Kurzdarmsyndroms vermieden werden.
5. Therapieempfehlungen zum Dünndarmkarzinom sind durch große prospektiv-randomisierte Studien abgesichert.

10) Welche Aussage zum Ovarialkarzinom trifft zu?

1. Ovarialkarzinome metastasieren überwiegend hämatogen.
2. HIPEC führt zu einer signifikanten Verschlechterung der Lebensqualität
3. Die Kombination von CRS und HIPEC gilt in Deutschland als Standard für das peritonealmetastasierte Ovarialkarzinom.
4. Ovarialkarzinome eignen sich gut für eine zytoreduktive Operation, da sie anatomisch Grenzschichten lange respektieren.
5. Durch die Kombination von CRS und HIPEC konnte beim peritoneal metastasierten Ovarialkarzinom zwar das Rezidiv-freie Überleben, nicht aber das Gesamtüberleben gesteigert werden.

2.1 Was gibt es Neues in der Roboter-assistierten Thoraxchirurgie?

C. Aigner, D. Valdivia, K. Mardanzai

1) Welcher Parameter ist in der Roboter-assistierten Lobektomie höher im Vergleich zu anderen OP-Techniken?

1. Rate an prolongiertem Airleak
2. Rate an Pneumonien
3. Atelektasenbildung
4. Aufenthaltsdauer
5. Kosten

2) Nach wie vielen Roboter-assistierte Operationen sinkt nach aktuellen Erfahrungen die Operationsdauer und die Konversionsrate?

1. 5
2. 10
3. 20
4. 50
5. 75

3) Worin unterscheiden sich RATS und VATS am ehesten?

1. Upstaging-Rate
2. Drainagedauer
3. Aufenthaltsdauer
4. Mittlere Zahl resezierter Lymphknoten
5. Kamerasteuerung durch den Chirurgen

4) Welche Aussage über die postoperative Schmerzbelastung ist zutreffend?

1. Morphine sind bei allen Patienten zur Analgesie erforderlich.
2. Der Morphinverbrauch ist bei der RATS generell höher als bei der VATS.
3. Minimal-invasive Verfahren haben eine geringere perioperative Schmerzbelastung als offene Operationen.
4. Minimal-invasive Verfahren zeigen keine Schmerzchronifizierung.
5. RATS ist der VATS in der Rate an Schmerzchronifizierung überlegen.

5) Welche Operationstechnik führte laut UCLA zu der höchsten Wiederaufnahmerate?

1. Uniportale VATS
2. RATS
3. Offene Technik
4. Biportale VATS
5. Triportale VATS

6) Welches ist keine Hauptindikation für RATS?

1. Thymektomien
2. Ösophaguschirurgie
3. Tumoren größer 7 cm
4. Resektion von Mediastinaltumoren
5. Zwerchfelleingriffe

7) Was trifft bei Thymektomien per RATS verglichen mit offenem Vorgehen nicht zu?

1. Verringerte Aufenthaltsdauer
2. Schwierige Präparation der Strukturen aufgrund eingeschränkter Beweglichkeit der Roboterarme
3. Verringerter Blutverlust
4. Bessere kosmetische Ergebnisse
5. Vergleichbare postoperative Komplikationsrate

8) **Wozu wird der Roboter in der Zwerchfellchirurgie nicht eingesetzt?**
1. Korrektur von Zwerchfellhernien
2. Korrektur von Eventrationen
3. Resektion von diaphragmalen Raumforderungen
4. Fundoplicatio nach Belsey Mark IV
5. Zwerchfellraffung

9) **Was ist kein Bestandteil der von der Arbeitsgruppe der ESTS und EACTS vorgeschlagenen Ausbildung in der Roboterchirurgie?**
1. Baseline Evaluation
2. E-Learning-Modul
3. Grundlagen der minimal-invasiven Technik
4. Simulatortraining
5. Bedside Observation

10) **Wesentlicher Kostentreiber der Roboter-assistierten Resektionen sind derzeit …**
1. die höheren Personalkosten.
2. die Marketingkosten für das System.
3. die Materialkosten.
4. die Dauer des postoperativen Krankenhausaufenthaltes.
5. die Kosten der Behandlung von Komplikationen.

2.3 Was gibt es Neues in der Thoraxchirurgie ohne Intubationsnarkose?

T. Galetin, E. Stoelben

1) **Das Bispectral-Index-Monitoring BIS wird zur Beurteilung der Sedationstiefe eingesetzt. Ab welchem Wert kann von Bewusstlosigkeit ausgegangen werden?**
1. < 10
2. < 60
3. < 100
4. BIS lässt keine Aussagen zu einer möglichen Bewusstlosigkeit zu.
5. Keine Antwort ist richtig.

2) **Wodurch kann intraoperativer Hustenreiz reduziert werden?**
1. Präoperative Lidocain-Inhalation.
2. Intrathorakale Verneblung von Lidocain.
3. Verwendung der single- statt multiport-Technik.
4. Vagusblockade.

a) Nur die Aussage 2 ist richtig.
b) Die Aussagen 3 und 4 sind richtig.
c) Die Aussagen 1, 3 und 4 sind richtig.
d) Alle Aussagen sind richtig.
e) Keine Aussage ist richtig.

3) **Welche Vorteile hat die single-port-Technik?**
1. Geringere Kosten.
2. Kumulativ geringerer pleuraler Reiz.
3. Möglichkeit digitalen Tastens.
4. Kurze Lernkurve, da kein Umdenken von der multiport-Technik nötig ist.

a) Die Aussagen 1 und 4 sind richtig.
b) Die Aussagen 2 und 3 sind richtig.
c) Die Aussagen 1, 3 und 4 sind richtig.
d) Alle Aussagen sind richtig.
e) Keine Aussage ist richtig.

4) **Welche Aussagen zur nicht-intubierten VATS treffen zu?**
1. NIVATS benötigt weniger Überwachung des Patienten.
2. Es muss mehr als üblich auf Ruhe im gesamten OP-Trakt und Aufwachraum geachtet werden.
3. Eine gezielte Sedierung ist anästhesiologisch weniger anspruchsvoll als eine Allgemeinnarkose.
4. Die NIVATS wird in Intubationsbereitschaft durchgeführt.

a) Alle Aussagen sind richtig.
b) Die Aussagen 2 und 4 sind richtig.
c) Nur die Aussage 3 ist richtig.
d) Nur die Aussage 4 ist richtig.
e) Keine Aussage ist richtig.

CME-Fragen

5) Welche Aussagen zur Pathophysiologie der Einlungenventilation treffen zu?

1. Die Atelektase der ausgeschalteten Lunge führt zu lokalen inflammatorischen Prozessen.
2. Die beatmete Lunge zeigt keine Veränderungen während der Einlungenventilation.
3. Die Intubationsnarkose hat keinen Einfluss auf die Entwicklung eines ARDS.
4. Die Intubation kann zu Schäden an der Schleimhaut und bronchialer Hypersekretion führen.

a. Nur die Aussage 1 ist richtig.
b. Nur die Aussage 2 ist richtig.
c. Die Aussagen 1 und 4 sind richtig.
d. Alle Aussagen sind richtig.
e. Keine Aussage ist richtig.

6) Auf welche Eigenheiten muss sich der Operateur bei der NIVATS einstellen?

1. Eingriffe nahe am Zwerchfell, z. B. am Unterlappen, sind einfacher als apikale thorakale Eingriffe.
2. Vor kritischen Operationsschritten muss der Anästhesist informiert werden, damit er die Sedierung vertieft.
3. Der Lungenkollaps verläuft langsamer und ggf. unvollständig.
4. Die Lymphadenektomie ist genauso einfach wie bei Intubationsnarkose.

a) Nur die Aussage 1 ist richtig.
b) Nur die Aussage 2 ist richtig.
c) Nur die Aussage 3 ist richtig.
d) Nur die Aussage 3 ist richtig.
e) Die Aussagen 2 und 3 sind richtig.

7) Welche Folgen hat der Verzicht auf einen Endotrachealtubus bei der Trachearesektion?

1. Geringere Verletzungs- und Blutungsgefahr des Tumors.
2. Eine längere postoperative Verweildauer.
3. Eine bessere Mobilisation der Trachea.
4. Eine bessere Sicht auf den Situs.

a) Die Aussage 2 ist richtig.
b) Nur die Aussagen 3 und 4 sind richtig.
c) Die Aussagen 1, 3 und 4 sind richtig.
d) Alle Aussagen sind richtig.
e) Keine Aussage ist richtig.

8) Welche Aussagen zum Atemmanagement während einer non-intubated-Trachearesektion treffen zu?

1. Eine Hyperkapnie ist auf jeden Fall zu vermeiden.
2. Eine intermittierende Jetventilation in cross-field-Technik kann angewendet werden.
3. Trotz Präoxygenation kommt es regelhaft zu bedenklicher Hypoxie während der Anastomose.
4. Bei Jetventilation darf kein Elektrokauter verwendet werden.

a) Die Aussage 1 ist richtig.
b) Die Aussagen 2 und 4 sind richtig.
c) Keine Aussage ist richtig.
d) Alle Aussagen sind richtig.
e) Die Aussagen 2, 3 und 4 sind richtig.

9) Welche Aussagen treffen auf Patienten mit COPD in Bezug auf nicht-intubierte VATS-Verfahren zu?

1. Bei schwerer Obstruktion ist eine kontrollierte Beatmung nötig, um CO_2 abzuatmen.
2. Ein Überhang von Muskelrelaxantien kann zu postoperativen Gasaustauschstörungen führen.
3. Auch eine milde Hyperkapnie während der NIVATS ist problematisch.
4. COPD-Patienten sollten bei NIVATS ein CO_2-Monitoring erhalten.

a) Die Aussagen 1, 2 und 4 sind richtig.
b) Die Aussagen 3 und 4 sind richtig.
c) Die Aussagen 1 und 2 sind richtig.
d) Alle Aussagen sind richtig.
e) Die Aussagen 2 und 4 sind richtig.

10) Welche Aussagen zu ILD-Patienten treffen zu?

1. Wegen hochauflösender Computertomogramme kann heutzutage fast immer auf eine chirurgische Diagnosesicherung verzichtet werden.

2. Bronchoskopische Verfahren sind zur Diagnosesicherung durchweg genauso gut und genauso sicher wie chirurgische Verfahren.
3. Die Mortalität nach Wedge-Resektionen bei ILD-Patienten liegt um 4 %.
4. Ein positiver Beatmungsdruck kann bei ILD-Patienten kann zu akuter Exazerbation der ILD führen.

a) Die Aussagen 1 und 4 sind richtig.
b) Aussage 3 ist richtig.
c) Aussage 4 ist richtig.
d) Die Aussagen 3 und 4 sind richtig.
e) Alle Aussagen sind richtig.

2.4 Was gibt es Neues zur Therapie des Pleuramesothelioms?

N. Baldes, S. Bölükbas

1) **Welche Aussage trifft für die 8. TNM-Klassifikation für das maligne Pleuramesotheliom zu?**

1. Bei Befall der viszeralen Pleura besteht ein T1a-Status.
2. Bei Befall der viszeralen Pleura besteht ein T1b-Status.
3. Lymphknotenmetastasen im perikardialen Fett zählen zur N2-Kategorie.
4. Im Falle von supraklavikulären Lymphknotenmetastasen besteht ein N3-Status.
5. Bei der M-Komponente ergaben sich keine Änderungen.

2) **Welche Aussage trifft für die Änderungen bei der 8. im Gegensatz zur 7. Auflage der TNM-Klassifikation für das maligne Pleuramesotheliom zu?**

1. Die N-Komponente bleibt unverändert.
2. Die T-Komponente bleibt unverändert.
3. Die T1a und T1b-Komponente wurden zu T1 zusammengeführt.
4. Die kontralateralen supraklavikulären Lymphknotenmetastasen werden zur N3-Kategorie gezählt.
5. Die M1-Komponente wurde in M1a und M1b aufgeteilt.

3) **Welche Aussage trifft für die Rolle der Chirurgie beim malignen Pleuramesotheliom zu?**

1. Bei der operativen Therapie des Pleuramesothelioms wird eine mikroskopisch komplette Resektion angestrebt.
2. Bei Verdacht auf eine Infiltration der Pleura visceralis ist eine Operation für die multimodale Therapie kontraindiziert.
3. Die histologische Sicherung der Diagnose ist obligat vor Einleitung der Therapie.
4. Nach einer extrapleuralen Pneumonektomie ist das onkologische Outcome besser als nach einer Pleurektomie/Dekortikation.
5. Die postoperative Mortalität und Morbidität sind nach einer Pleurektomie/Dekortikation höher als nach einer extrapleuralen Pneumonektomie.

4) **Welche Aussage trifft für das Studienprotokoll der SMART-Studie zu?**

1. Der Hemithorax wird postoperativ bestrahlt.
2. Der Hemithorax wird mit 60 Gy bestrahlt.
3. Es beinhaltet eine Pleurektomie/Dekortikation.
4. Die Operation erfolgt innerhalb einer Woche nach der Radiatio des Hemithorax.
5. Beim Kontrollarm wird keine Radiatio durchgeführt.

5) **Welche Aussage trifft für die HITOC-Therapie beim Pleuramesotheliom zu?**

1. Die HITOC wird nur in Kombination mit extrapleuraler Pneumonektomie eingesetzt.
2. Die HITOC wird auch in Kombination mit radikaler Pleurektomie eingesetzt.
3. Die Methode beinhaltet eine standardisierte Chemotherapie-Applikation.
4. Das Chemotherapeutikum wird auf 38°C erwärmt.
5. In randomisierten Studien konnte ein Überlebensvorteil durch die HITOC gezeigt werden.

CME-Fragen

6) **Welche Aussage trifft für den Lasereinsatz bei Pleuramesotheliom zu?**

1. Bei Infiltration des Lungenparenchyms kann der Einsatz eine parenchymsparende Resektion ermöglichen.
2. Die Dicke der Karbonisationszone sinkt mit Erhöhung des Energieniveaus.
3. Der Einsatz kann eine 10-fache Eindringtiefe verglichen mit normaler Pleura visceralis erzielen.
4. Der Einsatz kann eine 30-fache Eindringtiefe verglichen mit normaler Pleura visceralis erzielen.
5. Der Laser wird routinemäßig eingesetzt bei der operativen Therapie des Pleuramesothelioms.

7) **Welche Aussage trifft für die Expression von PD-L1 bei Mesotheliomzellen zu?**

1. PD-L1 wird auf Makrophagen exprimiert.
2. Das Mesotheliom exprimiert als einziger Tumor PD-L1.
3. Das Gesamtüberleben ist bei Patienten mit PD-L1-positivem Mesotheliom besser.
4. PD-1-Antikörper werden als Erstlinientherapie bei PD-L1-Positivität eingesetzt.
5. Das Ansprechen auf PD-1-Antikörper als Zweitlinientherapie beträgt bei PD-L1-Positivität 80 %.

8) **Welche Aussage trifft für die Mutation des BAP1-Gens zu?**

1. BAP1 hemmt die Apoptose.
2. Die BAP1-inaktivierende Mutation kann vererbt werden.
3. Heterozygote Träger haben kein erhöhtes Risiko für maligne Erkrankungen.
4. Im Falle einer Mutation tritt als häufigste maligne Erkrankung das maligne Melanom auf.
5. Eine Mutation führt zu einem kürzeren Gesamtüberleben nach Auftreten eines Mesothelioms.

9) **Welche Aussage trifft für das HMGB1-Protein zu?**

1. Es ist ein seltenes Protein.
2. Es wird passiv freigesetzt von Immunzellen.
3. Es wird passiv freigesetzt von Krebszellen.
4. Es wird aktiv freigesetzt von nekrotischen Zellen.
5. Es ist verantwortlich für die Initiation und Aufrechterhaltung einer Immunantwort.

10) **Welche Aussage trifft auf das HMGB1 als Biomarker für das Pleuramesotheliom zu?**

1. Asbest verursacht eine Nekrose von Mesothelzellen und Freisetzung von HMGB1 in den Extrazellularraum.
2. HMGB1 hat keinen direkten Einfluss auf die Entstehung des Pleuramesothelioms.
3. HMGB1 wird als Biomarker aus Pleuraerguss bestimmt.
4. Durch die Bestimmung von HMGB1 im Blut kann mit einer Sensitivität von 80 % ein Mesotheliompatient von einem Asbest-exponierten Patienten unterschieden werden.
5. Eine Hemmung des HMGB1 durch Acetylsalicylsäure wurde bereits bei Mesotheliompatienten gesichert.

3.1 Was gibt es Neues zur thorakalen Aortendissektion Stanford B?

TH. SCHMITZ-RIXEN, R. T. GRUNDMANN

1) **Welche Aussage trifft für die Diagnostik bei Typ-B-Aortendissektion zu?**

1. Patienten mit einem ADD-Risk Score < 1 haben ein hohes Risiko einer Aortendissektion.
2. Der D-Dimer-Test kann zwischen Patienten mit und ohne Typ-B-Aortendissektion unterscheiden.
3. Patienten mit einem ADD-RS = 0 + D-Dimer < 500 ng/ml sollten einer CTA zugeführt werden.
4. Patienten mit einem ADD-RS ≤ 1 und D-Dimer-Test ≥ 500 ng/ml sollten einer CTA zugeführt werden.
5. Patienten mit einem ADD-RS ≤ 1 + D-Dimer < 500 ng/mL sollten einer CTA zugeführt werden.

2) **Welche Aussage trifft für die akute Typ-B-Aortendissektion zu?**
   1. TEVAR zeigt im Vergleich zu BMT keine signifikant niedrigere 30-Tage-Letalität.
   2. Das Langzeitüberleben ist bei TEVAR signifikant schlechter als bei BMT.
   3. Die 30-Tage-Letalität ist bei OR besser als bei TEVAR.
   4. BMT zeigt eine höhere Langzeitüberlebensrate als OR.
   5. Das Langzeitüberleben ist bei OR besser als nach TEVAR.

3) **Welche Aussage trifft bei primär medikamentös behandelten Patienten mit Typ-B-Aortendissektion zu?**
   1. Der Aortendurchmesser ist der am wenigsten untersuchte prognostisch relevante Parameter.
   2. Ein Grenzwert des Aortendurchmessers > 30 mm ist mit unerwünschten Ereignissen im späteren Verlauf assoziiert.
   3. Ein Grenzwert des Aortendurchmessers > 40 mm ist mit unerwünschten Ereignissen im späteren Verlauf assoziiert.
   4. Die Größe des falschen Lumens spielt für die Prognose keine Rolle.
   5. Bei einem falschen Lumen < 10 mm ist die Prognose besonders ungünstig.

4) **Welche Aussage trifft für die akute Typ-B-Aortendissektion zu?**
   1. In den großen Registern werden mittlerweile die meisten Patienten mit TEVAR behandelt.
   2. In den großen Registern werden mittlerweile die meisten Patienten mit OR behandelt.
   3. Die Zahl der operativen Behandlungen hat in den letzten Jahren im Vergleich zur medikamentösen Therapie abgenommen.
   4. Die medikamentöse Behandlung ist nach wie vor die häufigste Behandlungsoption.
   5. Die operative Sterblichkeit ist über die Zeit konstant geblieben.

5) **Welche Aussage trifft für die akute Typ-B-Aortendissektion zu?**
   1. Die Krankenhauskosten sind bei TEVAR niedriger als bei BMT.
   2. Die Krankenhauskosten sind bei TEVAR höher als bei OR.
   3. Die Krankenhauskosten sind bei OR so hoch wie bei BMT.
   4. Zwischen OR und TEVAR besteht kein Unterschied in den Krankenhauskosten.
   5. Die Krankenhauskosten sind bei TEVAR doppelt so hoch wie bei BMT.

6) **Welche Aussage trifft für die akute Typ-B-Aortendissektion zu?**
   1. Das Operationsrisiko für TEVAR ist bei akuten und subakuten Interventionen nicht unterschiedlich.
   2. Das Operationsrisiko für TEVAR ist bei hyperakuten Eingriffen am geringsten.
   3. Das Operationsrisiko für TEVAR ist bei subakuten Eingriffen geringer als bei den akuten Eingriffen.
   4. Das Operationsrisiko für TEVAR ist bei den akuten Eingriffen höher als bei den hyperakuten.
   5. Hyperakute und akute Interventionen unterscheiden sich nicht in ihrem Operationsrisiko für TEVAR.

7) **Welche Aussage trifft für die akute Typ-B-Aortendissektion zu?**
   Bei Patienten, die nach BMT entlassen werden können, beträgt die Überlebensrate in dem IRAD-Register nach 3 Jahren ca.:
   1. 20 %
   2. 40 %
   3. 80 %
   4. 60 %
   5. 95 %

8) **Welche Aussage trifft für die akute Typ-B-Aortendissektion zu?**
   1. Je weiter der Abstand des primären Intimaeinrisses von der linken A. subclavia, desto höher ist die Tendenz zum Aneurysmawachstum im späteren Verlauf.

2. Je kürzer der Abstand des primären Intimaeinrisses von der linken A. subclavia, desto höher ist die Tendenz zum Aneurysmawachstum im späteren Verlauf.
3. Der Abstand des primären Intimaeinrisses von der linken A. subclavia spielt nur für TEVAR eine Rolle.
4. Der Abstand des primären Intimaeinrisses von der linken A. subclavia spielt nur für OR eine Rolle.
5. Der Abstand des primären Intimaeinrisses von der linken A. subclavia spielt nur für BMT eine Rolle.

9) **Welche Aussage trifft für die akute Typ-B-Aortendissektion zu?**

1. Das Langzeitüberleben ist bei BMT signifikant besser als bei TEVAR.
2. TEVAR kann im Gegensatz zu OR im Langzeitverlauf unerwünschte aortale Ereignisse verhindern.
3. Es besteht eine inverse Beziehung zwischen der Menge der antihypertensiven Medikation und dem Langzeitüberleben.
4. Dissektionen, die die thorakale und abdominelle Aorta betreffen, haben eine bessere Prognose als thorakale Dissektionen.
5. Es spielt für die Prognose keine Rolle, ob die Dissektion die thorakale oder thorakale und abdominelle Aorta betrifft.

10) **Welche Aussage trifft für TEVAR bei akuter Typ-B-Aortendissektion zu?**

1. Die proximale Landungszone spielt für moderne Stentgrafts keine Rolle.
2. Die proximale Landungszone kann kleiner als 1,5 cm sein.
3. Die Chimney-Technik ist fenestrierten Stentgrafts bei endovaskulären Eingriffen im Aortenbogen überlegen.
4. Endoleaks sind kein Problem bei der Chimney-Technik.
5. Die Chimney-Technik ermöglicht einen Erhalt der linken A. subclavia.

3.2 Was gibt es Neues zur akuten Extremitätenischämie?

Th. Schmitz-Rixen, R. T. Grundmann

1) **Welche Aussage trifft für die akute Extremitätenischämie (ALI) zu?**

1. Patienten mit ALI sollten stets offen versorgt werden.
2. Patienten mit ALI sollten stets endovaskulär versorgt werden.
3. Es gibt keine randomisierten Studien zu der Frage offene Chirurgie oder Thrombolyse bei ALI.
4. Die Frage ist unentschieden, die randomisierten Studien sind nicht eindeutig.
5. Speziell bei Thromboembolie kommt nur das offene Vorgehen in Betracht.

2) **Welche Aussage trifft für die ALI zu? In der Nationwide Inpatient Sample der USA der Jahre 2003–2013 …**

1. wurden ca. 20 % der ALI-Patienten mit Thrombolyse behandelt.
2. wurden ca. 60 % der ALI-Patienten mit Thrombolyse behandelt.
3. wurden ca. 40 % der ALI-Patienten mit Thrombolyse behandelt.
4. wurden alle ALI-Patienten offen versorgt.
5. wurden alle ALI-Patienten endovaskulär versorgt.

3) **Welche Aussage trifft für die ALI zu? In der Langzeiterhebung aus Uppsala und Malmö zur Thrombolyse …**

1. waren in der Nachbeobachtungsperiode ca. 80 % Re-Interventionen notwendig.
2. waren in der Nachbeobachtungsperiode ca. 10 % Re-Interventionen notwendig.
3. war die Rate an Re-Interventionen am niedrigsten in der Embolusgruppe.
4. war die Rate an Re-Interventionen am niedrigsten in der Bypassverschlussgruppe.
5. war die Rate an Re-Interventionen am niedrigsten in der Stentverschlussgruppe.

CME-Fragen

4) Welche Aussage trifft für die ALI zu?

1. Patienten mit fehlendem RUN-off im initialen Angiogramm müssen amputiert werden.
2. Für Patienten mit fehlendem RUN-off im initialen Angiogramm kommt nur die offene Versorgung in Frage.
3. Für Patienten mit fehlendem RUN-off im initialen Angiogramm kommt nur das Stenting in Frage.
4. Bei Patienten mit fehlendem RUN-off im initialen Angiogramm sind im Follow-up höhere Amputationsraten zu erwarten.
5. Dank der Thrombolyse sind die Ergebnisse unabhängig vom Run-off.

5) Welche Aussage trifft für die Thrombolyse bei ALI zu?

1. Patienten mit geringem Blutungsrisiko sollten auf Normalstation lysiert werden.
2. Blutungskomplikationen lassen sich anhand der APTT voraussagen.
3. Blutungskomplikationen lassen sich anhand der INR voraussagen.
4. Blutungskomplikationen lassen sich anhand des Fibrinogenspiegels voraussagen.
5. Hämostase-Parameter lassen das Auftreten von Blutungskomplikationen nicht voraussagen.

6) Welche Aussage trifft für die ALI zu?

1. ALI-Patienten mit Diabetes haben eine schlechtere Prognose im Vergleich zu Nichtdiabetikern.
2. Die Prognose des ALI-Patienten ist diabetesunabhängig.
3. Diabetes-Patienten mit ALI sind älter als Nichtdiabetiker mit ALI.
4. Diabetes-Patienten weisen häufiger Fußulzera, aber weniger Niereninsuffizienz auf.
5. Das Risiko des ALI-Patienten mit Diabetes im Vergleich zum Nichtdiabetiker ist nur bei Männern erhöht.

7) Welche Aussage trifft für die ALI zu? Im Swedvasc-Register …

1. waren die Amputationsraten nach 30 Tagen bei ER signifikant höher als bei OR.
2. waren die Amputationsraten nach 1 Jahr bei OR signifikant höher als bei ER.
3. war die Sterblichkeit nach 30 Tagen bei ER signifikant niedriger als bei OR.
4. gab es in der Sterblichkeit nach 1 Jahr keinen Unterschied zwischen OR und ER.
5. hatte nach 5 Jahren OR die besseren Überlebensraten.

8) Welche Aussage trifft für die ALI zu?

1. Die Heparinbehandlung ist kein Therapiestandard bei ER.
2. Die Heparintherapie sollte bereits in der Notfallambulanz eingeleitet werden.
3. Wenn der Patient ≥ 48 Stunden nach Symptombeginn eintrifft, ist die Behandlung nicht so dringlich.
4. Nur Patienten mit motorischem Defizit benötigen eine Heparintherapie initial.
5. Nur weibliche Patienten benötigen eine Heparintherapie initial.

9) Welche Aussage trifft für die ALI zu?

1. Die pharmakomechanische Thrombektomie (PMT) + KBT verbessert im Vergleich zur alleinigen KBT die Offenheitsraten signifikant.
2. PMT verkürzt die Lysezeit signifikant.
3. Hinsichtlich der periprozeduralen Komplikationen gibt es keine Unterschiede zwischen PMT+KBT und alleiniger KBT.
4. Die Beinerhaltungsrate nach 1 Jahr ist bei PMT + KBT besser als bei alleiniger KBT.
5. Die PMT + KBT sollte nur bei Patienten mit Diabetes vorgenommen werden.

10) Welche Aussage trifft für die ALI zu?

1. ALI bei Kleinkindern gibt es nicht.
2. Kleinkinder sollten mit Thrombektomie, Kinder mit Lysetherapie behandelt werden.
3. Die Sterblichkeit der ALI liegt bei Kindern bei über 10 %.
4. Die Amputationsrate bei ALI macht im pädiatrischen Krankengut über 10 % aus.
5. Kleinkinder sollten bei ALI ausschließlich mit Antikoagulantien behandelt werden.

CME-Fragen

4.1 Was gibt es Neues in der extrakorporalen Zirkulation?

A. El-Essawi, I. Breitenbach, W. Harringer

1) **Die minimal-invasive extrakorporale Zirkulation …**
   1. ist nur für die koronare Bypasschirurgie geeignet.
   2. zielt auf einen Erhalt der physiologischen Integrität.
   3. beschränkt sich auf die Miniaturisierung der Herz-Lungen-Maschine.
   4. führt zu einer vermehrten Hämodilution.
   5. ist nur für Niedrig-Risiko-Patienten geeignet.

2) **Wichtigstes Sicherheitsfeature im MiECC-System sind?**
   1. Mebranoxygenatoren
   2. Systeme zur Luftdetektion und Lufteliminaxtion
   3. Zentrifugalpumpen
   4. Wärmetauscher
   5. Hartschalenreservoire

3) **Modulare minimal-invasive Herz-Lungen-Maschinen …**
   1. verfolgen das Ziel eines universellen Einsatzes.
   2. sind nicht geeignet für Klappenoperationen.
   3. kommen nur als Hybride zum Einsatz.
   4. beinhalten standardmäßig ein Hartschalenreservoir.
   5. werden auch als Typ-I-MiECC bezeichnet.

4) **Das Konzept einer Goal-Directed Perfusion …**
   1. erhöht die Sicherheit für den Patienten.
   2. wurde bereits bei der Einführung der extrakorporalen Zirkulation etabliert.
   3. stützt sich ausschließlich auf den Blutfluss.
   4. hat sich im Alltag etabliert.
   5. ist nur für bestimmte Herz-Lungen-Maschinen geeignet.

5) **In bisherigen Studien zur Goal Directed Perfusion …**
   1. zeigte sich eine Reduktion der Nierendysfunktion.
   2. zeigte sich eine vermehrte Leberzellschädigung.
   3. zeigten sich vermehrte Schlaganfälle.
   4. war die zerebrale Sättigung oftmals nicht ausreichend.
   5. zeigten sich vermehrte Schlaganfälle und eine vermehrte Leberzellschädigung.

6) **In bisherigen Herz-Lungen-Maschinen erfolgt die Berechnung der optimalen Perfusion über …**
   1. den Blutdruck.
   2. den Flussindex.
   3. die Diurese.
   4. das Lactat.
   5. die Sauerstoffsättigung.

7) **Bisher erfolgte der Einsatz der minimal-invasiven Herz-Lungen-Maschinen hauptsächlich im Rahmen von …**
   1. Doppelklappenersätzen.
   2. Aortenbogenchirurgie.
   3. koronarer Bypasschirurgie.
   4. komplexer Aortenwurzelchirurgie.
   5. Mitralklappenchirurgie.

8) **Minimal-invasive Herz-Lungen-Maschinen führen im Vergleich zu konventionellen Maschinen zu …**
   1. einer Reduktion des Transfusionsbedarfs.
   2. einer Reduktion der Kosten.
   3. einer Verkürzung der Operationszeit.
   4. einer Zunahme der Schlaganfallrate.
   5. einer Zunahme der Entzündungsreaktion.

9) **Der Einsatz minimal-invasiver Herz-Lungen-Maschinen bei älteren Patienten …**
   1. geht mit einer Reduktion der Schlaganfallrate einher.
   2. wurde bisher nicht versucht.
   3. kann die postoperative Morbidität und Mortalität positiv beeinflussen.

4. sollte sich auf die Klappenchirurgie beschränken.
5. sollte nur im Notfall erfolgen.

10) Welche Aussage trifft nicht zu?

1. Minimal-invasive Herz-Lungen-Maschinen reduzieren die Inzidenz des postoperativen Vorhofflimmerns.
2. Die Herz-Lungen-Maschine ist nicht nur für die Versorgung des Blutes mit Sauerstoff zuständig, sondern auch für die Elimination von Kohlendioxid.
3. Modulare minimal-invasive Herz-Lungen-Maschinen können bei Bedarf zu einem konventionellen System aufgerüstet werden.
4. Goal-Directed Perfusion zielt auf eine Anpassung der Perfusion an den tatsächlichen Bedarf des Patienten.
5. Die intraoperative Diurese ist das wichtigste Steuerungskriterium für die Perfusion an der extrakorporalen Zirkulation.

4.2 Was gibt es Neues in der thorakalen Organtransplantation?

R. Schramm, J. F. Gummert

1) Die Anzahl der thorakalen Spenderorgane ist im Jahr 2018 im Vergleich zum Vorjahr …

1. … gestiegen.
2. … gesunken.
3. … gleichgeblieben.
4. … konnte nicht gesteigert werden.
5. … eine Steigerung um 50%.

2) Herztransplantationen wurden durchgeführt, …

1. … vornehmlich bei „hoch dringlich" (HU) gelisteten Patienten.
2. … vornehmlich bei Patienten mit Kardiomyopathien.
3. … häufig bei LVAD Patienten mit „Bridge-to-Transplantation"-Indikation

a) Alle Antworten sind richtig.
b) Alle Antworten sind falsch.
c) Nur Antwort 1 ist richtig.
d) Nur Antwort 2 ist richtig.
e) Nur Antwort 3 ist richtig.

3) Die Allokation von Spenderherzen …

1. … folgt der Gesetzesvorlage nach Dringlichkeit und prospektivem Transplantationsnutzen.
2. … primär nach Dringlichkeit.
3. … auch nach Wartezeit.
4. … unterliegt dem Cardiac Allocation Score.

a) Nur Antwort 1 ist richtig.
b) Nur die Antworten 1 und 4 sind richtig.
c) Nur die Antworten 2 und 3 sind richtig.
d) Nur Antwort 4 ist richtig.
e) Alle Antworten sind falsch.

4) Die Allokation von Spenderlungen …

1. … folgt der Gesetzesgrundlage nach Dringlichkeit und prospektivem Transplantationsnutzen.
2. … primär nach Dringlichkeit.
3. … primär nach Wartezeit.
4. … primär nach Wartezeit.

a) Nur Antwort 1 ist richtig.
b) Nur die Antworten 1 und 2 sind richtig.
c) Nur die Antworten 2 und 3 sind richtig.
d) Nur Antwort 4 ist richtig.
e) Alle Antworten sind falsch.

5) Eine Lungentransplantation …

1. … wird in Deutschland vornehmlich als sequenzielle Doppellungentransplantation durchgeführt.
2. … hat ein 1-Jahresüberleben von gut 80%.
3. … kann auch als Einzellungentransplantation durchgeführt werden.
4. … wird häufig im Kindesalter durchgeführt.

a) Nur Antwort 1 ist richtig.
b) Antwort 2 ist falsch.
c) Die Antworten 1, 2 und 3 sind richtig.
d) Antwort 4 ist richtig.
e) Alle Antworten sind richtig.

6) Die Maschinenperfusion von thorakalen Spenderorganen …

1. … spielt im klinischen Alltag eine große Rolle.
2. … zeigt deutliche Vorteile gegenüber der Standardkonservierung.
3. … kann im Rahmen klinischer Studien eingesetzt werden.

a) Nur Antwort 1 ist richtig.
b) Alle Antworten sind richtig.
c) Alle Antworten sind falsch.
d) Nur Antwort 1 ist falsch.
e) Antwort 3 ist richtig.

7) Eine Herztransplantation …

1. … wird in Deutschland meistens in Kombination mit einer weiteren Organtransplantation durchgeführt.
2. … hat, wenn bei pädiatrischen Patienten die beste Prognose.
3. … wird bei Patienten über 50 Jahren nicht mehr durchgeführt.

a) Nur Antwort 1 ist richtig.
b) Nur Antwort 2 ist richtig.
c) Nur Antwort 3 ist richtig.
d) Die Antworten 1 und 2 sind richtig.
e) Alle Antworten sind falsch.

8) Bei der thorakalen Organtransplantation in Deutschland …

1. … meldet die Deutsche Stiftung Organtransplantation (DSO) mögliche Organspender an die Vermittlungsstelle.
2. … fungiert Eurotransplant als Vermittlungsstelle.
3. … werden durch das Institut für Qualitätssicherung und Transparenz im Gesundheitswesen (IQTIG) Überlebensdaten erfasst.

a) Nur Antwort 1 ist richtig.
b) Nur Antwort 2 ist richtig.
c) Nur Antwort 3 ist richtig.
d) Die Antworten 1 und 2 sind richtig.
e) Alle Antworten sind richtig.

9) Die Erkrankungen, die eine Herztransplantation indizieren, …

1. … sind im Kindesalter vorwiegend nicht-ischämischer Genese.
2. … sind bei Erwachsenen zu etwa 50% ischämische Kardiomypathien.
3. … sind beinahe immer viral-induzierte Myokarditiden.

a) Nur Antwort 1 ist richtig.
b) Nur Antwort 2 ist richtig.
c) Nur Antwort 3 ist richtig.
d) Die Antworten 1 und 2 sind richtig.
e) Alle Antworten sind falsch.

10) Maschinelle Unterstützungssysteme …

1. … kommen bei beinahe allen Lungentransplantationskandidaten zur Überbrückung bis zur Transplantation zum Einsatz.
2. … können bei einzelnen Lungentransplantationskandidaten mit guten Ergebnissen eingesetzt werden.
3. … können als Überbrückung zu einer Herztransplantation genutzt werden.
4. … können bei herzinsuffizienten Patienten auch als Dauertherapie an Stelle einer Herztransplantation eingesetzt werden.

a) Alle Antworten sind richtig.
b) Alle Antworten sind falsch.
c) Nur die Antworten 2, 3 und 4 sind richtig.
d) Antwort 4 ist falsch.
e) Antwort 1 ist richtig.

5.1 Was gibt es Neues in der MIC-Kinderurologie?
A. Springer, M. L. Metzelder

1) Welche Aussage trifft für die Behandlung des primär obstruktiven Megaureters (POM) nicht zu?

1. Die zystoskopische Ballondilatation ist der Ureter-Neuimplantation unterlegen.
2. Der POM führt mittelfristig zur Erfordernis einer chirurgischen Intervention.
3. Die zystoskopische Ballondilatation kann wiederholt werden.

4. Die zystoskopische Ballondilatation kann einen vesikoureteralen Reflux verursachen.
5. die Ureter-Neuimplantation birgt das Risiko einer vesikoureteralen Stenose.

2) **Welche Aussage trifft für die Behandlung des vesikoureteralen Refluxes (VUR) trifft zu?**
1. Die Kosten sind bei der Roboter-assistierten verglichen mit der offenen Technik geringer.
2. Der Krankenhausaufenthalt ist bei der Roboter-assistierten verglichen mit der offenen Technik kürzer.
3. Operative offene Techniken der Ureter-Neuimplantation sind der Roboter-assistierten Technik unterlegen.
4. Die Komplikationsrate ist bei der Roboter-assistierten verglichen mit der offenen Technik geringer.
5. Die Operationsdauer ist bei der Roboter-assistierten verglichen mit der offenen Technik kürzer.

3) **Welche Aussage trifft für die Behandlung der Rezidiv-Ureterabgangsstenose nicht zu?**
1. Die offen durchgeführte Re-Pyeloplastik hat ein schlechteres Outcome als die Roboter-assistierte Re-Pyeloplastik.
2. Die laparoskopisch durchgeführte Re-Pyeloplastik detektiert zuverlässig aberrante Unterpolgefäße.
3. Bei der Rezidiv-Ureterabgangsstenose kommen roboter-assistiert auch Ureterokalikostomien zum Einsatz.
4. Die Roboter-assistierte Re-Pyeloplastik detektiert zuverlässig aberrante Unterpolgefäße.
5. Die Roboter-assistierte Re-Pyeloplastik erlaubt präzise fortlaufend genähte Anastomosen des pyeloureteralen Überganges.

4) **Welche Aussage trifft für die Beurteilung der laparoskopische Tumornephrektomie beim Wilms-Tumor nicht zu?**
1. Die Lokalrezidivrate der laparoskopischen Tumornephrektomie ist höher als bei der offenen Operation.
2. Gemäß SIOP-Protokoll ist auch minimal-invasiv eine bestimmte Anzahl an der zu entfernenden Lymphknoten für das Staging gefordert.
3. Die bisherige Datenlage umfasst eher volumetrisch kleinere Tumore bei der laparoskopischen verglichen mit der offenen Tumornephrektomie.
4. Die bisherige Datenlage umfasst eher prognostisch günstigere Tumorpathologien bei der laparoskopischen verglichen mit der offenen Tumornephrektomie.
5. Die bisherige Datenlage umfasst eher niedrigere Tumorstadien bei der laparoskopischen verglichen mit der offenen Tumornephrektomie.

5) **Welche Aussage trifft für die Behandlung des Kryptorchismus bei intraabdominal hoher Hodenlage zu?**
1. Laparoskopische Techniken sind der offenen Operation unterlegen.
2. Allen operativen Techniken ist eine Erfolgsrate größer 80 % gemeinsam.
3. Die zweizeitige Technik ist der einzeitigen Fowler-Stephens-Technik unterlegen.
4. Die zweizeitige Technik hat eine niedrigere Hodenatrophierate als die einzeitige Fowler-Stephens-Technik.
5. Allen operativen Techniken ist eine Atrophierate größer 20 % gemeinsam.

6) **Welche Aussage trifft für die Behandlung der Varikozele zu?**
1. Laparoskopische Techniken sind der offenen Operation unterlegen.
2. Lymphgefäßerhaltende Techniken reduzieren das Hydrozelerisiko.
3. Die Varikozele betrifft üblicherweise die rechte Seite.
4. Die unbehandelte Varikozele führt zur gestörten Spermiogenese der betroffenen Seite.
5. Zur Varikozelenbehandlung gibt es noch keine randomisiert-kontrollierten Studien.

CME-Fragen

7) **Welche Aussage trifft für die Behandlung und die Datenlage der Varikozelebehandlung im Kindes- und Jugendalter nicht zu?**
1. Die chirurgische Behandlung der Varikozele hat Einfluss auf die Hodengröße der betroffenen Seite.
2. Die radiologische Behandlung der Varikozele hat Einfluss auf die Spermienanzahl der betroffenen Seite.
3. Die radiologische Behandlung der Varikozele hat Einfluss auf die Hodengröße der betroffenen Seite.
4. Die chirurgische Behandlung der Varikozele hat Einfluss auf die Spermienanzahl der betroffenen Seite.
5. Langzeitstudien hinsichtlich Paternität und Fertilität nach Varikozelenbehandlung fehlen.

8) **Welche Aussage zum retrocavalen Ureter trifft nicht zu?**
1. Der retrocavale Ureter kommt extrem selten vor.
2. Der retrocavale Ureter kann zu einer Hydronephrose führen.
3. Der retrocavale Ureter kann asymptomatisch verlaufen.
4. Der retrocavale Ureter sollte prophylaktisch operativ korrigiert werden.
5. Der retrocavale Ureter wird über eine End-zu-End-Ureter-Ureterostomie korrigiert.

9) **Welche Aussage zur laparoskopischen Re-Pyeloplastik trifft zu?**
1. Laut einer Metaanalyse waren die Ergebnisse der laparoskopischen Operation und der offenen Re-Pyeloplastik gleichwertig.
2. Laut einer Metaanalyse waren die Ergebnisse der laparoskopischen Operation besser verglichen mit der offenen Re-Pyeloplastik.
3. Laut einer Metaanalyse waren die Ergebnisse der laparoskopischen Operation schlechter verglichen mit der offenen Re-Pyeloplastik.
4. Laut einer Metaanalyse war die Komplikationsrate der laparoskopischen Operation höher verglichen mit der offenen Re-Pyeloplastik.
5. Laut einer Metaanalyse war die Komplikationsrate der laparoskopischen Operation niedriger verglichen mit der offenen Re-Pyeloplastik.

10) **Welche Aussage zu Roboter-assistierten Operationen im Kindesalter trifft zu?**
1. Die Roboter-assistierte Korrektur des vesikoureteralen Refluxes ist verbreiteter Standard.
2. Die Roboter-assistierte Korrektur der Ureterabgangsstenose ist verbreiteter Standard.
3. Prospektiv-randomisierte Studien zum Vergleich von Roboter-assistierten und offenen kinderurologischen Eingriffen fehlen.
4. Die Kosten für Roboter-assistierte Eingriffe sind mit laparoskopischen kinderurologischen Eingriffen vergleichbar.
5. Die Krankenhausaufenthaltsdauer ist nach Roboter-assistierten kinderurologischen Eingriffen signifikant kürzer als nach laparoskopischen Eingriffen.

5.2 Was gibt es Neues in der MIC bei angeborenen Fehlbildungen des Ösophagus?
R. Metzger

1) **Die operative Korrektur der Ösophagusatresie kann thorakoskopisch erfolgen [1], weil die thorakoskopisch versorgten Kinder ähnliche Stenose- und Insuffizienzraten im Vergleich zu offen operierten Patienten aufweisen [2].**
1. Nur Aussage 1 ist richtig.
2. Nur Aussage 2 ist richtig.
3. Aussage 1 und 2 sind richtig, Verknüpfung falsch.
4. Aussage 1 und 2 sind richtig, Verknüpfung richtig.
5. Aussage 1 und 2 und Verknüpfung sind falsch.

2) **Die thorakoskopische Korrektur einer langstreckigen Ösophagusatresie ist obsolet [1], weil die Mobilisation der Ösophagusstümpfe thorakoskopisch unmöglich ist [2].**
1. Nur Aussage 1 ist richtig.
2. Nur Aussage 2 ist richtig.
3. Aussage 1 und 2 sind richtig, Verknüpfung falsch.

4. Aussage 1 und 2 sind richtig, Verknüpfung richtig.
5. Aussage 1 und 2 und Verknüpfung sind falsch.

3) Die intraoperative Tracheobronchoskopie hat bei der Korrektur einer Ösophagusatresie Vogt IIIb keine Bedeutung [1], weil die tracheoösophageale Fistel von der Carina ausgehen kann [2].
1. Nur Aussage 1 ist richtig.
2. Nur Aussage 2 ist richtig.
3. Aussage 1 und 2 sind richtig, Verknüpfung falsch.
4. Aussage 1 und 2 sind richtig, Verknüpfung richtig.
5. Aussage 1 und 2 und Verknüpfung sind falsch.

4) Welche Aussage ist bei der chirurgischen Versorgung einer Ösophagusatresie richtig?
1. Bei einer rechtsdeszendierenden Aorta erfolgt die Thorakotomie/Thorakoskopie vorzugsweise rechts.
2. Eine Stimmlippenparese ist bei der minimalinvasiven Versorgung einer Ösophagusatresie ungewöhnlich.
3. Eine präoperative Echokardiographie ist bei einer Ösophagusatresie selten indiziert.
4. Thorakoskopisch-assistierte Elongationstechniken sind bei der langstreckigen Ösophagusatresie nicht möglich.
5. Keine der Aussagen ist richtig.

5) Die posteriore Tracheopexie kann primär bei der Korrektur einer Ösophagusatresie durchgeführt werden [1], wenn die intraoperative Tracheobronchoskopie den Befund einer Trachealspalte erhebt [2].
1. Nur Aussage 1 ist richtig.
2. Nur Aussage 2 ist richtig.
3. Aussage 1 und 2 sind richtig, Verknüpfung falsch.
4. Aussage 1 und 2 sind richtig, Verknüpfung richtig.
5. Aussage 1 und 2 und Verknüpfung sind falsch.

6) Welche Aussage ist falsch? Zu den klassischen Thoraxdeformitäten nach Thorakotomie zur Korrektur einer Ösophagusatresie zählen?
1. Skoliosen.
2. Trichterbrust.
3. Rippenhypoplasien.
4. Rippenfusionen.
5. Scapula alata.

7) Intraoperative Hyperkapnie und Azidose wurden bei thorakoskopischen Eingriffen bei angeborener Zwerchfellhernie und Ösophagusatresie mit tracheoösophagealer Fistel beobachtet. Welche entgegenwirkende Maßnahme trifft nicht zu?
1. Niedrige Insufflationsvolumina verwenden.
2. Auf eine gute arterielle Oxygenierung achten.
3. Hohe Insufflationsdrücke verwenden.
4. Ohne Insufflation thorakoskopieren.
5. Neuromonitoring durchführen.

8) Die thorakoskopische Korrektur einer Ösophagusatresie ist bei Kindern mit einem Geburtsgewicht unter 3 000 g möglich [1], weil die Thorakoskopie im Vergleich zur Thorakotomie in dieser Gewichtsklasse akzeptable Konversionsraten und ähnliche Komplikationsraten zeigt [2].
1. Nur Aussage 1 ist richtig.
2. Nur Aussage 2 ist richtig.
3. Aussage 1 und 2 sind richtig, Verknüpfung falsch.
4. Aussage 1 und 2 sind richtig, Verknüpfung richtig.
5. Aussage 1 und 2 und Verknüpfung sind falsch.

9) Die Einlage einer transanastomotischen Ernährungssonde bei der thorakoskopischen Korrektur einer kurzstreckigen Ösophagusatresie ist zu unterlassen [1], weil die transanastomotische Ernährungssonde die Rate der Anastomoseninsuffizienzen steigert [2].
1. Nur Aussage 1 ist richtig.
2. Nur Aussage 2 ist richtig.
3. Aussage 1 und 2 sind richtig, Verknüpfung falsch.

4. Aussage 1 und 2 sind richtig, Verknüpfung richtig.
5. Aussage 1 und 2 und Verknüpfung sind falsch.

10) Die Einlage einer Thoraxdrainage nach Korrektur einer kurzstreckigen Ösophagusatresie ist umstritten [1], weil die Thoraxdrainage zu einer höheren Rate an Anastomoseninsuffizienzen führt [2].

1. Nur Aussage 1 ist richtig.
2. Nur Aussage 2 ist richtig.
3. Aussage 1 und 2 sind richtig, Verknüpfung falsch.
4. Aussage 1 und 2 sind richtig, Verknüpfung richtig.
5. Aussage 1 und 2 und Verknüpfung sind falsch.

5.3 Was gibt es Neues in der Versorgung kongenitaler Bauchwanddefekte?

F. G. Schnekenburger, A. Strack, P. Illing

1) Was unterscheidet die komplexe von der einfachen Laparoschisis?

1. Das Vorliegen einer weiteren kongenitalen Darmproblematik.
2. Die Größe des Bauchwanddefektes.
3. Die Notwendigkeit des Einsatzes eines Silikonbeutels.
4. Der Geburtsmodus bei Entbindung.
5. Das Vorliegen eines Herzfehlers.

2) Wann ist eine vorzeitige Entbindung bei der Laparoschisis gemäß Studienlage eindeutig von Vorteil?

1. Bei einem pränatal-sonografischen Hinweis auf einen sehr großen Bauchwanddefekt.
2. Bei einem pränatal-sonografischen Hinweis auf einen sehr kleinen Bauchwanddefekt.
3. Bei einem pränatal-sonografischen Hinweis auf die Eventration der Leber.
4. Bei vaginaler Entbindung.
5. Bei der Entbindung per Sectio.

3) Welche Aussage trifft für die operative Versorgung der Bauchwanddefekte zu?

1. Der primäre Bachwandverschluss kurz nach der Geburt wird nicht mehr empfohlen.
2. Die Versorgung mit einem Silikonbeutel kurz nach der Geburt sollte das Standardverfahren zur operativen Versorgung für alle Formen der Laparoschisis sein.
3. Nahtlose Verfahren stellen eine Alternative bei der operativen Versorgung der Laparoschisis dar.
4. Das abdominelle Kompartmentsyndrom tritt nur bei Versorgung der komplexen Laparoschisis als Komplikation auf.
5. Die primäre Behandlung mit einem Silikonbeutel schließt einen sekundären nahtlosen Defektverschluss aus.

4) Welche Aussage trifft zur Behandlung der komplexen Laparoschisis zu?

1. Die Behandlung der komplexen Laparoschisis lässt sich besonders gut standardisieren.
2. Das sog. „matting" stellt eine wesentliche Beeinträchtigung des Behandlungsverlaufs dar.
3. Nach Bauchwandverschluss sollte bei erschwertem Nahrungsaufbau frühzeitig eine operative Revision erfolgen.
4. Ziel bei der Behandlung der komplexen Laparoschisis ist der Erhalt möglichst langer Darmanteile und die frühzeitige Wiederherstellung der Darmkontinuität.
5. Nach primären Darmresektionen sollte aufgrund der Verschwellung des Darms immer die Stomaanlage erfolgen.

5) Welche Aussage bezüglich der Ernährung bei Patienten mit Laparoschisis trifft zu?

1. Auf einen frühzeitigen enteralen Nahrungsaufbau muss bei Patienten mit Laparoschisis aufgrund der ausgeprägten Motilitätsstörung des Darms verzichtet werden.
2. Bei den meisten Patienten mit Laparoschisis ist der enterale Nahrungsaufbau unproblematisch.
3. Die parenterale Ernährung bei Patienten mit Laparoschisis ist nur selten notwendig.

4. Ein möglichst früher und rascher enteraler Nahrungsaufbau ist das Ziel bei der Ernährung von Patienten mit Laparoschisis.
5. Cholestase und Leberschädigung sind nicht nur Folge längerer parenteraler Ernährung, sondern sind häufige Komplikationen nach Operationen zum Bauchwandverschluss.

6) **Als große Omphalozelen werden in der Regel Defekte bezeichnet, die …**

1. mehr Darm im Zelensack als in der Bauchhöhle aufweisen.
2. mindestens 5 cm Durchmesser und/oder Leberanteile im Zelensack aufweisen.
3. sowohl Dünn- als auch Dickdarm im Zelensack aufweisen.
4. mindestens 3 cm im Durchmesser groß sind.
5. einen Umfang des Zelensacks aufweisen, der größer ist als die Hälfte des Kopfumfangs.

7) **Eine aktuelle Metaanalyse zum Vergleich der konservativen und operativen Behandlung großer Omphalozelen kommt zu dem Schluss, dass …**

1. konservativ behandelte Kinder eine längere Gesamt-Beatmungszeit aufweisen.
2. konservativ behandelte Kinder eine längere Zeit bis zur vollen enteralen Ernährung benötigen.
3. die operativ behandelten Kinder eine höhere Mortalität aufweisen.
4. die konservativ behandelten Kinder eine höhere Infektionsrate aufweisen.
5. dem operativen Vorgehen der Vorzug zu geben ist.

8) **Welche Aussage zur Behandlung der Omphalozele mit einem Vakuumverband ist richtig?**

1. Der früher weit verbreitete Vakuumverband bei der Omphalozele hat sich nicht bewährt.
2. Die Vakuumverband-Therapie wird überwiegend ambulant durchgeführt.
3. Der Vakuumverband weist eine relativ hohe Infektionsrate auf.
4. Für die Vakuumtherapie der Omphalozele wird ein Sog von über 100 mmHg benötigt.
5. Der Vakuumverband bietet eine gute mechanische Stabilität des Zeleninhalts.

9) **Im Alter von 2 Jahren ist bei Omphalozelenpatienten …**

1. die Körpergröße gleich wie bei gesund geborenen Kindern.
2. das Gewicht gleich wie bei gesund geborenen Kindern.
3. die mentale Entwicklung gleich wie bei gesund geborenen Kindern.
4. die motorische Entwicklung gleich wie bei gesund geborenen Kindern.
5. kein Unterschied in der Entwicklung der Patienten mit großen und kleinen Omphalozelen mehr festzustellen.

10) **Welche Aussage zur operativen Behandlung von Omphalozelen ist richtig?**

1. Bei rupturierten Omphalozelen sollte postnatal wegen der Infektionsgefahr primär ein Bauchwandverschluss vorgenommen werden.
2. Omphalozelen sollten unabhängig von der Größe primär konservativ behandelt werden.
3. Bei Vorliegen eines Darmstomas sollten zum Bauchwandverschluss biologische Patches eher nicht verwendet werden.
4. Der Bauchwandverschluss bei der Omphalozele darf nicht länger als 3 Monate aufgeschoben werden.
5. Große Omphalozelen können nicht primär operativ verschlossen werden.

5.4 Was gibt es Neues zur Transition von der Kinderchirurgie in die Erwachsenenmedizin?

J. Dingemann, St. Märzheuser

1) **Welche Aussage ist richtig?**

1. Unter Transition von Patienten wird ein geplanter, zielgerichteter, begleiteter Übergang eines Jugendlichen mit einer chronischen Krankheit oder angeborenen Fehlbildung

CME-Fragen

vom kinderzentrierten zum erwachsenenzentrierten medizinischen Versorgungssystem verstanden.
2. Transition findet in Deutschland regelmäßig bei allen komplexen angeborenen Fehlbildungen statt.
3. Bis zu 40 % der Jugendlichen mit besonderem Versorgungsbedarf verlieren bei der Transition in die Erwachsenenmedizin den Kontakt zur Spezialversorgung.

a) Nur Aussage 1 ist richtig.
b) Die Aussagen 2 und 3 sind richtig.
c) Die Aussagen 1 und 3 sind richtig.
d) Alle Aussagen sind richtig.
e) Alle Aussagen sind falsch.

2) Welche Aussage ist richtig?

1. Eine adäquate Dokumentation wichtiger Behandlungsschritte ist für die Transparenz und das Verständnis einer Fehlbildung und ihre Weiterbehandlung hilfreich.
2. Eltern betroffener Jugendlicher müssen auf die Abgabe von Verantwortung vorbereitet werden.
3. Betroffene Jugendliche müssen gezielt unterstützt und gefördert werden, damit sie die Transition erfolgreich bewältigen können.
4. Fallkonferenzen sind zeitraubend und wenig erfolgversprechend.
5. Fallmanager können die Organisation der Transition verbessern.

a) Die Aussagen 1 und 2 sind richtig.
b) Die Aussagen 2, 3 und 4 sind richtig.
c) Die Aussagen 1, 2 und 3 sind richtig
d) Die Aussagen 1, 2, 3 und 5 sind richtig.
e) Alle Aussagen sind richtig.

3) Welche Aussage ist richtig?

1. Die Lebensqualität von Patienten nach Korrektur einer Ösophagusatresie ist durch gastrointestinale und respiratorische Residuen beeinträchtigt.
2. Endoskopische Kontrolluntersuchungen des Ösophagus bei Patienten mit korrigierter Ösophagusatresie sind nur in den ersten fünf Jahren nach Korrektur der Fehlbildung erforderlich.
3. Das Risiko einer Barrett-Metaplasie und eines Ösophaguskarzinoms ist nach Korrektur einer Ösophagusatresie erhöht.
4. Mehr als 40 % der Patienten mit korrigierter Ösophagusatresie leiden unter einer gastroösophagealen Refluxkrankheit.
5. Dysphagie und ösophageale Motilitätsstörungen treten bei Patienten mit Ösophagusatresie oft lebenslang auf.

a) Aussage 2 ist richtig.
b) Die Aussagen 1 ,3 und 4 sind richtig.
c) Die Aussagen 1, 2 und 3 sind richtig.
d) Die Aussagen 1, 3, 4 und 5 sind richtig.
e) Alle Aussagen sind richtig.

4) Welche Aussage ist richtig?

1. Patienten mit komplexen Fehlbildungsvarianten der anorektalen Malformation leiden auch nach erfolgreicher operativer Korrektur in 30–50 % unter Residualsymptomen wie Inkontinenz und Obstipation.
2. Nach chirurgischer Korrektur eines Morbus Hirschsprung kann es auch im Erwachsenenalter zu rezidivierenden Schüben einer Enterokolitis kommen.
3. Sexuelle Dysfunktion ist eine mögliche Langzeitfolge anorektaler Fehlbildungen.
4. Eine systematische Transition von Patienten mit komplexen Fehlbildungen wie anorektaler Malformation und Morbus Hirschsprung findet zurzeit in Deutschland nicht statt.

a) Die Aussagen 1 und 2 sind richtig.
b) Die Aussagen 2, 3 und 4 sind richtig.
c) Die Aussagen 1, 2 und 3 sind richtig.
d) Die Aussagen 1, 2, 3 und 4 sind richtig.
e) Keine Aussage ist richtig.

5) Welche Aussage ist richtig?

1. Patientinnen mit angeborenen Fehlbildungen des Anorektums benötigen keine gynäkologische Betreuung, da sie in 90 % der Fälle unfruchtbar sind.
2. Frauen mit korrigierter anorektaler Fehlbildung müssen in der Schwangerschaft und bei der Entbindung besonders aufmerksam und kenntnisreich betreut werden.

3. Viele Patienten haben klar definierte Vorstellungen davon, was sie von der Transition erwarten.
4. Patienten, die aus der Kindermedizin in die Erwachsenenmedizin wechseln, fühlen sich oft unverstanden und zweifeln die Kompetenz ihrer Behandler an.

a) Aussage 1 ist richtig.
b) Die Aussagen 2, 3 und 4 sind richtig.
c) Die Aussagen 1, 2 und 3 sind richtig.
d) Alle Aussagen sind richtig.
e) Die Aussagen 3 und 4 sind richtig.

6) Welche Aussage ist richtig?

1. Soziale Unterstützung durch Freunde und Familie ist ein wichtiger Aspekt der Lebensqualität von Jugendlichen mit angeborenen Fehlbildungen.
2. Die medizinische Betreuung ist eine wichtige Informationsquelle für das Verständnis der eigenen Fehlbildung und die Einsicht in die Notwendigkeit einer konsequenten Therapie.
3. Mit „Lightbulb" wird eine Phase in der Adoleszenz bezeichnet, in der Jugendliche Autonomie für die eigene Gesundheitsentwicklung erwerben.
4. Die Kommunikation mit dem Patienten über das Thema Transition sollte vom kindermedizinischen Behandler ausgehen.

a) Die Aussagen 1 und 2 sind richtig.
b) Die Aussagen 2, 3 und 4 sind richtig.
c) Die Aussagen 1, 2 und 3 sind richtig.
d) Die Aussagen 1, 2, 3 und 4 sind richtig.
e) Die Aussagen 3 und 4 sind richtig.

7) Welche Aussage ist richtig?

1. Transplantatüberleben, Leberfunktion und Therapietreue für die Immunsuppression werden durch den Übergang von der Kinder- in die Erwachsenenmedizin nicht beeinträchtigt.
2. Ein ausgebildetes Transitionsteam verbessert das Transplantatüberleben und die Therapietreue für die Immunsuppression bei jungen Erwachsenen.
3. Transitionsseminare fördern die Eigenverantwortlichkeit, das Selbstwertgefühl und den Austausch unter Jugendlichen mit angeborenen Cholestasesyndromen.

a) Aussage 1 ist richtig.
b) Aussage 2 ist richtig.
c) Aussage 3 ist richtig
d Die Aussagen 2 und 3 sind richtig
e) Die Aussagen 1 und 3 sind richtig.

8) Welche Aussage ist richtig?

1. Die Weiterbehandlung urologischer Patienten ist nicht einheitlich geregelt.
2. In den USA gehört ein systematisches Transitionsprogramm bei zahlreichen Kinderurologischen Einrichtungen zum Portfolio der Institution dazu.
3. Die Motivation für das Thema Transition steigt, wenn es keine formale Regelung der Transition gibt.
4. Die Qualität der Nachsorge ist in Einrichtungen ohne formale Transition besser als in anderen Institutionen.

a) Aussage 1 ist richtig.
b) Die Aussagen 1 und 2 sind richtig.
c) Die Aussagen 3 und 4 sind richtig.
d) Die Aussagen 1, 2 und 4 sind richtig.
e) Die Aussagen 2 und 3 sind richtig.

9) Welche Aussage ist richtig?

1. Bei Patienten mit Spina bifida ist lebenslang eine multidisziplinäre Betreuung erforderlich.
2. Die Organisation einer multidisziplinären Betreuung stellt für Patienten mit psychomotorischer Beeinträchtigung und eingeschränkter Autonomie eine große Herausforderung dar.
3. Ein systematisches Transitionsprogramm ermöglicht die erfolgreiche Transition von mehr als 80 % aller Spina bifida-Patienten.
4. Patienten, die zum Zeitpunkt der Transition unter akut zu behandelnden Symptomen litten, konnten besser einer erfolgreichen Transition zugeführt werden als symptomlose Patienten.

a) Aussage 1 ist richtig.
b) Die Aussagen 1 und 2 sind richtig.
c) Die Aussagen 1, 2 und 3 sind richtig.
d) Die Aussagen 1, 2 und 4 sind richtig.
e) Die Aussagen 2 und 4 sind richtig.

CME-Fragen

10) Welche Aussage ist richtig?
1. In Deutschland existieren aktuell nur einzelne lokale Transitionsprogramme.
2. Die finanzielle Abbildung des erheblichen Aufwands, den eine Transitionssprechstunde bedeutet, ist nicht gegeben.
3. Flächendeckende Transition ist nur möglich, wenn die unterschiedlichen Fachgesellschaften kooperieren.

a) Nur Aussage 1 ist richtig.
b) Die Aussagen 2 und 3 sind richtig.
c) Die Aussagen 1 und 3 sind richtig
d) Alle Aussagen sind richtig.
e) Alle Aussagen sind falsch.

6.3 Was gibt es Neues bei Patellafrakturen?

J. P. Schüttrumpf, S. Piatek

1) Was trifft NICHT zu?
Patellafrakturen können klassifiziert bzw. eingeteilt werden …
1. nach der Verletzung des Weichteilmantels (geschlossen vs. offene Fraktur).
2. nach Speck und Regazzoni.
3. nach Meyers und McKeever.
4. nach der AO-Klassifikation.
5. nach Rogge, Oestern und Gosse.

2) Die Hauptblutversorgung der Patella erfolgt von …
1. infero-lateral.
2. supero-lateral.
3. infero-medial.
4. supero-medial.
5. streng lateral.

3) Was trifft NICHT zu?
Eine Patellafraktur sollte operativ versorgt werden, wenn …
1. es sich um eine offene Fraktur handelt.
2. die Streckhebefähigkeit erhalten ist.
3. die Gelenkstufe ≥ 2 mm beträgt.
4. die Fragmentdislokation ≥ 2 mm beträgt.

5. bei konservativem Therapieversuch mit sekundärer Dislokation.

4) In konventionellen Röntgenaufnahmen zur Diagnostik einer Patellafraktur wird die mehrfragmentäre Frakturmorphologie im Sinne einer „höhergradigen Fraktur" laut Lazaro et al. (2013) in bis zu 44 % unterschätzt. Um welchen Teil der Patella handelt es sich dabei?
1. Proximaler Pol
2. Mediale Facette
3. Patellafirst
4. Distaler Pol
5. Laterale Facette

5) In biomechanischen Testungen an Patellaquerfrakturen zeigt folgendes Osteosyntheseverfahren die höchste Versagenslast?
1. AO-Zuggurtung
2. Anteriore, winkelstabile Plattenosteosynthese
3. Kopflose Hohlschrauben mit additiver Fadencerclage
4. Hohlschrauben mit einer additiven Drahtcerclage
5. Hohlschrauben

6) Was trifft NICHT zu?
Zur Augmentation einer Patellatrümmerfraktur mit begleitender distaler mehrfragmentärer Polfraktur eignet sich …
1. additive Draht-Cerclage (Typ McLauhglin).
2. Fadencerclage mit Ankerfixation.
3. anteriore Plattenosteosynthese mit distalen Haken.
4. eine anteriore Plattenosteosynthese.
5. Plattenosteosynthese mit distal überstehenden Schrauben („Sperrschrauben").

7) Der Trend bei der Wahl des Osteosynthesematerials zur operativen Versorgung von Patellamehrfragmentfrakturen geht hin zur …
1. anterioren, winkelstabilen Plattenosteosynthese.
2. partiellen Patellektomie.
3. Schraubenosteosynthese.

4. Äquatorialcerclage.
5. AO-Zuggurtung.

8) **Ein konservatives Therapieregime kann unter Abwesenheit von OP-Indikationen wie folgt ablaufen?**

1. Freie „range of motion" ohne Sperrorthese und Vollbelastung.
2. Limitierte „range of motion" und Entlastung.
3. Freie „range of motion" ohne Sperrorthese mit axialer Teilbelastung.
4. Limitierte „range of motion" mit Sperrorthese und axialer Vollbelastung.
5. Limitierte „range of motion" mit Sperrorthese (E/F: 0/90/90°) und Teilbelastung.

9) **Eine Patellektomie ...**

1. sollte stets bei Trümmerfrakturen Anwendung finden.
2. verschlechtert die Biomechanik der Patella nicht.
3. geht mit sehr guten klinischen Ergebnissen einher.
4. stellt eine Rettungsoperation dar.
5. sollte zur Entfernung des oberen Pols führen.

10) **Zur Verifizierung der korrekten Schraubenlänge im Operationssaal und einer Vermeidung der intraartikulären Schraubenlage (Perforation des retropatellaren Knorpels) sollte intraoperativ ...**

1. eine ap-Röntgenaufnahme durchgeführt werden.
2. immer eine 3D-Durchleuchtung durchgeführt werden.
3. der Knorpel intraoperativ durchbohrt werden und die eingebrachte Schraube 2 mm kürzer als tatsächlich gemessen, eingebracht werden.
4. eine tangentiale Röntgenaufnahme durchgeführt werden.
5. nichts gemacht werden, dies lässt sich nur im postoperativen Röntgen beurteilen.

6.4 Was gibt es Neues bei der Behandlung der Akromioklavikulargelenkverletzung?

A. Hupperich, M. Jaeger, N. P. Südkamp, D. Maier

1) **Welche Aussage trifft für das Akromioklavikulargelenk zu?**

1. Die Luxation des Akromioklavikulargelenks ist eine seltene Verletzung.
2. Die Stabilisierung der coracoklavikulären Bänder ist ausreichend.
3. Persistierende Beschwerden können häufig auf eine dynamische horizontale Instabilität zurückgeführt werden.
4. Eine Avulsion des AC-Bandes am akromialen Ansatz ist die häufigste Rupturform.
5. Das AC-Band stabilisiert das Gelenk vor allem in der Vertikalebene.

2) **Welche Aussage trifft zu?**

1. Nach Implantation einer Hakenplatte wird eine frei-funktionelle Nachbehandlung durchgeführt.
2. Bei Hakenplattenimplantation wird immer eine Rekonstruktion der coracoklavikulären Bänder durchgeführt.
3. Eine mögliche Komplikation nach Hakenplattenimplantation ist die Coracoidosteolyse.
4. Eine additive Fadencerclage reduziert das Ausmaß der vertikalen Instabilität.
5. Eine additive Fadencerclage reduziert das Ausmaß der horizontalen Instabilität.

3) **Welche Aussage trifft zu?**

1. Bei einer ACG-Luxation beträgt der Anteil glenohumeraler Begleitverletzungen fast 5 %.
2. Nach alleiniger CC-Stabilisierung verbleibt nur in Ausnahmefällen eine horizontale Instabilität.
3. Bei der arthroskopischen Versorgung besteht die Gefahr iatrogener Klavikula- und Coracoidfrakturen.

CME-Fragen

4. In den klinischen Scores ist die Hakenplattenversorgung der arthroskopischen Stabilisierung überlegen.
5. Der Repositionsverlust ist nach arthroskopischer Stabilisierung höher als nach Hakenplattenversorgung.

4) **Die häufigste Rupturform des AC-Bandes ist …**
1. eine Avulsion am klavikularen Ansatz.
2. ein schräger Rupturverlauf.
3. eine Ruptur durch den mittleren Anteil.
4. eine Avulsion am akromialen Ansatz.
5. keine der genannten.

5) **Welche Aussage trifft für die akute AC-Luxation zu?**
1. Eine Rockwood-I-Verletzung wird in der Regel operativ therapiert.
2. Eine Rockwood-III-Verletzung kann in die Subtypen IIIB (ohne horizontale Instabilität) und IIIA (mit horizontaler Instabilität) unterteilt werden.
3. Bei einer Rockwood-II-Verletzung ist der AC-Bandapparat zerrissen.
4. Bei einer Rockwood-III-Verletzung wird unabhängig vom individuellen Funktionsanspruch eine operative Therapie durchgeführt.
5. Eine Rockwood-VI-Verletzung ist eine häufige Verletzung.

6) **Zur Diagnosestellung und Therapieentscheidung gilt:**
1. Das MRT ist ein Standarddiagnostikum.
2. Das Klaviertastenzeichen ist Ausdruck der horizontalen Instabilität.
3. Durch Alexanderaufnahmen im Seitenvergleich lässt sich die horizontale Instabilität quantifizieren.
4. Die horizontale Instabilität kann durch das Messen des coracoklavikulären Abstands quantifiziert werden.
5. Für gehaltene Aufnahmen wird ein Gewicht von 30 kg an die Handgelenke des Patienten gebunden.

7) **Welche Aussage trifft zum OP-Verfahren zu?**
1. Der Goldstandard ist die Retetion über eine Hakenplatte.
2. Die Hakenplatte kann in situ belassen werden.
3. Die Häufigkeit arthroskopisch-assistierter Techniken nahm in den vergangenen Jahren stetig zu.
4. Die Hakenplattenimplantation ist das technisch aufwendigere Verfahren.
5. Nach Stabilisierung mit einem Flaschenzugsystem wird dieses nach ca. 12 Wochen wieder entfernt.

8) **Welche Aussage trifft zu?**
1. Bei Entscheidung zur Operation sollte diese möglichst innerhalb von 10 Tagen nach dem Unfall stattfinden.
2. Bei akuter Instabilität werden in der Regel autologe Sehnengrafts verwendet.
3. Das Hakenplattendesign ist seit etwa 30 Jahren unverändert.
4. Konservative Therapie bei hochgradigen AC-Luxationen führt zu guten kosmetischen Ergebnissen.
5. Die operative Therapie wird in Nordamerika in der Regel ab einer Rockwood-II-Verletzung empfohlen.

9) **Welche Aussage zur Rockwood-Klassifikation trifft zu?**
1. Bei der Typ IV-Verletzung handelt es sich um eine Zerrung des AC-Gelenks bei intakten Bandverhältnissen.
2. Bei einer Typ III-Verletzung kommt es aufgrund einer Zerreißung des acromioiclavicularen Bandapparates zu einer Subluxation des AC-Gelenkes. Der coracoclaviculare Bandapparat ist intakt.
3. Eine Typ II-Verletzung nach Rockwood entsteht durch eine Zerreißung des acromioiclavicularen und des coracoclavicularen Bandapparates.
4. Die Typ VI-Verletzung bedingt eine komplette Zerreißung des AC- und CC-Bandapparates sowie der Fascia deltoideotrapezoidalis. Es resultiert ein Claviculahochstand mit einer Vergrößerung des coracoclaviculären Ab-

standes um mehr als 100 % im Vergleich zur Gegenseite.
5. Die Typ IV-Verletzung beschreibt eine zusätzliche horizontale Instabilität, bei der die laterale Clavicula nach dorsal disloziert.

10) **Welche Aussage zur operativen Versorgung trifft zu?**
1. Nach Stabilisierung mittels Hakenplatte wird die Schulter für 6 Wochen im Schlingenverband ruhiggestellt.
2. Die Implantatentfernung der Hakenplatte erfolgt nach etwa 12 Monaten.
3. Eine mögliche Komplikation nach Hakenplattenimplantation sind Acromionosteolysen.
4. Nach arthroskopischer ACG-Stabilisierung wird eine früh-funktionelle Nachbehandlung mit freien Bewegungsumfang durchgeführt.
5. Nach arthroskopischer ACG-Stabilisierung kann bereits nach 3 Wochen mit dem Muskelaufbau begonnen werden.

7.1 Was gibt es Neues in der Indikationserweiterung der rekonstruktiven Mikrochirurgie beim älteren Patienten?

I. Ludolph, M. Schmitz, A. Arkudas, R. E. Horch

1) **Welche Aussage ist richtig?**
1. Mikrochirurgie bei Patienten über 80 Jahren ist kontraindiziert.
2. Mikrochirurgie stellt eine eigene Facharztausbildung dar.
3. Das Verständnis und technische Entwicklung in der Mikrochirurgie haben in den letzten 2 Jahrzehnten zugenommen.
4. Mikrochirurgie ist streng altersabhängig.
5. Keine Aussage ist richtig.

2) **Welche Aussage ist richtig?**
1. Die Definition des „Alters" ist eindeutig ausgelegt.
2. Eine starre Altersdefinition ist unter heutigen medizinischen Bedingungen nicht empfehlenswert.
3. Das biologische Alter wird von Biologen festgelegt.
4. Körperliche Reserven und Aktivitätslevel sind für das biologische Alter irrelevant.
5. Keine Aussage ist richtig.

3) **Welche Aussage zu dem Begriff „Frailty" ist falsch?**
1. „Frailty" bezeichnet die sog. Gebrechlichkeit eines Patienten.
2. Die chronische altersbedingte Belastbarkeit ist hierbei herabgesetzt.
3. Der Kraftzustand eines Patienten wird als vermindert angenommen.
4. „Fragility" wird synonym zu „frailty" verwendet.
5. Wir heutzutage zur Einschätzung des Aktivitätsgrades des Patienten herangezogen.

4) **Welche Aussage ist richtig?**
1. Der medizinische Fortschritt hat die Grenzen des Möglichen und Machbaren erweitert.
2. Die technische Machbarkeit von komplexen Eingriffen ist bislang in der Literatur nicht beschrieben.
3. Es gibt ausreichend Evidenz-basierte Standards für „alte Patienten".
4. Die plastische Chirurgie ist von dem demographischen Wandel nicht betroffen.
5. Keine Aussage ist richtig.

5) **Welche Aussage ist falsch?**
1. Ein „alter Patient" ohne Komorbiditäten stellt eine Ausnahme dar.
2. Zur Behandlung „alter Patienten" ist ein interdisziplinäres Team erforderlich.
3. Die Behandlung „alter Patienten" wird alleinig durch die Geriatrie vorgenommen.
4. Durch die Interdisziplinarität erfolgt ein Beitrag zur Steigerung der Patientensicherheit.
5. Gerinnungsstörungen im Alter sind ein häufiges Problem

6) **Welche Aussage ist richtig?**
   1. Auch bei infauster Prognose sollten möglichst komplexe Eingriffe erfolgen.
   2. Komorbiditäten des „alten Patienten" sollten perioperativ bestmöglich interdisziplinär optimiert werden.
   3. Eine Narkose stellt generell kein Risiko bei „alten Patienten" dar.
   4. Beim „alten Patienten" ist die Multimorbidität für den operativen Eingriff nachrangig.
   5. Keine Aussage ist richtig.

7) **Welche Aussage ist falsch?**
   1. Das perioperative Gerinnungsmanagement ist beim „alten Patienten" wichtig.
   2. Die Inzidenz erworbener hämophiler Gerinnungsstörungen nimmt mit dem Alter deutlich zu.
   3. „Alte Patienten" erhalten häufig eine Therapie mit Plättchenaggregationshemmern oder Vitamin-K-Antagonisten.
   4. Eine Gerinnungsdiagnostik muss perioperativ nur in Ausnahmefällen erfolgen.
   5. Eine weiterführende Gerinnungsdiagnostik sollte stets erwogen werden.

8) **Was zählt nicht zu allgemeinen systemischen Risikofaktoren beim „alten Patienten"?**
   1. Serumalbuminspiegel < 2,8 g/dl.
   2. Operationszeit über 120 min.
   3. ASA-Status von 3.
   4. Hämoglobingehalt zwischen 12–14 g/dl.
   5. Ein erhöhter INR-Wert.

9) **Welche Aussage ist richtig?**
   1. Die interdisziplinäre Rekonstruktion der Einstrohmbahn mit Schleifenfistel kann eine mikrochirurgische Rekonstruktion bei Patienten mit pAVK ermöglichen.
   2. Eine pAVK stellt eine absolute Kontraindikation für rekonstruktive Maßnahmen dar.
   3. Eine mikrochirurgische Rekonstruktion kann nicht zur Verbesserung der Lebensqualität beitragen.
   4. Eine mikrochirurgische Rekonstruktion bei pAVK ist immer möglich.
   5. Keine Aussage ist richtig.

10) **Welche Aussage ist falsch?**
    1. Eine Ausweitung und Intensivierung der fächerübergreifenden Behandlung „alter Patienten" ist nicht erforderlich.
    2. Die Kooperation mit der Geriatrie sollte bei komplexen chirurgischen Eingriffen intensiviert werden.
    3. Der individuelle physische Status eines „alten Patienten" sollte präoperativ nach Möglichkeit verbessert werden.
    4. Mobilisierung und Kraftaufbau sind essenziell im perioperativen Management „alter Patienten".
    5. Selbstständigkeit ist essenziell im perioperativen Management „alter Patienten".

7.2 Was gibt es Neues in der Verbrennungschirurgie?
B.-S. Kim, B. Schäfer, J. P. Beier

1) **Welche Aussage zum enzymatischen Débridement mit Nexobrid® trifft zu?**
   1. Die Anwendung des enzymatischen Débridements ist in Deutschland für die tangentiale Nekrektomie als Off-Lable-Use zugelassen.
   2. Das enzymatische Débridement mit Nexobrid® kann bei Behandlung von 2b-gradigen Verbrennungen indiziert sein.
   3. Mittels Nexobrid® wird unselektiv die vollständige Dermis und Epidermis débridiert.
   4. Nexobrid® wird ausschließlich zu experimentellen Zwecken eingesetzt.
   5. Der Effekt von Nexobrid® beruht auf seinem hohen Kollagenase-Gehalt.

2) **Das enzymatische Débridement mit Nexobrid® …**
   1. erfolgt mit einem Enzym aus der Kiwi.
   2. wird in der aktuellen Leitlinie der DGV nicht erwähnt.
   3. ist aufgrund der simplen Anwendung auch für unerfahrene Kliniken empfehlenswert.
   4. ist völlig schmerzlos.

5. kann laut aktueller Studienlage das vollständige Débridement der Verbrennungswunde beschleunigen.

3) **Welche Aussage zur wasserstrahlassistierten Nekrektomie trifft zu?**
   1. Ein Nachteil ist, dass die Intensität des Wasserstrahls nicht reguliert werden kann.
   2. Die aktuelle Studienlage zeigt eine deutliche Empfehlung zur Anwendung von Wasserstrahl-assistierten Nekrektomie in allen Patienten.
   3. Eine eindeutige Empfehlung für die Wasserstrahl-assistierte Nekrektomie kann aktuell nicht ausgesprochen werden.
   4. Als Spüllösung kommt in der Regel Mafenid zur Anwendung.
   5. Eine Wasserstrahl-assistierte Nekrektomie mittels Versajet® ist nicht mehr zugelassen.

4) **Was trifft zur Wunddeckung bei Verbrennungswunden nicht zu?**
   1. Xenogene Hauttransplantate werden zur temporären Wundbedeckung angewandt.
   2. Allogene Hauttransplantate werden zur temporären Wundbedeckung angewandt.
   3. Xenogene Hauttransplantate können abgestoßen werden.
   4. Xenogene Hauttransplantate sind deutlich teurer als allogene Hauttransplantate.
   5. Xenogene Transplantate sollten regelmäßig gewechselt werden.

5) **Welche Methoden zum Débridement von Verbrennungswunden wurden in der Literatur untersucht?**
   1. Débridement mittels Kollagenase.
   2. Débridement mittels Maden.
   3. Débridement mittels Laser.
   4. Débridement mittels Messer.
   5. Alle in 1 bis 4 genannten Methoden.

6) **Welche Aussage trifft zu?**
   1. Bei der Epidermolysis bullosa löst sich die Dermis vollständig von der Subcutis ab.
   2. Die Epidermolysis bullosa gilt als häufig gut heilbare Krankheit.
   3. Für die Epidermolysis bullosa ist ausschließlich eine pathologische Veränderung des LAMB3 Gens verantwortlich.
   4. In dem von Hirsch et al. durchgeführten experimentellen Versuch wurden genmodifizierte Xenografts transplantiert.
   5. In der von Hirsch et al. publizierten Arbeit konnte mittels Gentransfer eine Heilung der Epidermolysis bullosa erreicht werden.

7) **Welche Aussage zum Glutamin ist nicht zutreffend?**
   1. Glutamin ist eine nicht-essenzielle Aminosäure.
   2. Glutamin wird standardmäßig bei intensivpflichtigen Patienten verschrieben.
   3. Glutamin spielt eine Rolle u. a. in der Immunkompetenz.
   4. Die endogene Produktion von Glutamin wird beim Verbrennungspatienten durchschnittlich um den Faktor 3 erhöht.
   5. Als Folge eines Glutaminmangels kann es zu einer erhöhten enteralen Permeabilität kommen.

8) **Welche Aussage zur Re-Energize-Studie ist falsch?**
   1. Die Studie ist multizentrisch.
   2. Die Studie ist kontrolliert.
   3. Die Studie ist nicht verblindet.
   4. Die Studie ist prospektiv.
   5. Die Studie ist randomisiert.

9) **Welche Aussage zu Versajet® ist korrekt?**
   1. Es gibt bislang keine Übersichtsarbeiten über den klinischen Nutzen von Versajet® in der Verbrennungschirurgie.
   2. Die Evidenzlage bezüglich des klinischen Nutzens von Versajet® ist eindeutig positiv.
   3. In den der Evidenzklasse I zugehörigen Studien konnte ein eindeutig erhöhtes Risiko des Versajet-Débridements im Vergleich zur chirurgischen Exzision gezeigt werden.
   4. Es liegen mehr als 10 randomisiert-kontrollierte Studien bezüglich des klinischen Nutzens von Versajet® vor.

CME-Fragen

5. Ein bislang zumeist in experimentellen Arbeiten diskutiertes Risiko ist die Aerosolisierung und damit über den Luftweg vermittelte Infektion durch die Versajet®-Anwendung.

10) **Welche Aussage zur chirurgischen tangentialen Nekrektomie von Verbrennungswunden ist falsch?**
1. Die tangentiale Nekrektomie kann mit einem erhöhten Blutverlust einhergehen.
2. Die chirurgische tangentiale Nekrektomie ist nach wie vor die weltweit am weitesten verbreitete Methode zur Nekrektomie von Verbrennungsverletzungen.
3. Bei einer zu radikalen tangentialen Nekrektomie kann es zur Exposition von Fettgewebe oder funktionellen Strukturen kommen.
4. Chirurgisch wird die tangentiale Nekrektomie in der Regel mit speziellen Scheren durchgeführt.
5. Bei einer zu konservativen tangentialen Nekrektomie können wiederholte operative Schritte notwendig sein.

7.3 Was gibt es Neues in der Handchirurgie?
J. Seegmüller, F. Neubrech, M. Sauerbier

1) **Welche Aussage ist nicht zutreffend?**
1. Den Goldstandard klinischer Studien bilden randomisierte kontrollierte Studien (RCT).
2. Ein Grund für wenige gut designte RCTs in der Chirurgie ist die hohe Variabilität der Fähigkeiten und Fertigkeiten des Operateurs sowie dessen individuelle Lernkurve.
3. Ein Grund für wenige gut designte RCTs in der Chirurgie ist die hohe Variabilität an Operationstechniken.
4. Eine fehlende Verblindung bei chirurgischen Studien beschränkt weder die Qualität noch die Quantität von randomisierten kontrollierten Studien in der Handchirurgie.
5. Obwohl Arbeiten publiziert werden, die formal den Anforderungen an eine RCT genügen, werden die genutzten Instrumente hierfür (Fallzahlplanung, Randomisation, Verblindung) oft nur ungenügend umgesetzt.

2) **Frakturen an der Hand stellen die zweithäufigste knöcherne Verletzung nach Frakturen am distalen Radius und der Ulna dar und kommen bei wie viel Prozent der Frakturen vor?**
1. 15 %
2. 30 %
3. 8 %
4. 20 %
5. Keine Antwort ist richtig.

3) **Der Jadad-Score ist ein methodisches Verfahren zur Beurteilung klinischer Studien. Welche Faktoren werden in die Evaluation nicht mit einbezogen?**
1. Randomisierungsmethode
2. Planungsstudie
3. Verblindungsmethode
4. Angemessenheit des Patientenkollektives
5. Alle Faktoren werden in die Evaluation mit einbezogen.

4) **Für die Umsetzung methodisch sauberer multizentrischer Studien sind folgende Aussagen zutreffend, welche ist falsch?**
1. Es sind Vorabuntersuchungen für die Fallzahlplanung notwendig.
2. Eine ausführliche Vorabuntersuchung mit entsprechender Fallzahlplanung kann den Untersuchungszeitraum deutlich verkürzen.
3. Es sollte immer gemäß den CONSORT-Richtlinien vorgegangen werden.
4. In den CONSORT-Richtlinien wird gefordert, dass ein Studienprotokoll vorab in publizierter Form vorliegt.
5. Die Umsetzung einer methodisch sauberen multizentrischen Untersuchung nimmt unter Umständen mehrere Jahre in Anspruch.

5) Derzeit stehen Nervetubes aus unterschiedlichen Materialien zur Verfügung. Chitosan scheint hier ein vielversprechendes Material zu sein. Welche Aussage diesbezüglich ist nicht korrekt?
1. Chitosan ist ein Biopolymer.
2. Chitosan wird aus Chitin hergestellt.
3. Chitosan hat einen biologischen Effekt auf die Nervenzellregeneration und die Schwann-Zellen.
4. Chitosan wird als Nervenleiter für die Rekonstruktion peripherer Nerven verwendet, die Neurotmesis-Läsionen ausgesetzt waren.
5. Auf die Differenzierung von Nervenzellen im speziellen hatte Chitosan in in vitro-Studien keinen bedeutenden Einfluss – anders als in in vivo Studien.

6) Die additive Verwendung eines Nervetubes bei der End-zu-End-Naht peripherer Nerven an der Hand konnte Folgendes nicht zeigen?
1. Eine signifikante Verbesserung der Zwei-Punkt-Diskriminations-Fähigkeit (2PD).
2. Die Verbesserung der 2PD ist klinisch relevant, da mit dem DASH-Score ein wichtiger handchirurgischer Outcome-Parameter direkt korreliert.
3. Ein erhöhtes Infektionsrisiko aufgrund des einliegenden Fremdkörpers.
4. Die Verhinderung der Entstehung von schmerzhaften Neuromen.
5. Interessante Unterschiede im Heilungsprozess und in der Rehabilitation konnten nach 6 Monaten gezeigt werden.

7) Durch die Verwendung von Nervetubes können Nervendefekte bis zu welcher Länge versorgt werden?
1. 2 cm
2. 3 cm
3. 5 cm
4. 6 cm
5. Keine Antwort ist richtig.

8) Welche der folgenden Aussagen bezüglich Nervetubes ist nicht korrekt?
1. 73 % der Patienten zeigten ein gutes bis exzellentes Regenerationsergebnis bei Defektverletzung und Nervenrekonstruktion mittels Nervetube.
2. Nervetubes aus Chitosan zeigten sich Nervetubes aus Kollagen deutlich überlegen.
3. Nervetubes sollten nur zur Defektüberbrückung bei Nervendefekten eingesetzt werden.
4. Die Zwei-Punkt-Diskrimination ist eine geeignete Messgröße zur Evaluation der Nervenregeneration.
5. Es liegen experimentelle Arbeiten vor, in denen gezeigt werden konnte, dass Chitosan einen biologischen Effekt auf die Nervenzellregeneration und die Schwann-Zellen hat.

9) Die Präferenz zur transkutanen oder versenkten K-Drahtosteosynthese unterscheidet sich in den unterschiedlichen chirurgischen Untersuchungsgruppen. Welche Aussage ist nicht korrekt?
1. Die Mehrheit der befragten Orthopäden (83 %) und Plastischen Chirurgen (77 %) hatten keine feste Präferenz zu K-Draht oder alternativen Osteosyntheseformen bei Frakturen des Metakarpus oder der Phalangen.
2. Die Mehrheit der Assistenzärzte in Ausbildung bevorzugten ein Belassen der Drähte über dem Hautniveau.
3. Die absolute Mehrzahl der Orthopäden sprachen sich für ein Belassen der Drähte über dem Hautniveau aus.
4. Bei den Fachärzten würden 42 % die K-Drähte über dem Hautniveau belassen und 44 % gaben keine Präferenz an.
5. Die Mehrheit der Plastischen Chirurgen präferierte, die Kirschner-Drähte über dem Hautniveau zu belassen.

CME-Fragen

10) Es wurde eine multinomiale logistische Regressionsanalyse durchgeführt mit der Präferenz der Chirurgen als unabhängige Variable und den Schlüsselfaktoren, welche diese Entscheidung beeinflussen, als Sekundärvariable. Welches Ergebnis ist falsch?

1. Wirtschaftliche Aspekte beeinflussten die Präferenz des Arztes nicht.
2. Patienten, welche eine K-Drahtosteosynthese über dem Hautniveau erhielten, waren nicht mehr besorgt über das Risiko einer Infektion als die anderen Patienten.
3. Bedenken hinsichtlich des Infektionsrisikos führten zu einer signifikanten Bevorzugung zum Versenken der K-Drähte unter Hautniveau.
4. Die Einbeziehung der Metallentfernung im Verlauf zeigte eine signifikante Tendenz, die K-Drähte über dem Hautniveau zu belassen.
5. Patienten, welche eine Kirschner-Draht-Osteosynthese über dem Hautniveau erhielten, waren proportional mehr besorgt über das Risiko einer Infektion als die Patienten der anderen Gruppe.

8.1 Was gibt es Neues beim Schmerzmanagement?

S. Müller

1) Welche Aussage trifft für die Lokalanästhetika zu?

1. Sie haben ausschließlich analgetische Wirkung über die Blockade spannungsabhängiger Natriumkanäle.
2. Die systemische Gabe von Lidocain hat einen Effekt auf die postoperative Opiatgabe und die frühe Wiederaufnahme der gastrointestinalen Funktion.
3. In Bezug auf den Effekt der postoperativen Erholung zeigte sich dieser alleinig auf abdominell-gynäkologische Operationen.
4. Auch Esterlokalanästhetika wurden untersucht und zeigten denselben Effekt wie die Amidlokalanästhetika.
5. Keine Aussage trifft zu.

2) Bezüglich der endothelialen Entzündungsreaktion und dem Effekt von Lokalanästhetika trifft folgende Aussage NICHT zu:

1. Chirurgische Eingriffe führen zur Ausschüttung verschiedener proinflammatorischer Zytokine.
2. Es kann zur Erniedrigung der endothelialen Barrierefunktion kommen.
3. Es kann zum Verlust der endothelialen Barrierefunktion kommen.
4. In der Klinik konnte gezeigt werden, dass Lidocain und Ropivacain einen Lungenschaden signifikant minimieren können.
5. Die Aktivierung der neutrophilen Granulozyten wird durch Lidocain und Ropivacain vermindert, was die Entstehung eines Lungenschadens oder eines akuten Lungenversagens günstig beeinflussen kann.

3) Bezüglich der Schmerzreduktion durch Lokalanästhetika wird folgendes diskutiert:

1. Ionenkanalvermittelte Mechanismen
2. Antiinflammatorische Mechanismen
3. Antihyperalgische Mechanismen
4. Hyperalgische Mechanismen
5. N-Methyl-D-Aspartat-Rezeptor-vermittelte Mechanismen auf cerebraler Ebene
6. N-Methyl-D-Aspartat-Rezeptor-vermittelte Mechanismen auf spinaler Ebene

a. Keine Aussage ist richtig.
b. Nur die Aussage 1 ist richtig.
c. Nur die Aussagen 2 und 3 sind richtig.
d. Nur die Aussagen 4 und 5 sind richtig.
e. Die Aussagen 1, 2, 3 und 6 sind richtig.

4) Lokalanästhetika und Malignität. Welche Aussage trifft zu?

1. Bei onkologischen Erkrankungen gibt der Primärtumor keine Tumorzellen ab.
2. Im Kreislauf bzw. im lymphatischen System zirkulierende Tumorzellen haben keine Auswirkung auf das Überleben des Patienten.
3. Neben der Auswirkung auf die endotheliale Barriere, die bei der Metastasierung durch zirkulierende Tumorzellen eine Rolle spielt, wirken die Amid-Lokalanästhetika aufgrund ihrer

antiinflammatorischen Eigenschaften vermutlich direkt inhibitorisch auf Tumorzellen.
4. Patienten- und eingriffsspezifischen Faktoren spielen bei onkologischen Patienten und dem perioperativen Einsatz eines Lokalanästhetikums oder einer Regionalanästhesie für die Operation keine Rolle.
5. Keine Aussage trifft zu.

5) **Welche Aussage zu selektiv peripher-wirksamen Opioiden trifft zu?**

1. Selektiv peripher-wirksame Opioide zeigen dieselben typischen Nebenwirkungen wie konventionelle Opioide.
2. Selektiv peripher-wirksame Opioide müssen immer direkt am Ort der Wirkung verabreicht werden.
3. Zur Entwicklung von systemisch anwendbaren, selektiv peripher-wirksamen Opioiden können sowohl pharmakokinetische als auch pharmakodynamische Strategien verfolgt werden.
4. Der pka-Wert eines Opioidliganden und der pH-Wert des Gewebes sollten soweit wie möglich auseinanderliegen.
5. Keine Aussage trifft zu.

6) **Folgende für Opioide typische Nebenwirkung ließen sich durch selektiv peripherwirksame Opioide vermeiden:**

1. Obstipation
2. Übelkeit
3. Sedation
4. Respiratorische Insuffizienz
5. Suchtpotenzial

a) Nur die Aussage 1 ist richtig.
b) Nur die Aussage 2 ist richtig.
c) Nur die Aussagen 3 und 4 sind richtig.
d) Alle Aussagen sind richtig.
e) Keine Aussage ist richtig.

7) **Zum Wirkmilieu der selektiv peripher-wirksamen Opioide trifft zu:**

1. Sie wirken in alkalischem Milieu stärker.
2. Sie wirken bei einem normalen pH stärker.
3. Der neue Agonist NFEPP protoniert bei saurem pH.
4. Der neue Agonist NFEPP protoniert bei alkalischem pH.
5. Keine Aussage ist richtig.

8) **Welche Aussage zum chronisch postoperativen Schmerz trifft zu?**

1. Er ist bei jedem operativen Eingriff gleich.
2. Die Auswirkungen auf die Kosten des Gesundheitssystems sind zu vernachlässigen.
3. Er ist eine schwerwiegende Komplikation nach Operationen, die weitreichende Folgen auf die Lebensqualität und Funktionsfähigkeit der betroffenen Patienten hat.
4. Das Ergreifen von präventiven Maßnahmen macht keinen Sinn.
5. Keine Aussage trifft zu.

9) **Welche Aussage zu den die chronisch postoperativen Schmerzen beeinflussenden Faktoren ist FALSCH?**

1. Jüngere Patienten sind häufiger betroffen.
2. Frauen sind häufiger betroffen.
3. Chronische Schmerzen in der Anamnese spielen keine Rolle.
4. Angst als Wesenszug, Schmerzkatastrophisierung und Hypochondrie sind identifizierte Faktoren für die Entwicklung des CPSP.
5. Geringe Erwartungen an die Rückkehr an den Arbeitsplatz sind identifizierte Faktoren für die Entwicklung des CPSP.

10) **Zu den genetischen, chirurgischen und Schmerz-getriggerten Faktoren des CPSP trifft folgende Aussage zu:**

1. Mutationen in den Genen für Kalium- und Calcium-Ionenkanäle und purinergen Rezeptoren haben Einfluss auf die Frequenz und Schwere des CPSP.
2. Mastektomien sind Operationen, die nicht wesentlich für die Entwicklung eines CPSP sind.
3. Schwächste Prädiktoren für die Entstehung des CPSP sind einerseits vorbestehende chronische Schmerzen wie z. B. chronische Kreuzschmerzen, Reizdarmsyndrom und Fibromyalgie, deren Länge und Intensität sowie

CME-Fragen

Opioid-induzierte Hyperalgesie durch eine Langzeittherapie mit Opioiden.
4. Chirurgische Konzepte nach einer Risikostratifizierung bezüglich des CPSP vor einem operativen Eingriff anzupassen macht keinen Sinn.
5. Keine Aussage trifft zu.

8.3 Was gibt es Neues in der Perioperativen Medizin?

W. Schwenk

1) **Welche Aussagen zur präoperativen Anämie treffen zu?**

1. Eine präoperative Anämie geht bei den meisten Operationen nicht mit einem erhöhten Risiko eines komplizierten Verlaufs einher.
2. Eine präoperative Anämie ist in Deutschland selten und tritt nur bei weniger als 5 % aller chirurgischen Patienten auf.
3. Von einer Anämie spricht man, wenn der Hb-Wert unabhängig vom Geschlecht < 10 g/dl beträgt.
4. Eine präoperative Anämie erhöht das Sterblichkeitsrisiko von Patienten mit nicht-herzchirurgischen Operationen um das 4- bis 5-fache.
5. Die Krankenhausverweildauer präoperativ anämischer Patienten ist verkürzt.

2) **Die präoperative Anämie …**

1. ist am Häufigsten durch einen Vitamin-B12-Mangel bedingt.
2. sollte ungeachtet ihrer Ursachen immer durch Eisengabe behandelt werden.
3. kann innerhalb von 1–2 Wochen durch i. v.-Eisengabe behandelt und beseitigt werden.
4. kann in ihren Differenzialdiagnosen allein durch ein kleines Blutbild vollständig erkannt werden.
5. bedarf einer meist zweistufigen Diagnostik zur Unterscheidung von Eisenmangelanämie, Vitamin B12/Folsäuremangelanämie, hämolytischer Anämie, Anämie chronischer Erkrankungen und anderer Anämieformen.

3) **Die Therapie der präoperativen Anämie …**

1. ist durch zahlreiche randomisierte, kontrollierte Studien mit hoher Fallzahl exakt untersucht worden.
2. mit Eisen und Erythropoetin führt zu einem relevanten Hb-Anstieg und einem niedrigeren Transfusionsrisiko.
3. mit Eisen und Erythropoetin senkt die erhöhte postoperative Sterblichkeit anämischer Patienten auf das niedrigere Niveau der nichtanämischen Vergleichsgruppen.
4. kann bedenkenlos mit Erythropoetin behandelt werden, da dieser Wachstumsfaktor keinerlei Einfluss auf den Verlauf onkologischer Erkrankungen hat.
5. durch Vitamin B12/Folsäure ist am besten untersucht und daher generell zu empfehlen.

4) **ACE-Inhibitoren und ARB …**

1. werden heute nur noch sehr selten bei der Behandlung einer Hypertonie verwendet.
2. sind bezüglich ihrer perioperativen Anwendung nicht mit dem vermehrten Auftreten von Hypotensionen assoziiert.
3. können am Tag vor der Operation wahrscheinlich abgesetzt werden, ohne das Risiko eines letalen Verlaufs oder einer schwerwiegenden kardialen Komplikation zu erhöhen.
4. können perioperativ gemäß den übereinstimmenden Empfehlungen der US-amerikanischen und europäischen Leitlinien verwendet werden.
5. können perioperativ nicht abgesetzt werden, da eine Behandlungspause zum dramatischen Anstieg der Häufigkeit akuter Nierenversagen führt.

5) **0,9%ige NaCl-Lösung …**

1. ist in ihrer Anwendung nebenwirkungsfrei und wird deshalb als „physiologische" Kochsalzlösung bezeichnet.
2. kann aufgrund des gegenüber dem Plasma erhöhten Chloridgehalts zu hyperchlorämischen Azidosen führen.
3. hat die gleiche Anionenzusammensetzung wie die sogenannten balancierten Elektrolytlösungen.

4. verbessert die renale Durchblutung.
5. hat die gleiche Chloridkonzentration wie das menschliche Plasma.

6) **Die Gabe von etwa 1 000 ml 0,9%iger NaCl-Lösung in der Notaufnahme …**

1. führte bei weiter stationär behandelten Patienten im Vergleich zur Infusion balancierter Elektrolytlösungen zu anhaltenden Verschiebungen der Natrium-, Chlorid- und Bikarbonatkonzentration im Blut.
2. verkürzte im Vergleich zur Infusion balancierter Elektrolytlösungen die nachfolgende Krankenhausverweildauer.
3. reduzierte im Vergleich zur Infusion balancierter Elektrolytlösungen die Sterblichkeit der Patienten im weiteren Verlauf.
4. hatte im Vergleich zur Infusion balancierter Elektrolytlösungen keinerlei Einfluss auf das Eintreten schwerer renaler Komplikationen (= Summe aus Tod, neu einsetzendem Nierenersatzverfahren oder anhaltender Nierenschädigung).
5. kann bedenkenlos empfohlen werden, da diese Therapie sicher preiswert und hoch effektiv ist.

7) **Bei kritisch kranken Erwachsenen führte die Gabe von 0,9%iger NaCl-Lösung im Vergleich zu balancierten Elektrolytlösungen …**

1. zu einer verkürzten Intensiv- und Krankenhausverweildauer der NaCl-Patienten.
2. zu einer rascheren Genesung der mit 0,9%iger NaCl-Lösung infundierten Patienten.
3. zu einer höheren Rate schwerer renaler Komplikationen (15,4 vs. 14,3 %) und einer größeren Letalität (11,1 vs. 10,4 %) septischer Patienten.
4. in Deutschland im letzten Jahr zur Vermeidung von 55 000 Todesfällen.
5. zu einer geringeren Dauer der Anwendung von Nierenersatzverfahren auf der Intensivstation.

8) **Folgende Aussagen zur Sepsis und dem septischen Schock treffen zu?**

1. Die Sterblichkeit der Sepsis und des septischen Schocks betragen auch heute noch 30–45%.
2. Die Pathophysiologie der Sepsis und des septischen Schocks sind heute so gut untersucht, das die Sterblichkeit dieser Erkrankungen heute nur noch weniger als 10 % beträgt.
3. Vasopressoren und Volumentherapie werden bei septischem Schock nur in äußersten Notfällen eingesetzt.
4. Die Kausaltherapie der Sepsis (sog. „targeted therapy") wird die Sterblichkeit dieser Erkrankung bis 2020 erheblich senken.
5. Die Gabe von Kortikosteroiden bei Sepsis oder septischem Schock ist bislang noch nie in RCT untersucht worden.

9) **Die Gabe von 200 mg Hydrokortison täglich, evtl. in Kombination mit 50 µg Fludrokortison …**

1. hat keinerlei Auswirkungen auf den Krankheitsverlauf bei Sepsis.
2. führt zu einer massiven Zunahme lebensbedrohlicher Infektionen bei Sepsis.
3. fördert die Entstehung von Pilzinfektionen bei Sepsis.
4. erhöht die Sterblichkeit der Sepsis.
5. senkt bei schwerer Sepsis wahrscheinlich die 90-Tage-Sterblichkeit und beschleunigt die Genesung der septischen Patienten.

10) **Ein Delir bei beatmeten Patienten auf Intensivstationen …**

1. ist immer hyperdynamisch und daher leicht zu diagnostizieren.
2. kann ausschließlich mit medikamentöser Therapie beeinflusst werden.
3. hat keinerlei Einfluss auf den sonstigen Verlauf der Patienten.
4. wird in Dauer und Ausprägung (hyper- oder hypoaktiv) offensichtlich nicht durch die Gabe von Haloperidol beeinflusst.
5. wird am besten durch die hochdosierte Gabe von Benzodiazepinen behandelt.

CME-Fragen

8.4 Was gibt es Neues in der Akutschmerztherapie?
S. M. Freys

1) **Welche Aussage trifft für die Akutschmerztherapie nicht zu?**
   1. Straffe Verbände sind Teil einer Akutschmerztherapie.
   2. Schonende OP-Techniken sind Teil einer Akutschmerztherapie.
   3. Korrekte Patientenlagerung ist Teil einer Akutschmerztherapie.
   4. Restriktiver Einsatz von Drainagen ist Teil einer Akutschmerztherapie.
   5. Wundkatheter sind Teil einer Akutschmerztherapie.

2) **Welche Aussage trifft für die Akutschmerztherapie mit Wundkathetern zu?**
   1. Wundkatheter werden nur bedarfsweise perfundiert.
   2. Wundkatheter werden intermittierend perfundiert.
   3. Wundkatheter werden kontinuierlich perfundiert.
   4. Wundkatheter werden nur vor Belastung perfundiert.
   5. Wundkatheter werden nur in Ruhe perfundiert.

3) **Welche Aussage trifft für die Akutschmerztherapie mit Wundkathetern zu?**
   1. Eine kontinuierliche Wundinfiltration zeigt eine bessere Schmerzkontrolle als eine Epidural-Analgesie.
   2. Eine kontinuierliche Wundinfiltration zeigt eine schlechtere Schmerzkontrolle als eine Epidural-Analgesie.
   3. Eine kontinuierliche Wundinfiltration kann nicht mit einer Epidural-Analgesie verglichen werden.
   4. Eine kontinuierliche Wundinfiltration erfolgt immer ohne eine Epidural-Analgesie.
   5. Eine kontinuierliche Wundinfiltration erfolgt immer simultan zu einer Epidural-Analgesie.

4) **Welche Aussage trifft für die Akutschmerztherapie mit Wundkathetern zu?**
   1. Kurzwirkende Lokalanästhetika mit Adrenalinzusatz werden bevorzugt für eine kontinuierliche Wundinfiltration genutzt.
   2. Langwirkende Lokalanästhetika mit Adrenalinzusatz werden bevorzugt für eine kontinuierliche Wundinfiltration genutzt.
   3. Kurzwirkende Lokalanästhetika ohne Adrenalinzusatz werden bevorzugt für eine kontinuierliche Wundinfiltration genutzt.
   4. Kurzwirkende Lokalanästhetika werden bevorzugt für eine kontinuierliche Wundinfiltration genutzt.
   5. Langwirkende Lokalanästhetika werden bevorzugt für eine kontinuierliche Wundinfiltration genutzt.

5) **Welche Aussage trifft für die Akutschmerztherapie mit Lidocain zu?**
   1. Lidocain darf nur epidural angewendet werden.
   2. Lidocain darf nur intravenös angewendet werden.
   3. Lidocain darf nur kombiniert epidural und intravenös angewendet werden.
   4. Lidocain wird intravenös angewendet, um Nebenwirkungen an der Wirbelsäule zu vermeiden.
   5. Lidocain wird intravenös angewendet, um systemische Nebenwirkungen zu vermeiden.

6) **Welche Aussage trifft für die Akutschmerztherapie mit Lidocain zu?**
   1. Eine i. v. Lidocain-Gabe postoperativ führt zu deutlich geringeren Schmerz-Scores als keine Behandlung.
   2. Eine i. v. Lidocain-Gabe postoperativ führt zu deutlich höheren Schmerz-Scores als keine Behandlung.
   3. Eine i. v. Lidocain-Gabe postoperativ führt zu deutlich geringeren Schmerz-Scores als ein Placebo.
   4. Eine i. v. Lidocain-Gabe postoperativ führt zu deutlich höheren Schmerz-Scores als ein Placebo.

5. Es ist fraglich, ob eine i. v. Lidocain-Gabe postoperativ zu anderen Schmerz-Scores als ein Placebo führt.

7) Welche Aussage trifft für die Therapie mit Opioiden zu?
1. Opioide werden in der Akutschmerztherapie nicht eingesetzt.
2. Opioide haben kaum Nebenwirkungen.
3. Opioide können zu einer Abhängigkeit führen.
4. Opioide führen immer zu einem Missbrauch.
5. Opioide führen nie zu einem Missbrauch.

8) Welche Aussage trifft für die Therapie mit Opioiden zu?
1. Die Dauer der Verschreibung von Opioid-Analgetika ist deutlich stärker mit einer Missbrauchswahrscheinlichkeit assoziiert als die Dosis des verschriebenen Opioids.
2. Die Dosis des verschriebenen Opioids ist deutlich stärker mit einer Missbrauchswahrscheinlichkeit assoziiert als die Dauer der Verschreibung.
3. Die Dauer der Verschreibung von Opioid-Analgetika ist nicht mit einer Missbrauchswahrscheinlichkeit assoziiert.
4. Die Dosis der Verschreibung von Opioid-Analgetika ist nicht mit einer Missbrauchswahrscheinlichkeit assoziiert.
5. Weder Dauer der Verschreibung noch Dosis der verschriebenen Opioid-Analgetika sind mit einer Missbrauchswahrscheinlichkeit assoziiert.

9) Welche Aussage trifft für die Schmerzempfindung zu?
1. Männer können stärkere und längere Schmerzen nicht empfinden.
2. Bei der Schmerzempfindung gibt es keine geschlechtsspezifischen Unterschiede.
3. Frauen können stärkere und längere Schmerzen nicht empfinden.
4. Bei der Schmerzempfindung gibt es geschlechtsspezifischen Unterschiede.
5. Männer können Schmerzen stärker und länger empfinden.

10) Welche Aussage trifft für die Schmerzempfindung zu?
1. Entgegen der Erwartungen berichteten Patienten nach offener Herzchirurgie keine höhere Schmerzstärke vor weiblichen und keine niedrigere Schmerzstärke vor männlichen Untersuchern.
2. Entgegen der Erwartungen berichteten Patienten nach offener Herzchirurgie eine höhere Schmerzstärke vor weiblichen und eine niedrigere Schmerzstärke vor männlichen Untersuchern.
3. Entgegen der Erwartungen berichteten Patienten nach offener Herzchirurgie eine höhere Schmerzstärke vor männlichen und eine niedrigere Schmerzstärke vor weiblichen Untersuchern.
4. Entgegen der Erwartungen berichteten Patienten nach offener Herzchirurgie keine höhere Schmerzstärke vor weiblichen und eine niedrigere Schmerzstärke vor männlichen Untersuchern.
5. Entgegen der Erwartungen berichteten Patienten nach offener Herzchirurgie eine höhere Schmerzstärke vor männlichen und keine niedrigere Schmerzstärke vor weiblichen Untersuchern.

CME-Fragen

Stichwortverzeichnis

Symbole

0,9%ige NaCl-Lösung 2019/320

A

AC-Gelenksverletzung
– Diagnostik 2019/272
ACE-Inhibitoren
– präoperative Anämie 2019/320
ACG-Instabilität, akute 2019/273
– chronische 2019/275
ACG-Stabilisierung
– arthroskopische 2019/274, 276
Achalasie 2019/28
– endoskopische Myotomie 2019/109
Adenokarzinom 2019/19
– Pankreas 2019/68
Adipositaschirurgie 2019/108
– Diagnostik 2019/108
Akromioklavikulargelenk
– Instabilität 2019/272
– Luxation 2019/271
– Rockwood-Klassifikationen 2019/272
akute Aortendissektion
– klinische Risikomarker 2019/163
akute Appendizitis 2019/41
– Aufschub der Operation 2019/42
akute Extremitätenischämie (ALI) 2019/172
akute gastrointestinale Blutung
– endoskopische Blutstillung 2019/109
akute Ischämie
– thrombosiertes Popliteaarterinaneurysma 2019/178
akutes Aortensyndrom (AAS) 2019/162
akute Typ-B-Aortendissektion
– Prognoseparameter 2019/166
Akutschmerztherapie 2019/327
– Kathetersystem 2019/327
ALI
– herzchirurgischer Eingriff 2019/180
– pädiatrisches Krankengut 2019/179
Amid-Lokalanästhetika
– systemische Effekte 2019/301
Analabszess 2019/50
Anale Intraepitheliale Neoplasie (AIN) 2019/51
Analfissur 2019/50
Analfistel 2019/50
Analkarzinom 2019/51
Anämie, präoperative 2019/317
Anastomosen 2019/44, 197
– biliodigestive 2019/59
Anastomoseninsuffizienz 2019/50, 95
– Duodenum 2019/101
– endoskopische Therapie 2019/95

– Injektionstherapie 2019/96
– Rektumresektion 2019/102
– Vakuumtherapie 2019/112
– Viszeralchirurgie 2019/95
Anastomosenleckage 2019/102
Angiotensin Rezeptor-Blocker (ARB)
– präoperative Anämie 2019/320
Anorektale Malformation (ARM)
– Transition 2019/227
Anterior spinal tethering 2019/241
Antirefluxchirurgie 2019/26
AO-Klassifikation
– Patellafrakturen 2019/264
Aortenchirurgie
– Sigmoidoskopie 2019/112
AO-Zuggurtung 2019/265
Appendektomie 2019/41
Appendixtumoren
– Klassifikation 2019/114
Appendizitis
– akute 2019/41
– Erwachsenenalter 2019/41
– kindlicher 2019/42
APS-Weißbuch Patientensicherheit 2019/335
Association of liver partition and portal vein ligation for staged hepatectomy (ALPPS) 2019/61
Ästhetische Chirurgie 2019/279
Autografts 2019/287
Azidose 2019/207

B

bariatrische Chirurgie
– EUT bei Anastomoseninsuffizienzen 2019/101
Barrett-Ösophagus 2019/108
Bauchwanddefekt
– operative Versorgung 2019/216
Beinachsenkorrektur
– kniegelenksnah 2019/258
– Operationstechniken 2019/259
– unikompartimentelle Schädigungen 2019/258
Blutstillung
– endoskopische 2019/109
Blut- und Volumenmanagement
– Deformitätskorrekturen 2019/238
Borderline-resektables PDAC 2019/70
BRCA1-associated protein 1 (BAP1) 2019/156

C

Cardiac-Allocation-Scores (CAS) 2019/192
Chimney-Stent 2019/169
Chimney-Technik 2019/169
Cholestasesyndrome, angeborene

Stichwortverzeichnis

- Transition 2019/229
chronische Pankreatitis 2019/67
chronische postoperative Schmerzen
- Risikostratifizierung 2019/304
Computernavigationssysteme
- Beinachsenkorrekturen 2019/260
Condylomata acuminata 2019/51
Crohn-Chirurgie 2019/43
CRS
- explorative Laparoskopie 2019/121
- kolorektales Karzinom 2019/119
- Ovarialkarzinom 2019/122

D

Darmerkrankungen, chronisch-entzündliche 2019/43
Delir
- medikamentöse Behandlung 2019/324
Desarda-Technik 2019/85
Divertikulitis, perforierte
- laparoskopische Lavage 2019/32
DRG-System 2019/339
Dünndarmkarzinome 2019/119
- CRS/HIPEC 2019/122
Dysejakulation
- Leistenhernien 2019/84

E

Early-Onset-Skoliosen (EOS) 2019/239
Einlungenventilation
- Thoraxchirurgie 2019/143
Elektrolytlösungen, balancierte 2019/320
- bei kritisch-kranken Erwachsenen 2019/321
Endoscopic negative Pressure Therapy (ENPT) 2019/97
Endoscopic Vacuum Therapy (EVT) 2019/97
Endoskopie
- interventionelle-chirurgische 2019/108
- Intestinaldefekte 2019/95
- metabolische 2019/109
- metabolische Erkrankungen 2019/108
endoskopische Unterdruck-Therapie (EUT) 2019/97
endoskopische Vakuumtherapie 2019/97
Endo-Vac-Therapie 2019/97
Endovaskuläre Revaskularisation 2019/177
endovaskuläre Therapie (TEVAR) 2019/163
Enhanced recovery after surgery (ERAS)
- Leberchirurgie 2019/60
Enzymatisches Debridement
- Nexobrid® 2019/284
Epiduralanalgesie
- postoperative 2019/327
Ernährungssondeneinlage
- Magnet-geführt 2019/112
ESD
- Assistenztechniken 2019/111
- Differenzialindikationen 2019/111
EUT
- bariatrische Chirurgie 2019/101
- Drainagetypen 2019/99

- große Abszesshöhlen 2019/102
- intrakavitäre Variante 2019/98
- intralumale Varianten 2019/98
- Komplikationen 2019/103
- Komplikationsvermeidung 2019/103
- Lebensqualität 2019/101
- Rektum 2019/102
E-Vac Therapie 2019/97
extrakorporale Zirkulation 2019/183
Extremitätenischämie (ALI) 2019/172
- Thrombolyse 2019/172

F

Femoralhernien 2019/81
flail chest 2019/133, 135, 139
Fowler-Stephens Orchiopexie (FS) 2019/202

G

Gallengangatresie
- Transition 2019/229
Gastroösophageale Refluxerkrankung (GERD) 2019/26
Gefäßchirurgie 2019/161
GERD - siehe gastroöosphageale Refluxerkrankung
GERDx-System 2019/27
Glutamin-Substitution
- Schwerbrandverletzte 2019/288
Goal-Directed-Perfusion 2019/189
Gonarthrosen 2019/259
Gummiligaturtherapie 2019/49

H

Hämorrhoidalleiden 2019/49
Hämorrhoiden 2019/49
Handchirurgie 2019/292
Handlungsempfehlung „Digitalisierung und Patientensicherheit"
- Risikomanagement 2019/332
Heller-Myotomie (LHM) 2019/28, 109
Hemifundoplicatio 2019/27
Hemikolektomie 2019/37
hepatozelluläre Karzinome (HCC) 2019/63
- Radiofrequenz-Ablation (RFA) 2019/63
Herzchirurgie 2019/183
Herz-Lungen-Maschine
- extrakorporale Zirkulation 2019/183
- minimal-invasive 2019/183
Herztransplantation
- xenogene 2019/193
high mobility group box protein-1 (HMGB1) 2019/157
HIPEC
- Anastomoseninsuffizienz 2019/123
- explorative Laparoskopie 2019/121
- kolorektales Karzinom 2019/119
- Ovarialkarzinom 2019/122
HPV-assoziierte Krankheiten 2019/51
HPV-Impfung
- Jungen 2019/52

Stichwortverzeichnis

Hydrochirurgie
- Versajet(R) 2019/287

Hyperbilirubinämie 2019/59
Hyperkapnie 2019/207
Hypertherme intraoperative Chemotherapie (HITOC)-Therapie 2019/155

I

ILD (Pat. mit interstitieller Lungenerkrankung) 2019/146
Impingement-Symptomatik 2019/274
InEK (Institut für das Entgeltsystem im Krankenhaus) 2019/340
Infektionsrisiko
- Handchirurgie 2019/297

Infusionstherapie 2019/320
Intestinaldefekte
- Endoskopie 2019/95

intraduktale papillär muzinöse Neoplasie (IPMN) 2019/68
Intubationsnarkose
- Thoraxchirurgie 2019/144

Ischämie
- Majoramputationen 2019/180

Ivor-Lewis-Ösophagektomie 2019/22
Ivor-Lewis-Resektion 2019/100

K

Kardiomyopathien 2019/192
Katheterbasierte Thrombolyse 2019/172, 179
Kinderchirurgie 2019/197
- Hyperkapnie 2019/207
- intraoperative 2019/207
- kongenitale Bauchwanddefekte 2019/215
- Laparoschisis 2019/215
- Omphalozelen 2019/219
- Ösophagusatresie 2019/205
- Posteriore Tracheopexie 2019/206
- rechtsdeszendierende Aorta 2019/206
- Stimmlippenparese 2019/206
- thorakale Deformitäten 2019/207
- Thoraxdrainage 2019/209
- Transition 2019/224

Kinderurologie
- Intraabdominale Hodenlage 2019/202
- laparoskopische Re-Do-Pyeloplastik 2019/200
- Nephroblastom (Wilms-Tumor) 2019/200
- primärer obstruktiver Megaureter (POM) 2019/197
- Retrokavaler Ureter 2019/197
- Roboter-assistierte Re-Pyeloplastik 2019/200
- Varikozelen 2019/203
- vesikoureteraler Reflux 2019/199

Kirschner-Drähte, versenkt
- Handchirurgie 2019/298

Kirschner-Draht-Osteosynthese 2019/296
Klappenchirurgie
- minimal-invasive 2019/186

Klassifikation nach Speck und Regazzoni
- Patellafrakturen 2019/264

Klassisches Growing-Rod-Distraktionsverfahren 2019/241

Kolonkarzinom
- komplette mesokolische Exzision 2019/36

kolorektales Karzinom 2019/36, 119
- CRS 2019/119
- HIPEC 2019/119
- R0-Resektion 2019/119
- RAS/RAF-Mutationen 2019/120

Kommunikation
- Telefon 2019/334
- unerwünschte Ereignisse 2019/333

Korsettbehandlung
- Skoliose 2019/236

kritische Extremitätenischämie (CLI) 2019/177
Kryptorchismus 2019/202

L

laparo-endoskopische Verfahren
- Leistenhernien 2019/89

Laparoschisis 2019/215
- Entbindung 2019/215
- Ernährung 2019/218

laparoskopische Leberchirurgie 2019/62
laparoskopische Sleeve-Gastrectomy (LSG) 2019/108
laterale Internussphinkterotomie (LIS) 2019/51
Leberchirurgie 2019/57
- Blutungskontrolle 2019/58
- dreidimensionale Lebermodelle 2019/58
- Enhanced recovry after surgery (ERAS) 2019/60
- Komplikationsscores 2019/59
- laparoskopische 2019/62

Leberfunktion
- postoperative 2019/59

Leberresektion
- Hyperbilirubinämie 2019/59

Leberresektionen 2019/57
Leistenhernien 2019/81
- chronischer Schmerz 2019/83
- Dysejakulation 2019/83
- laparo-endoskopische Verfahren 2019/88
- Low-Resource-Countries 2019/92
- offene Netzverfahren 2019/86
- Operationstechniken 2019/85
- weibliche Patienten 2019/91

Lichtenstein-Technik
- Leistenhernien 2019/86

Lidocain-Infusion
- intravenöse 2019/328

LIFT-Verfahren 2019/50
Lobektomien 2019/147
- Roboter-assistiert 2019/127

Lokalanästhetika
- chronische Schmerzen 2019/301
- endotheliale Entzündungsreaktionen 2019/302
- Malignität 2019/302
- postoperative Erholung 2019/301

Lung-Allocation-Score (LAS) 2019/193
Lungenkrebs 2019/128
- minimal-invasive Chirurgie 2019/128

Lungenresektionen, anatomische 2019/147

Stichwortverzeichnis

– Roboter-assistiert 2019/126
Lungentransplantation 2019/193

M

Magenchirurgie 2019/17
Magenentleerungsstörung 2019/75
Magnet-Antireflux-Device-LINX 2019/28
Magnetstab-Distraktionsverfahren 2019/240
Majoramputation
– ALI 2019/180
malignes Pleuramesotheliom
– multimodale Therapie 2019/152
McKeown Ösophagektomie 2019/20
Metastasektomie 2019/145
MIC-Kinderurologie 2019/197
Mikrochirurgie
– ältere Patienten 2019/281
Mindestweiterbildungszeiten 2019/312
minimal-invasive extrakorporale Zirkulation
 (MiECC) 2019/183
Morbus Crohn 2019/43
Morbus Hirschsprung
– Transition 2019/227
mukosale Tumoren
– endoskopische Resektionsverfahren 2019/110
Mukosaresektion
– endoskopische 2019/110
muzinöse Appendixtumoren 2019/114
– therapeutische Strategien 2019/115
– Tumornachsorge 2019/117

N

Nekrosektomie 2019/66
– endoskopische 2019/67
– minimal-invasive 2019/67
Nephroblastom (Wilms-Tumor)
– Kinderchirurgie 2019/200
Nervenverletzung, periphere 2019/294
Nervetubes 2019/294
Neurektomie
– Leistenhernien 2019/88
Neuromprophylaxe 2019/294
Nexobrid® 2019/284
Non-A-non-B-Dissektion 2019/169
Non flail chest 2019/136, 139
non-intubated surgery 2019/142
non-intubated video-assisted thoracic surgery 2019/142
Notaufnahme
– balancierte Elektrolytlösungen 2019/321
– NaCl 0,9 % 2019/321
Notfall-Leistenhernien 2019/90

O

offene Netztechniken
– Leistenhernien 2019/86
offenporige Folien-Drainagen (OFD) 2019/99
Omphalozele 2019/219

– chirurgische Therapie 2019/219
Opioid-Analgetika-Missbrauch 2019/329
Opioide
– selektiv peripher-wirksame 2019/303
OP-Management 2019/339
– Kapazitätsberechnungen 2019/342
OP-Managementstruktur 2019/340
Organtransplantation, thorakale 2019/192
Ösophagektomie 2019/20
– Koloninterponat 2019/22
Ösophagus
– Kinderchirurgie 2019/205
– Plattenepithelkarzinom 2019/18
Ösophagusanastomosen
– pre-emptive EUT 2019/100
Ösophagusatresie
– anatomische Korrektur 2019/207
– Geburtsgewicht 2019/208
– langstreckig 2019/205
– minimal-invasive Korrektur 2019/209
– Thoraxdrainage 2019/209
– tracheoösophageale Fistel 2019/208
– transanastomotische Ernährungssonden 2019/208
– Transition 2019/225
Ösophaguschirurgie 2019/17
Ösophagusdefekte 2019/100
Ösophaguserkrankungen
– endoskopische Interventionen 2019/109
Ösophaguskarzinom 2019/17, 18
– Adenokarzinom 2019/17
– Anastomoseninsuffizienzrate 2019/23
– Antirefluxchirurgie 2019/27
– „bite-on-bite"-Biopsie 2019/18
– chirurgische Therapie 2019/17
– endoskopische Techniken 2019/19
– Katheterjejunostomie 2019/25
– multimodale Therapie 2019/18
– perioperatives Management 2019/23
– postoperatives Outcome 2019/23
Ösophagusresektion 2019/96
Ösophagusstenosen 2019/109
Ovarialkarzinom 2019/122

P

Pankreas
– zystische Tumore 2019/69
Pankreaschirurgie 2019/66
– Adjuvante Therapie 2019/71
– Neoadjuvante Therapie 2019/70
Pankreasfisteln 2019/74
Pankreaskarzinom
– chirurgische Aspekte 2019/72
Pankreatikojejunostomie 2019/74
– Technik 2019/73
Pankreatitis 2019/67
– chronische 2019/67
– nekrotisierende 2019/110
partielle Pankreatoduodenektomie (PPPD)
– Artery-first-Techniken 2019/72

Stichwortverzeichnis

- Pankreasfisteln 2019/74
partieller PD
- Magenentleerungsstörungen 2019/75
Patellafrakturen 2019/263
- Bildgebung 2019/263
Patellanaht 2019/266
Patellaquerfrakturen
- Schraubenosteosynthese 2019/265
Patellektomie 2019/268
Patiententelefonate
- Regeln 2019/334
Periapikale konvexe Epiphysiodese 2019/240
Periphere Nervenverletzungen
- Handchirurgie 2019/294
- Nervetubes 2019/296
Peritonealkarzinose 2019/114
Peritonitis 2019/32, 95
Perorale Endoskopische Myotomie, POEM 2019/109
Pfortaderembolisation 2019/61
photodynamische Therapie (PDT) 2019/155
Plastische Chirurgie 2019/279
Plattenepithelkarzinom 2019/19
Plattenosteosynthese 2019/266
Pleuramesotheliom 2019/152
- BAP1-Gen 2019/156
- HITOC-Therapie 2019/155
- HMGB1 2019/157
- Lasereinsatz 2019/155
- PD-L1-Therapie 2019/155
- photodynamische Therapie 2019/155
- TNM-Klassifikation 2019/152
Polyurethanschäume (PUS)
- Anastomoseninsuffizienz 2019/99
postoperative Pankreasfistel (POPF) 2019/73
präoperative Anämie 2019/317
- Diagnostik 2019/317
- Therapie 2019/319
Pre-emptive EUT 2019/100
Primär resektables PDAC 2019/70
Programmed death-ligand 1 (PD-L1) 2019/155
Proktokolektomie 2019/44
Proktologie 2019/49
Pseudomyxoma peritonei 2019/114
- Klassifikationen 2019/114
- therapeutische Strategien 2019/115
- Therapie und Prognose 2019/117
- Tumornachsorge 2019/117
Pulmonale Keilresektionen 2019/145
Pylorus-erhaltende Modifikation (PPPD) 2019/75

R

Radiofrequenz-Ablation (RFA) 2019/63
RAS/RAF-Mutation 2019/121
Rekonstruktive Chirurgie 2019/279
- Mikrochirurgie 2019/279
Rektumchirurgie 2019/32
Rektumkarzinomchirurgie 2019/38
Rezidiv-Leistenhernien 2019/83

Rippenfrakturen
- Operationsindikationen 2019/135
- Osteosynthese 2019/133
- Verletzungsscores 2019/134
Risikomanagement 2019/332
Roboter-assistierte Thoraxchirurgie 2019/125
- Zwerchfell 2019/131
Roboter-assistierte Ureter-Neuimplantation (RALUR) 2019/199
Roboter-assistierte Verfahren
- Kinderurologie 2019/197

S

Sakrale Nervenmodulation (SNM) 2019/54
Sakrale Nervenstimulation (SNS) 2019/54
Schmerzbelastung, postoperative
- Roboter-assistierte Thoraxchirurgie 2019/129
Schmerz, chronischer
- chirurgische Faktoren 2019/306
- demographische Faktoren 2019/305
- genetische Faktoren 2019/305
- Lokalanästhetika 2019/301
- psychologische Faktoren 2019/306
- somatische Komorbidität 2019/306
Schmerzen, chronisch-postoperative 2019/304
Schmerzintensität
- Geschlecht des Untersuchers 2019/330
Schmerzmanagement 2019/301
Schraubenosteosynthese 2019/265
Schwerverbrannte
- Glutamin 2019/289
selbstexpandierende gecoverte Stents (SCS) 2019/96
Sepsis
- systemische Steroide 2019/322
septischer Schock
- Hydrokortison 2019/322
- Hydrokortison und Fludrokortison 2019/323
- systemische Steroide 2019/322
Shouldice-Technik 2019/85
Sigmadivertikulitis 2019/32
- Operationsindikation 2019/34
Sigmoidoskopie 2019/112
Skoliose
- Early Onset 2019/239
- idiopathische (IS) 2019/235
- Korsettbehandlung 2019/236
- pädiatrische Revisionschirurgie 2019/252
Skoliosechirurgie 2019/235
- adulte 2019/253
Skoliosen
- idiopathische 2019/243
- kongenitale 2019/249
- neuromuskuläre 2019/251
- Syndrom-assoziierte 2019/251
Spina bifida
- Transition 2019/230
Stimmlippenparese 2019/206
Stuhlinkontinenz 2019/52

T

Telefonate
– interprofessionelle 2019/335
Telefonkonsultationen
– Regeln 2019/335
thorakale Aortendissektion Stanford B 2019/161
thorakales Aortenaneurysma (TAA) 2019/164
Thoraxchirurgie 2019/125, 142
– anästhesiologische Maßnahmen 2019/144
– Kosteneffektivität 2019/129
– minimal-invasive Verfahren 2019/125
– perioperative Analgesie 2019/129
– Roboter-assistiert 2019/125
– Spontanatmung 2019/143
Thoraxtrauma 2019/139
– Alter 2019/138
Thrombolyse
– ALI 2019/173
Thymektomie 2019/130, 148
– robotische 2019/130
Thymomen 2019/130
tibiale Umstellungsosteotomien 2019/260
Tracheachirurgie 2019/147
Tracheomalazie 2019/206
tracheoösophageale Fistel 2019/209
Transitionsmedizin
– Kinderchirurgie 2019/224
Traumapatienten
– Rippenfrakturen 2019/133
Trolley-Type-Therapie 2019/241
Typ-B-Aortendissektion 2019/161
– Diagnostik 2019/162
– Therapie 2019/163

U

unerwünschte Ereignisse
– Kommunikation 2019/333
unikompartimentelle Osteoarthrose 2019/258
Unterdruckdrainage
– Anastomoseninsuffizienz 2019/99
– doppellagige offenporige Folie 2019/99

V

VATS 2019/142
VEPTR-Behandlung 2019/241
Verbrennungschirurgie 2019/284
Versajet® 2019/287
Viszeralchirurgie
– Anastomoseninsuffizienzen (AI) 2019/95

W

Weiterbildung
– berufsbegleitende 2019/314
– elektronisches Logbuch 2019/314
Weiterbildungsinhalte 2019/308
Weiterbildungsordnung 2019/308
Wundinfiltration, kontinuierliche 2019/327

X

Xenografts 2019/287

Z

Zuggurtungsosteosynthese 2019/267
Zwerchfellchirurgie
– Roboter-assistiert 2019/131